全科医学进展

Advances in General Practice

主　编：任菁菁
副主编：邱　艳　郭　谊

U0289428

编　委（按姓氏汉语拼音排序）

晁冠群　浙江大学医学院附属邵逸夫医院
陈德雄　广州医科大学附属第三医院
陈丽英　浙江大学医学院附属邵逸夫医院
郭　谊　浙江大学医学院附属第二医院
季忠良　浙江大学医学院附属第四医院医共体廿三里院区
金海珠　黑龙江省佳木斯市中心医院
李洁华　安徽医科大学第一附属医院
厉彩霞　浙江大学医学院附属第四医院
钱旭波　浙江大学医学院附属金华医院
邱　艳　浙江大学医学院附属第一医院
任菁菁　浙江大学医学院附属第一医院
任　文　浙江大学医学院附属第一医院
童钰铃　浙江大学医学院附属第二医院
曾治平　赣南医学院第一附属医院
张　佳　浙江大学医学院附属邵逸夫医院
赵费敏　湖州市中心医院（浙江大学医学院附属湖州医院）

秘　书：潘天园　浙江大学医学院附属第一医院

中国教育出版传媒集团

高等教育出版社·北京

内容简介

　　《全科医学进展》是一本从全科医学临床、教学及科研需求出发,主要面向全科医学方向研究生的教学用书。

　　本书的第一、二章描述了全科医学的发展概况、常用科研方法及前沿进展,帮助读者循序渐进地了解全科医学,助力后期更深入地学习。第三章主要归纳了全科未分化疾病(MUD)的识别与处理,MUD是全科临床常见疾病,需要全科医师熟练掌握其诊疗思路及相关科学研究。第四至八章充分体现了全科医学融入基层,从基层出发,以人为单位,对人群进行持续性健康干预及健康管理。

　　本书以全科医学诊疗为核心,充分展现了全科医学的学科特色及研究进展。

图书在版编目（CIP）数据

　　全科医学进展 / 任菁菁主编 . -- 北京：高等教育
出版社，2022.6
　　ISBN 978-7-04-058542-1

　　Ⅰ . ①全⋯ Ⅱ . ①任⋯ Ⅲ . ①家庭医学 Ⅳ .
① R499

　　中国版本图书馆 CIP 数据核字（2022）第 059819 号

Quanke Yixue Jinzhan

| 策划编辑　瞿德竑 | 责任编辑　瞿德竑 | 封面设计　张志奇 | 责任印制　田　甜 |

出版发行　高等教育出版社	网　　址	http://www.hep.edu.cn
社　　址　北京市西城区德外大街4号		http://www.hep.com.cn
邮政编码　100120	网上订购	http://www.hepmall.com.cn
印　　刷　北京市白帆印务有限公司		http://www.hepmall.com
开　　本　787mm×1092mm　1/16		http://www.hepmall.cn
印　　张　22.75		
字　　数　620 千字	版　　次	2022 年 6 月第 1 版
购书热线　010-58581118	印　　次	2022 年 6 月第 1 次印刷
咨询电话　400-810-0598	定　　价	56.00元

本书如有缺页、倒页、脱页等质量问题,请到所购图书销售部门联系调换
版权所有　侵权必究
物 料 号　58542-00

数字课程（基础版）

全科医学进展

主编　任菁菁

全科医学进展

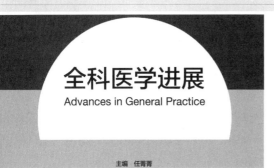

全科医学进展
Advances in General Practice

主编　任菁菁

全科医学进展数字课程与纸质教材一体化设计，紧密配合。数字课程主要为教学PPT、视频和拓展知识，在提升课程教学效果的同时，为学生学习提供思维与探索的空间。

| 用户名： | 密码： | 验证码： | 5360 | 忘记密码？ | 登录 | 注册 |

http://abook.hep.com.cn/58542

扫描二维码，下载Abook应用

序

　　全科医学（general practice）是 20 世纪 80 年代后期引入国内的新兴医学学科。全科医学以健康为目的、个人为中心、家庭为单位、社区为范围，为个人和家庭提供连续性、综合性、协调性、个体化和人性化的医疗保健服务。40 多年来，特别是 2011 年国务院发布《关于建立全科医生制度的指导意见》以来，全科医学在我国得到了突飞猛进的发展，现在全科医生制度在我国已初步建立，全科医生人数达到 30 多万，实现了"指导意见"所设定的 2020 年的阶段性目标。

　　全科医生制度建立的关键是人才的培养，1999 年 12 月卫生部召开的全国全科医学教育工作会议开启了全科医生教育和培养的先河，通过多年的努力，一大批以各种渠道各种方式培养的全科医生走上了社区卫生服务的第一线。但是，除了人数不足外，高质量高层次的全科医学人才的短缺成了全科医学发展的主要瓶颈。为此，从 2010 年开始，我国的医学院校开展了全科医学研究生教育。全科医学研究生教育的目标是培养有先进的全科理念、广阔的国际视野、专家型的全科医学人才，他们不仅应该具有胜任高质量医疗保健的临床能力，而且具有承担全科医学教学的能力，从事知识创造的科研能力，还要有卫生保健事业的管理能力。

　　在推动全科医学研究生教育工作中，一个突出的困难是缺乏合适的教材。为顺应全科医学教育发展需求，由任菁菁教授主编，浙江大学医学院和其他医学院校的专家及在社区卫生服务第一线工作的全科医生参与编写的《全科医学进展》应运而生。

　　本书共 8 章，内容涵盖全科医学概述、全科医学科研、未分化疾病的识别与处理、慢性病管理、传染病管理、健康管理、安宁疗护及重点人群的社区健康管理等，每节前都有学习提要，节末都有思考题。本书编排新颖，内容实用，可供全科医学专业学位研究生和全科医学规培学员使用。本书的特色是立意于全科医学发展前沿和本领域进展，特别是对近年来发展起来的叙事医学、整合医学与全科医学的关系均有论及。本书还对在全科医疗临床中常见的未分化疾病及其处理，结合具体案例作了详尽的阐述；对于我国尚有待发展的终末期疾病的安宁疗护，以及全科医生在其中所应起的作用作了充分介绍，这些都有利于学生拓宽视野、促进思考。

　　本书主编任菁菁曾是浙江大学医学院 2000 年首届全科医学住院医师规培的学员，多年来一直从事全科医学的临床和教学工作，成绩斐然。参与编写的各位作者都是最近一二十年成长起来的全科医学领域的骨干人才，从他们的身上可看到我国全科医学发展的希望。如果说我国全科医学发展的早期还是"进入万山圈子里，一山放过一山拦"，困难重重、举步维艰的话；现在不仅是"到得前头山脚尽，堂堂溪水出前村"，而且已经是"潮平两岸阔，风正一帆悬"，一往直前，前程无量。

余 海

2021 年 10 月

前言

近年来，国家高度重视高等医学院校的全科医学学科建设，统筹并完善高校及其附属医院全科医学教育体系，并提出医学院校均要普遍开展面向全体医学生的全科医学教育，广泛传播全科医学理念，积极将全科医学基本理论教育和学生医患沟通能力、团队合作能力、健康教育与健康促进能力、社区预防保健能力、卫生服务管理能力等方面的培养相融合的要求。

目前国内许多高校已开展全科医学专业学位教育，但由于各高校和各培训基地对于全科医学的教育理念、教学方法等未达成共识，缺少完善的、标准化的教学课程体系和针对研究生的素质评价体系，全科医学高层次人才的培养已被提上重要日程。

基于此，我们汇集全国诸多全科医学专家及学者，编写了这本针对全科医学研究生教育的《全科医学进展》教材。本教材是全体编委对全科医学带教与临床工作的总结凝练，跨越了传统的学科和研究界限，重点论述全科医学理论、全科医学科学研究、全科未分化疾病的识别与处理、全科常见慢性病管理、全科常见传染病管理、健康管理、安宁疗护、重点人群的社区健康管理等内容。不仅侧重临床型研究生，对于科研型全科医学研究生的培养，结合临床实际增加具体研究案例，也能给予启发。

欢迎各界专家、学者及读者指正本教材不足之处，共同为提升全科医学高层次人才教育工作而努力。

任菁菁

2022 年 1 月

目录

第一章　全科医学概述

随着国内基层医疗的不断推进，全科医学目前正处于快速发展阶段，全科医学在提升医疗服务质量、节约医疗成本和满足群众基本医疗需求等诸多方面体现了巨大优势。本章将从全科医学的基本原则与特征、全科医学国内外发展现状及全科医学与其他学科的关系三方面，详细阐述全科医学概况。

第一节　全科医学的基本原则与特征

学习提要

1. 全科医学是临床医学二级学科，具有独特的理论和知识体系。

2. 全科医生在工作中应贯彻全科医学原则：以人为中心，以家庭为单位，以社区为范围，以预防为导向。

3. 全科医学相较于其他临床专科的特征：连续性照顾、综合性照顾、可及性照顾、协调性照顾和以团队合作为基础。

全科医学作为临床医学二级学科，与其他学科一样有其独特的理论和知识体系，以及适用的工作内容，全科医学的原则与特征使其区别于其他学科，展现了其特有的价值观和方法论，全科医生应掌握并将其融汇应用于全科医学的实践之中，提升全科医疗服务水平，促进全科医学发展。

一、全科医学的基本原则

（一）以人为中心

"以人为中心"是全科医学"以人为本"的人文精神的具体要求和原则，其内涵是尊重，是对人的生命质量、生命价值和健康与幸福的关注，是对人的身心健康与自然、社会之间的和谐互动可持续性发展的关注。生物－心理－社会医学模式是一种多因单果、多因多果、立体网格式的系统论方式，是医疗照顾"以人为中心"的理论基础，强调心理社会问题对健康及健康信念的影响。它把人看做一个整体，其健康状态与生理、心理及独特的个性和生活背景都是相关的。所以全科医学强调把个体看做社会与自然系统中的一部分，强调从生理、心理、社会和文化等方面全面观察、认识、处理健康问题。

以人为中心的原则体现在以下几个方面。

1. 全科医学服务的对象是人，而不是疾病　全科医学重视人胜于重视疾病，服务重点是患病的个体而不是疾病本身。在为患者提供照顾时，将患者看做一个既具有生理属性、又具有社会属性的完整个体，是有个性、有情感、有尊严的人，而不只是疾病的载体，在提供照顾的过程中不仅要寻找患病的器官，还要关心患者的心理健康及社会需求，最终达到维护患者的整体健康。

2. 全科医学提供的照顾服务具有个性化 全科医生应在熟悉患者生活、工作、社会文化背景及个性的基础上，将其视为一个整体全面考虑生理、心理、社会需求。在做临床决策时，要从患者的角度看待问题，避免"以疾病为中心"或"以医生为中心"。考虑个性化问题，更强调服务对象的主观感受和生命质量，做到满足其需求胜于诊疗。要与患者建立长久信赖的医患关系，成为患者信赖的伙伴。

3. 全科医学提供服务过程的沟通注重尊重个体意愿 全科医生在提供服务时，应向患者详细解释说明病情，并向患者表示同情，提供心理抚慰；在制订处理方案时要做到医患双方共同协商，积极征求患者的意见和看法，给予高度的尊重和合理的采纳，加强沟通，让患者本身主动参与最后诊疗计划的制订，调动患者的主动性，提高其依从性。此外，必要时全科医生要做深入细致的解释说服工作，根据患者情况适当调整处理方案，最终与患者达成共识。

4. 以人为中心是全人全程全方位的具体要求 全科医学所涉及的健康问题范围大、内容广、问题多。全人，主要体现在其服务对象之全，包括所有年龄人群，所有健康、亚健康、亚临床、患病和濒临死人群。全程，首先包括个人的整个生命周期，从出生到死亡；其次，包括患者患病的整个过程，从健康时疾病的预防到亚健康、亚临床状态的干预，接着是疾病的治疗、康复、健康促进等。全方位，不仅要关注个体的生理、心理、社会维度的健康问题，还应该关注家庭、工作、社区、社会环境中的健康问题。在应诊工作上，全科医生除了要确认和处理患者的现患问题，还要做好患者连续性问题的管理，提供慢性病预防性照顾，以及改善患者就医遵医行为。

（二）以家庭为单位

家庭是全科医生的服务对象，也是其诊疗工作的场所和可利用的资源。家庭与个体健康有着十分密切的关系，两者相互作用、相互渗透、相互影响，家庭结构与功能和家庭成员的健康状况也是互相联系的，在评价个人健康问题时，应该考虑到家庭因素，了解家庭对健康和疾病的影响。首先，同一个家庭内的个体往往有相近的遗传、健康观念、生活方式与行为习惯、知识结构与教育文化背景、遵医行为理念、家庭资源等影响健康的因素，具有共性特点，需要全科医生综合纳入考虑。其次，在不同的家庭生活周期，家庭和个人可能有不同的健康需求，例如孩子出生后的哺育问题、青少年成长健康问题、老年空巢期健康问题等，也会遇到不同的生活重大事件或家庭危机，如意外怀孕、离婚、出轨、老人去世、失业等。家庭内在结构也是影响个人健康的因素，如家庭权力结构、家庭角色、家庭沟通等。

全科医生可以根据家庭的不同发展阶段早期预测和识别可能出现或已经出现的问题，及时提供咨询和健康教育，采取预防和干预措施。除此之外，全科医生要善于了解和评价家庭结构与功能，重视家庭价值观、权力中心、就医行为等对个体健康的影响和个体健康对家庭的影响，通过三级预防、疾病治疗、家庭访视、家庭咨询、家庭病床、临终关怀等多种方式促进家庭整体健康的提升。

（三）以社区为范围

社区以一定的地域范围为基础，此范围内的居民有共同的服务需求和共同面临的问题。常见影响社区人群健康的因素主要包括生物遗传因素、环境因素、行为生活方式因素和医疗卫生服务因素，其中具有社区共性的主要包括自然环境因素（如气候、环境污染等），社会环境因素（如文化背景、风俗习惯、经济水平等），生物因素（如传染病）及医疗卫生服务因素（医疗水平、医疗可及性等）。全科医疗是立足于社区的医疗卫生服务，以社区为范围的照顾可以解决社区居民的健康问题，发掘和利用社区的卫生资源，在降低医疗成本的同时满足社区卫生需求。

全科医生提供以社区为范围的照顾是把社会医学观念、流行病学方法与为个人及其家庭提供的日常医疗保健服务相结合。全科医疗通过动员社区参与和实施社区卫生服务计划，维护社区健康；通过社区诊断确定社区存在的健康问题，并分析问题发生的原因，然后采取一系列干预措施减少疾病的发生，延缓病情的进展，延长患者的寿命，提高患者的生存质量。此外，提供以社区为范围的照顾可以充分了解、动员和利用社区资源，做到资源的有效分布和利用，最终达到维护全体居民健康的目的。在公共性卫生事件如传染病的预防和管理中，以社区为范围的照顾更能起到相当重要的作用，2020年新型冠状病毒肺炎疫情期间，我国的社区防控工作起到了举足轻重的模范性作用。

（四）以预防为导向

预防为主的策略对防治大多数常见慢性病意义重大，全科医疗对个人、家庭和社区全体居民健康的整体负责与全程控制服务模式，体现了预防为主的原则。全科医生在社区服务的对象除了疾病期患者，还有特殊阶段的健康人群，处于无症状期、疾病的未分化阶段或临床前期的个体占据了大多数。因此，全科医生应将预防和医疗有机地结合为一体，为居民提供疾病三级预防服务，做好健康管理，提升个人和整体的健康水平。

在疾病发生之前，倡导通过健康生活方式增强体质，做好非特异性的健康促进，对疾病进行风险评估，提供相应预防措施，降低患病风险。在疾病早期，全科医生应提高警觉性，尽可能早期发现、早期干预，对于已经出现的问题早期诊断和早期治疗，阻止疾病恶化，改善预后。在疾病后期，要促进康复，防止复发，减少并发症和后遗症，改善生活质量，延长生命周期，并提供临终关怀等服务，特别是对于一些不可治愈的慢性病，全科医生应具有同理心，充分理解患者的患病体验，全面考虑其需求，改善其患病体验的同时提高患者依从性，提高管理质量。

全科医疗以预防为导向的照顾模式主要包括以下几个方面：第一，全科医生应将预防性服务融入每一次诊疗中，除了诊断和处理现患问题，还要提供适当的预防服务，管理慢性活动性疾病问题和改善遵医行为，以此达到尽可能促进健康的目的。第二，充分利用病历记录和健康档案，包括居民健康档案、病历中的疾病预防计划与健康宣教、周期性健康体检表、患者家庭的周期性健康维护计划、儿童预防接种计划等，以此作为提供以预防为导向的健康促进工具。第三，定期开展健康体检工作及慢性非传染性疾病筛查工作，如乳腺癌、宫颈癌、前列腺癌、结直肠癌筛查，高血压、血糖异常、血脂异常、骨质疏松筛查等。第四，针对特定人群提供健康管理和疾病预防照顾，如新生儿、孕产妇、老年人、残疾人等的预防项目。第五，从个人、家庭和社区各个层面上促进个体的自我保健，将预防工作辐射至整个社区，充分发挥个体能动作用，保护各自的健康。在日常工作中，除了定期开展健康讲座、自我保健教育培训，针对不同人群进行自我保健知识宣讲等，也可以通过宣传栏、电视、相关书刊、宣传册等方式宣传健康知识。第六，将个人预防和群体预防相结合，全科医生在为个人或家庭提供服务时，如发现某一问题在社区也存在并且有流行趋势，应该在社区诊断的基础上，及时制订和实施社区预防计划，维护整体健康。

二、全科医学的特征

（一）连续性照顾

连续性照顾重点体现了全科医学的全程管理，是指全科医生与个人或家庭间形成一种固定、长期、亲密的关系。这种关系不在于服务对象是否患病，疾病是否治愈或好转，在全科医生开始承担起连续性服务的责任后，即与服务对象建立起固定紧密长久的联系，全科医生既是提供治疗者、照顾者、咨询者，也是亲密的朋友。其连续性一般体现在医患关系的连续性、服务时间的连续性、服务地点的连续性、临床信息的连续性、患者管理的连续性及对患者照顾责任的连续性。

连续性照顾的内容主要包括三个方面。

1. 对人生命周期各个阶段提供服务　沿着人的生命周期，从孕育阶段，经过妊娠期、产期、新生儿期、婴幼儿期、少儿期、青春期、中年期、老年期、濒死期直至死亡，全科医生结合不同阶段的特点和需求，提供各阶段针对性的服务，包括计划生育、遗传咨询、妊娠期管理、产期管理、婴幼儿生长发育指导、青少年保健、中老年保健与慢性病管理、临终关怀及患者去世后对家属的保健支持等。

2. 对疾病的各阶段（健康—疾病—康复）提供照顾服务　包括健康危险因素的监测、危险行为生活方式的干预、早期症状的观察与判断、疾病诊断的确立、及时正确的治疗、病情监测与跟踪、防治与减少并发症和残障及实施必要的康复措施等。

3. 健康照顾责任的连续性　虽然整个连续性照顾的过程中，部分环节（如服务对象外出期间、患者转诊、住院诊治等不同时期）可能无法直接提供服务，但全科医生对负责对象连续性的照顾责任都不应间断或终止，如出差或旅行前的健康评估、药物准备和防疫宣教及出院后的随诊康复等。

目前有助于更好地提供连续性照顾的方式主要有以下几种：①签约模式：通过契约或合同等方式与个人或家庭构建相对固定的关系。②预约就诊模式：保证患者就诊时能见到自己的全科医生。③建立完整的健康档案及慢性病随访制度：使每个服务对象的档案资料能完整准确地记录和充分利用，并使慢性病患者获得规范化的管理。

（二）综合性照顾

综合性照顾体现了全科医学的"全方位"。全科医学学科范围宽广、内容丰富，与其他临床学科的服务内容有交叉，但相对于临床其他专科的知识和技能来讲较浅，在一定深度上朝横向发展，提供的服务也更为全面和综合。在服务对象上，不分年龄、性别、种族、疾病种类；在服务内容上，包括医疗、预防、保健、康复、健康教育、咨询和计划生育等方面；在服务层面上，对应于生物－心理－社会医学模式，包括生物、心理、社会文化、环境等各个方面；在服务范围上，包括个人、家庭、社区及群体；在服务手段上，包括现代医学、传统医学或替代医学等；在诊疗范围上，包括常见的内科、普通外科、妇产科、儿科、皮肤科、眼科、耳鼻喉科、骨科、精神科及老年病和职业病的防治等。

（三）可及性照顾

可及性照顾指全科医生为社区居民提供可及的便捷服务，也是全科医学的一个显著性特征。全科医疗服务通常是大多数人接受医疗卫生服务的第一场所，是最常利用的医疗卫生服务，能够解决居民 80%～90% 的健康问题。可及性照顾主要体现在空间上接近、时间上及时、使用上方便、关系上亲切、结果上有效及价格上合理等一系列易于利用的特点。具有全科医学特色的服务主要包括开设家庭病床、送药上门、上门访视、安排转诊或住院等服务，极大地提高了患者尤其是老年人、伤残人等特殊人群的医疗可及性。在评价全科医疗服务可及性时，主要有如下指标：地域可及性、人员可及性、经济可及性、需求可及性和设施可及性。

（四）协调性照顾

协调性照顾指的是针对每一名患者的要求和需求而进行的调整、组合服务的过程。全科医生并非万能医生，却是首诊医师和管理者，当患者需要时，为其协调各方面的力量，提供医疗、保健、护理、精神等多方面的服务，以达到综合性和连续性的服务。

对于难以解决的急症、疑难病和危重患者，要通过会诊、转诊、预约专家等协调措施，与专科医师合作，使患者获得正确有效的医疗照顾。同时，全科医生熟悉区域内外各级医疗卫生服务机构的分布及医生的专长，以便与其他专科医疗服务对接协调好工作。此外，全科医生还应熟悉患者及其家庭情况，能充分调动和利用家庭资源，帮助维护和促进居民及家庭健康。最后，全科医生还应了解社区健康资源，如志愿者服务、营养食堂、护工队伍、老年活动中心等，必要时为患者联系提供有效的社区支持。

（五）以团队合作为基础

在全科医疗服务中，一名全科医生的力量是有限的，不可能解决所有的健康问题。良好的团队合作可以充分调动团队成员的所有智慧和能力，达到最终效益高于单纯累加的效果。全科医生应构建以全科医生为核心的工作团队，通常包括护士、康复师、营养师、药师、心理医师、中医师、理疗师，甚至其他专科医生、社区志愿者等成员，协同有效地开展全科医疗。此外，全科医生还要整合社区内外的各级各类医疗工作者一起为对象提供立体网络式健康照顾，促进社区居民健康的提升。

思考题

1. 全科医学的基本原则有哪些？
2. 全科医学的特征有哪些？

（任菁菁）

第二节　全科医学国内外发展现状

学习提要

1. 我国引入全科医学较晚，目前正处于快速发展阶段。

2. 美国、英国、澳大利亚等国家的全科医学已形成相对完善的培养和服务模式，可供我国借鉴和学习。

全科医学（general practice）又称家庭医学（family medicine），是一门面向个体、家庭与社区，整合临床医学、预防医学、康复医学、医学心理学及人文社会学科相关内容于一体的综合性医学专业学科，属于临床二级学科，其专业领域涉及各种年龄、性别、各个器官系统及各类疾病。

一、全科医学的国内发展

20 世纪 80 年代后期，全科医学的概念正式引入我国；1989 年，北京召开了第一届国际全科医学学术会议，国内部分大城市开始探索社区卫生服务；1993 年 11 月，中华医学会全科医学分会成立，这标志着我国全科医学的诞生。

此后，随着全科医学和全科医生培养纳入我国医疗改革的重点，《全科医师规范化培训大纲》《全科医师岗位培训大纲》《关于加强城市社区卫生人才队伍建设的指导意见》《以全科医师为重点的基层医疗卫生队伍建设规划》《国务院关于建立全科医生制度的指导意见》等文件的发布，全科医学在我国逐渐得到重视，并向长足、健康的发展方向迈进。

（一）队伍现状

1. 全科医生的数量　2011 年，国务院颁布《关于建立全科医生制度的指导意见》，此文件中提出到 2020 年，基本实现城乡每万名居民拥有 2～3 名合格的全科医生；到 2030 年，基本实现城乡每万名居民拥有 5 名合格全科医生的目标。根据《中国卫生和计划生育统计年鉴》《中国卫生健康统计年鉴》，从 2015—2019 年，我国每万人全科医生数从 1.38 人增长到 2.61 人，全科医生总人数呈现逐年增长状态，并于 2019 年突破 30 万人，已基本实现相关政策目标，全科医生发展态势总体趋好；但相关统计数据显示，全科医生配置不均，地区间差距明显，与东部地区相比，中西部地区全科医生数量较少，且注册为全科医学专业的人数与取得全科医学培训合格证书的人数并非均衡发展，前者始终低于后者，提示我国全科医生队伍建设过程中仍存在全科医生资源配置不均、全科医学专业化人员存在缺口等问题。

2. 全科医生的素质　全科医生有特定的专业素质要求，主要包括强烈的人文情感、娴熟的业务能力、出色的管理能力及执著的科学精神等，目前我国不同地区全科医生的能力素质有所差异，居民对全科医生素质需求靠前的包括临床技能、社区实践技能和人文综合素质，部分地区全科医生在临床技能、基础知识、专业知识部分掌握相对较好，但在急救知识、科学研究、健康管理、人文沟通等能力素质方面的自评得分低。总体而言，社区全科医生的专业素质亟须加强。

（二）服务现状

1. 服务内容　我国全科医生服务的主旨强调以人为中心、以家庭为单位、以整体健康的维护与促进为方向的长期负责式照顾，并将个体与群体健康照顾融为一体。全科医学服务内容较基础，主要解决基本健康问题，如解决常见病、管理慢性病等。

当今的许多疾病是非传染性的，大多可以预防。而对于慢性病而言，预防的价值已远远超过非特异性治疗的价值。在以预防为先导的理念引导下，处于疾病早期阶段、未分化的、经过充分的医学检验与检查仍难以解释的症状，即医学上难以解释的躯体症状（medically unexplained physical symptoms，MUPS），国内学者称为未分化疾病（medically unspecified disease，MUD），逐渐引起全科医生的关注。

MUD 不仅影响患者的生活质量，而且造成了医疗资源的浪费，但其诊断与治疗目前仍为难点，而全科医学以患者为中心的理念与 MUD 的诊治十分契合，提示全科医生在处理 MUD 中占据重要地位，而诊疗 MUD 的能力也是全科医生日常工作所必须掌握的。

目前，社区卫生服务仍是我国全科医学服务的一种主要表现形式，而随着我国卫生改革的实施，全科医疗被赋予越来越重要的社会责任，服务涉及的知识技能和范围也在日益拓宽，全科医生不仅需对个体、家庭和社区提供优质、方便、经济有效、一体化的基础性医疗保健服务，也进行生命、健康与疾病的全过程、全方位负责式管理，服务范围不仅涉及临床内科、外科、妇科、儿科等各个专科，还涉及心理、社会等其他学科领域，而今，更被赋予作为控制医疗费用支出"守门人"的重任。

在我国除社区卫生服务外，还包括医院服务，综合医院全科医学科不仅要在常见病、多发病、慢性病的预防、治疗、康复等方面发挥作用，更重要的是为推进医院在治疗未分化疾病和多病共存等方面提供多学科综合性的诊疗保障，这为全科医学在医院的发展提出了新的挑战和要求。

2. 服务模式　随着医药卫生体制改革的深入，建立社区医生和居民契约服务关系已经成为改革的重点，全科医生团队、家庭医生签约服务模式在积极探索和尝试的阶段取得显著成效。但在国内，由于受到经济和意识等方面的影响，家庭医生签约仍处于探索和试点阶段，目前优先签约的是老年人、孕产妇、儿童、残疾人等重点人群，以及高血压、糖尿病等慢性病患者，重点人群签约率目前已超过 60%。

部分地区如北京、上海、杭州等地已在家庭医生签约服务模式探索中有所成果，如"北京天坛医院 – 丰台区智慧家医工作室模式""医养结合居家养老签约家庭医生服务模式""中医全科医生签约服务模式"等，在结合地区实际和特点的基础上，为社区居民提供方便、优效、全程、个体化、综合性的服务。

（三）教学现状

1. 教学模式　我国全科医学教育体系目前已建立，采用"三阶段"终身教育模式，即医学基础教育、毕业后的专业教育和继续教育，接受教育的对象分别为在校医学生、应届毕业生、全科医学研究生、在岗全科医生或有转岗意愿的专科医生。

（1）医学基础教育：该阶段为"三年制"或"五年制"，而为促进院校全科教育深化发展，北京、广西、广州等地多所院校制定"3+2""3.5+1.5"及国内外联合培养等全科医学人才培养方案，促进理论与实践早结合、反复结合，并实现学位提升；而"5+3"全科医生人才培养模式的提出，将医学基础 5 年教育、3 年全科专业学位研究生培养及全科医生规范化培养相结合，实现"四证合一"。但截至 2018 年，国内仅有 800 多名全科医学研究生顺利毕业，全科医学研究生的数量仍有待增加。

（2）毕业后的专业教育：目前常为 3 年的全科医师规范化培训。不同地区全科医师规范化培训基地以国家文件培养要求为根本，基于地区实际情况，采用不同的培训模式。例如浙江大学医学院附属第一医院全科医疗科探索实践的全科医学 GP–S 导航式全科医生培训模式，是以生源类别（本科生和研究生）为基准定位，以不同的工作去向（综合医院、社区医院）为目标定位，以胜任力为导向，以年级为递增经度，多路径、多纬度、导航式的全科医生培养方案，促进输出具有合格岗位胜任力的人才。此外，为填补全科医疗与专科医疗的沟壑，在提升全科医生诊疗水平的同时，将"以人为中心"的全科理念渗入专科医疗服务中，亚专长全科医师（general practitioner with special interest，GPwSI）的培养逐渐提上需求，贴合浙江省卫生健康委员会提出的"全有所专"（全科亚专业特长）规范化培训工作，浙江大学医学院附属第一医院全科住院医师规范化培训（简称住培）基地根据每位住培医师意愿及未来工作单位的实际需求，在 GP-S 培训模式的基础上提出 GPwSI 培训，即在住培第 2 年引入亚专长发展理念和形成方向，第 3 年倾向性侧重培养，望"输出"高层次应用型全科人才，助力医改，促进分级诊疗有序开展。

（3）继续教育：培训内容既包括对全科医生进行新理论、新技术、新观念、新方法、新政策与新制度等方面的教育，也包括专科医生转向全科医生的转岗教育。全科医生转岗培训目前常采取模块式教学、必修与选修相结合的方式进行，培训总时长不少于 12 个月。

2. 师资力量　根据全科医学教育各个阶段的特点，我国将全科师资分为理论师资、临床带教师资和基层实践基地带教师资。尽管目前我国全科教育体系已建立，但国内全科师资胜任力不足，主要表现为全科师资数量不足、全科师资缺乏全科思维、全科师资带教经验不足等问题。

现阶段，我国大部分地区综合医院的全科师资由专科医生兼职，尽管他们具备丰富的临床专科经验，但缺少全科诊疗经验，对全科理念、基本知识、岗位职责、基层医疗需求等缺乏系统认知，带教模式也常以单纯的生物医学诊疗模式为主，因而带教方式传统、单一，也不能体现全科医学的学科特性。而社区全科培训基地的门诊设备常欠齐全，师资专业素养如教学沟通能力、部分临床知识仍有一定程度的欠缺。据目前情况而言，国内全科师资的准入和考核标准仍待健全，全科师资胜任力评价机制仍待完善，全科培训基地的设施仍待齐全。

3. 就业形势　据目前多项关于全科研究生、全科住培生就业去向的调查研究显示，全科医学专业总体就业形势良好，全科专业学位研究生、全科住培生毕业后在医疗机构就业者在 90% 以上，从事全科医生职业者各地区比例不同，但总体而言占 50% 左右，其中全科专业学位研究生在一级医院及社区从事全科医生职业者比例不足 30%，从事全科医生职业者的学历仍以大学本科和大学专科学历为主，全科职业定位有待明晰，全科职业尤其是基层医疗卫生服务中心的就业吸引力有待提高。

总体而言，全科医学自引入我国，距今仅仅 30 余年，在较为短暂的发展过程中，我国全科医生的队伍逐渐壮大，全科医生的素质逐渐提高，全科医生的职责逐渐明确，全科医学的教学体系逐渐建立，全科医学就业前景总体良好，但仍暴露出全科医生资源地区间配置不齐、全科医学服务模式有待创新和发展、全科师资队伍有待优化改进等问题。

二、全科医学的国外发展

在 19 世纪，80% 左右的医生都是"通科医生"，即具有多种技能的医生，这些医生在社区开业，为居民、家庭提供周到细致的照顾，照料全家成员的疾患。全科医生正是在通科医疗的基础上发展起来的。从 20 世纪 50 年代后期起，由于人口老龄化和慢性病、退行性疾病患病比例的上升，基层医疗保健的重要性重新显现，此后，美国、英国、澳大利亚等先后分别成立了全科 / 家庭医学会，自此全科医学在国外蓬勃发展。美国逐渐将"通科医生"更名为"家庭医生"，并于 1968 年成立了美国家庭医学委员会（American Board of Family Practice，ABFP），其通常被人们认为是全科医学学科正式建立的标志，而我国香港特别行政区为了改变人们对"通科医生"只通不专的印象，将"通科医生"更名为"全科医生"，以示其服务全方位、全过程的特点。目前，国外已有 50 多个国家实行全科医生制度。

（一）美国

美国全科医生的培养需要经历本科教育、医学教育和毕业后医学教育 3 个阶段，学生首先需通过大学本科 4 年学习，学习医学预科课程并获得理学或文学学士学位，随后通过美国医学院入学考试进入医学院开始医学教育，在此阶段参加并通过美国医师执照考试（United States Medical Licensing Examination，USMLE）的第一、二阶段考试（Step 1、2），获得医学博士学位，此后再进行毕业后为期 3 年的全科医生培训，并通过 USMLE 第三阶段考试（Step 3）取得全科医生任职资格。

美国家庭医生提供的是一种基础医疗保健服务，大多数家庭医生在社区开办家庭医生诊所，平均每周工作 53 h，其中 43 h 直接面对患者服务，服务内容范围十分广泛，主要提供健康咨询、预防保健、医疗康复、精神卫生和常见疾病的诊断治疗等服务，能够处理 85%～90% 的医学健康问题。

此外，美国目前的商业医疗保险形式多样，包括健康维护组织（Health Maintenance Organization，HMO）、优选医疗机构（Preferred Provider Organization，PPO）、定点服务组织（Point-of-Service，POS）、按服务收费（Fee for Service Plan）等，其中 HMO 强调通过预防性和综合医疗服务，提高参保人的整体健康水平，从而减少医疗费用，参保人向保险公司投保，并选择或被分配保险公司名单下的全科医生，而后保险公司按比例将保费预约付给参保人的全科医生，在预约保费的情况下，全科医生会严格审核患者的转诊指征，只有部分疾病难以应付的情况下才选择将患者转诊至专科医生或医院治疗。

（二）英国

英国是最早开展全科医学教育的国家之一，英国全科医学教育制度堪称最为完善。同美国的教育培训相似，英国全科医生的培养需要经历本科教育、毕业后教育和继续教育 3 个阶段，但不同于美国的是，英国学生首先需进行 5～6 年的本科医学教育，包括前 2 年的基础医学教育和后 3 年的临床医学教育。毕业后教育是全科医生培训的重点，即全科医学专业培训，期限为 3 年，其中 2 年时间在医院临床实践，1 年时间在有教学经验的高年资全科医生的社区诊所进行学习。英国皇家全科医师学院（Royal College of General Practitioner，RCGP）是英国全科医生的高级学术组织，若能通过其组织的考试，便可成为其中的一员。其继续教育并非强制性，但大部分全科医生会主动要求参加继续教育，时间大约为每年 1 周。

英国是世界上最早实行国家医疗卫生服务体制的国家，1948 年，英国建立了国家卫生服务（national health service，NHS）体系，主要包括两个方面：一是由全科医生以社区为基础提供的初级医疗服务，二是由专科医生以医院为基础提供的二、三级医疗服务。其全科医生系统堪称高效，2013 年的统计数据显示，英国全科医生系统仅仅用了不到 8% 的医疗经费就解决了 90% 以上的医疗服务。

全科医生在 NHS 体系中担任"就医守门人"职责，居民自主选择全科医生签约，且必须经过签约全科医生的同意方能转诊至医院，但此处并非强制首诊，也并不是将此作为纯粹的转诊通道，而是基于高质量的全科医疗服务、患者对于初级医疗服务信任的前提下，患者自愿前往全科医生处首诊。与"就医守门人"同步，全科医生体系通过以补需方为主的财政投入模式和按人头付费支付方式上的改革，发挥了"付费守门人"的作用。

（三）澳大利亚

澳大利亚全科医生培养由澳大利亚皇家全科医学会（Royal Australian College of General Practitioners，RACGP）负责，这一独立的全科医生行业学会组织于 1958 年成立。早期 RACGP 的培训是全科医生职业生涯的唯一途径，但随着 2001 年全科医学教育和培训公司

（General Practice Education and Training Limited，GPET）的成立，接管了 RACGP 的部分职能，实现了全科医学培训从原来的行业学会行为变成了政府参与行为。

澳大利亚全科医生培养模式同样包括 3 个阶段，第 1 阶段为医学院教育阶段，院校 5 ~ 6 年制医学本科教育或 "4+4" 年制医学教育，即 4 年的本科教育，再加 4 年的医学教育，该阶段毕业后获得内外科学士学位；第 2 阶段为全科医生职业前培训及注册学员阶段，包括 1 ~ 2 年的毕业后培训（与我国的住院医师规范化培训大致相当）和全科医生职业化培训，在 RACGP 认定的机构内完成某一领域的提高培训，并顺利通过 RACGP 会员资格考试后，才能成为全科医学职业会员；第 3 阶段为继续职业发展教育阶段，即 RACGP 对申请成为全科医生的学员每 3 年考核 1 次，在此阶段需完成由 RACGP 制定的课程设计且成绩需达到 RACGP 制度的考核标准方能注册行医。

澳大利亚全科医生执业人数超过 4 万，远多于专科医生，其基层医疗保健沿袭了英国的传统，只有由全科医生完成居民初级诊疗的患者方可享受全额医保，且医院不设立门诊，只有由全科医生初诊并转诊至医院的患者方可就诊于专科医生处。全科医生的主要工作是提供连续性的医疗保健服务、疾病管理、居家护理、预防保健和健康促进，且全科医生十分注重人文关怀和团队合作。

（四）法国

法国的医学教育中一名全科医生的培养大约需 9 年时间，包括 3 个阶段，第 1、2 阶段与其他专科医生的培养同步，其中第 1 阶段培训是为期 2 年的基础课程学习，而后根据成绩择优选择部分学生进入第 2 阶段为期 2 年的医学专业教育，而第 3 阶段为期 3 年全科医学培训，相当于我国的住院医师规范化培训。在毕业后和继续医学教育阶段，从事医疗工作的全科医生必须主动学习医学新知识和新技术，学习方式可多样化。

在这种优选、淘汰式的全科医生教育体系的培养模式下，全科医生的培养显得更加体系化，而在取得执业资质后，一名全科医生需负责 1 500 ~ 2 000 名居民，并对其进行长期管理，为社区和家庭提供方便、及时、综合、有效、经济的医疗急救和康复服务。

综上所述，国外发达国家和地区的全科医学生培养模式常为 ≥5 年的长学制式培养模式，毕业后教育体系较为系统，培养时间一般 ≥3 年，大部分有规范的师资准入制度和标准；而欠发达国家和地区全科医学生培养时间相对较短，学制长短参差不齐，毕业后教育体系相对不完善，师资力量相对薄弱。在国外医疗体系中，全科医生常占据重要地位，除担任"就医守门人"的职责外，常担任"付费守门人"的任务，其工作中心常为以社区为基础的初级医疗保健服务，且服务范围广泛。

全科医学在我国发展的时间尚短，目前仅初具规模，问题仍多，发展之路可谓任重而道远；而在国外，全科医学的发展在部分国家已形成相对完善的培养和服务模式，可供我国借鉴和学习。

思考题

1. 我国全科医学的发展存在哪些问题？
2. 我国可借鉴的国外全科医学培养和服务模式有哪些？

（任菁菁）

第三节　全科医学与其他学科

学习提要 ┄┄┄

1. 全科医学涉及学科范围广，与预防医学、老年医学、叙事医学、整合医学等学科有着密切关联。

2. 全科医生作为综合性医学人才，应具备一定的临床预防、老年人诊疗与保健、叙事医学素养与技能。

全科医学涉及的学科范围较广，与预防医学、老年医学、叙事与人文医学等学科关系尤其紧密。本节将介绍全科医学与预防医学、老年医学、叙事医学及整合医学的关联。

一、全科医学与预防医学

（一）预防医学

预防医学（preventive medicine）是医学的一门应用学科，以保护、促进和维护健康，预防疾病、失能和早逝为目标，强调环境与人群的相互依赖、相互作用和协调发展。预防医学包含的内容广泛，涉及医学统计学、流行病学、环境医学、社会医学、行为科学与健康促进、卫生管理学等多学科领域。作为医学的一个重要组成部分，它要求所有医生，除了掌握基础医学和临床医学的常用知识和技能之外，还应树立预防为主的思想，学会调查分析健康和疾病问题在人群的分布情况，以及物质、社会环境及人的行为和生物遗传因素对人群健康和疾病作用的规律，并通过实施一系列预防措施，达到促进健康、预防疾病、防止伤残和早逝、提高生活质量的目的。预防医学的主要研究对象是人群，同时也研究个体的临床预防问题。

根据干预对象，预防可分为个体预防、社区预防和群体预防。其中个体预防又称临床预防（clinical prevention），是指临床医务工作者对健康人和无症状患者采取第一级和第二级疾病预防措施，通过提高健康素养，减少病伤危险因素，发现早期患者及提高机体抗病能力等来预防疾病，维持和促进健康。

（二）全科医学与预防医学的联系

全科医生的服务对象贯穿人从出生到死亡的整个生命过程，个体预防是全科医生常规医疗服务的重要组成部分，尤其针对儿童、妇女、老年人等健康危险因素较多的相对脆弱人群，实施个体预防能够帮助服务对象减少疾病发生、发展，延长健康寿命、提高生活质量、降低医疗支出。

在社区预防和群体工作预防中，全科医生常常需要综合运用社会医学、流行病学、卫生统计学、卫生经济学、健康教育学等相关学科方法开展临床研究工作，调查社区和群体健康和疾病的影响因素，并采取科学有效的干预措施，达到促进社区和群体的健康水平、预防疾病发生、延缓疾病发展等目的。显然，具备预防医学的基本理论和基本技能对于全科医生开展临床诊治和科研工作极为重要。

（三）全科医生开展临床预防工作的优势

1. 地域优势 全科医生大多扎根社区，对居民生活工作环境、民俗民风及饮食生活习惯较为熟悉，对当地常见病、多发病更为了解，有利于全科医生开展规划性预防服务。此外，全科医生有条件提供上门服务，可与居民进行更为深入的接触和了解，这为全科医生建立和谐的医患关系，开展个体化疾病预防工作提供了便利。

2. 连续性服务优势 全科医生秉持全人、全程的服务理念，提供的医疗服务贯穿服务对象从出生到去世整个生命过程，因而对服务对象的健康和疾病史更为了解，为全科医生实现防、治、保、康一体化健康照护提供条件。

3. 服务人群优势 全科医生的服务人群较为固定，为社区居民建立健康档案，知悉居民家庭疾病谱，同时对其生活饮食习惯也相对了解，有利于全面开展健康危险因素评估，针对性提供个体化预防性照护服务。

4. 服务团队优势 全科医生拥有固定的医疗团队，成员包括助理全科医生、药师、护士、公卫医师等，为提供个人、群体和社区预防工作奠定良好的专业基础。此外，全科医生作为医疗保健系统和健康保险系统的核心，拥有较强的社会工作能力和丰富的社会资源，能够协调多方开展预防服务，为提供个人、群体和社区预防工作奠定良好的社会基础。

（四）全科医生涉及的预防相关工作内容

1. 健康咨询 是全科医生提供预防性照护最常用的方式之一，针对咨询内容，全科医生应重点关注如何建立健康的生活方式与行为习惯，识别各种疾病早期症状，预防和控制常见传染病、意外伤害及各系统常见非传染性慢性疾病。

2. 筛检试验 是指运用快速简便的试验检查，将人群中外表健康而实际可能患病或有缺陷者识别出来。常见慢性非传染性疾病是全科医生的主要筛检内容，主要包括高血压、2型糖尿病、血脂异常、乳腺癌、宫颈癌、结直肠癌、前列腺癌等。筛检方式主要为周期性健康检查和病例发现。

3. 免疫接种 是指通过将疫苗、免疫血清、γ球蛋白等接种于人体，使其产生主动免疫或被动免疫，从而获得对某种传染病的特异性免疫能力，以预防和控制疾病发生和流行。目前儿童常规免疫疫苗有乙肝疫苗、卡介苗、脊髓灰质炎疫苗、百白破疫苗、白破疫苗、麻风疫苗、麻腮风疫苗、乙脑疫苗、A群流脑疫苗、A+C群流脑疫苗和甲肝疫苗，可预防乙型肝炎、结核病、脊髓灰质炎、白喉、百日咳、破伤风、麻疹、风疹、流行性腮腺炎、流行性乙型脑炎、流行性脑脊髓膜炎和甲型肝炎。近年来，新发传染病不断出现，一些传染病也有明显的年龄高移现象，导致成人中某些传染病高发，成人免疫接种是解决上述问题的有效方法。

4. 化学预防 指对无症状的人使用药物、营养素（包括矿物质）、生物制剂或其他天然物质，提高人群抵抗力以防止某些疾病的发生。对有既往病史者使用预防性化学物质不属于化学预防。目前常见的化学预防项目有：妊娠前及妊娠早期服用叶酸预防胎儿神经管缺陷，使用小剂量阿司匹林预防心脑血管疾病，绝经后妇女使用雌激素预防骨质疏松和心脏病，以及食用富含铁的食物或强化铁剂的食物预防缺铁性贫血等。

世界卫生组织提出了"五星级医生"的要求，即未来医生应具备以下5个方面的能力。①卫生保健提供者（care provider）：即能根据患者预防、治疗和康复的总体需要，提供卫生服务。②医疗决策者（decision maker）：即能从伦理、费用与患者等多方面的情况，综合考虑和合理选择各种诊疗新技术。③健康教育者（health educator）：即医生不只是诊疗疾病，更应承担健康教育的任务，主动、有效地促进个体和群体的健康。④社区卫生领导者（community health leader）：即能参与社区卫生决策，根据个人、社区和社会对卫生保健的需求做出合适的反应。⑤服务管理者（service manager）：即开展卫生保健，真正做到人人享有卫生。

作为一名全科医生，除了具备扎实的医学基础知识和临床技能外，预防医学也是每一位全科医生应该掌握的。近年来，突发公共卫生事件频繁发生，慢性病对人群健康的威胁日益严重，作为居民健康"守门人"的全科医生应认真学好预防医学，树立预防为主的思想，根据实际情况为患者提供个性化健康维护计划，能够在临床医疗实践中敏锐地察觉和报告公共卫生问题，促进和维护人群和社区健康水平。

二、全科医学与老年医学

（一）老年医学

老年医学（geriatrics）是一门研究人类衰老机制、人体老年性变化、老年病的防治及老年人卫生与保健的新兴综合性学科，涉及老年基础医学、老年临床医学、老年预防医学、老年康复医学、老年心理医学、社会医学等学科。老年医学的服务对象以 60 岁以上，尤其是 75 岁以上老年人为主，重点关注失能和半失能的老年人、80 岁及以上高龄老年人及衰弱的老年人。老年医学的首要目标不是治愈疾病，而是为老年人提供全面、合理的治疗、照护与预防保健服务，最大限度地维持或改善患者的功能状态，提高其独立生活能力和生活质量。老年医学不仅关注疾病本身，更关注老年人的日常生活能力。

老年医学的原则如下。

1. 全人医疗　现代老年医学的中心思想是全人医疗，应照顾老年人生理、功能、心理、社会层面的需求，为老年人提供生理、功能、心理和社会等全方位的医疗保健服务，促进治疗的全面与完整。它的目的不仅是治疗疾病，还要解除患者的痛苦，关注患者心灵和精神上的需求。

2. 多学科协作诊疗　多学科团队制订的防治计划比单一专业人员更有效，是照顾老年人的一条捷径。

3. 全程照料　是指负责老年人后半生的医疗保健服务，包括疾病预防—疾病治疗—疾病康复—临终关怀等全过程，强调医疗管理的连续性。

4. 注重生活质量　老年医学不仅是追求生命的延长，更注重生活质量的提升，主要通过老年综合评估，再进行衰老预防、康复学和护理学等方面的干预，以改善功能和提高生活质量。临床上采取任何诊断、治疗、护理等措施都要权衡利弊，考虑对生活质量的影响，只有利大于弊时，老年人才值得承受一定的风险，去使用这些措施以达到预期目的。

老年病通常包括老年人特有的疾病和老年人常见的疾病，前者指只有老年人患病，如阿尔茨海默病、谵妄、帕金森病、脑动脉硬化等，以及由此引起的一系列问题；后者指老年人高发的疾病，如糖尿病、高血压、冠状动脉粥样硬化性心脏病（简称冠心病）、恶性肿瘤、骨质疏松症、前列腺增生、营养不良等。

（二）全科医学与老年医学的联系

从学科特点上来看，全科医学和老年医学同是一门新兴的综合性临床学科，都涉及临床医学、预防医学、康复医学、人文医学等学科，均强调全人、全程的服务理念，不仅关注疾病本身，更注重对患者心灵和精神上的慰藉和照护。

从服务对象上来看，老年医学主要面向 60 岁以上老年群体。随着我国人口老龄化日趋严峻，老年人在社区人群中占了相当大的比例，因而也是全科医生日常工作中的主要服务对象。由于老年人特殊的生理、心理特点，处于一定的特殊环境中，容易受各种有害因素的作用，是患病率较高的相对脆弱人群，因此，老年人群被认为是全科医生日常工作的重点关注人群之一。

从学科涉及的常见疾病来看，全科医疗实践中涉及的常见病、多发病，如高血压、冠心病、脑卒中、糖尿病、慢性阻塞性肺疾病、抑郁、焦虑、恶性肿瘤等，往往也是老年人群体主要面对的健康问题。

因此，全科医学与老年医学有着密不可分的联系。健康老龄化是全社会的要求，应从全社会、全方位予以关注，而社会的基层在社区，它联系着每个人的生活和福利，社区保健医疗是社区工作的重要内容之一，应将常规的老年保健、老年康复、老年医疗实施在社区。

（三）全科医生的老年医学相关工作内容

1. 综合健康功能评估　是指从躯体、精神、社会心理、自理能力等多维度测量老年人的整体健康功能水平的一种健康测量方法。它能鉴定出老年人医疗、社会心理、自理能力丧失等多方面的问题，反映出老年人的保健需求。通过评估使全科医生的工作更全面、更有针对性。

2. 健康教育　通过评估老年人面临的健康问题，与其共同商讨并制订疾病预防和维持健康的计划，并持续跟进其计划的落实，以达到形成并维持健康生活方式和行为、消除或减轻健康危险因素的目的。

3. 周期性健康检查　即运用格式化的健康筛选表格，针对老年人健康危险因素而进行的健康检查。主要内容包括：身高、体重、血压、血糖、血脂、甲胎蛋白 + B 超、直肠指检 + 潜血试验、X 线胸透或摄片、肝肾功能检查、心电图、内科学物理检查等。

4. 日常活动管理　包括对饮食、体重、排便、排尿等方面的管理。

5. 医疗服务　全科医生根据老年人疾病特点，正确判断疾病及疾病的严重程度，提供恰当的诊疗及转诊服务

此外，全科医生的工作内容还包括老年人护理与康复、心理健康、临终关怀等医疗服务。

为了切实改善老年人健康水平，延长老年人寿命，提高老年人生活质量，做好老年人的医疗卫生服务工作应成为未来相当长一段时间里我国社区医疗卫生工作的重点，我们应积极探索以老年人医疗保健为重点的社区卫生服务模式，在社区内开展老年人健康促进活动，加强老年常见病的社区防治研究；加紧培训和建设老年保健全科医生团队，规范老年常见病社区防治培训模式，创建家庭病床 – 养老院 – 社区卫生服务站 – 综合性医院多级联合的连续照料体系。

三、全科医学与叙事医学

（一）叙事医学

叙事医学即用叙事能力对他人的困境进行认知、解释并被触动，进而见之于行动的医疗实践。叙事医学的叙事类型多样，包括病患、医护、作家以疾病为主题书写的各类体裁

作品。叙事医学不仅关注个体患者，传递和实践医疗理论与医疗技术，更是倡导人性化的叙事医疗实践。叙事医学可以到达生物医学无法触及的领域，医学文学作品通过对患者疾苦、医生工作和生活、医患相处等方面的深入刻画，唤起医务人员对患者的同情和理解，对自身工作的反思，对职业价值的认同，以及对生命本质的体悟、洞悉，从而影响到临床实践行为。在临床领域，"平行病历"作为叙事医学最主要的实践方式，也为医务工作者们熟悉和使用。

在传统生物医学模式下，医务人员注重对患者疾病层面的救治，而忽视了患者作为人，对情感和精神层面亦有着强烈需求。叙事医学的提出，为医学从传统的生物医学模式向生物－心理－社会医学模式转变提供了全新、有效的实践工具。

（二）全科医学与叙事医学的联系

与常规专科诊疗不同，全科医学实践更多地面向慢性病患者的诊疗、临终患者的舒缓治疗、居民健康教育与健康促进、心身疾病患者的治疗与抚慰、居家养老及家庭病床照护。全科医学强调全人、全生命周期、全过程照护，要求医生不仅要注意到疾病本身，还应注意到患者作为一个完整的人，在情感和精神上的需求同样不可忽视。因而，全科医生在了解患者的病理、生理、心理过程的基础上，还要了解不同服务对象的社会背景、个性和心理特征等对健康产生的影响。叙事医学的核心理念是医学实践中的共情、信任及对个体的关注，通过医学人文精神培育，建立起医患情感共同体。因此，叙事医学的核心理念与全科医学的服务特点相契合。

（三）叙事医学在全科医学领域的应用

全科医生大多驻扎基层，拥有固定的服务对象，长期的契约式医疗服务将全科医生与社区居民融合在一起，全科医生有条件走进社区、走进家庭，近距离体会服务对象的疾病感受，聆听他们的故事，激发医患共情。叙事医学为全科医生提供了具有人文关怀的医学实践方法和技巧，得以为服务对象提供更人性化、个性化的医疗服务。培养全科医生叙事能力，并应用至社区全科医学实践中，将大大促进全科医生以人为中心、以家庭为单位、以整体健康的维护与促进为方向的长期负责式照护。

叙事医学在改善医患沟通、建立相互信任的医患关系方面具有重要作用。叙事总是与反思联系在一起，医生和患者双方在叙说生活故事、疾病故事、医疗故事的过程中，也在重新审视自己，这种反思和审视是一种内源性干预，使医患双方变得自律，并对生活和工作负责。提高医务人员医学叙事能力和共情能力，或渴望达到医患视域融合和医患沟通最佳效果。

叙事医学已被国内外研究证实，能够提高医务工作者共情能力、引发自我反思、增强职业认同感等，间接改善对患者生理、心理等多方面的治疗效果，然而，我国对叙事医学的研究和实践仍处于初级阶段。推进叙事医学在全科医学领域的研究和实践应用对我国医疗卫生事业的发展具有重要意义。实现叙事医学在全科医学领域的广泛应用尚有较多问题需要解决。当前医学院校普遍对"叙事医学"理论的关注度不高，医学人文领域的师资存在总量储备不足、个体差异过大等问题，医学生文学相关课程时数少，且课程质量难以保障，不利于我国医学生叙事医学能力和医学人文素养的培养。在临床实践方面，践行叙事医学需要医务人员与患者进行叙事性访谈沟通，并在此基础上书写平行病历等叙事体裁，而以全科医生为核心的医疗服务团队普遍工作量大、工作时间长、工作负担重，如何化解其间矛盾，是实现在全科医学领域推广叙事医学不可忽视的问题。

四、全科医学与整合医学

（一）整合医学

整合医学（integrative medicine）是从人的整体出发，将医学各领域最先进的知识理论和临床各专科最有效的实践经验分别加以有机结合，并根据社会、环境、心理的实际情况进行修正、调整，使之成为更加符合、更加适合人体健康和疾病诊疗的新的医学体系。

整合医学强调还器官为患者，还症状为疾病，从检验到临床，从药师到医师，身心并重、医护并重、中西医并重、防治并重，不仅需要我们将现存与生命相关各领域最先进的医学发现加以整合，而且要求我们将现存与医疗相关各专科最有效的临床经验加以整合；不仅要以呈线性表现的自然科学的单元思维考虑问题，而且要以呈非线性表现的哲学的多元思维来分析问题，通过这种单元思维向多元思维的提升，通过这四个整合的再整合，从而构建更全面、更系统、更科学、更符合自然规律、更适合人体健康维护和疾病诊断、治疗和预防的新的医学知识体系。

整合医学目的是解决目前专科过度细化、专业过度细化导致的医学知识碎片化，以及给临床医生诊疗带来局限性的问题。整合医学并不是简单叠加，而是通过学科间相互联系，协同发展。整合医学推动诊疗方式的融合，给临床医学带来更大的发展空间、更有意义的发展前景，推动临床新型诊疗方式发展。整合医学是传统医学观念的创新，是医学发展历程中从专科化向整体化发展的新阶段。

（二）整合医学与全科医学的联系

整合医学与全科医学都有整体观理念，强调还器官为患者，还症状为疾病，身心并重，防治并重。两者的区别在于，整合医学是一定方向的纵向整合，是综合治疗；而全科医学是一定程度的横向整合。

整合医学概念由欧洲心脏病学会和欧洲心胸外科协会于 2010 年联合发布的心肌血运重建指南中提出，其团队包括心内科医生、心外科医生、影像学医生及麻醉医生等，在评估高危者或无症状患者诊治措施时，心内科医生即启动"心脏团队"的多学科协作模式，共同商量制订患者的诊治措施，不同领域的医生各司其职，实现专科内高精尖的最优化合作，共同为患者保驾护航。而全科医生团队通常包括家庭医生、社区护士、公卫医师（含助理公卫医师）等，全科医生采用签约的方式管理社区居民的健康，签约团队完成定期随访、建立健康档案、信息管理、健康教育、双向转诊等一系列签约服务。

整合医学是现代医学发展的必然趋势，全科医学是整合医学的枢纽。整合医学提倡整体的观念，诊疗时整合最先进的知识理论和临床各专科最有效的实践经验，解决复杂问题，强调提供高精尖的服务，适用范围广，但推广开展仍有一定难度。全科医学作为一门整合生命科学、临床医学和行为科学的宽广专科，医学知识体系强调学科间或学科内的知识初步整合，可以促进整合医学的发展。整合医学的教学尚在理论研究阶段，要做到整合各个专科达到最好教学效果及解决师资短缺仍是难题。我国全科医学已有自身明确的定位和特色，教学也步入正轨，随着教学模式的进一步探索实践，有望培养出更优秀的全科医生，提高社区卫生服务的质量。

全科医学作为一门面向个人、家庭和社区的综合性医学学科，融合了临床医学、预防医学、老年医学、社会人文等诸多领域，涉及不同年龄、性别患者的各个器官系统及各类健康问题或疾病，秉承整体观和系统论的医学思维，建立了一系列独特的基本原则，因而要求全科医生具备较强的综合能力，对多个学科领域具备一定程度的了解，以此来指导全科医生利用社区内外有限的卫生资源，为社区中的个体及其家庭提供连续性、综合性、协调性、个体化和个性化的医疗保健服务，并最大限度地满足社区居民追求健康生活的需求。

思考题

1. 全科医学与整合医学有何联系与区别？
2. 全科医生为什么需要具备较强的综合能力？

（任菁菁）

参考文献

［1］于晓松，路孝琴. 全科医学概论［M］.5 版. 北京：人民卫生出版社，2018.

［2］王永晨，方力争. 全科医学［M］. 北京：人民卫生出版社，2021.

［3］严宇珺，严运楼. 我国全科医生配置现状及需求量预测分析［J］. 医学与社会，2019，32（10）：21-24.

［4］陈方厅，赵春文，于倩倩，等. 我国全科医生人力资源配置分析与预测［J］. 中国卫生统计，2019，36（05）：678-681.

［5］陈静静，黎彦岚，田学斌，等. 我国全科医生资源配置公平性及预测研究［J］. 卫生软科学，2021，35（02）：62-65.

［6］任菁菁. 全科常见未分化疾病诊疗手册［M］.2 版. 北京：人民卫生出版社，2020.

［7］周亚夫，方力争，于德华，等. 综合医院全科医学科的定位与发展策略［J］. 中国全科医学，2021，24（13）：1581-1584+1591.

［8］陈玮婷，马力. 北京天坛医院 - 丰台区智慧家医工作室模式的探索与实践［J］. 中华全科医师杂志，2020，19（11）：1059-1062.

［9］韩婷婷，刘娟娟，蒋国平，等. 基于美国 Milestones 的我国导航式全科医生培养模式探讨［J］. 中国全科医学，2017，20（10）：1152-1155.

［10］Dorrington S，Carr E，Polling C，et al. Health condition at first fit note and number of fit notes：a longitudinal study of primary care records in south London. BMJ Open，2021，11（3）：e043889.

［11］傅华. 预防医学［M］.7 版. 北京：人民卫生出版社，2018.

［12］于普林. 老年医学［M］.2 版. 北京：人民卫生出版社，2017.

［13］王永晨. 叙事医学在全科医学中的应用探讨［J］. 叙事医学，2019，2（05）：314-317.

［14］陈明敏，刘颖，任菁菁. 叙事医学在全科医学领域的应用现状与进展［J］. 中华医学杂志，2020（08）：635-636.

［15］应美珂，韩婷婷，王永晨，等. 全科医学与整合医学的现状与展望［J］. 中国全科医学，2018，21（23）：2895-2898.

数字课程学习

Ⓟ 教学 PPT　　　❋ 视频

第二章　全科医学科研

全科医学的科研是指利用科学方法对全科医学领域涉及的问题进行阐述和分析，并提出解决的方法，指导全科医疗实践的过程。开展全科医学科研，可以促进全科医学的发展，指导全科医学教育与服务的开展，提升全科医生个人能力。全科医生通过科学研究，逐步解决全科实践中的各种问题，才能不断提高社区卫生服务的水平，促进社区卫生服务的发展。

第一节　全科医学科研概述

学习提要

1. 全科医学最常用的观察性研究设计为横断面调查、病例对照研究和队列研究，现场试验与临床试验是全科最常用的实验性研究。常用定性研究方法有实地研究、观察法、访谈法和专家咨询法。

2. 全科医学论文撰写的基本原则：科学性、创新性、实用性和可读性。选择合适的期刊，依据研究类型和稿约要求撰写投稿全科医学论文。

3. 全科医学科研不但要求遵循医学科研的一般伦理准则，还要契合以人为本的伦理要求。

4. 全科常用的调查研究方法有文献研究法、问卷调查法、定性调查法、德尔菲调查法和量表测验法。

5. 全科医学循证实践的基本步骤包括循证问题的构建、证据检索与收集、严格评价证据、应用最佳证据指导临床决策和经验总结与后效评价。系统综述是高质量证据之一，meta 分析是系统综述中的关键技术。

本节将简要阐述全科医学常用科研设计与统计方法、全科医学的论文撰写与发表、全科医学研究中的伦理学问题、全科医学常用调查研究方法和全科医学循证实践。

一、全科医学常用科研设计与统计方法

全科医学涉及多个学科领域，包括临床医学、预防医学、康复医学和人文社会学科（教育学、社会学、经济学和管理学等）。因此，根据学科领域划分，全科医学研究可以分为全科临床研究、全科教育研究、全科社会医学研究和全科卫生经济学研究等。

（一）我国全科医学科研发展沿革

2009 年之前，全科医学研究以定性研究和描述性研究为主。2010 年以后，社区的干预试验及综合医院的临床试验逐步增加，我国全科医学科研发展进入新阶段。

1. 萌芽阶段（1986—1996 年）　该阶段的研究以探索全科医学在我国的发展与功能定位，以及探讨全科医生师资培养与教育培训等定性研究为主。

2. 初期成长阶段（1997—2009 年）　该阶段仍以横断面调查及问题分析等描述性研究占主导地位，但以社区全科医生为作者的研究实现"零"的突破。

3. 加速发展阶段（2010 年至今）　该阶段的研究类型从描述性研究逐步向分析性研究、社区干预试验等研究发展。研究内容辐射全科医学教育与人才培养、疾病与人群健康、卫生绩效评估等各个不同维度，但仍以横断面研究为主，干预研究和队列研究等类型较少。

（二）我国全科医学主要研究领域

王朝昕等作者以"全科医学、全科医生、家庭医生、全科团队、社区卫生"为关键词，检索中国知网、万方数据库、维普及 Web of Science、PubMed 数据库中 1990 年以来 30 年的文献进行文献计量研究，归纳我国全科医学科研的六大主要研究领域为：全科医学教育与全科医生培训、全科医疗服务模式、人群健康促进与疾病预防、疾病治疗与临床疗效、社区康复延续性管理、全科医生绩效评价与岗位胜任力。

（三）临床流行病学常用科研设计

临床流行病学方法是全科医学临床研究常用的研究方法。临床流行病学以人群作为研究主体，用严格的设计、衡量和评价来探讨疾病的病因、发病机制、诊断、治疗、预防和预后的规律。在流行病学研究中，人们把一切研究感兴趣的、可能与研究疾病有关的因素称为暴露因素（或研究因素），把与暴露因素可能存在关联的健康问题称为结局。例如，研究饮酒与肝癌的关系，那么饮酒就是暴露因素，肝癌就是结局。

根据是否由研究者控制暴露因素，流行病学研究分为两类，即实验性研究和观察性研究（图 2-1）。

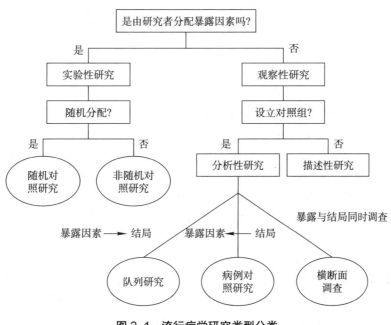

图 2-1　流行病学研究类型分类

[*The lancet*，2002（359）：57-61.]

1. 实验性研究 是指研究者根据研究目的人为地对受试对象设置干预措施,按重复、对照、随机化原则控制非干预措施的影响,总结干预因素的效果。以人为研究对象的实验性研究分为临床试验(clinical trial)、现场试验(field trial)和类试验(quasi-trial)。

(1)临床试验:基于是否随机分组、按照对照类型,临床试验可以分为随机同期对照试验、非随机同期对照试验、前后对照试验、交叉设计试验和序贯试验等。

(2)现场试验:是以"社区现场"(工作场所、家庭、部队、学校、社区等)作为研究环境,以尚未患病的自然人群作为研究对象,将其随机分为两组或几组:一组为对照组,其他一组或几组作为接受某种预防措施的试验组,随访观察并评价预防措施的效果。根据接受干预的基本单位不同,可以分为个体现场试验和群组现场试验,后者又称为"社区试验(community trial)"。

(3)类试验:又称为半试验,指的是一项试验中缺少一个或几个随机对照试验的特征。类试验一般没有设立对照组,或者设立了对照组但没有随机分配。

2. 观察性研究 与实验性研究最主要的区别在于:在观察性研究中,研究者不能像实验性研究中那样随机地分配全部暴露因素,而只能客观地收集人群中各个个体有关暴露因素和结局的资料,评价暴露因素与结局的联系。观察性研究根据是否设立平行比较的对照组,通常又分为描述性研究(包括临床个案报告、临床病例分析和生态学研究)和分析性研究(包括横断面调查、队列研究和病例对照研究)。

(1)临床个案报告(case report):是指对临床上特殊少见、罕见病例或疑难重症的临床特征、诊断、治疗方法和治疗效果的书面报告。全科医学的临床个案报告更注重病例的全科处理和转诊建议。举例:"全科首诊自身免疫性脑炎1例病例报道"(《中国全科医学》2020年第10期)。

(2)临床病例分析:属于临床总结及经验交流类文稿。将某一时期相同的病例资料汇总,进行分析和统计学处理,最后得出结论,提出作者的见解与建议。举例"希恩综合征临床诊治分析:附病例报道"(《中国全科医学》2014年第14期),该文章分析了97例希恩综合征患者的临床资料,探讨希恩综合征的病因、临床表现、激素分泌特点和治疗方案。

(3)生态学研究(ecological study):指的是分析单位不是个体而是群体,研究的人群组可以是学校的班级、工厂、城镇,甚至国家的整个人群,要求有所研究人群的暴露因素和结局的两类信息,借以比较分析各组人群中暴露因素与结局是否相关,又称相关性研究。举例:"Primary care access and its relationship with emergency department utilization: an observational, cross-sectional, ecological study"(*British Journal of General Practice*,2011,61)。

(4)横断面调查(cross-sectional study):又称现况研究,是按照事先设计的要求,在某一特定人群中,调查收集特定时间内某种结局的分布情况,以及结局与某些因素之间的联系。举例:"北京市汽南社区2型糖尿病患者规范化管理效果的横断面调查"(《中华全科医师杂志》2020年第5期)。

(5)队列研究(cohort study):又称随访研究(follow-up study),是将研究对象按暴露因素的有无或暴露程度分为若干组,追踪观察一定期限,比较各组某种疾病的发病率或死亡率有无差别及差别的大小,从而判断暴露因素与疾病有无关联及关联程度的一种研究方法。举例:"Estimating lung cancer risk from chest X-ray and symptoms: a prospective cohort study"(*British Journal of General Practice*,2021,71)。

（6）病例对照研究（case-control study）：是从研究人群中选择一定数量的某种疾病患者为病例组，在同一人群中选择一定数量的非某种疾病患者作为对照组，调查两组人群既往某些暴露因素出现的频率并进行比较，来分析这些因素与疾病的联系。举例："Early detection of multiple myeloma in primary care using blood tests：a case-control study in primary care"（*Br J Gen Pract*，2018，68）。

（7）系统综述（systemic review）是指使用系统、明确的方法针对某一特定的临床问题，对相关的研究进行检索、选择和严格评价，从符合标准的研究中提取并分析资料，得出综合性结论的研究。在系统综述中采用统计学方法对资料进行定量的综合分析即 meta 分析。

全科医学最常用的观察性研究设计为横断面调查、病例对照研究和队列研究。三者之间的内在联系如图 2-2 所示。举例：暴露因素是饮酒，疾病是肝癌。在同一人群中，选出肝癌与非肝癌两组对照群体，评价他们与既往饮酒史的相关性是病例对照研究；将研究人群以是否饮酒进行分组，并随访肝癌的发生是队列研究；而在一个特定的时间内同时评价肝癌与饮酒的相关性是横断面调查。

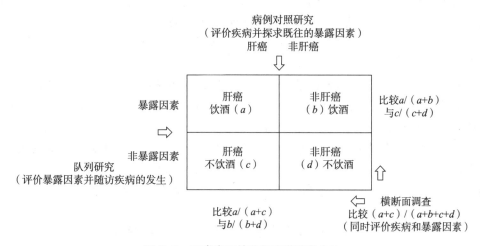

图 2-2 三类常用的流行病学研究方法
以肝癌与饮酒的关系为例

（四）全科医学常用统计方法

统计工作的基础是数据。统计数据也称统计资料，一般可分为定性资料、定量资料和等级资料三类。①定性资料（qualitative data）：也称分类资料，是指将观察单位按某种属性或类别分组，分别汇总各组观察单位数后而得到的资料。根据分类不同，可分为二分类资料和多分类资料。例如试验结果的阳性和阴性是二分类资料，血型分类（A、B、AB、O）是多分类资料。②定量资料（measurement data）：变量值是定量的，表现为数值大小，一般有度量衡单位。如身高（cm）、体重（kg）。③等级资料（ranked data）：又称半定量资料或有序分类变量资料，是指观察单位按某种属性的不同程度划分等级后，分别汇总成不同等级的观察单位数而得到的资料。例如观察对象的具体年龄是定量资料，但按照一定的要求分为儿童、青少年、成年和老年 4 个年龄段，每个年龄段的人数就是等级资料。

统计分析（statistical analysis）主要包括统计描述和统计推断。统计描述是指选用恰当的统计指标，对资料的数量特征及其分布规律进行测定和描述，并运用统计图表对结果进行表达。常用的统计指标有均数、标准差、率、构成比、相对比、相关系数等。统计推断是指如何在一定的可信程度下用样本信息推断总体信息，包括参数估计和假设检验。参数估计是指由样本统计量来估计总体参数，如总体均数的置信区间、总体率的置信区间等。假设检验是通过分析样本差异来推断总体之间是否存在统计学差异的统计分析方法，常用于实验组或观察组的组间差异比较。常用的假设检验方法有用于均数比较的 t 检验和方差分析，用于率或构成比比较的卡方检验及秩和检验等。

1. 观察性研究抽样设计及样本量估计　抽样调查是常用的调查方法之一。抽样样本的代表性非常重要，一般而言，样本的代表性取决于两个条件：一是样本是否来自总体的"随机样本"，二是样本是否有足够的数量。常用的随机抽样方法有单纯随机抽样、系统抽样、分层抽样、整群抽样等。各种抽样方法抽样误差的大小一般是：整群抽样≥单纯随机抽样≥系统抽样≥分层抽样。

观察性研究样本含量估计需具备以下的条件。

（1）检验效能 $1-\alpha$：在进行总体参数估计时所需样本量的计算，研究者需事先指定总体参数估计的置信度。检验效能越大，总体参数置信区间估计的可靠性越好，但所需的样本量也越大。通常检验水准 α 取 0.05，则检验效能为 0.95。

（2）总体标准差 σ：一般从以前的研究资料或预调查中获得。σ 越大，所需样本含量也越大。

（3）容许误差 δ：是样本统计量（$\bar{X}$ 或 P）与相应总体参数（μ 或 π）的差值。

在满足上述条件之下求得的样本量的含义是：当样本量为 n 时，用样本统计量来估计总体参数，两者之间不超过 δ 的可能性为 $1-\alpha$。

2. 实验性研究设计的基本原则及样本量估计　任何一项实验性研究都要包括三个基本要素，即实验单位、处理因素和实验效应。实验设计的基本原则为：重复原则（即要达到一定的样本含量）、对照原则、随机化原则。实验研究样本量估计取决于以下 4 个条件。

（1）Ⅰ类错误概率 α：即假设检验水准，α 越小，所需样本量越多。

（2）Ⅱ类错误概率 β：即假设检验的Ⅱ类错误，β 越小，所需样本量也越多。

（3）总体平均数 μ（或总体率 π）、总体标准差 σ：这些总体参数往往未知，通常是以样本统计量（$\bar{X}$ 或 P）作为估计值，多由预试验、查阅文献、经验估计而成。

（4）处理组间的差别 δ：所比较的两个总体参数间的差别 δ，如 $\delta = \mu_1 - \mu_2$。若研究者无法得到总体参数的信息，可做预试验来估计，也可根据专业要求由研究者规定。

若总体参数间确实相差 δ 时，则预期按 α 检验水准，由 $1-\beta$ 的概率得出统计学上有显著性差异的结论。

3. 单变量定量资料的统计分析　定量资料的统计描述主要通过平均数指标描述其平均水平，变异指标描述其离散程度。指标的选择应根据资料的分布类型来确定。如果资料服从或近似服从正态分布，则适宜选择均数、标准差来进行描述，如 $\bar{X} \pm S$。如果资料为偏态分布、存在不确定值或资料分布类型未知且是小样本资料，则适宜选择中位数、四分位数间距来进行描述。如果资料经对数转换后呈对称分布，则适宜用几何均数描述其平均水平。

单变量定量资料假设检验方法的选择，通常需要结合实验设计类型来考虑，可分为以下几种情况。

（1）样本均数与总体均数的比较：需要先对样本数据进行正态性检验，如果服从正态分布，则宜选用样本均数与总体均数比较的 t 检验，也就是通常所说的单样本 t 检验（one-sample t-test）；如果样本数据不符合正态分布，则考虑用非参数检验方法中的 Wilcoxon 符号秩检验。

（2）两个相关样本均数的比较：当实验设计是配对设计，资料类型为计量资料，描述统计量为均数时，也就是通常所说的两个相关样本的均数的比较。分析时，首先对成对的观察值的差值进行正态性检验，如果差值服从正态分布，则选用配对 t 检验（paired t-test）；如果差值不符合正态分布，则要选用非参数检验方法中的配对样本比较的 Wilcoxon 符号秩检验。

（3）两个独立样本均数的比较：当实验设计为完全随机设计，资料类型为计量资料，两个对比组描述统计量为均数时，就是两个独立样本均数比较。分析时，首先要进行正态性和方差齐性检验，如果方差齐性且两样本均符合正态分布，则选用两样本均数比较的 t 检验（two-sample t-test）；如果方差不齐、两样本不符合正态分布，则选用非参数检验中的两样本比较的 Wilcoxon 秩和检验（Wilcoxon two-sample test / Mann–Whitney U test）。

（4）多个样本均数的比较：单变量定量资料多个样本均数比较时，根据实验设计类型不同和资料满足的条件选用不同的假设检验方法。

完全随机设计：若多个样本的总体方差齐性，且各样本均服从正态分布，应选择多个样本均数比较的方差分析（ANOVA），也就是通常所说的单因素方差分析（one-way ANOVA）；若方差不齐，或某样本不服从正态分布，则应选择非参数检验中的多个独立样本比较的 Kruskal–Wallis H 检验（Kruskal–Wallis H test）。

随机区组设计：随机区组设计资料，涉及两个因素，一个处理因素，另一个是区组因素。如果样本数据满足方差齐性和正态分布两个条件，则选用两因素方差分析（two-way ANOVA）；如果不满足上述两个条件，则应选择非参数检验中的随机区组设计资料的 Friedman 检验（Friedman test）。

均数多重比较：若多组均数比较的方差分析结果拒绝 H_0，则可推断总体均数不等或不全相等，这还需要进一步做均数的多重比较，来明确多个均数两两比较是否有统计学意义，一般可以通过统计软件来实现。均数多重比较常用 SNK-q 检验法和 LSD-t 检验法。

4. 单变量定性资料的统计分析　定性资料常用统计指标有率、构成比和相对比，对于行 × 列表资料，还可以根据研究者的需要计算列联系数进行关联性分析。

两样本率比较，其资料可整理成四格表形式（表 2-1）。

（1）当 $n \geqslant 40$ 且所有格子的理论频数（T）均 > 5 时，用 χ^2 检验的基本公式计算检验

表 2-1　四格表

处理组	阳性事件发生数	阳性事件未发生数	合计
甲	A	b	$a + b$
乙	C	d	$c + d$
合计	$a + c$	$b + d$	n

表中，a、b、c、d 为实际观察的频数，T 为理论频数，n 为样本例数。

统计量。

（2）当 $n \geqslant 40$，但有 $1 \leqslant T < 5$ 时，用四格表资料 χ^2 检验的校正公式计算检验统计量。

（3）当 $n < 40$ 或出现 $T < 1$ 时，必须用四格表资料的 Fisher 确切概率法。

（4）大样本（$n \geqslant 60$），样本率的分布服从正态分布，大样本两样本率的比较可用 u 检验。

两两相关样本率的比较：若实验设计为配对设计，即配对设计两两相关样本率的比较，应选用配对 χ^2 检验（McNemer test）。

多个样本率或多个构成比的组间比较（$R \times C$ 表资料），可用 χ^2 检验（Pearson χ^2）。

5. 单变量等级资料的统计分析　等级资料假设检验应根据不同的实验设计类型选用适宜的非参数检验方法，若为配对设计等级资料的比较，应选用 Wilcoxon 单样本秩和检验（Wilcoxon 符号秩检验）；若为两组独立样本等级资料的比较，应选两样本比较的 Wilcoxon 秩和检验（Wilcoxon two-sample test/Mann–Whitney U test）；若为多组独立样本等级资料的比较，应选用 Kruskal–Wallis 秩和检验。

6. 双变量及多变量资料的统计分析　常用的双变量资料统计分析方法，有相关分析和回归分析。线性相关分析（linear correlation）又称简单相关分析（simple correlation），用于分析两个变量间是否有线性关系，及其相关的方向和相关程度。其统计指标是相关系数 r。相关系数没有单位，其值为 $-1 \leqslant r \leqslant 1$。分析两变量的线性相关关系时，首先需要检验两变量是否满足二元正态分布，若满足，则可选 Pearson 相关分析（Pearson correlation），描述统计量为简单相关系数 r；若两变量不满足二元正态分布，可选 Spearman 相关分析（Spearman correlation），描述统计量为秩相关系数 r_s。

线性回归分析称为简单回归分析，用于描述应变量 Y 随自变量 X 变化而变化的线性规律，说明两变量间依存变化的数量关系。回归系数假设检验可用方差分析或 t 检验。

多变量资料的统计分析称为多元统计分析，是同时对多个变量的观测数据进行分析，一般都比较复杂，需要通过统计软件来完成。常用的多变量资料分析方法有多元线性回归、判别分析、生存分析、Logistic 回归分析、聚类分析和相关分析。

（五）全科医学常用社会学研究方法

社会医学是社会学和医学的结合，综合研究人群健康和社会因素的关系，根据社会和社区主要的卫生问题，制订有效的防治措施，促进社区人群的身心健康。全科医生通常采用生物 – 心理 – 社会医学模式来确认现存健康问题，从社会学层面研究社区的健康问题是全科医学科研的一个主要内容。

1. 社会医学定性研究和定量研究的区别　定性研究（qualitative research）是一种形式性研究，相对于定量研究而言，它是一个发现问题的过程，并可以帮助解释定量研究的结果，主要回答"为什么"的问题。定量研究（quantitative research）是通过调查收集人群发生某种事件的数量指标，或者探讨各种因素与疾病和健康的数量依存关系的研究（表 2-2）。

2. 社会医学定性研究常用方法　现场研究（field research）是一种深入研究现象的生活背景中去，以参与观察和非结构访谈方式收集资料，通过对收集资料的定性分析来理解和解释所观察现象的一种研究方法。强调"现场"，具有研究效率高，方法灵活和在自然状态下观察的优点；也有推广性差、信度较低、时间长和误差大的局限性。要特别注意学会询问"为什么"、学会倾听和学会不断发现问题。

表 2-2　定性研究和定量研究的区别

区别点	定性研究	定量研究
研究重点	注重由原因导致结果的中间过程及细节	了解事物的结果，即什么因素导致什么结果
样本量	对少数人群的研究，或研究人群的特殊情况，样本量小，非概率抽样的方法	采用概率抽样的方法选择样本人群
研究时间	与研究对象保持较长时间的密切接触，收集资料手段灵活，缺乏固定的模式，对调查员要求高	有固定的程序，研究者与研究对象之间只有短暂的接触
统计分析	具体描述，或者归纳的方法对资料进行总结	采用概率统计的方法

观察法（observational method）指的是带有明确目的，研究者用感官和辅助工具有针对性地、直接地了解正在发生、发展和变化的现象。要求观察者的活动具有目的性、计划性和系统性，要求观察者对所观察的事实做出实质性的和规律性的解释。按照研究者在观察法中所处的位置或角色可以将观察法分为参与观察和非参与观察，按照观察方式的结构程度可以分为结构观察和无结构观察，按照观察的内容可以分为行为观察和绘制地图等。

访谈法（interview method）：与观察法一样是一种收集资料的重要研究方法。可以分为半结构访谈和结构化访谈。半结构访谈是依据事先设计好的访谈主题或范围，由访谈员与被访者围绕主题或范围进行自由的交谈。而结构性访谈要将访谈过程、内容、方式等做到标准化。社会学定性研究中一般采用半结构访谈。访谈可以分为个人访谈和专题小组讨论。

专家咨询法（expert consultation method）是以专家为索取信息的对象，请专家运用自己的知识和经验，对某临床征象进行分析综合，从中找出特征或规律，进行临床归因，并对疾病的治疗与预后做出判断，然后对各专家的意见进行整理归纳，得出病因归属及临床防治结论。具体方法有专家预测法、德尔菲法（Delphi）、名义小组法、头脑风暴法和哥顿法等。

定性资料的分析方法就是寻找相似性和差异性，从不同的个案中找出共同的行为模式或找出其差异性。可以从频率、程度、结构、原因和后果等方法中寻找资料中的模式，也可以使用连续接近法、举例说明法、比较分析法和流程图方法。定性研究强调在原始资料的基础上发展理论。

3. 社会医学定量研究常用方法　定量研究的主要工具是问卷，定量研究收集资料的过程也称为问卷调查。根据收集资料的具体方法不同，可以分为访谈法和自填法。一般采用结构性访谈，可以分为面对面访谈法和电话访谈法。自填法一般包括信访法、现场自填法和网络调查法。有关问卷的内容详见本节四、全科医学常用调查研究方法。

（郭　谊）

二、全科医学的论文撰写与发表

医学科研论文是以医学科学为指导，按照科研设计进行实验或观察研究，将研究中所得到的原始资料归纳整理和统计分析，并从分析结果中得到相应的研究结论，最后撰写而成的文章。它是对科研成果产生和论证过程的高度概括和总结。全科医学涉及学科领域广泛，既有流行病学研究，又有社会学定性定量研究等。论文格式上可以有所不同，但基本原则是一致的，即在撰写科学论文时，应选题恰当，目的明确，研究背景清楚，研究方法科学，分析推论方法准确，结论可靠，论点鲜明，文字简洁，图表规范，充分体现出科研论文应该所具有的先进性、科学性、逻辑性和简洁性。

（一）全科医学论文撰写的基本原则

全科医学论文在撰写的过程中应该遵循以下几个原则。

1. 科学性　主要体现在真实准确、可重复、逻辑性强。真实性是科学性最基本的体现，贯穿于整个科研过程，包括论文的撰写过程中。原始的研究资料必须是可靠、客观真实的，科研设计严谨周密，尽可能排除影响结果的各种干扰因素。实验性研究，还应该设立恰当的对照组，统计学方法准确，论点、论据、论证充分客观。定性研究中所采取的调查、访谈、量表等也应该真实准确。论文中描述用词也应该准确。实验性研究结果是能够被重复的。整个研究分析推理判断的过程必须符合辩证的逻辑原理。

2. 创新性　创新是科研论文的灵魂，也是决定论文质量的重要标准之一。所以，在科研设计的时候，就要体现出这个研究的创新性，在论文的撰写当中，也能够非常清晰地表达研究的创新性。当然，不能为了创新性而把前人已有的结果置之不理或者贬低他人，要把自己的研究和前人发表的同类结果进行分析比较。

3. 实用性　是指实用价值，也是其研究意义的一个体现。对于全科医学科研论文来说，实用性体现在：研究的结果和结论能否指导全科诊疗，能否明确相关的病因、危险因素，能否制订更为有效的干预措施。

4. 可读性　好的研究论文，必须具有可读性。用词简洁，语法正确，表达清楚，标点符号使用准确，不用口语或者俗语，也不用非常华丽的夸张的形容词，整个论文的结构应非常严密，论文论点明确。

（二）论文撰写前准备

1. 整理研究结果　论文在撰写前首先须整理研究结果，论文的原始数据须经过统计学的处理，尽可能将实验结果用图表来表达，仔细研究图、表和分类的观察性记录，找出各项因素之间的关系，得出暂时性研究结论。

2. 撰写提纲，自评论文　根据研究的类型及整理出来的研究结果撰写论文的提纲。例如，实验性研究的正文部分一般包括前言（或研究背景）、对象与方法、结果、讨论。自我评阅论文提纲，有助于了解研究的质量和论文撰写上的优缺点，能进一步帮助理清思路、修改论文。一般而言，自我评阅论文的时候，需要回答以下几个简单的问题：本研究阐述了什么问题？为什么要进行这项研究？进行的是什么类型的研究？所采用的科研设计是否适合这项研究？实施的过程当中是否遵循了这种设计的基本原则？结果的统计分析和图表的呈现是否正确恰当？具体而言，以下列举针对不同研究类型的具体评价条目，可以在自评论文时做参考。

（1）横断面调查：①论文研究目的是否与横断面研究的应用范围相符。②为何种类型的横断面调查（普查或抽样调查），调查对象是否有明确的定义或范围。③采用何种抽样方法选取调查对象，调查对象的代表性如何？④调查是否在相对短的时间内完成？⑤采用何种方法收集资料？调查表的选用或设计是否科学合理？⑥是否考虑到研究中可能出现的偏倚（选择偏倚与信息偏倚）及解决办法。⑦所采用的研究指标及统计分析方法是否恰当。⑧研究所得出的结论是否客观，科学性如何。

（2）病例对照研究：①论文研究目的是否与病例对照研究的适用范围相符。②是何种类型的病例对照研究（如匹配与非匹配或巢式病例对照研究）。③是否说明病例与对照的来源、诊断标准及选取方法，样本量及代表性如何。④若为匹配设计，是否说明匹配条件，匹配因素的选择是否合理。⑤暴露资料收集内容是否完整、可靠，所用指标是否恰当。⑥统计分析意义如何，是否反映出联系强度（OR 及 95%CI）。⑦是否考虑到研究中存在的偏倚（选择、信息及混杂偏倚）及影响。⑧研究结论是否客观可信。

（3）队列研究：①论文研究目的是否符合队列研究的适用范围（如有无明确的病因假设）。②是否有明确的暴露因素和结局变量，对拟研究的暴露因素和结局变量是否有统一的测量方法及标准。③是否说明研究对象（暴露组和对照组）的来源、样本量，是固定队列还是动态队列，其代表性如何。④采用何种对照，对照（非暴露）组与暴露组是否有可比性。⑤随访时间是否足够长，是否收集并报告了全部研究对象的暴露和结局资料。⑥是否考虑研究对象的依从性及随访过程中出现的失访偏倚。⑦所收集的结局资料是否客观，是否需要采用盲法。⑧资料分析中率的计算（累积发病率与发病密度）及联系强度指标（如 RR 及 95%CI、AR、AR%、SMR 等）的应用是否正确。⑨在研究结论中是否考虑到统计学意义和实际的生物学意义。

（4）临床试验：①研究的诊断标准、纳入标准、排除标准是否明确。②研究对象的样本量及代表性如何。③研究对象的分组方法是什么，是否真正随机化分组。④采用何种对照（有效对照、安慰剂对照、自身对照、交叉对照等）。⑤试验效应指标是否明确、客观。⑥干预措施是否切实可行，可接受度如何。⑦试验中是否采用了盲法，何种盲法。⑧是否观察和报告了全部临床有关结果。⑨结果是否包括全部纳入病例，有无失访情况。⑩统计学检验，是否恰当并充分考虑临床上的重要意义。

3. 核对投稿杂志的稿约　通过自评论文了解研究和论文的质量对于合适的投稿杂志至关重要，过高或过低要求投稿都是不切合实际的。要特别注意杂志的内容偏好和栏目设置，以便投稿匹配的杂志。需了解准备要投稿杂志的稿约，撰写论文时参照稿约的要求。

《中国全科医学》杂志的稿约部分内容介绍如下。

文题：力求简明、醒目，能准确反映论文的主题。中文文题一般以 20 个汉字以内为宜，最好不设副标题，文题中一般不用标点符号。

作者署名：作者姓名在文题下按序排列，排序应在投稿时确定，在编排过程中不宜再做改动；作者单位名称（写出所在科室）及邮政编码注于作者姓名下方。有通信作者的需提供通信作者的 E-mail。

摘要：论著需附结构式中英文摘要，包括背景、目的、方法、结果（应给出主要数据）、结论五部分，采用第三人称撰写，不列图、表，不引用文献，不加评论和解释。英文摘要应包括题名、作者姓名（汉语拼音，姓氏的每个字母均大写，名字首字母大写，双字名中间加连字符）、单位名称、所在城市、邮政编码及国名。中文摘要 400 字左右，英文摘要 400 个实词左右。其他体裁的论文，如综述、临床病例讨论、个案报告等，需附指示性中英文摘要。英文摘要一般情况下与中文摘要的内容相对应，但为了对外交流的需要，可以略详。

关键词：论著需标引 2~8 个关键词，应从文题、摘要、正文中选取与本文研究或讨论的中心问题有关的且必要的词。请尽量使用医学主题词表（MeSH）内所列词汇。各词汇之间用分号隔开。

正文：前言一般不超过 300 字。应重点概述研究的背景、理论依据、研究思路、研究方法、预期结果及意义等，一定要明确提出本文的写作目的。

资料与方法：①研究对象，若研究对象为患者，需叙述病例和对照者的来源，收集病例和对照者的个体时间、研究对象纳入和排除标准及基本情况；研究对象为实验动物，需说明动物的名称、种系、等级、数量、来源（包括动物合格证号）、性别、年龄、体质量、饲养条件及健康状况等。②研究设计，论文中应注明科研设计的名称及主要方法，如调查设计（是前瞻性、回顾性，还是横断面调查），实验设计（应写明具体的设计类型，如自身配对设计、成组设计、交叉设计、析因设计、正交设计等），临床试验设计（应写明为第几期临床试验，采用了何种盲法措施等）；要告知如何控制重要非试验因素的干扰和影响。如为随机对照研究，需说明具体的随机分组的方法，不能简单地用两个字"随机"来说明。研究设计要遵循 4 个基本原则：重复、随机、对照、均衡。

结果：应着重总结重要的研究成果，实事求是，数据准确，不能与讨论内容相混淆，而出现结论性语句。以数据反映结果时，不能只描述导数（百分数），应同时给出据以计算导数的绝对数。应对所得的数据进行统计学处理，并给出具体的统计量。

讨论：讨论部分应包含以下内容：①小结，概括结果。②解释结果，对得出结果的可能原因或机制进行分析。③与以往文献和研究比较，将本研究结果与其他研究者对同一问题的研究结果进行比较，并讨论出现差别的原因。④研究结果的适用条件，说明该结果应用的患者群或临床条件。⑤研究局限性，坦诚研究的局限性，通过承认偏倚、混淆、误差可能的根源及其影响，实际上可提升研究结果的置信度。⑥重申研究的价值，再次肯定该结果对科学和临床的价值或潜在价值。

（三）论文撰写的基本格式和内容

由于医学研究项目、内容、要求和文章载体的不同，其论文的格式与写作方法也不完全一样。但常见的医学论文，一般都有比较固定的撰写格式，应包括以下内容：论文题目、作者与单位、中英文摘要、关键词、前言、对象（资料）与方法、结果、讨论、致谢、参考文献。前述《中国全科医学》杂志的稿约中列举了以上这些项目的要求，接下来还将对这些项目的常见要求做一个简述。

1. 论文题目　是整个论文的窗口和标签，要能准确反映研究的主题和核心内容，既要为文献检索提供必要的信息，又能对读者产生足够的吸引力，要求具体简洁鲜明确切，文字应该简练、科学。一般中文在 20 个汉字以内，最多不超过 30 个。英文以 10 个实词为宜。中间不用标点，题目不用句号，尽可能不设副标题，应该避免使用一些非公用的缩写、缩略词语、符号、代号和公式。文字中的数字均用阿拉伯数字。英文题目意思应与中文一致，确切反映文章主题，简短明了。题首不用定冠词"the"。

2. 作者与单位　按照国际医学杂志编辑委员会，对论文署名作者的基本要求，有三条规定：第一，参与研究课题的选题和设计或者资料的分析和解释者；第二，起草或修改论文中关键性的内容者；第三，能对编辑部的修改意见进行核修，在学术界进行答辩并最终同意发表论文者。凡署名的作者均需符合这三条规定。实际上，通讯作者应该是研究成果知识产权的主要拥有者。作者署名的顺序，依其在研究中的作用及贡献大小和所能承担的责任而定，无需论资排名。一般情况下，如仅参加筹措科研经费或一般的科研管理者，或对论文进行评价，以及仅提供有关数据统计学方法帮助者均不能作为论文署名的作者。

对于这些人员的贡献，应列入致谢部分。对多中心研究课题的论文，可以署负责课题的法人单位或直接署课题组织的名称，全部作者可附录于文末，但必须符合上述条件，同时还必须注明负责对该论文的联系与解释者。值得注意的是，作者离校就业或工作单位变动时，作为论文作者的工作单位应与开展论文研究时的所在单位一致，如果需要同时出现目前工作单位，应排在原单位之后。关于署名的格式要求，除了应署真名、全名外，规定其外文署名一律用汉语拼音，且姓在前名在后。姓氏和名字的第一个字母应大写，双名字两字的拼音之间加连字符。

3. 论文摘要　应简明扼要地描述课题研究目的与意义、材料与方法、结果、讨论和结论中的重要内容，着重说明研究工作的主要发现和创新内容，使读者在短时间内了解论文的概况。摘要部分不列图表，无需引文，不分段落，一般不单独使用缩略语。摘要的文字必须精练，无需主语。

4. 关键词　分别列出 3～5 个中英文"关键词"，应尽量使用美国国立医学图书馆编辑的最新版 Index Medicos 中医学主题词表（MeSH）内所列的词，如没有合适的主题词可选，必要时可少量使用恰当的习用自由词。

5. 前言或研究背景　应简述研究背景、目的和意义。通过阅读前言，一般能够回答：①该论文所要研究的是什么问题？②这些问题是来源于文献中，还是来源于作者的实际工作中？③该论文准备解决哪些具体问题？④解决之后将在理论与实践中产生什么影响或具有什么意义？

6. 对象（材料）与方法　这是论文的重要组成部分，是对论文研究设计及实施方法的介绍，着重体现论文的科学性和可靠性，需对研究对象的来源、定义、分组方法和研究材料、研究方法（包括设计方案、研究现场、试验措施、研究指标、测量方法、质量控制、统计方法）等描述清楚。

7. 结果　是论文的核心部分，是研究成果的总体归纳，是获得重要结论的基础。所有研究结果，均要围绕研究主题有逻辑、有层次地展开，与主题无关的内容不必列出。凡是在对象与方法部分列出的病例与试验检测指标和项目，以及相关的数据，在各项结果中均应反映出来，各组的病例数在结果中应与入组时的例数一致。失访的病例，要交代失访原因。论文结果的内容包括真实可靠的观察和测定数据，对各种数据的统计分析和比较、取得的图表等。对于与研究假设有矛盾的结果或不符合主观设想的数据，均应客观如实报告。论文结果中一般都需要对数据进行统计学描述和处理，要注意正确选择统计分析方法。

8. 讨论　是整篇论文的精华所在，主要是对实验结果或调查结果做出理论性分析，并由此得出相应的研究结论。讨论所需引用的文献材料应尽量抽象概括，是对他人研究文献的总结。切忌在讨论中过多重复结果内容或将讨论部分写成文献综述。讨论部分应表达下列内容：应紧密结合该研究所获得的重要结果和发现，以及从中引出的结论进行讨论。特别要对新的发现、文献尚未报道的内容进行深入讨论。应讨论该研究发现与文献报道的同类研究有何不同。应对该研究不足之处进行讨论，指出可能存在的偏倚及偏倚的来源。指出该研究结论还需进行哪些研究，提出进一步的研究方向、展望、建议和设想。结束讨论后，在论文的最后一段需要撰写总体结语，以反映论文的目的、解决的问题和最后得出的结论。

9. 致谢　对本研究做出了贡献，但又不符合署名作者条件的人员或单位，均应在文末以致谢的形式将有关人员的名字或单位名称一一列出并致谢。

10. 参考文献　书写的格式各期刊均有明确规定，可参照相应期刊的投稿要求撰写。参考文献应尽可能引用最新和最主要的，以最近 3 年内的为好（但个别重要的经典历史文献除外），以原著为主，论著中引用参考文献条数不宜过多。

（四）论文的发表

1. 选择合适的期刊投稿　首先要了解全科医学类国内外期刊的特点，以下简单介绍常用的国内外全科医学类期刊（表 2-3）。

《中国全科医学》杂志创刊于 1998 年，是经国家新闻出版总署批准，由国家卫生健康委员会主管、中国医师医院协会主办的，国内公开出版发行的全科医学学术性刊物。杂志是旬刊，上、中、下旬出刊的时间分别为每月 5 日、15 日、20 日。其办刊宗旨是坚持和落实党和国家有关医疗卫生改革的方针政策，以全科医学学科建设、全人健康、疾病预防和疾病促进为出发点，以全科医学和社区健康领域的行业发展及科学研究为重心，汇聚国内外全科医学前沿研究进展。入选北大核心期刊要目总览（2020 年版）、中国科技核心期刊（中国科技论文统计源期刊）（2020 年）。《中国科技期刊引证报告》2020 年影响因子：1.448。刊文方向：①行业发展研究，基层卫生政策改革，基层卫生服务发展，全科医学学科建设，全科医学人才培养，基层医务人员执业发展，卫生经济与健康促进，全科医学科研网络 / 方法的建设。②卫生服务临床研究，临床 / 全科医疗中常见健康问题、慢性非传染性疾病研究，流行病学调查 / 大数据，相关学科指南 / 全科解读，社区疾病人群健康研究，社区用药 / 中医适宜技术，未分化疾病的全科 / 临床处理，社区全科诊疗思路 / 对处理罕见病的反思，患者安全与质量改进，临床实用技能与案例综合分析，安宁疗护 / 临终关怀。

《中华全科医学》杂志为国家卫生健康委员会主管，中华预防医学会主办的国家级全科医学领域科技学术期刊，中国科技论文统计源期刊（中国科技核心期刊），原国家卫生和计划生育委员会（2018 年重组为国家卫生健康委员会）首届优秀期刊。杂志为月刊，每月 8 日出版。主要栏目有：专家论坛、全科医学讲堂、全科医学论著、慢病防治研究、妇幼卫生研究、社区卫生研究、健康教育与健康促进、心理卫生干预、调查研究、诊断技术 – 医学影像（医学检验）、医学综述、预防 / 保健、中医 / 康复、医疗法律 / 卫生管理、全科医学教育研究、全科护理研究、全科临床研究、药物与临床、病例报道等。

《中华全科医师杂志》是中华医学会主办并编辑出版的全科医学领域的国家级学术期刊，现为中国科技论文统计源期刊（中国科技核心期刊），月刊，其办刊宗旨是以科学性、普及性、实用性和人文性为原则，用全科医学的科学理论和技能指导临床医务工作者的医疗服务实践，以人为本，为医生创造良好的继续教育和学术交流平台，致力于全面提高医生的综合素质。栏目设置有：述评、专家论坛、指南与规范、论著、短篇论著、教育与管理研究、经验交流、综述、我看全科、社区卫生与全科发展专论、全科医学教育、社区卫生服务与管理、海外全科、继教园地、从症状到诊断、社区学术沙龙、社区教学案例、影像检验、中医园地、专家答疑、专题报道、视点、全科医生手记、病例故事、社区诊疗案例、循证精要、读者来信等。

Annals of Family Medicine 创刊于 2003 年，出版单位为家庭医学年鉴杂志，为双月刊，SCI TOP 期刊 2 区，2019 影响因子 4.686，在初级医疗研究期刊类排名第一，平均接受率9%，从投稿到初审结果的平均时间为 67 天。该杂志力求确定和解决卫生方面的重要问

题,并提供以患者为中心的、优先的、高质量的保健。欢迎来自临床、生物医学、社会和卫生服务方面的研究。

British Journal of General Practice 更名于 1990 年,源于 1953 年的 *College of General Practitioners' Research Newsletter*。出版单位为英国皇家全科医生协会,月刊,SCI/SCIE 3 区,2019 年度影响因子为 4.19。

Journal of the American Board of Family Medicine 创刊于 1988 年,出版单位为美国家庭医学会,双月刊,2019 年影响因子 2.661。杂志欢迎对家庭医学作为临床科学学科做出贡献的高质量论文,优先考虑对改善患者照护具有实际意义的临床相关研究。

表 2-3　11 本全科医学学术期刊的名称、所属国家 / 地区、所属学会

期刊名称	期刊简称	周期	所属国家 / 地区	所属学会
Australian Journal of General Practice（澳大利亚全科医学杂志）	*AJGP*	月刊	澳大利亚	澳大利亚全科医生学会（RACGP）
Annals of Family Medicine（家庭医学年鉴）	*AFM*	双月刊	美国	美国家庭医师学院（AAFP）、美国家庭医学委员会（ABFM）、家庭医学教师协会（STFM）、家庭医学科协会（ADFM）、家庭医学住院医师协会（AFMRD）、北美初级保健研究组（NAPCRG）、加拿大家庭医生学会（CFPC）
British Journal of General Practice（英国全科医学杂志）	*BJGP*	月刊	英国	英国皇家全科医生协会（RCGP）
Canadian Family Physician（加拿大家庭医师）	*CFP*	月刊	加拿大	加拿大家庭医师学会（CFPC）
The Hong Kong Practitioner（香港家庭医学学院季刊）	*HKP*	季刊	中国香港	香港家庭医学学院（HKCFP）
Journal of General and Family Medicine（通科和家庭医学杂志）	*JGFM*	双月刊	日本	日本初级保健学会（JPCA）
Journal of Primary Health Care（初级卫生保健杂志）	*JPHC*	季刊	新西兰	新西兰全科医生学会（RNZCGP）
Malaysian Family Physician（马来西亚家庭医师）	*MFP*	四月刊	马来西亚	马来西亚家庭医师学会（AFPM）
The Singapore Family Physician（新加坡家庭医师）	*SFP*	季刊	新加坡	新加坡家庭医师学会（CFPS）
Scandinavian Journal of Primary Health Care（斯堪的纳维亚初级卫生保健杂志）	*SJPHC*	季刊	北欧	北欧全科医学联合会（NFGP）
Family Medicine and Community Health（家庭医学与社区健康）	*FMCH*	季刊	中国	中国医院协会

2. 论文的发表程序 当选定投稿期刊后，一般可以登录期刊网站，按网站指引进行投稿，除了论文原稿，还需要提供作者、单位信息及伦理声明等。

审稿程序一般包括"三审"：编辑初审、专家/同行评议、主编终审。责任编辑通过阅读稿件原文，从格式上判断稿件是否符合期刊的宗旨，通过文献检索等来判断稿件是否有创新性，并判断稿件真实性和规范性。综合以上各项，决定是退稿还是专家评审。同行专家评议是"三审"的关键环节。编辑部会用电子邮件邀请审稿专家，专家如若同意审稿可登录网站，下载待审稿件；也有的期刊在征得专家同意后，直接将稿件发到审稿人的电子邮箱。终审是对稿件进行的第三级审查，主编根据编辑初审意见、专家评审意见及作者的说明材料等对稿件做进一步的审读和综合分析，提出稿件是否录用的终审意见。

退修稿：编辑部将稿件和专家的修改意见发给作者，请作者参考修改意见，对稿件进行修改，一般会指出文章的一些肯定的地方及存在的一些不足。退修稿件并不意味着稿件已经被接收，论文最终是否能够发表，取决于作者对关键性内容的修改，是否达到审稿专家及编辑的要求，所以作者应当认真阅读退修稿件，对照退修改意见，逐一进行仔细的修改，在提交修改后的稿件时，也要附一份修改说明，逐条回答审稿专家提出的意见和建议，若作者无法认同修改意见时，也应该陈述自己恰当的理由。退稿稿件经过编辑部、同行专家和主编审稿之后，可能会做出退稿的决定。拒稿是指编辑部初审稿件未通过被退稿。拒稿的常见原因：①稿件的内容不在期刊的范围内。②稿件缺乏创新性。③稿件的质量比较差。当作者收到文章录用的接收函之后，后续主要是出版社与作者进一步沟通文字编辑和编排设计，最后是正式发表。

（郭　谊）

三、全科医学研究中的伦理学问题

医学科学研究是以客观的生命现象作为研究客体，运用科学的手段和方式，认识和揭示生命的本质、结构、功能及其发生、发展客观规律的探索性实践活动。

医学伦理学（medical ethics）是以医德为研究对象的一门学科，运用伦理学的理论、方法来研究医学领域中人与人、人与社会、人与自然关系的道德现象、道德问题及其规律，是伦理学的一个分支，是医学实践和医学活动的产物，是指导医务人员"应该做出什么决定""为何做出这样的决定"，以及对此进行严格评判的法则体系。

医学科研伦理是医学科研人员在科研活动中应遵循的道德原则和行为规范，是医学科研的灵魂，它能够保证医学科研的正确方向，促进医学科研的健康发展，调动医学科研人员的积极性，对医学科研具有十分重要的意义。

（一）医学科研伦理中的矛盾

医学科研是研究主体在种种利益矛盾和伦理价值冲突中完成的，需要研究者的科学理性和道德情感的完美结合。医学科研伦理中的矛盾问题体现在以下三个方面。

1. 研究者与研究对象之间的利益矛盾 其核心是双方的权利义务关系及社会伦理问题。以往采用以下三种方法来解决这一矛盾：进行自我人体试验，迫不得已的情况下进行实验性治疗，有计划、有目的、有控制地以志愿者为受试对象开展人体试验。20世纪中叶以后，一些国际组织已经明确提出处理此类问题的基本准则。

2. 研究对象的权益与科学研究的利益之间的价值冲突 受试者个人健康价值与医学

科学发展价值之间存在的矛盾。例如基因工程、克隆技术等领域的研究，既关系到受试者个人的生命健康和利益，也关系到人类的整体利益和长远利益，冲突更明显。

3. 研究者群体内部的利益矛盾　在一个课题中，研究人员之间可能出现分工矛盾，成果如何分享，包括署名顺序、荣誉享受和奖励分配等，这些都需要参与者具有良好的科研道德和规范的科研管理机制约束行为。研究过程中还可能出现不正当行为，例如医学科研设计缺乏全面充分的论证，弄虚作假，骗取伦理审查；编造、篡改、隐瞒实验数据；抄袭、剽窃，化别人成果为己有；人体试验中侵权、违规行为，如仅满足知情同意形式而实质上没有做好知情同意等。医学科研中的不正当行为具有极大的危害性。

（二）医学科研的一般伦理准则及要求

医学科研的一般伦理准则是追求真理、实事求是、团结协作、勇于创新。

医学科研过程中的一般伦理要求如下。

1. 科研动机端正，符合人类健康需要。科研选题要以人民健康为中心，解决健康相关的科学问题，推动人民健康事业发展，动机端正，不为一己私利。

2. 科学严谨、实事求是地开展科研过程。科学、合理地进行科研设计；严肃、认真地开展科研，保质保量，要认真观察试验中的各种反应，如实地记载试验中的阴性、阳性结果，以确保试验的准确性、可靠性和可重复性；客观、准确地进行数据分析，不弄虚作假。虚心接受实验结果，胜不骄、败不馁。

3. 客观地评估他人和自己的劳动贡献，正确对待署名问题。

（三）全科医学研究中涉及的伦理问题

全科医学是一门以人为中心、以维护和促进人的健康为目标，向个人、家庭和社区提供连续、综合、便捷的基本卫生服务的综合性临床二级学科。全科医疗的基本特点决定了全科医生是人民群众的"健康守门人"，不仅仅是缓解症状或治疗疾病，而是防治一体、提供全生命周期的健康服务，全面体现了为人民健康服务的根本宗旨，更好地践行了社会主义医德的核心原则及医学伦理学的要求。

全科医学的研究对象是人，属于医学人体研究的范畴。涉及人的生物医学研究和相关技术的应用，其伦理应聚焦为保护人的生命和健康，维护人的尊严，尊重和保护人类受试者的合法权益。为化解人类试验的固有矛盾，并为人体医学研究提供指导性伦理原则，世界医学协会于1964年6月发表了《赫尔辛基宣言》。该宣言制订了涉及人体对象医学研究的道德原则，是一份包括以人作为受试对象的生物医学研究的伦理原则和限制条件，也是关于人体试验的第二个国际文件，比《纽伦堡法典》更加全面、具体和完善。《赫尔辛基宣言》在1964年发布以后，为了适应发展的需求曾多次修改，最新的版本是2013年10月在巴西福塔雷萨举办的第64届世界医学会联合大会上修订的。2013年，我国国家卫生和计划生育委员会制定《涉及人体的医学科学技术研究管理办法》，规定了涉及人类受试者的医学研究需遵守的伦理原则。

1. 人体试验的正当目的原则　《赫尔辛基宣言》具体规定了人体试验的正当目的：涉及人类受试者的医学研究的主要目的在于提高疾病的诊断、治疗和预防方法，进一步了解疾病病因及其发病机制。即便是已被充分证明了的预防、诊断和治疗措施，也必须接受对其功效、可提供度及质量不断研究的挑战。

2. 生命价值原则　主张人的生命是生物学生命与社会学生命的统一，尊重生命包括尊重人的生物学生命与社会学生命。

3. 科学真实原则　要保证人体试验的结果真实、客观、有效，就必须坚持医学科学研究的科学原则。

4. 知情同意原则　个人以受试者身份参与医学研究必须是自愿的。每位潜在受试者必须得到足够的信息，包括研究目的、方法、资金来源、任何可能的利益冲突、研究者组织隶属、预期获益和潜在风险、研究可能造成的不适等任何与研究相关的信息。受试者必须被告知其拥有拒绝参加研究的权利，以及在任何时候收回同意退出研究而不被报复的权利。在确保受试者理解相关信息后，医生或其他合适的、有资质的人应该设法获得受试者自由表达的知情同意，最好以书面形式。如果同意不能以书面形式表达，那么非书面的同意必须进行正式记录并有证明人在场。这是受试者行使自主权的具体体现，是基本的伦理准则之一。

5. 受试者有利原则　是指科学研究不能凌驾于受试者的权利与权益之上，必须贯彻受试者利益最优化的原则，必须对受试者的个体和群体预测的风险、负担与预测的受益，进行仔细权衡比较，如发现风险超过受益或已经得到决定性结果的确切证据，由研究者评估是否继续、修正或立即终止研究。当受试者受到伤害必须得到适当的补偿和治疗。

6. 保密原则　指研究者保护受试者及其关系人隐私，避免造成不良医疗后果或损害其身心健康、人格尊严和声誉的准则。医疗保密原则尊重了患者及其关系人的隐私权，该原则不仅指保护受试者的秘密，还包括对患者保密，即特定情况下遵守盲法的原则。

7. 公平原则　要求研究者必须平等对待所有受试者，同时也确保所有同意参与研究的受试者均能受到公平一致的善意对待。受试者在招募、纳入、排除、分组等程序上必须公平公正，不能有所偏差。公平原则也体现在所有弱势的群体（老人、孕妇、囚犯、儿童、精神障碍及其他无民事行为能力的人）和个人都需要得到特别的保护。仅当研究是出于弱势人群的健康需求或卫生工作需要，同时又无法在非弱势人群中开展时，涉及这些弱势人群的医学研究才是正当的。此外，应该保证这些人群从研究结果，包括知识、实践和干预中获益。

以上 7 项原则是医学科研需要遵守的基本伦理原则，全科医学科研作为医学科研的一部分，也必须遵守相应原则。

（四）涉及人的生物医学研究伦理学审查

为保护人的生命和健康，维护人的尊严，尊重和保护受试者的合法权益，规范涉及人的生物医学研究伦理审查工作，国家卫生和计划生育委员会于 2016 年 10 月 12 日发布《涉及人的生物医学研究伦理审查办法》，自 2016 年 12 月 1 日起施行。其规定了国家卫生行政部门设立医学伦理专家委员会，省级卫生行政部门设立本行政区域的伦理审查指导咨询组织，开展涉及人的生物医学研究和相关技术应用活动的机构，包括医疗卫生机构、科研院所、疾病预防控制和妇幼保健机构等，设立机构伦理委员会。社区服务中心或乡镇卫生院一般没有伦理机构委员会，基层全科医生开展涉及人的生物医学研究需接受上一级设有伦理委员会的机构审查。

1. 伦理学审查要素

（1）国家法律、法规和规章的规定：伦理委员会对违反国家法律、法规和规定的科研项目审查申请不予受理。

（2）公认的生命伦理原则：包括尊重原则、不伤害原则、有利原则和公正原则。

（3）涉及人的生物医学研究的伦理审查的具体规范：包括人的自主与知情同意、受试者至上、经济减免、隐私与保密、免费治疗与赔偿、脆弱人群的特殊保护等。

（4）涉及人的生物医学研究的伦理审查的内容：具体包括研究者的资格、经验是否符合实验要求；研究方案是否符合科学性和伦理原则的要求；受试者可能遭受的风险程度与研究预期的收益相比是否合适；在办理知情同意过程中，向受试者（或其家属、监护人、法定代理人）提供的有关信息资料是否完整易懂，获得知情同意的方法是否适当；对受试者的资料是否采取了保密措施；受试者入选和排除的标准是否合适与公平；是否向受试者明确告知他们应该享有的权益，包括在研究过程中可以随时提出退出而无须提出理由且不受歧视的权利；受试者是否因参加研究而获得合理补偿；研究人员中是否有专人负责处理知情同意和受试者安全的问题；对受试者在研究中可能承受的风险是否采取了保护措施；研究人员与受试者之间有无利益冲突。

2. 伦理学审查程序

（1）申请：涉及人的生物医学研究项目向伦理委员会提出申请，提交如下申请材料：伦理审查申请表、研究或者相关技术应用方案、受试者知情同意书。

（2）审核：伦理审查委员会根据审查标准，通过上述提交的材料，对研究项目的科学方面和伦理方面进行具体审查。通过审查可以做出批准、不批准或者做必要修改后再审查的决定。伦理委员会做出的决定应当得到伦理委员会2/3委员的同意。

（3）回避：伦理委员会中的委员若与申请项目有利益冲突时，应当主动回避。无法回避的，应当向申请人公开这种利益。

3. 对涉及人的生物医学研究伦理学审查的监督管理

（1）监督管理的内容：各级卫生行政部门应将涉及人的生物医学研究伦理审查工作纳入科研管理工作范畴。

（2）监督管理的管辖：卫生行政机构对本行政区域内的伦理审查委员会的审查工作负有监督管理的责任。

（3）研究人员的责任：在涉及人的生物医学研究中，进行结题验收时，应当要求项目负责人出具经过相应的伦理委员会审查的证明。在学术期刊发表学术成果时，研究人员出具该项目经过审查同意的证明。研究人员违反伦理原则的行为，研究项目负责人所属单位以及卫生行政部门有权给予相应的处罚，并进行公开批评，取消获得奖励的资格；视情节轻重中止研究项目的实施，对触犯国家法律的，应移交司法机关处理。

4. 涉及人类生物医学研究项目的相关伦理申请样板　以浙江大学医学院附属第二医院为例。项目负责人需按照表2-4准备项目申请材料并提交于医院，表2-5为表2-4内序号2的样表，表2-6为项目负责人需让受试者填写的表，需一式两份，一份受试者保存，一份项目负责人保存。

表 2-4　临床科研伦理审查送审文件清单汇总表

项目名称：　　　　　　　　　　　　　　　　　　　　　　　　　　编号：

序号	文件	核对
1	送审项目资料清单（注明所有递交文件的版本号和日期）	
2	浙江大学医学院附属第二医院人体研究申请表（申请者签名、专业组负责人或科主任签名，并注明日期）（表2-5）	

续表

序号	文件	核对
3	临床试验方案（注明版本号／日期，研究者签名）	
4	受试者知情同意书（注明版本号／日期）（表2-6）	
5	病例报告表等其他相关资料（注明版本号／日期）	
6	多中心试验需提供其他参与单位列表及中心伦理批件	
7	主要研究人员（包括主要研究者）药品临床试验管理规范（GCP）伦理培训证明	
8	主要研究者简历及参加研究人员简介	
9	临床研究项目负责人承诺书、浙江大学医学院附属第二医院临床研究者岗位职责	
10	临床研究申办者承诺书及承担研究相关损害赔偿的说明（研究者发起的研究，该项可免），如有保险，附保险证明	
11	其他资料	

表 2-5　浙江大学医学院附属第二医院人体研究申请表

编号：

项目情况	项目名称：				
	申请类型	□ 药／械临床试验		□ 临床科研	□ 上市后产品研究
	药／械类别		规格：		试验类别
	科研项目来源：				
	适应证：				
	本院承担例数：			研究总经费：万元	
申办方	申办单位：				
	联系人：			联系电话：	
合同研究组织（CRO）	名称：				
	联系人：			联系电话：	
研究单位	研究单位（科室）：			负责单位：是□　　否□	
	专业组负责人或科主任统筹安排项目负责人及参加研究人员（事先识别参加研究人员的利益冲突，按具体分工和职责排序）： 参加项目研究人员：				
	项目负责人签名：			日期：	
	专业组负责人或科主任签名：			日期：　年　月　日	
相关职能部门审批意见：（药／械临床试验由临床药理审批，临床科研和上市后研究由科教部审批） 签名：				日期：　年　月　日	
伦理委员会意见： 签名：				日期：　年　月　日	

表2-6　浙江大学医学院附属第二医院人体研究知情同意书

尊敬的患者：

我们邀请您参加一项"_____"的临床研究，在您决定是否参加这项研究之前，请仔细阅读以下内容，它可以帮助您了解该项研究及为什么要进行这项研究，研究的程序和期限，参加研究后可能给您带来的益处、风险和不便。

以下是本项研究的介绍：

① 研究背景和研究目的。

② 具体程序和流程：研究的程序与流程，研究起止时间和随访时间。

③ 如果参加研究您需要做什么：清楚写明患者参加本研究需要做的事情，以及需要注意和配合的事项。

④ 参加本研究可能给您带来的受益：清楚写明患者参加本研究有什么获益，包括直接获益与间接获益；这里的获益是指研究行为和研究结果对个人或社会带来的利益，个人受益如疾病得以好转、减轻病痛，获得与自身健康相关的知识，反馈相关检查结果、提供医疗健康咨询、研究结果的共享等；社会受益如获得新的知识，例如疾病的起因、发展和影响，改进预防、诊断和治疗干预措施。

⑤ 参加本研究可能发生的不良反应、风险及风险防范措施：详细描述本研究方案可能产生的不良反应、危险性及一旦发生危险或紧急状况时的处理方法和联系人、联络方式；预防风险的措施；产生与研究相关的损害的补偿措施；医院是否为通过伦理审查后开展的研究者发起的科研项目购买了保险，若发生与研究相关的严重不良事件，医院将根据相关的法律法规为您争取赔偿（提示：所写内容仅针对与本研究的措施或干预相关的可能风险，请与临床常规治疗内容相区别）。

⑥ 费用情况说明：清楚写明参与本研究，与临床常规相比，是否有增加患者/受试者额外的检查或事项，这些事项是否会增加患者额外的费用，这些费用由谁承担。

⑦ 参与研究的补偿，包括损伤的赔偿：清楚写明患者参加本研究是否有相关经济补偿；清楚写明若发生与本研究内容相关损伤是否能获得赔偿，如何赔偿。

⑧ 替代方案：如果不参加本研究，是否存在替代方案；若是回顾性或者取血、留取组织标本等不涉及临床治疗的研究可注明若您不愿意参加本研究，不存在替代方案，不会影响您的常规临床治疗。

⑨ 您个人信息的保密：您的医疗记录（包括研究病历及理化检查报告等）将按规定保存在医院。除研究者、伦理委员会、监察、稽查、药政管理部门等相关人员将被允许查阅您的医疗记录外，其他与研究无关的人员在未得到允许的情况下，无权查阅您的医疗记录。本研究结果的公开报告将不会披露您的个人身份。我们将在允许的范围内，尽一切努力保护您个人医疗资料的隐私。

⑩ 终止参加研究：是否参加本项研究完全取决于您的自愿。您可以拒绝参加此项研究，或在研究过程中的任何时间无理由退出研究，这都不会影响您和医生的关系，都不会影响您的医疗或有其他方面利益的损失。此外，由于以下原因，可能会终止您参与本研究：

Ⅰ．您未遵从研究医生的医嘱。

Ⅱ．您发生了可能需要治疗的严重情况。

Ⅲ．研究医生认为，终止研究对您的健康和福利最有利。

如果涉及治疗相关的内容，请额外提供终止研究的理由。以上三条供参考，请根据具体研究内容修改。

伦理委员会

本研究已向浙江大学医学院附属第二医院人体研究伦理委员会报告，经委员会的全面审查和包括对受试者的风险评估，并获得了批准。在研究过程中，有关伦理和权益事宜可联系浙江大学医学院附属第二医院人体研究伦理委员会，电话：_____；邮箱地址：_____

续表

我确认已阅读并理解了本研究的知情同意书，自愿接受本研究中的治疗方法，并同意将我的医疗数据用于本研究的发表。 　　受试者签名：＿＿＿＿＿＿＿　　　联系方式：＿＿＿＿＿＿＿　　　日期：＿＿＿＿＿＿＿ 　　代理人签名：＿＿＿＿＿＿＿　　与受试者关系＿＿＿＿＿＿＿　　联系方式＿＿＿＿＿＿＿ 　　日期＿＿＿＿＿＿＿ 　　（如果需要） 　　见证人（如果需要）：＿＿＿＿＿＿　联系方式：＿＿＿＿＿＿＿　　日期：＿＿＿＿＿＿＿ 　　我确认已向患者解释了本研究的详细情况，包括其权利及可能的受益和风险，并给其一份签署过的知情同意书副本。 　　研究者签名：＿＿＿＿＿＿＿ 　　联系方式：＿＿＿＿＿＿＿　　　　（手机）　　　　　　　　　　　　　日期：＿＿＿＿＿＿＿

（郭　谊）

四、全科医学常用调查研究方法

调查研究（investigation）是指人们深入现场进行考察，以探求客观事物的真相、性质和发展规律的活动。它是人们认识社会、改造社会的一种科学方法。

调查研究方法有很多种，全科医学常用的调查方法有文献研究法、问卷调查法、定性调查法、德尔菲调查法和量表测验法。

（一）文献研究法

文献研究法是进行科研时最基本的搜集资料方法，从构思、选题、设计研究方案、撰写论文等方面都需要用到文献研究法，全科医生应该熟悉或掌握该研究方法。同时，全科医生在临床、教学和科研工作中也都需要通过文献研究，帮助自己学习到最新指南、技术或知识。

1. 文献研究法的定义和步骤　文献研究法是指根据研究目的，搜集各种相关文献资料，探讨和分析相关信息的研究方法。文献研究法通常包括以下几个步骤：①明确研究目的或主题，确定关键词。②运用文献检索技术，尽可能全面地检索文献。③对文献进行整理，可以通过文献管理工具进行。④文献阅读和分析，总结或撰写论文。

2. 文献检索的方法　有多种，常用的有自由词检索、关键词检索、主题词检索、作者检索、高级检索、篇名检索、通讯作者检索、作者单位检索和基金检索等。

（1）自由词检索：自由词又称文本词，是作者写文章时所使用的自然词语，包括标题词、关键词、文摘词、全文词。自由词不受主题词表约束，同一概念用词取决于作者的偏爱。例如，获得性免疫缺陷综合征（AIDS，简称艾滋病）、人类免疫缺陷病毒（HIV）、艾滋病等，但主题词表只有获得性免疫缺陷综合征。

（2）关键词检索：跟自由词检索类似，选择研究的关键词，可以利用同义词、近义词一起检索，提高查全率，当然关键词的选择有一定的技巧，是研究的主题、目的或者某个重要的研究成分等，选择好关键词可以让检索更全面。例如，全科医学、家庭医学、家庭医生、全科医生、家庭照顾等词均进行搜索则会更加全面。

（3）主题词检索：按照规范的主题词表进行检索，常用的主题词表是美国国家医学图书馆编写的《医学主题词表》（简称"MeSH"）。如上述例子，想检索艾滋病，主题词表只有"获得性免疫缺陷综合征"，另外的"HIV""艾滋病"则无法检索到。

（4）作者检索：当需要检索某位作者写的全部文章时，可通过选择作者检索进行检索，然后从中选择整理文献。该方法可以较快速地了解该作者的研究方向。

（5）高级检索：可以同时选择多个检索词（2个到多个），也可以选择多个检索方法，如同时检索关键词和作者。检索时利用"和"（AND）、"或"（OR）、"非"（NOT）扩大检索范围或者缩小检索范围，可以使检索更全面或者更精确。

3. 常用的医学文献数据库 包括中国生物医学文献数据库、中国知网、万方数据知识服务平台、维普数据资源系统、PubMed 数据库、Science Direct 全文数据库、Web of Science 数据库等。

（二）问卷调查法

问卷调查法是指调查者运用统一设计的问卷向被选取的调查对象以书面问题的方式搜集资料的一种研究方法。

1. 问卷的概念 问卷是调查研究中收集资料、对某些变量进行度量的一种测量工具，问卷的设计直接关系到调查的质量。问卷调查是一种经济便捷、快速有效的方法，也是全科医学研究中重要的调查手段。

2. 问卷的类型

（1）按问题答案分：问卷可分为结构式、开放式和半结构式 3 种基本类型。

1）结构式：通常也称为封闭式或闭口式。这种问卷的答案是研究者在问卷上早已确定的，由回卷者认真选择一个回答画上圈或打上钩就可以了。

例如：

① 你的工作年限？

A. 0～1 年　　　　　　B. 1～3 年　　　　　　C. 3～10 年　　　　　　D. 10 年以上

2）开放式：也称为开口式。这种问卷不设置固定的答案，让回卷者自由发挥。

例如：

① 你对提升全科住院医师规范培训方面有什么好的建议？

3）半结构式：这种问卷介乎于结构式和开放式两者之间，问题的答案既有固定的、标准的，也有让回卷者自由发挥的，吸取了两者的长处。这类问卷在实际调查中运用还是比较广泛的。

（2）按调查方式分：问卷可分为自填问卷和访问问卷。自填问卷是由被访者自己填答的问卷。访问问卷是访问员通过采访被采访者，由访问员填答的问卷。自填问卷由于发送的方式不同，又分为发送问卷和邮寄问卷两类。发送问卷是由调查员直接将问卷送到被访者手中，并由调查员直接回收的调查形式。邮寄问卷是由调查单位直接邮寄给被访者，被访者自己填答后再邮寄回调查单位的调查形式。

3. 问卷设计原则

（1）必要性原则：为避免调查者在填写时出现厌倦状态，从而影响问卷调查质量，问卷设计应该简短有效，控制在 30 题以内。每个问题都应该与调查主题紧密相扣，并且要充分考虑各个问题之间的逻辑性，避免出现重复项、多余项。

（2）准确性原则：问卷用词要追求简洁明了、通俗易懂，避免出现被调查者不明白的缩写或者专业术语等。语义表达明确，不能出现"大约""经常""一般"等模棱两可的词汇，给被调查者造成理解困难，影响调查质量。

（3）客观性原则：调查问卷要保证客观性，措辞恰当，不能出现引导性词汇。例如，"普遍认为""某学者认为"等，这样会导致两种后果：一是被调查者会从众心理，跟随大多数人选择；二是引起被调查者反感。两者都不能真实反映被调查者的内心选择。

（4）可行性原则：在设计问卷问题时，要充分考虑被调查者的隐私性，避免出现一些不愿真实回答的情况。设计问卷时，还需考虑被调查者的认知范围，不要出现被调查者不明白的问题。

4. 问卷的评价　信度和效度评价是评价问卷的重要指标。信度评价主要包括内部一致性信度、重测信度、分半信度等。效度评价主要包括内容效度、结构效度、效标效度等。根据问卷的侧重点不同，评价过程中可以使用不同的信度、效度评价方法。信度能够反映问卷调查的可靠性和可信度，评价、测量结果的一致性或稳定性。效度主要评价问卷的准确性、有效性和正确性，效度越高，表示测量结果越能代表所测行为的真实特征。

（1）常用的信度评价方法

1）内部一致性信度评价法：内部一致性又称同质性，是指测验内部所有题目之间的一致性，是在分半信度评价方法的基础上对测验一致性的一个更加精确的估计。最常用的是克朗巴赫系数法（Cronbach's α），系数 α 在 0.8 以上的问卷才有使用价值。

2）重测信度评价法：重测信度又称再测信度，是指假定短时间内同一批对象的状况没有改变，对每个对象用同一组问卷先后测验两次，而两次测验的相关系数就称为重测信度。它反映两次测验结果有无变动，体现测量的稳定程度。

3）分半信度评价法：有些测验由于缺乏副本或测验时间短暂等原因无法进行重测信度评价，可以采用分半信度评价法，即将问卷的题目分成对等的两半，分别求出两半题目的总分，再计算两部分总分的相关系数。

（2）常用的效度评价方法

1）内容效度评价法：内容效度是指问卷内容的贴切性和代表性。一个有较高内容效度的问卷应对其内容有定义好的范围并且题目相对所界定的内容应有较好的代表性。内容效度又可分为表面效度和抽象效度。

2）结构效度评价法：结构效度又称构想效度，是指问卷设计所依据理论的程度，主要考核问卷的项目设置是否符合理论构想。一般而言，问卷得出的公因子能解释 50% 以上的变量，就说明结构效度良好。

3）效标效度评价法：效标效度也称准则关联效度、经验效度。效标效度是说明问卷得分与某种外部准则之间的关联程度，是衡量测验有效性的参照指标。

5. 问卷星　是一个在线问卷调查、测评平台，可以为用户提供功能全面、人性化的在线设计问卷、采集数据、自定义报表、调查结果分析系列服务。与传统调查方式相比，问卷星具有快捷、易用、低成本的优势，已经被广泛使用。问卷星是目前问卷调查常用的一种调查方式，可以通过互联网平台进行，节省时间、节约成本，并且提交就可回收问卷，后台还可以进行问卷相关数据统计和原始数据导出。

6. 实例

浙南地区全科住院医师规范化培训满意度问卷调查

各位全科住培医师：

大家好，我是浙南地区全科住院医师规范化培训（简称住培）情况调查研究课题组成员，本次问卷调查目的是了解浙南地区全科住培学员满意度、住培质量影响因素、对策及建议等情况，大约需要占用您10分钟填写问卷，本调查不记名，数据由后台统一处理，只用于课题研究，谢谢您的支持！

浙南地区全科住院医师规范化培训情况调查及对策研究课题组

一、基本情况

1. 您的性别是？

A. 男　　　　　　B. 女

2. 您的年龄（　　）岁？

A. 21 ~ 22　　　B. 23 ~ 24　　　C. 25 ~ 26　　　D. 27 ~ 28

3. 您的学历？

A. 大专　　　　　B. 本科　　　　　C. 硕士研究生　　D. 博士研究生

4. 您所在住培基地的医院名称是

5. 您所在的基地医院属于什么级别？

A. 三甲医院　　　B. 三乙医院　　　C. 二甲医院　　　D. 二乙医院

······

（三）定性调查法

定性调查法是研究人员收集大量资料后，通过文字、声音、图像等形式表达，从而得到问题答案的过程。

1. 定性调查的常用方法

（1）深入访谈：是指拥有专门访问技巧的访问员对特定的访问对象，使用非结构式的方法进行个人对话式访问，用以了解当事人对周遭的人、事、物的看法及与周遭人、事、物的关系。访谈后经过整理归纳访谈内容，得出相应结论。

（2）专题小组讨论：是指一个小组的成员，在一个主持人的带领下，根据研究目的，围绕某个问题或某项研究主题，进行自由的、自愿的座谈讨论。

（3）选题小组讨论：是一种程序化的小组讨论过程，其目的是寻找问题，并把所发现的问题按其重要程度排列出来。也就是要在一个由具有各种不同既得利益、不同思想意识和不同专业水平的人组成的小组中发掘问题并排出先后顺序。

（4）头脑风暴法：是一种通过团队形式，聚焦特定的问题，让每位发言者在开放、自由、愉快、轻松的氛围中，提出自己的各种想法，就像掀起一场头脑风暴，引起会议参与者广泛发表看法，激发创造性思维并获得创新型想法的一系列规则与方法。

（5）鱼骨图法：指的是一种发现问题"根本原因"的分析方法，现代工商管理教育将其分为问题型、原因型及对策型鱼骨图等。其特点是简洁实用，深入直观。它看上去有些像鱼骨，问题或缺陷（即后果）标在"鱼头"处。在鱼骨上长出鱼刺，上面按出现机会多寡列出产生问题的可能原因，有助于说明各个原因是如何影响后果的。

（6）案例调查：提供与某个特定的人、家庭或事件的经历有关的深入的定性资料。社会学研究中，在深入调查个人与机构的关系，研究某种行为发生的原因，解释某种观点、信念时，需要用案例调查方法。

2. 实例

定性调查提纲

您好！非常感谢您接受我的访谈。为了更好地了解浙南地区全科住院医师规范化培训质量情况及影响因素，我们正在开展该研究，大约需要占用您20分钟的时间，谈谈您对目前全科住院医师规范化培训相关工作的看法和评价，希望得到您的支持与帮助！

浙南地区全科住院医师规范化培训质量调查研究课题组

一、住培专职管理者

1. 您对全科住院医师规范化培训制度有什么看法或评价？
2. 您认为目前全科住培细则是否合理？若不合理，有哪些方面需要改进或调整？
3. 从管理的角度出发，请您谈谈目前全科住培工作存在的困难和问题？
4. 您认为应该从哪些方面着手提升全科住培质量？

二、全科带教老师

1. 您对全科住院医师规范化培训制度的看法和评价？
2. 您认为全科住培细则是否合理，有无需要调整的地方？
3. 结合您现在的带教工作，您觉得全科住培目前存在哪些困难和问题？
4. 您认为影响全科住培质量关键因素有哪些？
5. 您觉得如何才能提高全科住培质量？

（四）德尔菲调查法

1. 概述　德尔菲调查法是通过调查者将所需解决的问题拟订成调查表，按照既定程序，以函件为主要通信方式单独向专家组成员征询意见；之后调查者回收专家组成员以匿名方式提交的建议，整理出综合意见并再次反馈给专家。经过数次反复征询和反馈，专家组成员的意见趋于集中，最后获得准确率较高的集体判断结果的一种决策方法。

2. 实施步骤

（1）组建预测调查小组：包括组织者、相关专家组成员和调查表。其中组织者起到关键作用，需要确定征询问题、挑选相关专家、发放调查表、汇总信息、反馈调查结果、提出预测报告或决策意见等。

（2）选择受邀专家：根据研究所需选择相应范围的专家，确定受邀专家人数，一般可选择20~30人，可根据具体内容适当缩减。

（3）设计征询调查表：确定调查题目，拟定调查表。首轮调查只需要组织者向受邀专家寄出匿名调查表和相关背景资料，并备注清楚填写要求即可。

（4）填写征询调查表：受邀专家根据收到的调查提纲和背景资料，提出自己的建议，书面答复并说明自己如何利用所提供的材料和还需要补充的材料明细。

（5）收集反馈调查表：组织者将第一次收集到的专家组信息进行整理汇总，归并同类事件，排除次要事件，用准确术语提出一个预测事件一览表，并作为第二步的调查表发给专家。受邀专家可对比自己与别人不一样的意见，再次修改自己的意见和判断，组织者再次收集信息并汇总，经过几轮的收集意见并为专家反馈信息，最后将得到相对统一的意见。

（6）汇总分析结果：对受邀专家意见进行综合分析，得出结论。并不是所有预测事件均需经过几轮征询，部分事件可能经过第一轮征询后就达到统一，就无需再次征询。实际调查中，大部分是经过三四轮征询后取得统一意见。

（五）量表测验法

量表测验法是基于标准化的调查工具对事物的属性进行测定与评价，是调查研究的常用方法之一。量表测验法已经广泛应用于心理测验、教育测验、社会测验等方面，尤其在全科医学领域中得到了广泛的应用。

1. 量表测验法的基本程序

（1）确定样本人群：根据研究内容和目的确定目标人群，从目标人群中随机抽取人群作为样本人群。

（2）选择测量量表：根据预测定的属性和研究目的选择适宜的测量量表。

（3）独立自行填写量表：将量表分别发给测定样本人群，在医生或者调查者进行简单解释后，由被测定对象独立自行填写完成。

（4）计算得分，并判断测定特性好坏：填写完毕，根据量表的计分规则和计分方法给出每个被测定对象的得分，进而根据得分来评价其特性好坏。

2. 全科医学中常用测量量表

（1）生命质量/健康状况测定普适性量表。

（2）总体健康问卷（general health questionnaire，GHQ）：主要包括焦虑/紧张、自信/愉快、抑郁、精力、社会功能、失眠方面。

（3）诺丁汉健康调查表（Nottingham health profile，NHP）：主要包括个人体验6个方面（疼痛、躯体活动、精力、睡眠、情绪反应、社会孤独感）和日常生活7个方面（工作、家务、社会生活、家庭生活、性生活、爱好、休假）。

（4）疾病影响量表（sickness impact profile，SIP）：主要包括躯体运动、灵活性、行走移动、情感行为、社会关系、警觉行为、交流、睡眠与休息、工作、家务管理、娱乐与消遣和饮食共12个方面。

（5）生命质量指数（quality of well-being index，QWB）：计算权重的健康要素（移动、躯体活动、社会活动）22个加权的症状/复合的健康问题。

（6）90项症状自评量表（symptom checklist 90，SCL-90）：是心理健康测试量表，从感觉、情感、思维、意识、行为到生活习惯、人际关系、饮食睡眠多个角度进行心理健康评估。

（7）中国心身健康表（Chinese psychosomatic health scale，CPSHS）：是心身健康测量工具，共包括134个条目，包含眼和耳、呼吸系统、心血管系统、消化系统、骨骼肌肉、皮肤、生殖及内分泌系统、神经系统、焦虑、抑郁、精神病性、家族史及效度量表共13个分量表。

（8）明尼苏达多相人格问卷（Minnesota multiphasic personality inventory，MMPI）：最常用于鉴定精神疾病，也广泛应用于其他医学各科，以及人类行为的研究、司法审判、犯罪调查、教育和职业选择等领域。

目前学者们越来越意识到全科医学科研的重要性，全科医生如能熟练掌握全科常用的调查方法，然后进行完善的科研设计，则可起到事半功倍的效果。

（任菁菁）

五、全科医学循证实践

循证医学（evidence-based medicine，EBM）是指临床医生针对个体患者，在充分收集病史、体检及必要的实验室和影像学检查的基础上，结合自身的专业理论知识与临床技能，围绕患者的主要临床问题，检索、查找、评价当前最新最佳的研究证据，进一步结合患者的实际意愿与临床医疗环境，形成科学、适用的诊治决策，并在患者的配合下付诸实施，最后分析与评价效果。与传统的经验医学模式不同，循证医学对个体患者的诊治决策是建立在当前最新最佳的证据基础之上，故称为"基于证据的临床医学"。同时，在实际运用当中还要强调其与患者意愿及医疗环境相结合，强调科学证据与医学人文的完美结合。

（一）全科医学循证实践

全科医疗强调以人为中心、以问题为导向，全科医学的任务是为患者提供持续性、综合性、个体性的照顾，合理均衡医疗资源，管理和服务患者，促进医疗医患关系的和谐。运用循证医学的理论和方法，指导全科医生开展工作是保障医疗服务质量的有效途径，尤其体现在基层单位开展预防保健、慢性病管理、康复医疗和健康管理等工作中。

（二）全科医学循证实践的基本步骤

1. 循证问题的构建　所谓循证问题是指在临床实践中个体患者存在的亟须解决的临床重要问题。全科医生在临床实践中，首先应该找准自己的患者究竟存在什么样的重要临床问题，用现有的理论知识和临床技能是否可以有效地解决，如果遇到困难，这就是循证医学应该回答和解决的问题。

循证问题包括病因、危险因素、诊断、防治和预后等方面，可依次回答以下几个问题：①该患者发病及危险因素是否明确？②该患者诊断是否明确？③针对该患者有无有效防治手段或方法？④这些防治方法是否能够降低病死、病残率？⑤这些防治方法能否改善患者的生活质量？⑥这些方法能否改善成本效果？全科医生还需关注患者所关心的问题，要充分了解患者的意愿、家庭背景和社会经济因素，例如同一疾病不同年龄段的患者所关心的问题是不同的。一项 1 012 名乳腺癌妇女的研究发现，不同年龄段妇女关心的治疗结局是不同的，70 岁以上的妇女最关心的是癌症治愈和转移的可能性，小于 50 岁的妇女关心的是治疗对其性功能的影响，有阳性家族史的妇女最关心的是该病是否有遗传性，因此应针对不同患者的不同需求提出临床需要解决的问题。

在构建一个具体的临床问题时，可采用国际上常用的 PICO 格式。P 指特定的患病的人群或健康问题（patient/problem），I 指干预（intervention/exposure），C 为对照组或另一种可用于比较的干预措施（comparator/control），O 为结局（outcome）。每个临床问题均应由 PICO 四部分组成。构建 PICO 问题的目的是易于提炼关键词，便于检索和调整检索式。

2. 证据检索与收集　证据检索的主要步骤是明确临床问题，选择合适的数据库及相应的检索平台，确定检索词，编制检索策略，初步检索，检索结果评价和调整检索策略输出，最终检索结果，获取全文及创建文献跟踪服务等步骤，其中选择数据库，确定检索词和编制检索策略又是循证检索的核心环节。

（1）根据 PICO 原则将具体临床问题转化为便于检索的形式，并确定临床问题的类型。

（2）常用的循证医学检索资源。Brain Haynes 等学者提出的"6S"金字塔模型是一种经典的对循证医学检索资源进行分类的方法。每一个"S"代表一类循证医学检索资源。

从上到下依次为"System 计算机辅助决策系统""Summaries 循证证据整合库""Synopses of syntheses 系统综述的精要数据库""Syntheses 系统综述数据库""Synopses of studies 原始研究的精要数据库"和"Studies 原始研究数据库"。

　　计算机辅助决策系统是指能够将患者的个体信息和研究证据相匹配的计算机决策支持系统，系统将电子病历中的临床特征与当前可获得的最好数据自动链接，并自动提醒或告知医护人员相应的诊疗信息。目前尚属于探索阶段，还未能广泛使用。UpToDate 是常用的循证证据整合库之一，缺点是需要付费使用，且内容比原始文献数据少。个别学校和医院已购买版权，便于临床医生使用，如浙江大学医学院附属第二医院院内无线网络登录 UpToDate 可免费使用软件，但尚未辐射到社区卫生服务中心。"Synopses of syntheses 系统综述的精要数据库""Syntheses 系统综述数据库"和"Synopses of studies 原始研究的精要数据库"常合称为"传统循证医学数据库"，如 Cochrane Library、ACP Journal Club、Evidence-Based Medicine 等。若以上数据库均无法获得相关证据，再考虑检索"Studies 原始研究数据库"，如 PubMed、EMBASE 等。PubMed 和 EMBASE 等数据库除了可以检索原始研究之外，检索内容里面也包含了 cochrane review、systematic review、guideline、meta-analysis 等循证医学相关内容。全科医生检索中文指南或专家共识时可选择 CNKI 中国学术期刊、万方数据期刊和维普期刊等数据库，涉及临床基本知识和技能培训，纸质版教科书的作用也非常重要。

　　在全科医学循证医学实践中，美国的家庭医学教授 David Slawso 和 Allen Shaughnessy 对证据类型率先提出以患者为导向的证据（patient oriented evidence that matters，POEM）的定义，以区别既往以疾病为导向的证据（disease oriented evidence，DOE）。DOE 主要针对中间指标（如实验室结果或其他评价的指标）改变；POEM 主要针对与患者相关的重要结局（如发病率、病死率或生活质量）的改变，更符合全科医学以患者为中心的医疗服务理念。例如，他汀类药物治疗降低血浆胆固醇水平是 DOE 证据，而他汀类药物能减少患者动脉粥样硬化疾病发生风险则是 POEM 证据。POEM 证据有以下纳入标准：①证据满足基层医生在日常医疗实践面临解决健康问题时的需求。②证据所需测定的临床结局对于基层医生和其服务对象具有重要意义。③证据使用可提高基层医生的医疗实践水平。

　　3. 严格评价证据　对获得的证据进行真实性和临床可应用性的评价。目前最常用的是 2004 年由美国医疗保障研究与质量局（AHRQ）、英国国家健康与临床卓越研究所（NICE）及世界卫生组织（WHO）组成的证据推荐分级的评估、制定和评价工作组（grading of recommendations assessment，development and evaluation，GRADE）制订的 GRADE 系统。GRADE 系统应用领域是干预性研究系统综述和治疗性临床实践指南，推荐意见分为强、弱两个级别。当明确显示干预措施利大于弊或者弊大于利时，应评为强推荐；当利弊不确定或无论质量高低的证据均显示利弊相当时，则视为弱推荐。证据质量分为高、中、低和极低 4 个等级。针对全科医疗实践，美国家庭医师学会建立了简单的 ABC 三级分级法：① A 级［随机对照试验（RCT）/meta 分析］，以患者为导向的高质量的 RCT 研究和采用综合检索策略的高质量 meta 分析（定量系统评价）。② B 级，其他证据为设计完善的非随机临床试验，检索策略正确、认证强度高的定性系统评价。③ C 级，以疾病为中心的研究，包括专家共识或专家意见。

　　4. 应用最佳证据指导临床决策　经过严格评价，可获得真实可靠并有重要临床应用价值的最佳证据，将之用于指导临床决策；反之，经过严格评价为无效甚至有害的治疗措施则予以否定；对于那些尚不能定论的但是有期望的治疗措施，则可为进一步的研究提供信息。将最佳证据用于自己的患者进行临床决策时，必须遵循个体化的原则，要考虑到患者的意愿及价值取向，以及具体的医疗环境。

5. 经验总结与后效评价　全科医生将循证医学用于临床实践，要对实践过程和实践后的效果进行经验总结和评价。

（三）系统综述与 meta 分析

系统综述（systemic review）被公认为高质量证据，而 meta 分析只作为系统综述中的关键技术，是将系统综述中所纳入的多个同类研究合并为一个量化指标的统计学方法。在临床循证实践中，针对临床问题，首先应该查找有无现成的临床实践指南，若无，则应该继续检索有无系统综述或 meta 分析的证据。

与传统文献综述不同，系统综述是针对某一具体临床问题系统、全面地收集现已发表和未发表的临床研究文献，进而采用临床流行病学严格评价的原则和方法，对筛选出符合质量标准的原始研究结果进行定性和定量合成，从而得出可靠的综合结论。根据资料分析时是否采用 meta 分析，还可以分为定性系统综述和定量系统综述。

1. 与文献综述的区别和联系　文献综述又称为叙述性文献综述（narrative review）或传统文献综述，是由作者根据特定的目的和需要或兴趣，围绕某一个题目收集相关的医学文献，采用定性分析的方法对论文进行分析和评价，结合自己的观点和临床经验进行阐述和评论，总结成文，可以为某一专业领域提供大量的新知识新信息，以便读者较短时间内了解某一专题的研究状况和发展方向，解决临床实践当中遇到的问题。系统综述与文献综述的区别见表 2-7。

表 2-7　系统综述与文献综述的区别

特征	系统综述	文献综述
研究的问题	常集中于某一个具体临床问题	涉及的范畴常较广泛
原始文献来源	明确，常为多渠道	常未说明，不全面
检索方法	有明确的检索策略	常未说明
原始文献选择	有明确的选择标准	常未说明，有潜在偏倚
原始文献评价	有严格的评价方法	评价方法不统一
结果的合成	多采用定量方法	多采用定性方法
结论的推断	多遵循研究依据	有时遵循研究依据
结果的更新	根据新证据定期更新	未定期更新

2. 系统综述的步骤与方法　针对不同研究问题的系统综述，其基本方法和步骤相似（图 2-3），但在文献检索策略、文献质量的评价方法、原始文献的数据提取及统计分析等方面有差别，现简述基本的步骤。

（1）确定题目，制订研究计划：题目主要来源于临床医疗实践当中那些涉及疾病防治方面不肯定、有争议的重要临床问题。例如在高危人群当中服用小剂量阿司匹林能否预防心脑血管疾病的发生？为避免重复，首先应该进行全面系统的检索，了解针对同一临床问题的系统综述或 meta 分析，是否已经存在？其质量如何，是否需要更新？确立题目时应

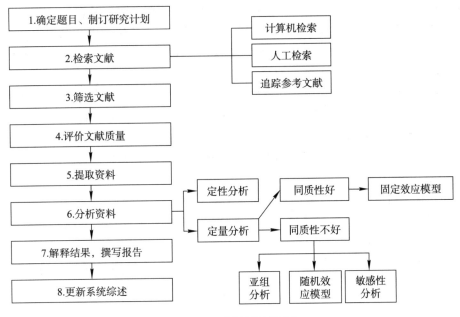

图 2-3 系统综述过程图

该遵循 PICO 原则明确 4 个要素，随后制订系统综述的计划书。

（2）检索文献：全面地收集所有与研究主题相关的文献资料，是系统综述与文献综述的重要区别之一。除已经发表的文献之外，还应收集尚未正式发表的文献（如预印版文献），以及非公开出版的灰色文献，同时不要对文献的语种进行限制。

（3）筛选文献：分三个步骤进行。①初筛：筛选出明显不合格的文献。②全文筛选：对初筛无法确定是否纳入的研究，应通过阅读和分析全文，以确定是否符合纳入标准。③与作者联系：如果文献中信息不全，或者对文献有疑问，应与作者进行联系，获取有关信息之后再决定取舍。在筛选文献过程中应该记录未纳入研究的排除原因。

（4）评价文献质量：评价纳入研究的偏倚风险，有 5 种偏倚：选择偏倚、实施偏倚、测量偏倚、随访偏倚和报告偏倚。可采用 Cochrane 协作网所提供的"偏倚风险评估工具"。为避免选择文献和评价文献质量人员的偏倚，要求一篇文章有 2 人分别独立提取数据和评价文献质量，也可采用专业与非专业人员相结合的共同选择和评价方法，对选择和评价文献中存在的意见分歧，可通过共同讨论或请第三方的方法来解决。

（5）提取资料：对纳入的文献进行数据提取，包括文献的基本信息，研究的基本信息，结果测量。数据收集至少应该有 2 人分别独立完成，有争议者应该由主题专家、方法学专家和团队讨论解决。

（6）分析资料：系统综述通常使用的是定量整合的方法，具有同质性及高质量的研究，可以用 meta 分析。对不同类型的研究，可以采用叙述性的定性整合。目前较为成熟的 meta 分析是成组设计的二分类变量比较、两个均数比较的 meta 分析和 meta 回归分析。meta 分析需要一些前提条件：研究具有同质性；建立在原始研究质量评价的基础上；若存在严重发表偏倚，meta 分析结果的可靠性也值得商榷。对于满足应用条件的定量数据，用 meta 分析合成结果时，可选择固定效应模型或随机效应模型，结果采用森林图表示。

（7）解释结果，撰写报告：内容应该包括系统综述的论证强度、推广的应用性、对干预措施的利弊和费用进行卫生经济学分析、对临床决策和临床研究的意义。

（8）更新系统综述：发表后的系统综述，需要随时接受反馈意见和发现新发表的原始研究，并进行不断地更新。Cochrane 协作网要求每 2 年进行一次系统综述的更新。

思考题

1. 若计划在社区人群中研究饮酒量与脑血管病发病率的关系，选择何种科研设计最合适？采用何种统计分析？

2. 若计划调查对社区糖尿病患者进行胰岛素注射健康教育的效果，选择哪种调查方法比较合适？如何开展？

3. 如何向全科医学期刊投稿？需要注意哪些事项？

4. 若您计划在社区开展网络健康督导对 2 型糖尿病的健康疗效的随机对照研究，需如何进行伦理申请和审查？

5. 针对临床问题"在高危人群当中服用小剂量阿司匹林能否预防心脑血管疾病发生？"如何进行循证实践？

（郭　谊）

第二节　全科医学科研实践

学习提要

1. 全科医学常见公共卫生与临床研究的科研设计，包括病因研究、筛检试验、实验性研究和疾病预后研究。

2. 全科医学的社会学研究可以分为人群健康的社会因素研究、社区人群的生命质量研究和社区卫生服务评价研究。

3. 全科医学教育研究围绕着如何培养合格的全科医生展开。全科医学教育研究的未来趋势包括人口老龄化与慢性病、叙事医学与人文素养、模拟医学教育、未分化疾病和亚专长全科医生培养。

本节结合实例分析，介绍了全科常见公共卫生与临床研究的科研设计和社会学研究及相应的统计方法，总结了全科医学教育的历史沿革、功能与意义，强调了目前研究热点和未来趋势。

一、全科医学常见公共卫生与临床研究

社区中有大量的健康人群、各种疾病的高危人群及各种患者，所以社区是开展公共卫生与临床研究的最佳场所之一。全科医生主要在社区卫生服务中心工作，更容易获得社区的研究资料并开展各种公共卫生与临床研究。全科医学常见公共卫生与临床研究，包括发现疾病或健康相关危险因素的病因研究，社区人群疾病早发现和早诊断的筛检试验，评价干预措施或治疗方法效果的实验性研究，以及疾病预后及相关因素的研究等。

（一）病因研究

疾病的发生是有原因的，研究病因有利于疾病的有效预防和治疗。在社区人群中获得疾病的危险因素，有利于采取针对性的防控措施，对暴露于危险因素的人群开展干预，预防疾病的发生。例如在社区人群当中开展认知障碍的病因研究发现，老年人群如果出现光照不足、缺少体育活动、大量吸烟和饮酒等行为，更容易出现认知障碍，那么通过人群的健康生活方式干预，可减少发生认知障碍的概率。因此，在社区中，全科医生应该具备病因和危险因素的识别和研究能力。

1. 病因概念与病因模型　病因就是疾病发生的原因，随着人类对疾病及其病因的认识程度和研究疾病的方法的提高，对病因的认识经历了一个由简单到系统、由单一论到多因论的演变过程。20 世纪 80 年代，美国 Johns Hopkins 大学流行病学教授 Lilienfeld，从流行病学角度对病因进行定义："那些能使人群发病概率增加的因素就是病因，减少这些因素中的一个或多个就会降低疾病发生的概率。"90 年代，Rothman 在另外一个角度上提出："病因是疾病发生过程中起重要作用的事件、条件或特征，没有这些条件的存在，疾病就不会发生。"这些病因的定义具有多因素性、群体性和可预防性的特点，体现了现代流行病学的主要特征。危险因素（risk factor）含义是使疾病发生的概率及危险升高的因素，常用于探讨复杂疾病或未明确病因的致病因素。保护因素（protective factor）则是使患病率下降或维持在较低水平的因素。

病因模型是指用简洁的概念关系图来表达因果关系。三角模型（图 2-4）最适合用于由生物学病原引起的疾病，即人的机体的内在因素与外环境因素的协同作用，致使疾病的发生和流行，其缺点是将三要素等量齐观，特别不适合对一些非传染性慢性疾病的发生与流行的解释。轮状模型是由 Susser 于 1973 年提出。轮状模型（图 2-5）强调了环境与宿主的密切关系，相比疾病发生的三角模式更能反映疾病发生的实际情况，有利于探讨疾病的病因及防治对策。病因链（图 2-6）是指疾病的发生常常是由多种致病因素先后或同时连续作用的结果，远端病因与疾病之间的因果关系不是十分具体确切，但涉及的人群面广，预防干预的机会大，社会效应强，近端和中间病因在病因链上距离疾病发生较近，病因学意义相对明确，涉及的人群相对具体，干预的时间紧迫，干预的效率要求相对较高。1960 年，MacMahon 等提出了病因网概念，认为疾病的发生往往是多病因的，多个病因链交错连接起来，就形成了一张病因网。病因网模型提供了因果关系的完整路径，有助于深入和全面地认识疾病的病因。它的优点是表达清晰具体，可操作性强，系统性强，有利于对疾病的病因作系统研究，有利于对疾病特别是一些慢性非传染性疾病的预防和控制。

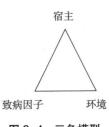

图 2-4　三角模型

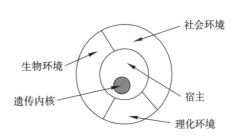

图 2-5　轮状模型

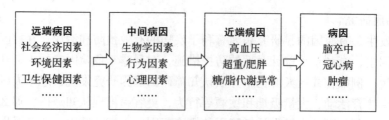

图 2-6　病因链模型

2. 病因研究的测量指标

（1）关联强度

1）相对危险度与归因危险度：队列研究比较暴露组与非暴露组的发病率或病死率，率比为相对危险度（relative risk，RR），率差为归因危险度（attributable risk，AR），前者强调病因学的关联特异性的大小，而后者则重在评价暴露的效应大小。人群归因危险度（population attributable risk，PAR）反映人群因暴露导致的发病率或死亡率大小，是病因的社会效应。

2）比值比（odds ratio，OR）：是病例对照研究设计中计算的关联指标，是病例组和对照组暴露与非暴露组比值的比。

（2）干预效应指标

1）预防干预效果指标：针对病因进行干预，也是验证因果关系的重要方法。传染病干预效应评价指标主要有疫苗保护率、抗体阳性率及抗体水平等，而慢性非传染性疾病干预效应指标主要为减少的疾病发生率或病死率。

2）治疗效果指标：主要有生存率、病死率、治愈率、缓解率、复发率、致残率、反应率等。

3. 病因研究设计与应用实例

（1）病因研究设计：某种疾病的病因研究，首先通过描述性研究方法，如病例报告、现况研究、生态学研究等获得病因线索，并提出可能的病因假设，然后应用分析性流行病学方法，如病例对照研究和队列研究进行假设检验，最后可以利用实验流行病学方法进一步验证病因假设，最终明确疾病的病因。

提出假设是病因研究的起点，流行病学往往以描述疾病的时间分布、地区分布、人群分布特征为基础提出病因假设。现况调查探索病因线索适用于暴露因素不易发生变化的疾病，可以观察暴露因素的后期累积作用，但不太适用于病程比较短的急性病病因研究。在现况研究中，除了要注意研究人群的代表性外，通常无法确定暴露和疾病之间的时间先后顺序，这一点应该与病例对照研究相区别。此外，在与其他地区进行疾病频率比较时，必须考虑年龄等非研究因素的影响。

病例对照研究通过比较病例组和对照组人群既往多种暴露状况是否存在差异来探讨疾病的病因，具有相对节省时间且易于实施的特点。但是病例对照研究在病例的选择、回忆暴露史、混杂因素与暴露、疾病处于病因链中的位置关系判断等方面容易产生偏倚，因此验证病因假设的能力相对较弱。

队列研究的观察方向是由因及果，验证假设的能力较强。但是队列研究不适于发病率很低的疾病的病因研究，因它所需要的样本量很大，难以达到，研究常常需要随访较长的时间，研究对象容易失访；研究工作量加大，组织和后勤的工作很复杂，费时、费人、费钱。队列研究的暴露指标及其状态应该有准确的定义并进行严格测量。对于失访的对象应该客观地评价失访者的代表性，结局估计及其对暴露与疾病之间关联的影响。

实验流行病学研究是通过针对病因主动施加干预措施，减少病因暴露，以预防或减少人群疾病的发生。研究的设计和实施的难度都比较大，但是它的特点是研究者可以主动控制实验措施或干预致病因素及验证病因假设的能力最强。

（2）病因研究实例：培高利特与心脏瓣膜病。

培高利特是一种中枢神经突触后多巴胺受体激动药，曾用于帕金森病的治疗。早在2002年，Cindy Zadikoff 等报道了 3 例使用培高利特的患者存在不能解释的三尖瓣反流。之后，一系列的横断面研究发现，培高利特可能存在心脏瓣膜病风险（表 2-8）。

表 2-8　不同横断面研究心脏瓣膜反流例数与培高利特使用患者数

研究作者	心脏瓣膜反流例数	培高利特使用患者数
Van Camp et al	26	78
Peralta et al	9	29
Yamamoto et al	19	66
Corvol et al	15	86
Junghanns et al	11	25
Nagai et al	12	21
Rasmussen et al	2	29
Yamashiro et al	23	194
Tan et al	8	21
Watanabe et al	6	25

2006 年，美国食品药品监督管理局（FDA）将培高利特导致严重心脏瓣膜损害的风险加入该药的黑框警告。2007 年，Schade 等通过巢式病例对照研究分析了两者的关系（*N Engl J Med.*，2007，356：29-38）。他们使用来自英国全科医学研究数据库的数据确定一个基于人口的队列，包括 11 417 名 40～80 岁的在 1988—2005 年间服用过抗帕金森病药物的人。根据年龄、性别和进入队列的年份，每一名新诊断的心脏瓣膜反流患者与 25 名对照受试者配对。总共有 31 例存在心脏瓣膜反流（6 例暴露于培高利特，6 例暴露于卡麦角林，19 例没有用过多巴胺受体激动剂），纳入对照组分析 663 例。发现心脏瓣膜反流的发生率随着培高利特的使用而增加（发生率比，7.1；95% 置信区间，2.3～22.3）。该研究初步证实了培高利特与心脏瓣膜反流存在因果关系。2007 年 3 月 29 日，美国 FDA 发表公告同意培高利特撤出美国市场。

该研究采用了巢式病例对照研究，它是将传统的病例对照研究和队列研究进行组合后形成的一种新的研究方法，即在一个事先确定好的队列进行随访观察的基础上，再应用病例对照研究的设计思路进行研究和分析。巢式病例对照研究中的病例和对照都是从同一个队列中选取出来的，人群同质性好，可以较好地控制选择偏倚；暴露资料的搜集在疾病发生之前，因果推断的时间顺序明确，可以有效控制观察偏倚和回忆偏倚。

（二）筛检试验

筛检（screening）是利用简便、廉洁和快速的医学检查方法，对某一特定的目标人群进行逐一的健康检查，发现高危人群及处于临床前期的患者，采取针对性的预防措施，控制疾病流行，促进人群健康。筛检的主要目的之一，是疾病的早期发现、早期诊断和早期治疗，是属于疾病的二级预防的内容。如果筛检从健康阶段入手，检出某病的高危人群，再实施相应的干预来减缓或者阻止疾病的发生发展，如社区人群中筛检高血压预防脑卒中，筛检高胆固醇血症预防冠心病，这类筛检属于疾病的病因学预防，即一级预防。

依据筛检的目的不同，可以将筛检分为治疗性筛检和预防性筛检；依据人群选择的不同，可分为整群筛选和选择性筛选；依据筛选的方法的多寡，可以分为单项筛检和多项筛检。筛检的实施原则有以下6个方面：①所筛选疾病或状态，应该是该地区当前重大的公共卫生问题。②对所筛检的疾病或状态的自然史有比较清楚的了解。③有可识别的早期临床症状和体征。④有可检测出早期临床症状和体征的筛检手段，且该手段易于被群众接受。⑤对筛检阳性者有相应的进一步诊断和治疗方法，或有可行的预防措施。⑥开展筛检的资源投入有较好的社会经济效益。筛检试验的选择原则为：简便、价廉、快速、安全、易接受。

筛检试验与诊断试验并无本质上的区别，当一项诊断试验方法，满足筛检试验基本特征，并应用于筛检工作中即是筛检试验。两者的区别见表2-9。

表2-9　筛检试验与诊断试验的区别

区别点	筛检试验	诊断试验
对象	健康人或无症状的患者	患者或筛检阳性者
目的	发现可疑患者	进一步把患者和可疑有病但实际无病的人区分开来
要求	快速、简便、安全、高灵敏度	复杂、特异性高，相对于筛检试验的结果具有更高的准确性
费用	经济、廉价	一般花费较多，多应用实验室、医疗器械等手段
处理	需进一步用诊断试验确诊	试验阳性者要严密观察和及时治疗

1. 筛检试验评价的研究设计　对筛检项目进行评价时，基本上可采用随机研究和非随机研究两类方法。随机对照试验（randomized controlled trial，RCT）是对筛检实施效果、成本进行客观评价的最可靠的手段。筛检的RCT是前瞻性研究，其研究的重点是所研究的疾病在目标人群中发病率和死亡率的改变，往往需要长期的随访。与临床试验不同，筛检项目的评价性研究很少做到双盲，且难以做到个体随机分组，可行的方法是采用整群随机化对照试验研究，如果可能的话，在结果分析时应该做到盲法。在不可能随机化确定筛检人群和对照人群，无法实施RCT的情况下，可以采用自身前后对照研究或病例对照研究，或者队列研究来进行筛检项目的评价。

2. 筛检试验评价的基本步骤

（1）确定"金标准"：金标准是指当前在临床诊断或筛检领域被公认为最真实可靠的诊断方法，作为参考标准能够区分患者与非患者。一般来说，病理组织活检、外科手术所见、尸检报告、微生物学培养、特殊的影像学诊断、生物学标志物和长期随访的结果是比较常用的金标准。

（2）选择研究对象：筛检试验研究对象可以来自社区或者医院。评价某筛选试验时研究组一般包括两组，一组是通过金标准确定为真实的患者，另外一组是通过金标准明确为非患者，可以是健康人或者是患其他疾病的人。

（3）样本量估计：决定样本量大小的因素有灵敏度、特异度、检验水平 α 和允许误差 δ。当预期待评价筛检试验的灵敏度和特异度都在 50% 左右时，可用近似样本量计算公式：

$$n = \left(\frac{Z_\alpha}{\delta}\right)^2 p(1-p)$$

公式当中 p 为灵敏度或者特异度。估计病例组样本量时，p 是灵敏度；估计非病例组样本量时，p 为特异度。δ 是允许误差，一般取值在 $0.05 \sim 0.10$ 之间。Z_α 为检验水平 α 所对应的 Z 值，可以通过查统计学标准正态分布表获得。当预期待评价的筛检试验灵敏度和特异度过大过小时（ $> 80\%$ 或 $< 20\%$），可根据以下公式来计算样本含量：

$$n = \left[\frac{5.3 \times Z_\alpha}{\sin^{-1}\left(\delta/\sqrt{p(1-p)}\right)}\right]^2$$

其中，$\sin^{-1}$ 为平方根反正弦转换公式。

（4）盲法比较：比较筛检试验的评价需要用金标准和待评价的筛检方法同时对同一批研究对象进行检测，并分析待评价筛检方法与金标准之间存在的差别。为了防止主观因素对判断结果的影响，通常需要采用盲法收集和分析资料，最常用的是双盲法，即观察者和研究对象都预先无法得知在金标准情况下，哪些研究对象被判为患者，哪些研究对象被判为"非患者"。

3. 筛检试验的评价

（1）筛检试验评价性研究资料整理表：见表 2-10。

表 2-10　筛检试验评价性研究资料整理表

筛检试验结果	金标准		合计
	患者	非患者	
阳性	a（真阳性）	b（假阳性）	$a+b$
阴性	c（假阴性）	d（真阴性）	$c+d$
合计	$a+c$	$b+d$	$a+b+c+d$

（2）筛检试验评价方法

1）真实性（validity）：是指测量值与实际值的符合程度，又称准确性，包括灵敏度、特异度、假阴性率、假阳性率、约登指数和似然比。

灵敏度（sensitivity）是指在金标准确定的患者中，被筛检试验判断为阳性的比例，也称真阳性率，表示筛检试验发现患者的能力。计算公式为：灵敏度 $= a/(a+c) \times 100\%$。

特异度（specificity）是指在金标准确定的非患者中，被筛检事件判定为阴性的比例，也称真阴性率，表示筛检试验确定非患者的能力。计算公式为：特异度 $= d/(b+d) \times 100\%$。

假阴性率（false negative rate）是金标准确定的患者中，被筛检试验判断为阴性的百分比，也称漏诊率。假阴性率 = $c/(a+c) \times 100\%$。

假阳性率（false positive rate）是指金标准中确定的非患者中，被筛检试验判断为阳性的百分比，又称误诊率。假阳性率 = $b/(b+d) \times 100\%$。

约登指数（Youden index）是指将灵敏度和特异性之和再减去 1，又称正确指数，反映筛选试验识别患者和非患者的总能力。约登指数越高，试验真实性也越高。约登指数 = 灵敏度 + 特异度 −1=1−（假阴性率 + 假阳性率）。

似然比（likelihood ratio，LR）是指筛选试验的某种结果在患者中出现的概率与在非患者中出现的概率比值，可同时反映灵敏度和特异度。阳性似然比是筛检试验真阳性率与假阳性率之比，反映试验正确判断阳性可能性是错误判断阳性可能性的倍数，也说明筛选试验是阳性结果时，患病与不患病的比值。该指标越大，筛选试验为阳性结果的研究对象是患者的概率越高，筛选的价值也越大。如果阳性似然比为 1，患者和非患者出现阳性结果概率相同，意味着该试验区分患者时毫无意义；当阳性似然比 > 1，表明患者比非患者更有可能出现阳性结果。

阴性似然比是筛检试验假阴性率与真阴性率之比，反映筛检试验错误判断阴性可能性是正确判断阴性可能性的倍数，也说明试验结果为阴性结果时患病与不患病的比值。该指标越小，筛检试验为阴性结果的研究对象是非患者的概率越高，筛检的价值也越大。阴性似然比为 1，患者和非患者出现阴性结果的概率相等，意味着试验区分非患者时毫无意义；当阴性似然比 < 1，表明非患者比患者更有可能出现阴性结果。

$$\text{LR} + = \frac{\text{灵敏度}}{1 - \text{特异度}} = \frac{a}{a+c} \div \frac{b}{b+d} \qquad \text{LR} - = \frac{1 - \text{灵敏度}}{\text{特异度}} = \frac{c}{a+c} \div \frac{d}{b+d}$$

2）可靠性（reliability）：是指在相同试验设备和条件下，用某试验对同一批研究对象进行重复测试后，得到相同结果的稳定程度，又称可重复性或者精确度。可靠性越高，说明随机试验的稳定性越好，随机误差影响就越小。评价可靠性的指标有标准差或变异系数、符合率和 Kappa 值等。

计量资料：标准差（standard deviation）或变异系数（coefficient of variation，CV）。变异系数 = 标准差 / 均数 $\times 100\%$。

计数资料：符合率（coincidence rate）又称一致率，表示筛检试验与金标准的一致性；也可以用于 2 名观察者对同一事物的观察或同一观察者对同一事物 2 次观察结果一致的百分率。计算公式：符合率 = $(a+d)/(a+b+c+d) \times 100\%$。

Kappa 值：是判断不同观察者间校正机遇一致率后的观察一致率指标，其含义是实际符合率与最大可能符合率之比，计算公式为：

$$\text{Kappa} = \frac{n(a+d) - [(a+b)(a+c) + (c+d)(b+d)]}{n^2 - [(a+b)(a+c) + (c+d)(b+d)]} \quad (n = a+b+c+d)$$

3）预测值（predictive value，PV）：是反映应用筛检试验的检测结果来估计受试者患病或不患病可能性大小的指标，根据试验结果阳性和阴性，将预测值分为阳性预测值和阴性预测值。

阳性预测值（positive predictive value，PV+）是筛检试验结果为阳性者中真正患者所占的比例。计算公式为：阳性预测值 = $a/(a+b) \times 100\%$。

阴性预测值（negative predictive value，PV-）是筛检试验结果为阴性之中真正非患者所占的比例。计算公式为阴性预测值 = $d/（c+d）× 100\%$。

4）ROC 曲线（receiver operator characteristic curve）：也称为受试者操作特性曲线。一般用来确定筛检试验的最佳阳性截断值，也可以根据曲线下面积大小来比较不同筛检试验之间的效果。面积取值范围在 0.5 ~ 1.0，面积越大越接近 1.0，其筛检的真实性越高。ROC曲线的优点是简单、直观、图形化，能直观表示敏感度和特异度之间的相互关系，其评价方法不受群体发病率的影响。

（3）筛检试验的收益（yield）：是指经筛选后能使多少原来未发现的患者得到诊断和治疗。收益与以下几个因素有关：筛检试验的灵敏度、人群中某病的患病率，灵敏度越高或患病率越高，筛检试验的收益越高。联合试验即用两种及以上的筛检试验来检查同一个研究对象。并联试验是指同时应用多个筛选试验，只要有一个阳性结果就定义为患者，此方法可提高灵敏度，却降低特异度。串联试验是指多个目的相同的筛检试验，全部试验结果都为阳性时才能定义为患者，此方法能提高特异度，但会降低敏感度。

（4）筛检试验的卫生经济学评价：成本 - 效果分析（cost-effectiveness analysis，CEA）。只分析实施筛检计划投入的费用与获得的健康产出，这些健康产出表现为健康的结果，用非货币单位表示。成本 - 效用分析（cost-utility analysis，CUA）是把生命数量和质量的结果加以综合研究，分析实施筛检计划投入的费用与经质量调整的健康产出。效用是指卫生领域中，人们对不同健康水平和生活质量的满意程度，一般用质量调整生命年和失能调整生命年等生命质量指标来表示。成本 - 效益分析（cost-benefit analysis，CBA）只分析实施筛检计划投入的费用与获得的经济效益的比值。

4. 筛检试验研究实例　定量免疫粪便隐血试验对进展期结直肠肿瘤筛检效能的评价。

研究目的：评价定量粪便免疫化学试验（fecal immunochemical test，FIT）对进展期结直肠肿瘤（结直肠癌和进展期腺瘤）的筛检效能。

研究方法：基于 1 项正在开展的人群结直肠癌筛查随机对照研究，选取 3 407 例已经完成结肠镜检查的 50 ~ 75 岁受试者作为研究对象。所有受试者在结肠镜检查前均提供粪便标本，采用定量 FIT 通过标准化操作流程对所有粪便标本进行检测。以结肠镜和病理结果作为金标准，计算定量 FIT 对进展期结直肠肿瘤的筛检效能指标。

结果分析：3 407 例受试者包括结直肠癌 28 例（0.8%），进展期腺瘤 255 例（7.5%），非进展期腺瘤 677 例（19.9%），良性病变和正常者 2 447 例（71.8%）。当采用推荐阳性截断值（20 μg Hb/g）时，总体 FIT 阳性率为 2.8%（96/3 407），对于结直肠癌和进展期腺瘤的灵敏度分别为 57.1%（95%CI：37.2% ~ 75.5%）和 11%（95%CI：7.4% ~ 15.5%），特异度为 98.4%（95%CI：97.8% ~ 98.8%）。当阳性截断值（5 μg Hb/g）时，定量 FIT 对于结直肠癌和进展期腺瘤的灵敏度分别增加至 64.3%（95%CI：44.1% ~ 81.4%）和 16.5%（95%CI：12.1% ~ 21.6%），特异度降为 95.2%（95%CI：94.4% ~ 95.9%）。受试者工作曲线分析结果显示，FIT 对于结直肠癌和进展期腺瘤的直线下面积分别为 0.908（95%CI：0.842 ~ 0.973）、0.657（95%CI：0.621 ~ 0.692），且在不同性别和年龄组人群中筛检效能较为一致。

（三）实验性研究

社区科研中除了常见的调查性研究和分析性研究之外，还有实验性研究。实验性研究是将研究人群随机分为实验组和对照组，对实验组施加人为控制的干预措施，然后追踪观察比较两种人群的结局，从而判定干预措施的效果。实验性研究属于前瞻性研究，需严格控制实验条件，施加人为的干预措施，设立对照组，并通过随机化消除混杂因素的效应。实验性研究可以用于临床药物或者新疗法的治疗效果评价，还可以用于慢性非传染性疾病的防治，预防保健措施的效果评价及病因研究。全科医学常见的实验性研究包括现场试验、社区干预试验和临床试验。

1. 现场试验（field trial）　是以"社区现场"（工作场所、家庭、部队、学校、社区等）作为研究环境，以尚未患病的自然人群作为研究对象，将其随机化分成两组或几组，一组作为对照组，其他一组或几组作为接受某种预防措施的试验组，随访观察并评价预防措施的效果。

现场试验是论证效率最强的实验性研究之一，它具备区分实验性研究和非实验性研究两个最主要的特征：主动干预和随机分组。研究的对象为健康人群或高危人群，研究的现场为自然的社区现场，这是与临床试验相区别的最主要特征。临床试验的研究对象是患有某种疾病的患者的场所，一般是在医院或诊所；而现场试验的对象，是自然环境中的健康人，资料直接来自实际生活和真实的人，因而研究结果更容易运用于实际。干预因素为预防性措施，这是区分临床试验的第二个特征。临床试验主要针对治疗性的措施或方法进行评价，而现场试验的处理因素是某个预防性的措施或计划，属于一级预防，主要效应是减少疾病的发生。干预措施常包括预防疾病感染或发病的药物干预、疫苗的预防干预、媒介生物控制干预、健康教育措施干预和环境改变措施等方面。

现场试验设计必须遵守对照、随机化分组、重复和盲法原则，首先要明确研究目的。可以通过 PICO 的原则，既从人群（population）、干预措施（intervention）、对照（control）和结局（outcome）4 个方面阐述。例如认知障碍的个体行为干预现场试验，研究的目的可以概括为以社区中老年认知障碍易感人群为研究对象，随机分为行为干预组和对照组，随访评价认知障碍相关健康行为的改变或认识障碍发病率在两者间的差异。其次，选择研究对象的主要原则有以下几点：①选择对干预措施有效人群；②要注意研究对象的代表性；③选择预期结局事件发生率较高的人群；④容易随访的人群；⑤选择干预措施对其有益或者至少无害的人群；⑥选择依从性好、乐于接受并坚持试验的人群。

现场试验的评价指标：依据结局的测量结果来定义，不同的研究目的有不同的评价指标。现场试验多用于评价疾病的预防效果，通常是以定性指标为主，如疫苗的接种效果评价中的保护率、效果指数和抗体阳转率等；还可用卫生经济学指标进行评价，如成本效果比、成本效益比、成果效用比等。慢性非传染性疾病的评价指标常采用以下中间结局变量：①人群知识、态度、行为的改变；②行为危险因素的变化，如吸烟、膳食、体育活动等；③生存质量的变化，包括生理功能、心理功能、社会功能、疾病的症状体征、对健康总的感受和满意程度等。

2. 社区干预试验　研究对象以社区未患病人群为单位开展的现场试验，称为社区干预试验。社区干预试验常用于评价不容易落实到个体的干预措施效果。另外，当某种疾病的危险因子分布广泛难以区分高危人群时，也适合开展社区试验。社区干预试验的研究目的和研究步骤类似于现场试验，区别在于研究对象是整个社区人群而不是个体。

3. 现场试验实例　自动电子提醒促进心血管疾病一级预防。

研究目的：测试电子提醒系统对心血管事件和心血管风险评估数据充分性的作用。

研究设计与方法：在英国西米德兰兹郡的 19 个基层医疗单位，选择有 e-Nudge 系统的 50 岁以上人群，采用随机对照群组现场试验设计，干预组给予屏幕电子信息提醒个人心血管事件风险和完成风险评估，对照组没有给予提醒。随访 2 年，每年的心血管事件发生率是主要结局指标。样本量计算：假设对照组的心血管事件发生率为 1 260/10 万人年，干预组假设能下降 10%，7 万人群随访 2 年，允许 15% 的退出率，达到 80% 的把握度和 0.05（双侧）显著性差异水准。

研究结果：超过 38 000 名患者的电子记录被随机分配入组。与对照组相比，干预增加了 1.94%（1.38 ~ 2.5，$P < 0.001$）有足够资料可识别风险的患者比例。两组间心血管事件发生率差异 0.96（0.85 ~ 1.10）无统计学意义。提示日常使用自动电子提醒可以改善心血管危险因素信息的充分性和风险人群的可见性。

（四）疾病预后研究

预后（prognosis）是指疾病发生之后，对该病未来的发展过程和不同结局（治愈、复发、恶化、并发症发生、伤残、死亡等）做出的事先估计。这种估计多以较大的研究样本为观察单位，通常以率的形式表示，如生存率、治愈率、复发率。疾病预后研究的意义主要有：了解或明确疾病的发生发展规律，以及判断不同结局发生可能性；研究影响疾病预后的各种因素，才能有助于改变疾病的结局；用于正确评价治疗措施的效果。

预后因素是指影响疾病结局的一切因素，是强调患者具有某些因素，其病程发展中可能会伴有某种结局的发生。预后因素常见的种类包括：疾病本身特征、患者的机体状况、医疗条件、患者及医护人员的依从性、早期诊断与早期治疗、患者的遗传因素和社会因素。预后因素与危险因素在应用和意义上是有一定区别的：危险因素是指能增加疾病发生概率的任何因素，多指在健康人群当中由于暴露某些因素而使疾病发生的可能性增加，以疾病的发生作为事件；而预后因素强调的是在已经患病的情况下哪些因素会影响疾病的结局，是以结局的出现作为事件。疾病的自然史包括：生物学发展期（易感期）、临床症状前期、临床期、结局发生期。

疾病预后研究常见的偏倚有失访偏倚、选择性偏倚和测量偏倚。疾病预后研究常用的设计方案有队列研究、随机对照研究和病例对照研究。队列研究是疾病预后研究中最常用的设计方案。

1. 疾病预后研究的常用指标　疾病预后的评价不仅包括疾病生存状况，也包括症状的改善、病理变化、生理变化、生活质量等方面的内容。

（1）生存率（survival rate）：是指在接受某种治疗的患者或患某病的人中，经过一段时间的随访（通常为 1、3、5 年）后，尚存活病例数占观察病例的百分比。生存率适用于病程长、病情较重、致死性强的疾病的远期疗效观察，如恶性肿瘤、心血管疾病、结核病等。多用 Kaplan-Meier 分析或寿命表法进行分析。

（2）治愈率（cure rate）：是指某病治愈的患者人数占该病接受治疗患者总数的比例。治愈率多用于病程短而不易引起死亡并且疗效较为明显的疾病。

（3）缓解率（remission rate）：是指某种疾病经过某种治疗后病情得到缓解的患者占治疗总人数的比例。缓解率多用于表示病程长、病情重、死亡少见但不易治愈的疾病。

（4）反应率（response rate）：是指经"干预"后出现某些症状改善的患者人数占被"干预"患者总数的比例。该指标主要适用于轻度功能障碍性疾病，而此类疾病难以做出缓解、痊愈的判断。

（5）病死率（fatality rate）：是表示在一定时期内，患某病的全部患者中因该病死亡的比例。主要用于短时期内可以发生死亡的疾病，如各种急性传染病、中毒、脑卒中、心肌梗死和迅速致死的癌症等。

（6）复发率（relapse rate）：是指某病患者在缓解或病愈后的一段时间内又复发者所占的比例。同缓解率一样，复发率也多用于病程长、反复发作、不易治愈的疾病。

（7）致残率（disability rate）：是指出现肢体及器官功能障碍的患者占观察者总数的比例。多用于病程长、病死率低、病情重又难以治愈的疾病。

2. 疾病预后研究的分析方法

（1）疾病预后生存分析的计算方法：常用的有 Kaplan-Meier 分析法（乘积极限法）和寿命表法。

Kaplan-Meier 分析法属于非参数法，是用乘积极限法估计生存率，故又称为乘积极限法。它以时间 t 为横轴，生成率 p 为纵轴，表示时间与生存关系的函数曲线，其生存曲线称 Kaplan-Meier 曲线。利用该曲线可对某病例的预期生存时间大于 t 的概率做出估计。该方法适用于小样本和大样本，可充分利用截尾数据，也不需要对估计的资料分布做任何假定。随访的时间单位越小，估计的精确性越高。

寿命表法也称为间接法，是利用概率论的乘法定律估计每个观察组在任一特定随访时期患者的生存率。寿命表法适用于大样本或者无法准确得知研究结果出现时间的资料。可充分利用各种数据，如在随访期内的失访者、观察年限不到的病例与死于其他原因者。寿命表法还可用于描述其他结局，如癌症复发、移植的排斥或在感染等任何定期随访资料的分析比较。

（2）疾病预后生存分析的最常用方法：是 Log-Rank 检验，又称时序检验，它可以用来比较两个或多个生存率，运用 c^2 检验分析实际观察值与理论值之间的差别意义大小。

（3）疾病预后影响因素的分析方法：有分层分析、多元回归、Logistic 回归模型和 Cox 回归模型。

分层分析是在资料的分析阶段，将某个或者某些影响因素分成数层进行分析，从而获得调整混杂因素后的真实结果，该方法非常适合在临床资料分析中用于偏倚的控制，既简单实用又易于操作。对因变量是定量反应指标，并存在有多个自变量的资料，可以采用多元回归进行分析。当把患者分为有反应及无反应的定性反应时，如治愈与未愈、生存与死亡、发病与未发病等，可以用多元 Logistic 回归模型进行分析。

在临床医学中对患者治疗效果的评价，有时需要时间的长短来衡量。生存时间的长短与治疗措施、患者的体质、病情轻重及免疫状态等多种因素相关，由于时间 t 往往不能满足正态分布和方差极性的要求，故不便用多元线性回归来分析生存时间和预后因素的关系。Cox 回归模型以顺序统计量为基础，对于生存时间的分布形式没有严格的要求，它可以允许存在截尾数据和随访时间迟早不一，随访时间长短不一，以及资料失访的数据，所以在临床上具有很强的应用价值。

3. 预后研究实例　在基层医疗首次记录的呼吸困难对未来慢性呼吸系统和心脏疾病的预后价值。

研究目的：对未确诊呼吸困难患者评估其未来慢性阻塞性肺疾病、哮喘、缺血性心脏病和早期死亡率的长期风险。

研究设计与方法：采用配对的队列研究设计，数据来自英国临床实践研究数据链。暴露组为 1997—2010 年首次记录的呼吸困难成年人且没有缺血性心脏病或呼吸系统疾病的处方记录。对照组为无呼吸困难记录的配对的个体。分析时调整社会人口和共病特征。采用 Cox 回归模型分析三种疾病结局风险。

结果分析：共随访 75 698 例患者（暴露队列），平均随访时间中位数为 6.1 年，超过 1/3 的人随后被诊断为慢性阻塞性肺疾病、哮喘或缺血性心脏病。与未暴露队列的诊断结果相比，6 个月后仍未确诊呼吸困难病因的人群，这三种疾病的长期风险都有所增加。从首诊到 6~12 个月的各疾病风险比为：慢性阻塞性肺疾病 8.6（6.8~11.0）、哮喘 11.7（9.4~14.6）、缺血性心脏病 3.0（2.7~3.4）。大于 36 个月的各疾病的风险比为慢性阻塞性肺疾病 2.8（2.6~3.0）、哮喘 4.3（3.9~4.6）和缺血性心脏病 1.6（1.5~1.7）。暴露队列的人群有更高的早死亡风险。

（郭　谊）

二、基于社会医学的全科医学研究

社会医学是从社会的角度研究医学和健康问题的一门交叉学科，研究社会因素与个体及群体健康和疾病之间的相互作用及其规律，制定相应的社会策略和措施。社会因素和生物因素的互相融合和交叉作用是导致多数患者致病的共同原因，社会因素在疾病发生和发展中的重要作用不容忽视，医学模式已从单纯的生物医学模式演变成为生物－心理－社会医学模式。全科医疗是面向家庭和社区，以人的健康为中心，将人的身体结构与功能、躯体与精神、心理与社会适应作为统一的整体来看待，因此，基于社会医学的全科研究具有十分重要的价值。根据研究内容，全科医学的社会学研究可以分为人群健康的社会因素研究、社区人群的生命质量研究和社区卫生服务评价研究等。

（一）人群健康的社会因素研究

随着社会经济的快速发展，我国居民的健康水平得到显著的提高，但我国人群的健康水平存在着明显的地区差异，表现在城镇明显优于农村，东部地区明显优于中西部地区，居民健康水平和社会经济发展水平成正比。同时，我们也面临着多重疾病负担的巨大挑战，人群的疾病谱发生改变，主要是慢性非传染性疾病，如恶性肿瘤、心脑血管疾病和精神疾病等的患病率持续升高。我国慢性非传染性疾病占健康生命年损失的 77% 和死亡因素的 80%，仅心血管疾病和癌症就占死亡的 2/3。卒中、缺血性心脏病、慢性阻塞性肺疾病是过早死亡的三大病因，糖尿病、肌肉骨骼障碍和抑郁症成为失能的主要原因。这些慢性非传染性疾病的发生、发展与社会经济生活条件、社会文化因素、行为生活方式和环境中存在着多种危险因素密切相关，而且社会因素往往起到决定性的作用。美国前 10 位死亡原因的研究结果表明，社会因素占死亡影响因素的 77%。这种多因单果、单因多果、多因多果的疾病流行模式使疾病的因果关系更加复杂，要防治这类疾病获得健康就不能单纯地依赖生物治疗，更多地要依靠社会措施，特别是通过社会卫生调查找出存在的卫生问题，并针对这些致病因素，采取社会干预措施降低和消除各种健康的危险因素。

1. 人群健康指标

（1）单一型指标：仅测量健康某一个方面的指标。常用的有：①生长发育统计指标，主要包括新生儿低体重百分比、6 岁以下儿童年龄性别低身高百分比、6 岁以下儿童年龄性别低体重百分比等。②疾病统计指标，主要包括发病率、患病率、疾病构成、疾病顺位、病死率、治愈率、生存率等。③死亡统计指标，包括死亡率、婴儿死亡率、新生儿死亡率、儿童死亡率、孕产妇死亡率、死亡构成比、死亡顺位、平均期望寿命等。

（2）复合型指标：有两个或两个以上指标组成的综合指标。常用的有：①减寿人年数（potential years of life lost，PYLL），某一人群在一定时间内（通常为1年），在目标生存年龄（通常为70岁或出生期望寿命）以内死亡所造成的寿命减少的总人年数。②无残疾期望寿命（life expectancy free of disability，LEFD），以残疾作为观察终点，代替普通寿命表中的死亡，综合了死亡率和残疾与活动受限率2个指标。③活动期望寿命（activity life expectancy，ALE），以日常生活自理能力的丧失作为观察终点。④伤残调整生命年（disability-adjusted life year，DALY），疾病死亡损失健康生命年与疾病伤残损失健康生命年相结合的指标，是生命数量和生活质量以时间为单位的综合性指标。⑤健康期望寿命（healthy life expectancy，HALE），扣除了死亡和伤残影响之后的平均期望寿命。

2. 社会因素与人群健康　影响人群健康的社会因素包括社会经济因素、社会环境因素、社会文化因素和行为生活方式等。这些因素是相互联系、相互影响的，社会经济发展水平一定程度上影响社会环境的健康水平，经济和环境情况也影响到社会文化的形成，对健康生活方式产生很大的影响。

健康相关行为是指个体或群体与健康和疾病有关的行为，按照行为者对自身和他人健康状况的影响，可分为促进健康行为和危害健康行为。在慢性非传染性疾病的形成中，行为因素具有很重要的致病作用，最常见的是烟草使用、不良饮食习惯、缺乏身体活动和酒精滥用。2008年WHO调查显示，50%的死亡是由于行为生活方式因素，30%为环境因素，10%为生物遗传因素，10%为医疗卫生服务因素。众多证据表明，改变和调整行为就能有效减少疾病。健康行为的观点与理论包括生物学观点、心理学观点（自我表达理论、心理压力理论、情感激发理论、恐惧诱导理论）、行为学观点（强化模式、时间价值期望模式、健康意识模式、个人控制力模式）和社会学观点（社会功能主义观点、社会规范与社会影响观点、经济学观点）。

3. 基于人群健康社会因素的全科医学研究及实例　全科医疗主要是面向社区的基层医疗，是研究社区人群健康的第一阵地，围绕上述社会因素，开展社区人群健康相关的研究，有利于改善社区社会卫生状况，提高社区人群健康水平，制定社会卫生策略。

实例：伦敦道路交通空气和噪声污染对出生体重的影响——回顾性人群队列研究。

研究目的：研究暴露于道路交通空气和噪声污染与出生体重结局的相互关系。

研究设计与方法：采用回顾性人群队列研究，来源于2006—2010年英国大伦敦地区（2 317 km^2）的540 365例单胎足月活产儿。

研究结果与结论：妊娠期间平均空气污染物暴露量为二氧化氮（NO_2）41 μg/m^3，氮氧化物（NO_x）73 μg/m^3，空气动力学直径 < 2.5 μm颗粒物（$PM_{2.5}$）14 μg/m^3，空气动力学直径 < 10 μm颗粒物（PM_{10}）23 μg/m^3，臭氧（O_3）32 μg/m^3。平均日间和夜间道路交通加权噪声水平分别为58 dB和53 dB。交通尾气和非交通尾气（刹车或轮胎磨损和再悬浮）来源的$PM_{2.5}$，以及空气中NO_2、NO_x、$PM_{2.5}$、PM_{10}的四分位数范围增加与长期的低出生体重增加了2%~6%和长期的小于胎龄儿增加了1%~3%相关。空气污染物与道路交通噪声的关联性是稳定的。只有交通尾气中的$PM_{2.5}$和空气中的$PM_{2.5}$与长期低出生体重风险的增加始终相关。据估计，伦敦3%的足月低出生体重病例可直接归因于妊娠期间居民暴露于$PM_{2.5}$ > 13.8 μg/m^3。研究结果表明，伦敦道路交通造成的空气污染对胎儿生长有不利影响。

（二）社区人群的生命质量研究

生命质量（quality of life，QOL）又称生活质量、生存质量，最早是社会学概念，由美国经济学家加尔布雷斯在 20 世纪 50 年代末提出并最早应用于社会学领域，20 世纪 70 年代应用于医学领域之后，形成了健康相关生命质量（health-related quality of life，HRQOL）。WHO 将生命质量定义为：不同的文化和价值体系中的个体，对于他们的生活目标、期望、标准，以及所关心事情有关的生活状态的体验。HRQOL 除了用于临床研究评价慢性病患者生存期的生命质量，还更多地涉及普通人群、健康人群。评价人的 HRQOL，不仅需要传统的生理评价指标，还要了解干预对患者关心的结果产生了何种影响，有必要通过主观评价和报告的方法来评价患者的疾病体验。它不仅关心患者的存活时间，而且关心患者的存活质量；它不仅考虑客观的生理指标，而且强调患者的主观感受；不仅用于临床结局评价，还用于保健康复和卫生决策。尽管目前对生命质量的构成尚未完全达成共识，但大部分研究者认同生命质量的测定包括：生理问题（症状、疼痛）、功能（活动）、家庭良好适应、精神、治疗满意度、对未来的取向、性及亲密行为、社会功能和职业功能。

1. 生命质量的评价方法　按照目的和内容不同，HRQOL 的测定可有不同的方法，常见的有访谈法、观察法、主观报告法，症状定式检查法、标准化的量表评价法。目前标准化的量表评价法是主流。根据测定的目的和对象的不同，HRQOL 量表的构成略有不同，一般包括条目、维度、领域和总量表 4 个层次。条目是量表最基本的构成元素，所有备选的有关条目的集合，称为条目池。维度由若干反映同一特征的条目构成，如生理职能、焦虑、抑郁等。领域是生命质量中一个较大的功能部分，由若干密切相关的维度构成，如心理领域、生理领域等。若干领域构成一个完整的量表。量表分为通用型量表和特异型量表，通用型量表测定对象为一般人群或不同疾病状况的人群，用于描述一般人群的生命质量状况和不同人群的生命质量的差异。特异型量表测定对象是特殊人群或特定疾病患者，用于测定特定人群的生命质量状况。生命质量资料是不可直接观察的，主观资料用于分析时一般需要很多过渡性的预处理，如量化积分、逆向指标的正向化等。生命质量资料是一种多指标多终点的资料，根据资料的特点，其分析评价可以分为三大类：同一时点的横向分析、不同时点的纵向分析，以及生命质量与客观指标的结合分析。

2. 生命质量的测量工具。

（1）通用型量表举例：36 条目简明健康量表（MOS 36-item short form health survey，SF-36）（表 2-11），是美国波士顿健康研究所在医疗结果研究调查表的基础上开发出来的通用型简明健康调查问卷，适用于普通人群的生命质量测量临床试验研究和卫生政策评价。

（2）特异型量表举例：癌症患者生活功能指数量表（functional living index cancer scale，FLIC），由加拿大学者施佩尔等研制，包括 22 个条目，用于癌症患者生命质量的自我测试，也可作为鉴定特异性功能障碍的筛选工具。FLIC 从癌症患者在日常生活中可能面临的问题入手，比较全面地描述了患者的活动能力、执行角色功能的能力、社会交往能力、情绪状态、症状和主观感受等，面向一般的癌症患者，尤其适用于预后较好的癌症患者。

（3）量表的翻译和验证及自主研制的量表：外文的量表在国内使用前需要进行量表的翻译并做信度和效度的研究。由于量表与文化密切相关，所以还有一些量表是我国自主研制的量表。

3. 社区人群的生命质量研究实例　不同下尿路症状的中国基层医疗患者的健康相关

表 2-11　SF-36 各维度的解释

维度	相关性		含义
	生理健康	心理健康	
生理功能	强	弱	因健康原因生理活动受限
社会功能	中	强	因生理或情感原因社会活动受限
生理职能	强	弱	因生理健康原因角色活动受限
躯体疼痛	强	弱	疼痛程度及其对日常活动的影响
精神健康	弱	强	心理压抑和良好适应
情感职能	弱	强	因情感原因角色活动受限
活力	中	中	对自身经历和疲劳程度的主观感受
总体健康	中	中	个体对自身健康及发展趋势的评价

生活质量：一项潜在类别分析。

研究目的：使用潜在类别分析来识别基层医疗患者中不同类型的下尿路症状，并评估其健康相关生活质量（HRQOL）的差异。

研究设计与方法：来自我国香港特别行政区基层医疗的横断面研究，纳入 500 名下尿路症状患者，并根据国际尿控学会 2002 年标准评估了 18 种症状。利用潜在类别分析方法进行分类。采用 12 项健康调查短表（版本 2）、改良尿失禁影响问卷短表和国际前列腺症状评分中的 HRQOL 项目评估患者的 HRQOL。

研究结果与结论：6 种不同的下尿路症状分类为无症状（26.0%）、轻度症状（22.6%）、中度多种症状（17.0%）、急迫性症状（13.8%）、尿失禁（12.0%）和重度多种症状（8.6%）。多项回归分析发现，不同分类心脏病的性别分布和患病率存在差异；多元线性回归发现，重度多种症状和尿失禁患者的 HRQOL 最差。在这项研究中，几乎 3/4 的基层医疗患者患有不同程度的下尿路症状。严重多种症状和尿失禁患者的 HRQOL 较差，意味着这些类别的患者需要额外的关注和治疗。

该研究采用横断面研究设计，利用多种量表来评定特定患者的生活质量，并采用潜在类别分析进行分类。此外，采用回归分析研究已分类的下尿路症状与 HRQOL 的相关性。

（三）社区卫生服务评价研究

社区卫生服务是以基层卫生机构为主体，全科医生为骨干，合理使用社区资源和适宜技术，以人的健康为中心、家庭为单位、社区为范围、需求为导向，以妇女儿童、老年人、慢性病患者、残疾人等为重点，以解决社区主要卫生问题，满足基本卫生服务需求为目的，融预防、保健、康复、健康教育、计划生育技术服务和一般常见病、多发病的诊疗服务等为一体的有效、经济、方便、综合、连续的基层服务。其服务的对象包括健康人群、高危人群、重点保健人群和患者。评价社区卫生服务能力的全科研究主要是绩效评价研究。

1. 社区卫生服务绩效评价　绩效评价是指评价主体对照工作目标或绩效标准，采用科学的定性和定量评价方法评定组织成员的工作任务完成情况、工作职责履行程度和成员的发展状况，并且将评定结果反馈的过程。社区卫生服务绩效评价是提高社区卫生服务水平，实现其健康可持续发展的有效途径。

（1）绩效评价的程序：制订评估计划，确定评估标准或体系，建立组织并培训人员组织实施评估，对评估资料进行分析、评价，提出评估报告。

（2）绩效评价的对象：主要包括以下三种，即以社区卫生服务机构责任主体为对象，以社区卫生服务机构为评价对象，以社区卫生服务工作人员为评价对象。

（3）绩效评价指标：其评价的维度是对评价对象各个方面或要素进行可以测定和评价的描述，评价指标需要做到内涵明确、词义清楚，能够全面系统地反映出评价事物的特征。建立评价指标体系要遵循科学客观、独立、公平、可操作性、可测性、时效性和重要性的原则，选定的指标内容要与目标管理一致，与国家有关政策相统一，充分体现社区卫生服务的特色，以居民的需求为导向，服务内容要包括社区卫生服务基本功能项目。

评价体系的建立，首先要筛选指标，常用的指标筛选方法有专家咨询法，以及聚类分析、假设检验和变异系数法等统计学方法。评价指标确定后，其权重的确定包括各量化指标在整个指标中的权重和定性指标在整个绩效结果中的权重，都是评价的关键。关键指标权重系数的确定一般采用德尔菲法和层次分析法，或者两者结合使用。社区卫生服务评价指标体系建立后，可以通过对评价单位各项评价指标的测量获得数据资料，再进行分析和综合评价。

2. 社区卫生服务绩效评价研究实例

实例1：城市社区家庭医生签约服务绩效评价指标体系构建研究。

研究目的：构建城市社区家庭医生签约服务绩效评价指标体系，以便对家庭医生签约服务实施效果进行评估。

研究设计与方法：以家庭医生签约服务绩效评价概念框架为理论基础，采用德尔菲法、层次分析法，确定家庭医生签约服务绩效评价体系，以广州市为例进行实测模拟检验。

研究结果与结论：在家庭医生签约服务"结构、投入、过程、产出、结果"绩效评价概念框架基础上，拟订城市社区家庭医生签约服务绩效评价候选指标库，基于此指标库制订问卷，于2018年12月—2019年6月，对20名专家进行函询，根据专家函询结果建立了包括4个一级指标、10个二级指标和34个三级指标的广州市家庭医生签约服务绩效评价体系，其中一级指标包括组织结构与管理（权重0.21），资源投入（权重0.24），签约服务过程（权重0.19），签约服务效果（权重0.36）。以广州市某社区服务中心作为实测对象，对个别指标数据获取方式或评分标准进行了调整完善。该指标体系构建具有科学性，评价工具设计以结果产出为重点，综合从供需双方、健康管理服务规律等角度评价签约服务质量。

实例2：社区卫生服务项目流程化管理研究——绩效评价与SWOT分析。

研究目的：评价社区卫生服务中心实施流程化管理的绩效。

研究方法：首先，进行资料研究，查阅实施流程化管理前后2004年和2005年社区卫生服务中心服务数量、质量和满意度情况。其次，进行个案调查，对上海某些社区卫生服务中心项目负责人进行跟踪调查访谈，了解中心项目流程的开展情况、存在问题及今后的发展趋势。最后，进行专家访谈，利用专家访谈构建SWOT分析，对社区卫生服务中心进行定性和定量调查的基础上，结合相关文献资料对目前社区卫生服务中心内部流程化管理的优势、劣势和外部环境的机会、挑战进行分析。

（郭　谊）

三、全科医学教育研究

教育研究是指运用科学的方法研究教育问题，是人们解决有关教育问题的可靠途径。教育工作者进行教育研究通常是为了找到某个问题的解决方案或者是进一步了解其不了解的问题，最终目标是发现人们可以用来解释、预测和控制教育情景中的事件的一般原则，即形成教育的科学理论，并用于指导实践。

医学教育是医学与教育学的交叉学科，医学教育研究要面对的是跨学科、跨领域的复杂问题。医学教育研究的过程也属于科学研究的过程，通过种种科学严谨的研究设计，探索更合理的医学教育模式，其最终目的是提高医学人才培养的质量。

全科医学教育作为医学教育的一个重要分支，是培养优质医学人才的重要手段和途径，有助于为医学领域输送大量合格的全科医学人才。近现代全科医学教育搭上医学科技发展的快车，其教育模式也在不断发生变革。国际上全科医学教育研究人员在教育方法、教育理念、教学手段及评估方法等方面的经验交流与信息共享，极大地推动了各国医学院校的全科医学教育改革进程，对提高全科医学教学质量起到了很好的促进作用。

（一）医学教育研究的历史沿革与重要性

21世纪以来，全球范围内的医学教育改革方案层出不穷，2010年，《柳叶刀》杂志发表了《新世纪医学卫生人才培养：在相互依存的世界为加强卫生系统而改革医学教育》，该文作者是21世纪全球医学卫生人才教育专家委员会，由多个国家的20位医学教育领袖组成，深入研究了医学教育改革与发展。

受此启发，我国2011年启动"21世纪中国医学教育改革理念创新项目"，在梳理中国医学教育的发展、面临的挑战及问题等的基础上，该项目的专家认为要重视医学教育研究工作，探索适合我国国情的医学教育模式，以促进我国的医学教育事业发展。2017年7月，全国医学教育改革发展工作会议在北京召开。会后，国务院办公厅印发《关于深化医教协同进一步推进医学教育改革与发展的意见》，意见指出："始终坚持把医学教育和人才培养摆在卫生与健康事业优先发展的战略地位，遵循医学教育规律和医学人才成长规律，立足基本国情，借鉴国际经验"。这反映了国家对医学教育及其研究的高度重视。

（二）全科医学教育研究的发展现状

全科医疗强调早期发现疾患，强调疾病的预防和持续管理，强调在社区场合对患者进行个性化服务，其最大特点就是强调对于人的"长期负责式照顾"。那么相应地，全科医学的教育也应该围绕着如何培养合格的全科医生展开，国内外全科医学领域的学者为此进行了各自的探索研究。

1. 国外全科医学教育发展与现状　纵览国外全科医学教育的发展现状，以欧美一些发达国家为代表，可以总结以下特点：①具有完善的教育体系。采用终身教育模式，包括在校医学生教育、全科住院医师培训及毕业后继续教育三个阶段。内容涵盖医学知识与技能、医疗/社区管理与效益分析、团队合作与人文素养、教学研究与质量评估等多方面。②毕业后全科住院医师培训周期为3~4年。国家采用统一培训标准、统一考试内容、统一颁发证书的"三统一"政策。采取"导师责任制"，由一名资深全科医师指导且管理1~2名住院医师。③毕业后的继续教育与全科执业再注册息息相关。全科医师必须按期完成继续教育（每1年或每3年）和全国再认证考试（每3年或每6年），考试合格者方能再次注册。

2. 国内全科医学教育发展与现状　国内全科医学教育起步较晚，吸收借鉴了国外大量的全科医生培养经验，培养模式有很多相似之处，大致总结如下：①同样采用终身教育模式，但除了国外的三个培养阶段，我国结合国情还增加了全科医师转岗培训。由于我国基层医疗系统亟需一大批全科医生，而全科医生培养周期较长，完全通过国外的培养模式很难达到预期目标，于是充分盘活现有资源，通过全科医师转岗培训在较短的周期内培养大量全科医生。②与国外毕业后教育相类似，我国的全科医学毕业生同样需完成周期为3年的全科医师规范化培训，培训后顺利通过规范化培训结业考核，拿到合格证书后持证上岗。③采取规范化"5+3""3+2"及国内外联合培养模式，提升全科医学生学位。我国通过"5+3"模式将全科医师规范化培训与临床专业硕士并轨，通过"3+2"模式将成人专科学历升级至本科与全科医师规范化培训并轨。还有一些医学院校尝试采用国内外联合培养全科医学研究生。④在继续教育阶段，针对全科医生的培训内容目前主要包括对全科医师进行新理论、新方法、新技术、新观念、新政策等方面的教育。图 2-7 为我国全科医学教育发展简史，每一次政策上的突破都与众多全科学者对全科医学教育的辛勤研究密不可分。

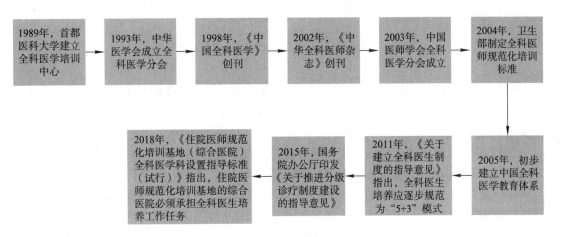

图 2-7　中国全科医学教育发展简史

（三）全科医学教育研究的热点及趋势

1. 目前国际上全科医学教育研究的热点　通过检索 Web of Science 核心合集，将检索词设置为（"family practice" OR "general practice"）AND "education"，自定义时间段为2016—2020 年，共检索了 1 422 篇英文文献，采用计量分析软件对其关键词进行分析，发现近 5 年关于全科医学教育的研究热点随着时间的进展在发生一定的变化。在 2016 年，研究热点主要为："医学教育""全科医学""初级保健""指南""管理""干预""满意度""儿童""妇女""模型""乳腺癌""多病重症""药物处方""随机对照研究"等。到2020 年，研究热点演变成："患者医疗""卫生人力资源""医学研究""电子病历""失眠""虚弱""糖尿病""老年人""医学教育 / 培训""研究生教育""共识"等（图 2-8）。而发文量排名前五的国家依次为：澳大利亚、英国、美国、德国、法国，新的观点也主要来自这些国家。

2016 年刊录的澳大利亚一项关于初级保健（primary care）的研究表明，随着慢性病和复杂疾病医疗负担的增加，人们开始重视提高初级保健的质量。社区联合保健

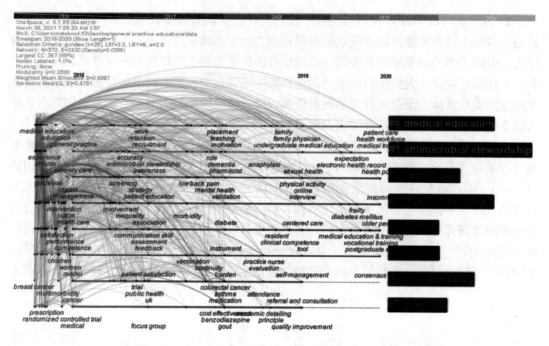

图 2-8　2016—2020 年国际上全科医学教育研究热点

（connecting care in the community，CCC）是实施保健项目一体化的一个例子，研究邀请 2 个地区 11 个诊所的 17 名全科医生参加了半结构化访谈，探讨全科医务人员在管理慢性病和复杂疾病的社区保健方面的经验，以及他们对 CCC 项目的看法。

2017 年刊录的英国的一项关于初级保健系统的研究指出，希波克拉底交换计划（The Hippocrates Exchange Programme，HEP）旨在为年轻的全科医生提供初级卫生保健系统概念的第一手经验，其目的是提高全科医生的知识和技能，寻找发展和促进初级保健的全球方法。研究采用定性方法分析了英国参与者通过 HEP 访问 10 个欧洲国家后得出的 16 份交换后的报告，报告的主题有：①初级保健实践的比较。②东道国初级保健的基础设施。③交流的动机和经验。④学习和反思。

2018 年刊录的美国一项关于影响全科医学住院医师循证医学（evidence-based medicine，EBM）应用习惯、自我效能感和循证医学技能因素的研究结果提示，在医学教育中增加科研训练和循证医学培训有助于提高全科住培医师的循证医学实践能力，这种能力并不是通过住院医师培训期间的临床学习获得的。

2019 年刊录的爱尔兰的一项北都柏林城市全科医生培训项目（North Dublin City General Practitioner Training Programme，NDCGP）的描述及评估研究指出，与一般人口相比，偏远地区的居民人均家庭医生数量明显偏低，获得基础卫生保健的机会较少，健康状况也较差。NDCGP 为家庭医生提供必要的理论知识和技能培训，增强其为偏远地区提供初级保健的能力和积极性，通过问卷调查显示，参与项目的家庭医生经过培训增强了自信心和同理心，减少了对偏远地区患者的偏见和恐惧。

2020 年刊录的德国一项定性研究分析年轻的全科医学生如何向全科医生过渡，研究纳入 13 名正在接受专科培训的全科医学生及 2 年前完成专科培训的全科医生参加了问题导向型访谈，访谈采用内容分析法进行分析，结果发现，全科医生的工作模式与综合医院相比差别很大，而全科医学生对临床的初步看法主要来源于医学院校和专科培训的医院。

2. 我国全科医学教育研究的趋势　目前，国内医疗卫生服务行业的工作重点已由"以疾病为中心"转变为"以人为中心"，而全科医学凭借"医疗、保健、康复三位一体"的专业特点，为人民的健康促进提供有力保障。在"健康中国2030"这一国家战略大背景下，国内全科医学教育的发展迎来了全新的机遇，更应该聚焦热点及前沿问题，进行更深层次的研究，探索适合我国国情的全科医学教育新模式。根据目前的发展现状，推测未来我国全科医学教育研究可能的趋势如下。

（1）人口老龄化与慢性病：我国老年人常见的慢性病有糖尿病、高血压、冠心病、慢性阻塞性肺疾病等，严重影响着老年人的生活质量。而且随着我国人口老年化加剧，慢性病患者数量正在逐年攀升。近年来，全科医生在慢性病防控中的作用日益凸显，尤其是在慢性病早期筛查、早期诊断、急性期转诊、稳定期管理等方面发挥着越来越重要的作用。

（2）叙事医学与人文素养：2001年，美国的Rita Charon教授首次提出"叙事医学"（narrative medicine）的概念，即临床医生通过"吸收、解释、回应患者的故事和困境"，来提供充满尊重、共情、专业和信任的医疗照护，为紧张的医患关系"松绑"。叙事医学的医学模式有利于培养全科医生的医学人文素养、良好的医患沟通能力，帮助全科医生在日益复杂的医疗环境中弥合医学技术与人性的间隙，助力临床决策的人文性。

（3）模拟医学教育：是近年来医学教育研究领域的前沿和热点之一，利用各种局部功能模型、计算机互动模型及虚拟科技等模拟系统，模拟出逼真的临床场景，供学习者训练临床思维和技能，减少非必要的医患纠纷，是未来全科医学教育的重要工具。

（4）未分化疾病：于1985年由Slavney和Teitelbaum医生首次提出，指存在一段时间的躯体症状，经过充分的医学检验与检查仍未发现可以解释其症状的疾病，通常采用"医学上无法解释的躯体症状"（medically unspecified diseases，MUD）进行描述。MUD的患病率研究结论迥异，但一般认为不低于30%，在社区和诊所内的就诊率更高。尽管MUD往往首诊于基层医疗机构，但由于其病因的复杂性及多样性，加之基层医疗设备的缺失，使全科医生对于MUD病因诊断受到极大的限制，还亟需很多进一步的研究。

（5）亚专长全科医师培养：亚专长全科医师（general practitioner with special interest，GPwSI）是指经过培训和认证后在某方面具有特长的全科医师。我国现已建立相对完善的全科医学院校教育及毕业后教育培养体系，但对于规范化培训后全科医师的持续职业教育尚缺乏有效途径。培养亚专长全科医师可以增强全科医生核心竞争力，优化全科人才队伍，提高基层医疗服务质量。

我国正处于全面实施健康中国及教育强国战略的重大历史时期，同时国家也大力支持医教协同推进医学教育改革与发展，加强医学人才培养。应抓住发展机遇，发挥全科医学教育研究在全科医学教育理念、教学手段、考核方式、教育管理等方面的指导性作用，并聚焦全科医学教育热点和前沿问题，完善和充实全科医学教育内容，提升我国全科医学人才培养质量，以适应未来全科医学快速发展的国际形势。同时也为加快推进健康中国建设，满足人民日益增长的多层次、多样化的健康需求提供强有力的支撑。

思考题

1. 如计划在社区人群中明确饮酒是痴呆的病因，可以采用哪些研究设计？相应设计的评价指标是哪些？

2. 如计划对社区卫生服务中心全科医生的健康管理服务进行绩效评价，如何设计研究？相应设计的评价指标是哪些？

3. 结合过去5年全科医学教育研究热点，思考其与全科医学教育发展历史的关系。思考未来全科医学教育研究的发展还有哪些可能的趋势？

（任菁菁）

参考文献

［1］刘民. 医学科研方法学［M］. 2版. 北京：人民卫生出版社，2020.

［2］王朝昕，陈宁，刘茜，等. 我国全科医学科研发展的回溯与展望：发展历史、研究领域及瓶颈分析［J］. 中华全科医学，2019，17（7）：1069-1072.

［3］殷国荣. 医学科研方法与论文写作［M］. 3版. 北京：科学出版社，2015.

［4］杨辉，韩建军，许岩丽. 国际全科期刊的主题分析［J］. 中国全科医学，2021，24（01）：1-10.

［5］张东海，邵悦，刚君，等. 基层医疗机构"横向合作课题"伦理备案审查体会与问题［J］. 中国医学伦理学，2021，34（05）：555-559，565.

［6］宋晓琳，尹梅. 人工智能在基层医疗卫生机构应用中的伦理问题研究［J］. 中国医学伦理学，2020，33（07）：847-851.

［7］施榕，郭爱民. 全科医生科研方法［M］. 2版. 北京：人民卫生出版社，2017.

［8］杨凯超，吴伟东，任菁菁. 浙南地区全科住院医师规范化培训质量调查及对策研究［J］. 全科医学临床与教育，2019，17（06）：541-543.

［9］赵斐然，周天驰，张俊颖，等. 量表（问卷）信度、效度评价在我国医学领域的应用与展望［J］. 中华中医药杂志，2014，29（07）：2280-2283.

［10］李萍萍，陈美芬，赵凤敏，等. 糖尿病社区管理医生流感疫苗推荐工作满意度问卷信度效度评价［J］. 预防医学，2020，32（02）：130-134.

［11］康德英，许能锋. 循证医学［M］. 3版. 北京：人民卫生出版社，2020.

［12］于晓松，路孝琴. 全科医学概论［M］. 5版. 北京：人民卫生出版社，2019.

［13］刘民. 医学科研方法学［M］. 2版. 北京：人民卫生出版社，2020.

［14］Schade R，Andersohn F，Suissa S，et al. Dopamine agonists and the risk of cardiac-valve regurgitation ［J］. N Engl J Med，2007，356（1）：29-38.

［15］Bhattacharyya S，Schapira AH，Mikhailidis DP，et al. Drug-induced fibrotic valvular heart disease［J］. Lancet，2009，374（9689）：577-585.

［16］卢明，陈宏达，刘成成，等. 定量免疫粪便隐血试验对进展期结直肠肿瘤筛检效能的评价［J］. 中华流行病学杂志，2020，41（12）：2104-2111.

［17］Holt TA，Thorogood M，Griffiths F，et al. Automated electronic reminders to facilitate primary cardiovascular disease prevention：randomised controlled trial［J］. Br J Gen Pract，2010，60（573）：e137-143.

［18］Chen Y，Hayward R，Chew-Graham CA，et al. Prognostic value of first-recorded breathlessness for future chronic respiratory and heart disease：a cohort study using a UK national primary care database［J］. Br J Gen Pract，2020，70（693）：e264-e273.

［19］李鲁. 社会医学［M］. 5版. 北京：人民卫生出版社，2017.

［20］Smith RB, Fecht D, Gulliver J, et al. Impact of London's road traffic air and noise pollution on birth weight: retrospective population based cohort study［J］. BMJ, 2017, 359: j5299.

［21］Choi EPH, Huang J, Chau PH, et al. Health-related quality of life among Chinese primary care patients with different lower urinary tract symptoms: a latent class analysis［J］. Qual Life Res, 2021, 30（5）: 1305-1315.

［22］黄锦玲，曾志嵘. 城市社区家庭医生签约服务绩效评价指标体系构建研究［J］. 中华医院管理杂志，2021，37（01）: 34-38.

［23］鲍勇. 社区卫生服务项目流程化管理研究——绩效评价与 SWOT 分析［J］. 中国全科医学，2007（15）: 1232-1234.

［24］柯杨. 21 世纪中国医学教育改革再定位［M］. 北京: 北京大学医学出版社，2014.

［25］中华人民共和国教育部，中华人民共和国卫生部. 教育部和卫生部关于实施卓越医生教育培养计划的意见［R］. 北京，教高〔2012〕7 号.

［26］教育部　国家卫生计生委　国家中医药管理局　国家发展改革委　财政部　人力资源社会保障部. 教育部等六部门关于医教协同深化临床医学人才培养改革的意见［R］. 北京，教研〔2014〕2 号.

［27］李杰，陈超美. CiteSpace: 科技文本挖掘及可视化［M］. 2 版. 北京: 首都经济贸易大学出版社，2017.

数字课程学习

Ⓟ 教学 PPT　　　❀ 视频

第三章 全科未分化疾病的识别与处理

未分化疾病指存在一段时间的躯体症状，经过充分的医学检验与检查仍未发现可以解释这些症状的疾病，包括发热、乏力、消瘦、水肿、咳嗽、头痛等，需要全科医生熟练掌握未分化疾病的诊疗思路及相关科学研究。

第一节 未分化疾病概述

学习提要

1. 未分化疾病是临床常见问题之一，患者常以躯体不适症状就诊，但针对症状进行相关检查未发现异常或异常结果不足以解释相关症状。

2. 未分化疾病需要以生物－心理－社会医学模式寻找病因、明确诊断并予以治疗，为患者解除病痛。

1985 年，Slavney 和 Teitelbaum 医生首次提出未分化疾病的概念。未分化疾病指存在一段时间的躯体症状，经过充分的医学检验与检查仍未发现可以解释这些症状的疾病。此外，对于已有躯体或精神疾病的患者，如躯体症状比现有疾病预期症状更严重和持久，或功能受限程度远远超过预期，也属于未分化疾病。未分化疾病可被视为一列连续图谱，从自限性症状至复发和（或）持续的症状和疾病。

一、流行现状

目前国内尚缺乏针对未分化疾病较大范围的流行病学调查数据。国外研究显示，普通人群中未分化疾病的患病率为 4%～10%，门诊患者中未分化疾病患病率从 30% 到 65% 不等，在某些特殊专科门诊该比例可达 50%。2003 年加拿大社区健康调查显示，12 岁及以上加拿大人群中，5% 的人曾被诊断至少患有一种未分化疾病。Jelmer 等研究显示，急诊科未分化疾病患病率为 13.4%。另外，不同程度的未分化疾病患病率也有所不同：轻度为 70%～80%，中度约 15%，重度约 2.5%。

二、病因

尽管未分化疾病对症状无明确解释，但是可以通过生物－心理－社会医学模式从易患因素、诱发因素和持续因素来解释未分化疾病的病因。

（一）易患因素

1. 生物方面　如基因、慢性疾病、儿童时期严重的疾病。

2. 心理方面　包括当前生活压力，心理创伤，儿童期的不良经历，童年时期躯体、性或情感上的虐待，不安全的依恋模式，抑郁症，焦虑障碍，创伤后应激障碍，其他精神障碍等。

3. 社会方面　如家人的患病经历、家人患病时的行为，忽视对个人需求的自我照顾，文化信念和期望，医疗卫生系统的特色等。

（二）诱发因素

1. 生物方面　包括感染性疾病、意外事故、创伤、手术。

2. 心理方面　如超负荷的压力、抑郁症、焦虑障碍、其他精神障碍、过去创伤相关的近期生活事件、与虐待但重要的他人持续接触。

3. 社会方面　如负面的生活事件（失去心爱的人，即将来临的辞职）、艰苦的生活条件、高负荷工作、工作上的社交支持不足、大众媒体对健康问题的报道等。

（三）持续因素

1. 生物方面　具体包括运动能力下降、能力和韧力下降、敏感性和感知增强（过度敏感、过度警觉）。

2. 心理方面　如无法改变当前的担心和焦虑、抑郁症、对疾病认知的功能失调、低自尊、错误的归因、灾难化想法、医生表现的角色和行为。

3. 社会方面　如缺乏社交支持、因患病获益、习得行为、家庭互动。

三、分级

目前未分化疾病在病因上没有明确的分类，但从症状和程度上可将其分为轻、中、重三级。

1. 轻度　轻度未分化疾病指可改善的轻微但无法解释的躯体症状，发作频率低，多为 1～2 个躯体系统的症状，可在 2 周内改善。这类患者风险低，病情轻，经历躯体症状（尤其在压力较大的环境中）的时间较短，症状的严重程度低，机体功能未引起明显的受损，患者愿意与医生讨论病情及社会、心理因素。症状复杂性最低，因此预后一般较为良好。

2. 中度　中度未分化疾病指 3 个月后症状仍不能解释且不伴随功能性躯体综合征，其发作频率较轻度高，可涉及 2～3 个躯体系统的症状。这类患者存在中等风险，病情较重，躯体症状持续时间相对较长，有一定程度的功能障碍。症状有一定的复杂性，存在共病，常合并心理与精神障碍，使得治疗方案的选择复杂多样，并容易误导医生和患者将关注点放在某个明显的躯体或精神障碍，而忽略其他因素。如果在评估时忽略这种复杂性，极大程度上会影响治疗，导致预后不佳。

3. 重度　重度未分化疾病即持续性或慢性未分化疾病，其症状持续时间至少 6 个月，存在功能性躯体综合征，涉及更多系统症状，如慢性疲劳综合征、肠易激综合征等。这类患者存在高风险，病情严重，有持久的躯体症状，明显的功能障碍或功能丧失。患者为改善症状频繁转诊于不同医院，并可能为此住院治疗甚至接受手术，但最终效果不佳，导致医患关系出现问题。更甚者，患者可能执著于争取与实际情况不符的残疾补贴或其他法律诉求。

四、评估和诊断

评估未分化疾病时，需注意识别潜在的躯体疾病，对于复杂案例常需要多学科、多角度进行综合性的评估。目前，建议采用排除法对未分化疾病进行诊断，以免造成漏诊。未分化疾病的排除诊断法包括 3 点：患者的躯体症状无法用其他器质性疾病或精神障碍进行充分解释，这些症状不是由人为性障碍或诈病造成的，症状给患者的生命活动或社会功能带来了严重损害。

对于未分化疾病患者所表现出来的各种躯体症状，学者们有以下解释：未分化疾病是作为躯体疾患的伴随症状；未分化疾病是焦虑、抑郁障碍的常见主诉之一；未分化疾病自身就是疾病的核心内容，即功能性躯体综合征（functional somatic syndrome）；未分化疾病是长期存在的一种行为方式。总体而言，患者往往因为没有找到器质性疾病病因来解释自己的症状而反复就诊。

未分化疾病患者就诊时一般都表现出比较焦虑，他们对既往就诊记录及检查结果重视程度较一般患者仔细。从患者与家属的口述及就诊资料中所获得的病史信息，我们可以获悉患者的病情变化，如是否早就存在、症状好转或加重。

临床评估时需详细了解下列情况：患者目前主要的躯体症状；其他与之相关的躯体症状；患者的精神状态和情绪问题；近期的应激性生活事件、不良处境，或其他外部因素（如家庭关系、工作变动、人际关系等问题）；既往有无相似的症状或问题；患者自身对其症状的归因；患者对症状和疾病担忧的程度，家庭成员对患者情况的紧张、关切程度；患者功能受损的程度（躯体功能、家庭功能和社会功能），及其在相关人际系统中产生的影响；患者及家属对治疗和检查的期望程度，以及对既往求助、求医经历的看法。

五、治疗

大多数未分化疾病患者在没有特殊治疗的情况下病情会明显改善。尽管在患者寻求医疗帮助的未分化疾病症状中，30% 无法解释，但仅一小部分会持续并致残。当症状持续数周以上时，全科医生可根据患者病情给予缓解症状的对症治疗，最终治疗目的是减轻症状、缓解情绪、降低日常功能损害，以及减少不合理医疗资源消耗。

（一）非药物疗法

1. 物理疗法　旨在帮助人们通过各种锻炼身体的运动来改善躯体功能。低强度或中等强度的活动可以改善心理健康，包括情绪、疼痛阈值和睡眠。

2. 认知行为疗法　是一种专注于解决或改变人们对其症状的认知和行为，通过改变思维方式和行为来改变不良认知，以消除不良情绪和行为的心理治疗方法。目的是帮助患者了解和接受症状的存在，改善患者的情绪，从而达到维持正常的生活状态。这种疗法对一般的身心健康问题有积极影响。

3. 中医理疗　传统的中医理疗在一定程度和范围上可以改善患者的症状，如针灸、拔罐等。

（二）药物治疗

1. 躯体症状药物　若患者已出现相应的躯体症状，可根据症状选择药物对症治疗。

2. 精神类药物　未分化疾病患者深受症状影响，常伴有焦虑、抑郁等，往往与躯体症状产生相互影响，形成恶性循环。因此，为患者使用一些小剂量的抗焦虑、抗抑郁药物能改善紧张焦虑情绪，如选择性 5- 羟色胺再摄取抑制药（selective serotonin reuptake inhibitor，SSRI）、苯二氮䓬类药物等。

3. 中医药　中医学上，未分化疾病症状属于"郁病"范畴，可以通过中医的望闻问切来判断患者属于哪方面的郁结，以此来辨证施治，达到缓解病情的目的。

1. 什么是未分化疾病？全科医师遇到未分化疾病患者如何接诊？
2. 针对未分化疾病，如何结合临床开展该方面的研究？

（邱　艳）

第二节　发　热

1. 发热，不仅是专科医生应该掌握的未分化疾病，也是全科医生必须掌握的疾病。发热病因可涉及全身各系统，在传染病或新发传染病暴发时更加需要引起重视。

2. 全科医生不仅需掌握发热的诊疗思路，还需追踪发热的最新临床及研究进展，以更好地服务于发热患者。

发热（fever）是指在排除运动、进食或女性排卵期等影响后，机体在致热源或各种原因作用下，体温调节中枢出现功能障碍。正常人清晨体温较下午略低，24 h 内波动 <1℃。若 24 h 内波动大于 1.2℃，亦为发热。需要注意的是，发热持续性超过 3 周，3 次及以上口腔温度 >38.3℃，1 周门诊或住院全面检查，仍不能明确病因者，称为不明原因发热（fever of unknown origin，FUO），也称发热待查。

一、分类

（一）根据测量温度分类

临床上判断发热程度多以口腔温度为标准。

1. 低热　37.3～38℃。
2. 中等度热　38.1～39℃。
3. 高热　39.1～41℃。
4. 超高热　41℃以上。

除了口测法外，常用的体温测量方法还包括腋测法和肛测法，正常人体温腋测法为 36～37℃，口测法为 36.3～37.2℃，肛测法为 36.5～37.7℃。

（二）根据病程分类

1. 发热≤3 天　在全科门诊中最常见，多见于呼吸道感染性疾病，有自限性。亦可见于部分急性胃肠炎。血常规、尿常规、粪便常规+隐血试验、C 反应蛋白、胸部影像学检查有助于鉴别。

2. 发热 4～14 天　大多数仍为感染性疾病，如肺部感染、流行性感冒、泌尿道感染、鼻窦炎、传染性单核细胞增多症、胆道感染、布鲁菌病、钩端螺旋体病等；少数为非感染性疾病，如甲状腺功能亢进症、急性白血病、血栓及栓塞性疾病、药物热等。

3. 迁延性发热　热程在 2 周以上，可能为特殊病原体、特殊部位感染或非感染性疾病，如结核病、腹腔脓肿、慢性局灶性感染、结缔组织病、肿瘤等。

（三）根据热型分类

1. **稽留热**　体温维持在 39℃ 以上数天或数周，24 h 内波动范围 < 1℃。常见于大叶性肺炎、伤寒高热期、斑疹伤寒。

2. **弛张热**　体温常 > 39℃，波动范围较大，24 h 内波动 > 2℃，体温均高于正常。常见于败血症、风湿热、重症肺结核。

3. **间歇热**　体温骤升，高峰持续数小时，骤降至正常水平，高热期与无热期反复交替，无热期可为 1 天或数天。常见于疟疾、急性肾盂肾炎。

4. **波状热**　体温逐渐上升，热峰可达 39℃ 以上，持续数天，缓慢降至正常，发热与无热反复交替。常见于布鲁菌病。

5. **回归热**　体温急剧上升 ≥ 39℃ 持续数天，骤降至正常再持续数天，高热期与无热期各持续若干天规律性交替。常见于回归热、霍奇金淋巴瘤等。

6. **不规则热**　体温变化无规律性。常见于结核病、风湿热等。

典型热型可提供诊断线索，但由于早期使用抗生素、糖皮质激素或解热镇痛药，目前典型热型已不多见。年老体弱者热型也常不典型。

二、病因

1. **感染性发热**　一般起病较急，可伴畏寒、寒战等全身中毒症状。常见病原体为细菌、真菌、病毒、非典型病原体（支原体、衣原体、军团菌）、寄生虫等。

2. **非感染性发热**　起病较缓慢，较少出现全身中毒症状。多见于结缔组织疾病、肿瘤、药物、代谢性疾病、中枢性病变等。

三、临床表现

发热临床过程一般包括体温上升期、高热期和体温下降期。

1. **体温上升期**　常出现疲乏无力、肌肉酸痛、皮肤苍白、畏寒或寒战等现象。该期产热大于散热，使体温上升，有两种方式。

（1）骤升型：体温在数小时内达 39 ~ 40℃ 或以上，常伴寒战。小儿易发生惊厥。可见于大叶性肺炎、流行性感冒、急性肾盂肾炎、败血症、疟疾、输液或某些药物反应等。

（2）缓升型：体温逐渐上升在数日内达高峰，多不伴寒战。如伤寒、结核病、布鲁菌病等所致发热。

2. **高热期**　指体温上升达高峰后保持一定时间，该时间的长短因病因不同而有差异。如疟疾持续数小时，大叶性肺炎、流行性感冒可持续数天，伤寒持续数周。

3. **体温下降期**　由于病因消除，体温下降，有时可略低于正常，常伴大汗淋漓。

四、伴随症状或体征

1. **伴寒战**　感染性疾病如流行性感冒、大叶性肺炎、急性肾盂肾炎、流行性脑脊髓膜炎、疟疾等，非感染性疾病如药物热、输液反应、输血反应、急性溶血等。

2. **伴头痛或意识障碍**　感染性疾病如流行性脑脊髓膜炎、流行性乙型脑炎等，非感染性疾病如脑出血、颅脑肿瘤等。

3. **伴咽痛**　感染性疾病如流行性感冒、传染性单核细胞增多症，非感染性疾病如系统性红斑狼疮、成人 Still 病等。

4. 伴关节疼痛　感染性疾病如败血症、猩红热、布鲁菌病等，非感染性疾病如系统性红斑狼疮（SLE）、成人 Still 病、类风湿关节炎、痛风等。

5. 伴肌肉痛　感染性疾病如钩端螺旋体病、立克次体病、感染性心内膜炎，非感染性疾病如结节性多动脉炎、类风湿关节炎、多发性肌炎等。

6. 伴皮疹　感染性疾病如伤寒、猩红热、风湿热、麻疹、风疹、水痘、传染性单核细胞增多症、艾滋病等，非感染疾病如系统性红斑狼疮、成人 Still 病、血管炎、淋巴瘤、药物热等。此外，皮疹形态对于疾病鉴别也有一定意义。环形红斑多见于风湿热，丘疱疹多见于水痘、带状疱疹，玫瑰疹多见于伤寒和副伤寒，瘀点和瘀斑多见于感染性心内膜炎、血液系统疾病，结节多见于分枝杆菌感染和恶性肿瘤等。

7. 伴结膜充血　如麻疹、流行性出血热、钩端螺旋体病等。

8. 伴口腔溃疡　如系统性红斑狼疮、白塞综合征等。

9. 伴淋巴结、肝脾大　感染性疾病如传染性单核细胞增多症、感染性心内膜炎、结核病、艾滋病等，非感染性疾病如系统性红斑狼疮、成人 Still 病、类风湿关节炎、干燥综合征、白血病、淋巴瘤、药物反应等。

五、辅助检查

1. 实验室检查　临床中针对发热，常用的实验室检测项目为血常规、C 反应蛋白（CRP）、降钙素原、尿常规、粪便常规＋隐血试验等。此外，可在患者高热、寒战时采血，进行血培养和药物敏感试验。根据当地传染病流行情况予针对性检测，如 2020 年新型冠状病毒肺炎暴发后，发热患者常规检测相关核酸及抗体。

2. 影像学检查　根据患者病情可针对性选择肺部 CT、腹部超声等。

3. 特殊检查　若患者发热原因难以明确，可考虑特殊检查如骨髓穿刺、腰椎穿刺等。

六、诊断思路

发热的诊断思路见图 3-1。

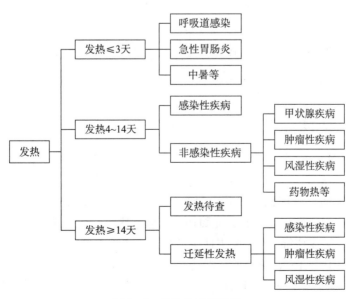

图 3-1　发热的诊断思路

七、治疗

（一）治疗原则

对症治疗的同时，积极寻找发热原因，预防危重情况（如感染性休克等并发症）的发生。

（二）具体措施

常见的感染性疾病，诊断明确且不符合转诊指征的患者，暂时门诊治疗。

1. 健康教育　对于流行性感冒和肺炎，接种疫苗是预防感染的最佳方式。健康宣教、健康防护亦非常重要。①预防呼吸道感染：规律作息，避免着凉，减少刺激性食物摄入，适量增加运动。②预防泌尿生殖系统感染：多饮水，勤排尿，避免憋尿，注意外生殖器清洁，勤换内衣裤。③预防传染病及寄生虫感染：做好个人防护，戴口罩、勤洗手、勤通风，与感染者保持适当的接触距离，不吃生食，不喝生水。④预防性传播疾病：洁身自好，避免高危性行为，坚决抵制吸毒。对结缔组织病和肿瘤等非感染性疾病，常因病情反复、预后不佳导致患者出现心理问题，在积极治疗原发病的同时，重视患者对疾病的认知和理解程度、担忧和期望，及时发现患者焦虑或抑郁倾向，必要时予专科心理干预。

2. 退热治疗　对于≤39℃的发热，无须退热处理；39～40℃可予物理降温及药物退热；＞40℃，存在脑损伤、感染性休克风险，应积极采用药物和物理方式退热。甲状腺危象患者以物理退热为主。发热患者应同时注意维持水电解质平衡。

3. 感染性疾病　普通病毒感染的发热常呈自限性，予休息及对症治疗。细菌、真菌、非典型病原体感染时，可依据门诊条件及用药指征选择相应的抗感染治疗。

4. 非感染性疾病　自主神经功能紊乱的发热无须特殊治疗。结缔组织病、恶性肿瘤、血液病、内分泌代谢性疾病、血管性疾病、颅内疾病等引起的发热，转诊专科进行规范性治疗。

5. 发热原因未明者　不建议诊断性抗感染治疗。抗生素使用需符合用药指征，滥用抗生素会导致病原学检出率下降、耐药、二重感染等问题；不建议使用糖皮质激素，激素可改变热型、加重原有感染性疾病。

6. 转诊指征　发热伴病情危重，如意识障碍、气道梗阻、循环障碍等；感染性发热，经积极抗感染治疗 5 天后，仍有发热、症状无明显改善或出现新发症状者；疑似非感染性发热，如结缔组织疾病、肿瘤等；需要专科医院进一步检查者；病情有变化或出现新发症状。

八、临床案例分析

（一）临床案例

患者，女性，28 岁，因"发热伴咳嗽、咳痰 8 天"入院。

患者 8 天前无明显诱因出现发热，最高体温 39℃，伴畏寒，寒战，咳嗽，咳少许白痰，感咽痛，头痛，心慌，无胸痛，无腹痛、腹胀、腹泻，无尿频、尿急、尿痛，无腰酸背痛，无关节痛，无皮疹等。6 天前当地医院就诊，查血常规示白细胞数 12×10^9/L，中性粒细胞 71.7%，CRP 15.15 mg/L。予洛索洛芬钠退热、头孢呋辛酯静脉滴注抗炎治疗，效果不佳。4 天前我院就诊，完善相关检查，予地塞米松注射液 5 mg 静脉注射、注射用舒巴坦钠头孢哌酮钠（舒普深）2 g 静脉滴注，2 天前体温下降后，再次出现畏寒、发热，其他症状同前。

病后食欲佳，睡眠尚可，大小便无特殊，体重无明显变化。

既往有心房颤动病史，长期服用华法林、地高辛及美托洛尔（倍他乐克）治疗。否认高血压、糖尿病、肝炎、结核等疾病。

体格检查：T 36.7℃，HR 91 次 / 分，R 20 次 / 分，BP 93/62 mmHg。神志清，精神可，浅表淋巴结未及明显肿大，皮肤巩膜无黄染，颈静脉无怒张。双肺呼吸音粗，未闻及明显干湿啰音。心律齐，各瓣膜区未及病理性杂音。腹软，无压痛及反跳痛，移动性浊音阴性，Murphy 征阴性。双下肢无水肿，四肢肌力正常，病理征阴性。

辅助检查：血常规示白细胞数 12×10^9/L，中性粒细胞 71.7%，CRP15.15 mg/L，心肌酶谱、血清肌钙蛋白 I、电解质、凝血功能 +D- 二聚体、肾功能显示无殊。肺部 CT 见图 3-2。

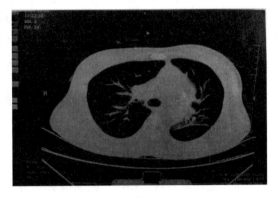

图 3-2　发热患者肺部 CT

（二）临床思维步骤

1. 病史特点归纳

（1）患者，青年女性，急性病程。

（2）发热伴咳嗽、咳痰 8 天。

（3）患者发热无明显诱因，伴寒战，咳嗽、咳白痰，头痛，心慌，无胸闷、胸痛，无腹痛、腹胀，无尿频、尿急、尿痛等不适。血常规、CRP 提示炎症，二代头孢效果差，舒普深及激素退热治疗体温可降，后反复。

（4）心房颤动病史，长期口服华法林、地高辛及美托洛尔药物治疗。个人史、婚育史、家族史无殊。

2. 临床诊断及诊断依据

（1）临床诊断：社区获得性肺炎，心房颤动。

（2）诊断依据

1）患者，青年女性，急性病程。

2）发热伴咳嗽咳痰 8 天。

3）患者发热无明显诱因，伴寒战，咳嗽、咳白痰，头痛，心慌，无胸闷、胸痛，无腹痛、腹胀，无尿频、尿急、尿痛等不适。血常规、CRP 提示炎症，二代头孢效果差，舒普深及激素退热治疗体温可降，后反复。

4）心房颤动病史，长期服用华法林、地高辛及美托洛尔治疗。

5）查体：T 36.7℃，双肺呼吸音粗，未闻及明显干湿啰音，余无特殊。

6）辅助检查：血常规示白细胞数 12×10^9/L，中性粒细胞 71.7%。CRP 15.15 mg/L。肺部 CT 提示左下肺炎症，心肌酶谱、血清肌钙蛋白 I、电解质无特殊。

3. 鉴别诊断及鉴别诊断要点

（1）急性支气管炎：多无呼吸困难、肺部湿啰音，表现较轻，常与病毒性上呼吸道感染有关，胸部影像学检查多为正常。本患者咳嗽、咳痰明显，伴高热，肺部 CT 提示左肺有渗出，暂不考虑。

（2）肺结核：多有全身中毒症状，如午后低热、乏力、盗汗、体重下降等，病程多呈亚急性或慢性，胸部 X 线或 CT 可见病变多位于肺上叶尖后段或下叶背段，痰中找到结核分枝杆菌可确诊。该患者有咳嗽、高热，无明显结核中毒症状，暂不考虑，必要时行痰培养、纯蛋白衍化物（PPD）、T-SPOT 等进一步明确。

（3）肺脓肿：起病急，患者有畏寒、高热，体温多呈弛张热或稽留热，伴咳嗽，咳大量脓臭痰，或咯血，炎症累及胸膜者可出现胸痛，血常规白细胞总数及中性粒细胞显著升高，X 线胸片示浓密的炎症阴影中有空腔、气液平面可辅助诊断。该患者无脓臭痰，肺部 CT 不支持，故暂不考虑，可行血液或痰细菌培养进一步诊断。

4. 治疗原则及具体措施

（1）治疗原则：评估病情严重程度，明确病原体，控制炎症，对症治疗，防治并发症，必要时转诊。

（2）具体措施

1）建议住院治疗，予 I 级护理，内科护理常规，普食，心电监护，吸氧。

2）复查血常规、CRP，完善降钙素原、二便常规、血气分析、血生化、电解质、痰培养 + 药物敏感试验、血培养、痰涂片、T-SPOT、肺功能、心电图等检查，必要时行支气管镜检查。

3）予三代头孢抗感染治疗，若效果不佳待药物敏感试验结果回报后更换为敏感抗生素，物理降温或非甾体抗炎药（NSAID）退热处理，止咳化痰，维持水和电解质平衡等。

4）续予华法林、地高辛及美托洛尔控制心房颤动。

5）若抗感染治疗反应不佳，可复查胸部影像学，若症状和影像阳性表现改善不明显，则须及时转诊上级医院。

6）好转出院后要保持良好卫生习惯，同时避免被动吸烟，限酒，外出至人口密集处注意佩戴口罩，接种疫苗也有一定的预防作用。

九、研究进展

发热作为常见的一种临床症状，其病因可涉及全身各系统。由于大多为感染性因素，且随着环境、气候等外在因素的变化，会出现新的病原体或病种，给人类健康带来巨大威胁和挑战。

2020 年以来，以发热为主要症状的新型冠状病毒肺炎在全球暴发。经过全世界各国临床医生和科研人员不断的科学研究和临床实践，逐渐掌握了该病的发生发展规律，形成疾病诊疗规范，对于疾病的预防也制订了各种行之有效的方案，相关疫苗研制成功并已广泛应用于群体。

表 3-1 举例说明了发热相关的科学研究，不仅体现在临床方面，也可运用于教学工作中。

发热在临床常见，有时也很棘手，全科医生接诊时首先需要根据当时当地的传染病疫情情况，排除传染性强的感染性疾病，再进一步寻找发热原因，进而明确诊断，给予治疗。

表 3-1 发热相关科学研究

研究范畴	举例
机制研究	视前区－下丘脑前部 TRPV1 对发热时体温的调控作用及相关机制的研究
	体温正负调节中枢在发热自稳态中相互作用的电生理研究
	前列腺素 E_2 激活 LPBel-POA 通路诱导发热的作用及机制研究
	发热伴血小板减少综合征病毒对 IL-10 和 IL-11 抗炎信号的抑制机制
应用研究	基于人工智能的多模态多层次发热待查辅助诊断技术研究
	基于人体发育学和生理药动学模型的布洛芬治疗婴儿发热的精准用药研究
流行病学研究	发热伴血小板减少综合征流行因素和预警研究
	发热伴血小板减少综合征时空传播机制研究
教学研究	思维导图在住院医师发热临床思维培训中的应用

思考题

1. 全科医生在门诊接诊一位发热的患者时，应该如何进行问诊？
2. 在新发传染病暴发时期，应如何开展发热相关研究？

（邱 艳）

第三节 乏 力

学习提要

1. 临床上，乏力是一种非特异性的症状，全科医生应具备识别及正确处理乏力的能力。
2. 全科医生应熟练掌握乏力常见的病因及诊治措施。

乏力是指在日常活动后感觉疲劳，或感觉没有足够力量进行日常活动。多种疾病可导致乏力的发生，患者过于劳累、熬夜、社会家庭环境导致心理困扰等也可出现乏力。全科医生在接诊过程中应耐心、细致地进行全面、系统询问，获得临床资料，并进行体格检查和辅助检查，帮助患者确认和处理现患问题、制订长期管理目标、随访评估、改善就医遵医行为。

一、分类

（一）根据发生范围分类
1. 全身乏力　可出现于剧烈运动、睡眠不足、使用安眠药或抗组胺药物后、贫血等情况。
2. 局部乏力　可见于脑卒中、神经损伤、多发性硬化等。
（二）根据发病缓急和病程长短分类
1. 急性乏力　多由躯体性或生理性事件所引起，可见于严重的精神创伤后、脑卒中后、多发性硬化等。

2. 慢性乏力　常因心理性或混合性因素，可见于抑郁症、贫血、慢性肾病、甲状腺功能减退症等。

二、病因

乏力病因复杂。

1. 心理/非器质性

（1）精神因素：焦虑状态、抑郁症、严重的精神创伤（如丧亲之痛）、躯体形式障碍、重大疾病后等。

（2）生活方式因素：工作狂倾向和职业倦怠、缺乏运动、久坐、有明显心理压力和情感诉求需要、暴露于刺激物（如一氧化碳、铅、烟雾）、饮食不当、肥胖、缺乏睡眠。

2. 器质性疾病

（1）循环系统疾病：如充血性心力衰竭、心肌病。

（2）内分泌疾病：甲状腺功能亢进症或减退症、肾上腺疾病（库欣综合征、艾迪生病）、甲状旁腺功能亢进症、糖尿病。

（3）消化系统疾病：急性胃肠炎、慢性肝衰竭、慢性活动性肝炎。

（4）呼吸系统疾病：哮喘、慢性阻塞性肺疾病（CODP）。

（5）神经肌肉疾病：多发性硬化、重症肌无力、帕金森病。

（6）肾疾病：肾衰竭、肾小管酸中毒等。

（7）血液系统疾病：贫血、白血病等。

（8）代谢障碍：如低钾血症、低镁血症、低钠血症等。

（9）药物毒性、成瘾性或不良反应：酒精、抗组胺药、镇痛药等。

（10）自身免疫病：类风湿关节炎、系统性红斑狼疮。

（11）睡眠障碍：阻塞性睡眠呼吸暂停综合征。

（12）感染相关疾病：HIV 感染或者艾滋病、活动性肺结核、亚急性和慢性感染（如疟疾、莱姆病）。

（13）其他疾病：营养不良、恶性肿瘤。

3. 原因不明

（1）纤维肌痛综合征。

（2）慢性疲劳综合征。

三、临床表现

乏力的病因不同，临床表现有差异。

1. 生理性乏力　常见于睡眠不足、过度劳累、缺乏运动等，表现为自觉疲劳、倦怠，适度的休息、运动，改变不良的生活、作息或饮食习惯可缓解。

2. 心理疾病

（1）抑郁症：情绪低落、早醒、食欲改变、性功能障碍，有多处身体不适。

（2）焦虑症：紧张性头痛、入睡困难、坐立不安、恶心和吞咽困难，若合并惊恐障碍还会有心悸、胸闷、呼吸困难等症状。

3. 心肺疾病

（1）充血性心力衰竭：胸闷、呼吸困难、肺部啰音、水肿、颈静脉怒张、肝大、食欲缺乏、恶心、呕吐等。

（2）慢性阻塞性肺疾病：咳嗽、咳痰、气短或呼吸困难、肺部有喘鸣音等。

4. 内分泌疾病

（1）甲状腺功能减退症：体重增加、皮肤干燥、怕冷、行动迟缓、记忆力减退、水肿等。

（2）淡漠型甲状腺功能亢进症：临床表现不典型，会有体重下降、心房颤动、淡漠等。

（3）肾上腺皮质功能减退：艾迪生病可有体重下降、食欲缺乏和消化道症状。在肘部、腋下、手掌、口腔黏膜等处可看到色素沉着，女性腋毛、阴毛脱落。

（4）糖尿病：口渴、多尿、体重减轻等症状。

5. 消化系统疾病

（1）肝衰竭：食欲缺乏、嗜睡、黄疸、腹水、瘀斑及蜘蛛痣。

（2）病毒性肝炎：如乙型肝炎（简称乙肝）、丙型肝炎（简称丙肝），食欲缺乏、黄疸。

6. 肾疾病 慢性肾衰竭：恶心、食欲缺乏、尿量减少、贫血及水肿。

7. 神经肌肉疾病

（1）帕金森病：肢体颤抖、僵硬、动作迟缓、步履障碍、表情呆板等。

（2）多发性硬化：运动不协调、感觉异常，记忆、情感障碍，视力减退、病理征阳性。

8. 血液、肿瘤疾病

（1）贫血：呼吸困难、头晕、直立性低血压。

（2）恶性肿瘤：体重下降、食欲缺乏、发热、盗汗、咳嗽、排便习惯改变等。

9. 自身免疫病

（1）类风湿关节炎：对称性、多关节肿痛、僵硬，低热、体重减轻，还有心、肺、神经系统受累表现。

（2）系统性红斑狼疮：关节痛、皮疹（如颜面部蝶形红斑）、口腔溃疡、脱发、发热等。

四、伴随症状或体征

1. 伴发热 见于感染性疾病、多发性肌炎、皮肌炎、系统性红斑狼疮、恶性肿瘤。

2. 伴皮肤改变

（1）发绀：见于先天性心脏病发绀型、心力衰竭、肺功能衰竭。

（2）苍白：见于各种原因引起的贫血、希恩综合征。

（3）皮肤黑色素沉着：见于艾迪生病、肝硬化。

（4）出血点、出血斑：见于再生障碍性贫血、白血病、脾功能亢进。

（5）皮疹：除发疹性传染病外，见于皮肌炎、系统性红斑狼疮。

3. 伴感觉障碍 见于脑血管后遗症、周围血管病变。

4. 伴水肿 见于心力衰竭、肝硬化、甲状腺功能减退症。

5. 伴心律失常 见于心肌炎、周期性瘫痪。

6. 伴近期消瘦 见于恶性肿瘤、甲状腺功能亢进症、甲状腺功能减退症、糖尿病。

7. 伴全身淋巴结肿大 见于白血病、传染性单核细胞增多症、结核病、淋巴瘤。

五、辅助检查

1. 实验室检查　如血常规、红细胞沉降率、C 反应蛋白、甲状腺功能、肝功能、肾功能、血清电解质、血糖、血浆或 24 h 尿游离皮质醇、铁代谢、尿常规、尿显微镜检查和尿培养等主要检查。根据病情特点，还可以行自身免疫病的检查，如抗核抗体、类风湿因子、HIV 筛查；慢性感染性疾病筛查，如甲、乙、丙、丁、戊型肝炎病毒，巨细胞病毒、EB 病毒感染，莱姆病、布鲁菌病、肺结核、疟疾、感染性心内膜炎，弓形虫病等。原发性的神经肌肉疾病早期可进行肌酶监测或做肌电图。恶性肿瘤可检测其标志物。

2. 影像学检查　心电图、动态心电图，胸部 X 线，肺功能、睡眠呼吸监测，肾上腺CT、垂体 MRI 等。

六、诊断思路

乏力的诊断思路见图 3-3。

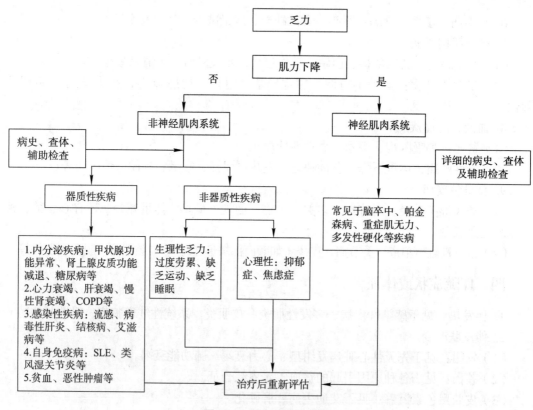

图 3-3　乏力的诊断思路

七、治疗

（一）治疗原则

由于乏力是一种非特异性症状，病因复杂，首先需识别急危重症并在保证生命体征平稳的前提下紧急转诊。对于非急危重症患者，尽量明确病因、对症治疗、缓解症状、防止复发等。对于诊断困难、治疗效果差等情况及时转诊至上级医院。

（二）具体措施

1. 心理/非器质性治疗

（1）生活方式调整：戒酒，保证充足的睡眠，避免过度劳累，营养均衡。

（2）心理支持治疗：心理疏导，必要时转诊至精神卫生科治疗。

2. 器质性疾病治疗

（1）充血性心力衰竭：治疗心脏原发疾病，改善心力衰竭治疗，避免感染诱发因素等，必要时转诊至心血管专科进一步治疗。

（2）甲状腺功能减退症：甲状腺素替代治疗，常用左甲状腺素钠片 50～200 μg/d，必要时转诊至内分泌科。

（3）慢性肝炎、肝硬化：寻找肝病原因，保肝治疗，对症支持治疗，必要时转诊至感染病科。

（4）重症肌无力：转诊至神经内科。

（5）血液系统疾病：转诊至血液科，明确诊断，进一步治疗。

（6）慢性肾衰竭：坚持病因治疗，避免肾功能恶化的危险因素，必要时转诊至肾病科。

（7）病毒性感冒：多饮水、休息，对症治疗，避免使用抗生素，除非有证据表明继发细菌感染。

（8）代谢性障碍：避免长期大量使用利尿药，及时血液学相关检查，对症处理。

3. 转诊指征

（1）病情复杂，诊断困难。

（2）治疗效果不满意。

（3）有肝肾衰竭、急性心力衰竭等重要脏器功能减退的重症患者。

（4）其他需要专科医生处理的情况，如重度抑郁症。

八、临床案例分析

（一）临床案例

患者，女性，42 岁，因"乏力半年"就诊。

患者近半年因工作压力大，常感倦怠乏力，自觉力不从心、情绪低落、对事物反应能力下降。就诊于社区医院，完善相关检查未见明显异常，为求进一步诊治，至上级医院就诊。

病程中，患者神清，精神差，夜间睡眠困难，有早醒、纳差，大小便基本正常，近 1 个月体重下降 2 kg。

既往体健（每年常规体检结果未提示异常）。公司职员。研究生学历。否认吸烟饮酒史。

体格检查：神清，精神差，皮肤巩膜无黄染，浅表淋巴结未及明显肿大，两肺呼吸音清，未及明显干湿啰音，心率 86 次/分，律齐，未及明显心脏杂音，腹平软，剑突下无压痛，无反跳痛，无明显包块，Murphy 征阴性，移动性浊音阴性，神经系统检查阴性。

辅助检查：血常规、甲状腺功能、血电解质、血糖、肝功能、肾功能、肿瘤指标未见明显异常。抑郁自评量表（SDS）评分为 68.75 分，焦虑自评量表（SAS）评分为 38.75 分。

（二）临床思维步骤

1. 病史特点归纳

（1）患者，中年女性，公司职员。

（2）乏力半年。

（3）倦怠乏力与工作压力有关，自感做事力不从心、情绪低落、对事物反应能力下降，伴纳差、睡眠障碍、体重下降，相关检查未见明显异常。抑郁自评量表（SDS）评分为 68.75 分，焦虑自评量表（SAS）评分为 38.75 分。

（4）否认吸烟、饮酒史，余个人史、婚育史、家族史无殊。

2. 临床诊断及诊断依据

（1）临床诊断：抑郁症。

（2）诊断依据

1）患者，中年女性，公司职员。

2）乏力半年。

3）倦怠乏力与工作压力有关，自感做事力不从心、情绪低落、对事物反应能力下降，伴纳差、睡眠障碍、体重下降，相关检查未见明显异常。抑郁自评量表（SDS）评分为 68.75 分，焦虑自评量表（SAS）评分为 38.75 分。

4）查体：神清，精神差，心率 86 次 / 分，腹平软，无压痛，双下肢无水肿，神经系统检查阴性。

5）血常规、甲状腺功能、血电解质、血糖、肝功能、肾功能、肿瘤指标等未见明显异常。抑郁自评量表（SDS）评分为 68.75 分，焦虑自评量表（SAS）评分为 38.75 分。

3. 鉴别诊断及鉴别诊断要点

（1）甲状腺功能减退症：本病代谢低，细胞内氧化作用减慢而出现代谢紊乱综合征，如乏力、低体温、怕冷、精神不振。此外，可发生骨骼肌肥大但力弱，且易乏力。心率慢、血压低，可出现黏液性水肿。血液检查 TT_3、TT_4、FT_3、FT_4 降低，TSH 升高。该患者除乏力及情绪问题，无低代谢的其他表现，且甲状腺功能未见异常，暂不考虑。

（2）慢性肾上腺皮质功能减退症：本病起病缓慢，见于成年人，早期即出现疲乏无力，初较轻，后影响工作。精神不振、嗜睡。皮肤色素沉着可见于掌纹、乳晕、会阴部、口腔黏膜、牙龈等处。毛发干枯脱落，性功能障碍。可出现高血钾、低血钠、低血氯、低血糖。血促肾上腺皮质激素（ACTH）增加，皮质醇、皮质酮减少，影像学检查如肾上腺彩色超声、CT 或 MRI 等可发现肾上腺病变。该患者皮肤未见明显色素沉着，血电解质、血糖未见明显异常，暂不考虑此病，可进一步完善血 ACTH、皮质醇、皮质酮以资鉴别。

（3）焦虑障碍：本病是以过度的、持续的焦虑为主要特征，并达到使患者功能损害或明显苦恼的程度。常表现为不明原因的心神不安、提心吊胆、恐惧、忧虑和烦躁，同时也会出现躯体性焦虑，如坐立不安、表情紧张忧虑、小动作多、心悸、尿频、尿急等。结合该患者病史及心理焦虑量表评分，焦虑障碍诊断依据不足。

4. 治疗原则和具体措施

（1）治疗原则：及早诊断，及时规范治疗；消除临床症状，预防复发；提高生活质量，恢复社会功能。

（2）具体措施

1）心理治疗：对该患者耐心倾听、解释指导、疏导宣泄、保证、鼓励和支持等，每次需 15~50 min。

2）药物治疗：一般心理治疗后若评价效果欠佳，可转诊至精神卫生科规范化治疗。如在心理治疗过程中症状加重，应及时服用抗抑郁药物，一般选用选择性 5-羟色胺再摄取抑制药（SSRI）。

（3）预防

1）该患者出院后应继续加强健康宣教，提供心理咨询，危机干预，让患者主动配合治疗。

2）积极寻求家庭支持，让家属全程参与其中，帮助患者的病情观察，督促就医。

3）全科医生加强与精神专业专家团队的合作，给予患者规范化治疗。

九、研究进展

因很多疾病、过度劳累及个人体验不同，乏力的表现差异很大。癌症相关性乏力（cancer-related fatigue，CRF）是恶性肿瘤患者常见的临床表现，多项研究表明，癌症患者乏力发生率>60%。CRF 具有程度较重，持续时间长，不易缓解，更易令人情绪低落等特点。CRF 的发病机制是一个复杂、多因素的过程，身体、情感、认知和心理因素共同作用导致了乏力的产生，目前所研究的相关机制主要包括 5-羟色胺（5-hydroxy tryptamine，5-HT）神经递质失调、肌肉代谢产物异常堆积、神经肌肉功能改变、炎性因子（IL-1β、IL-6、IL-10、血清肿瘤坏死因子 -α、转化生长因子 -β1）失调等。CRF 非药物干预方法主要包括运动、患者教育等，常用的药物有中枢兴奋剂如哌甲酯或莫达非尼，还包括与 CRF 相关的癌痛、贫血、抑郁、睡眠障碍等治疗的药物，如促红细胞生成素（erythropoietin，EPO）、镇静剂、镇痛药等。此外，在临床应用中，中医药治疗具有一定优势。

乏力是一种很常见的临床症状，早期容易被忽视，因其病因复杂，全科医生在接诊患者时应耐心、细致地询问病史，全面体格检查，及早诊断、及时治疗。

> **思考题**
>
> 探讨如何运用健康管理模式对慢性疲劳人群进行干预。

（李洁华）

第四节　消　　瘦

> **学习提要**
>
> 1. 临床上，消瘦可分为单纯性消瘦和继发性消瘦。
>
> 2. 继发性消瘦往往是某些系统性疾病发展至一定阶段的全身表现，临床上要首先排查病理性原因，对于暂时不能明确原因的患者亦要动态观察，以免延误病情。

消瘦是指人体因疾病或某些因素而致体重下降，低于标准体重的 10% 以上称为消瘦。亦有认为，体重比标准体重低 10% 以上者为偏瘦，低于 20% 以上者称为消瘦。本节消瘦主要是指短期内呈进行性的体重下降，有体重下降前后的体重数值对照。

一、分类

临床上，消瘦可分为单纯性消瘦和继发性消瘦。

1. 单纯性消瘦　分为体质性消瘦和外源性消瘦，可见于健康人，属于可逆性的非器质性表现。

（1）体质性消瘦：主要为非渐进性的消瘦，具有一定的遗传性，生来即消瘦，生活和工作正常，无任何疾病征象，可有家族史。

（2）外源性消瘦：通常受饮食、生活习惯和心理等各方面因素影响。经休息、补充营养等调整，可快速恢复至原来的水平。食物摄入量不足、偏食、厌食、漏餐、生活不规律和缺乏锻炼等饮食生活习惯及工作压力大，精神紧张或过度疲劳等心理因素都是导致外源性消瘦的原因。

2. 继发性消瘦　由疾病或药物等因素所引起的消瘦称为继发性消瘦，通过休息调整不易恢复。根据其发病机制与病因，又可分为营养摄入不足，营养消化、吸收及利用障碍，营养需要增加或消耗过多三类。

（1）营养摄入不足：小儿营养不良、口腔炎、颞下颌关节炎、食管肿瘤、急慢性感染、尿毒症、恶性肿瘤等。

（2）营养消化、吸收及利用障碍：消化性溃疡、慢性胃炎、慢性肠炎、肠结核、胆道感染、胰腺炎、慢性肝炎、肝硬化、消化道恶性肿瘤、糖尿病、久服泻药或对胃肠有刺激的药物。

（3）营养需要增加或消耗过多：甲亢、长期发热、恶性肿瘤、创伤或烧伤、大手术后等。

二、病因

1. 恶性疾病　体重减轻是恶性肿瘤的主要症状，如胃癌、胰腺癌、结肠癌、恶性淋巴瘤和骨髓瘤，以上疾病伴其特有的临床症状和体征。

2. 慢性感染性疾病　多见于慢性重症感染，如结核病患者可伴低热、盗汗、乏力、咯血等。对于同性恋、有吸毒等嗜好者要考虑 HIV 感染。某些感染性心内膜炎者因病情进展缓慢，可出现全身虚弱、体重减轻和发热等。根据感染病菌和部位不同，可出现特异性症状和体征。

3. 系统相关疾病

（1）消化系统疾病：因营养物质摄入不足或消化、吸收、利用障碍等引起消瘦，如慢性萎缩性胃炎、胰腺炎、胆囊炎、肝硬化等。除了每种疾病特异性表现之外，一般均有食欲不佳、恶心、呕吐、腹胀、腹痛、腹泻等临床表现。

（2）内分泌代谢疾病：甲状腺功能亢进症、糖尿病、肾上腺皮质功能减退症、希恩综合征等。

（3）神经系统疾病：包括神经性厌食症、延髓性麻痹和重症肌无力等。

4. 精神性疾病　如抑郁、焦虑患者。

5. 药物性消瘦　如使用二甲双胍、抗生素、甲状腺替代剂、左旋多巴、非甾体抗炎药（NSAID）等。

6. 环境因素　如生活在战争、灾荒、发展落后地区，因物资短缺而表现为极度消瘦。

7. 生活方式　不良饮食生活习惯，如挑食、厌食、漏餐、饮食不规律等可引起消瘦。

8. 心理因素　工作压力过大、精神紧张、过度疲劳等也会引起消瘦。

三、临床表现

消瘦以体重减轻为最主要的临床表现，根据病因的不同而出现不同的临床表现。

1. 消化系统疾病　包括口腔、食管、胃肠、肝、胆、胰等各种疾病，除了每种疾病的特异性表现外，一般均有食欲减退、恶心呕吐、腹胀、腹痛、腹泻等症状。

2. 神经系统疾病　可表现为厌食、吞咽困难、恶心、呕吐等症状。

3. 内分泌代谢疾病　①甲状腺功能亢进症（简称甲亢）：可伴有畏热、多汗、性情急躁、震颤、多动、心悸、突眼和甲状腺肿大。②肾上腺皮质功能减退症（艾迪生病）：可伴皮肤黏膜色素沉着、乏力、低血压及厌食、腹泻等。③希恩综合征（Sheehan syndrome）：见于生育期妇女，因产后大出血致垂体缺血坏死而引起腺垂体功能减退。可有消瘦、性功能减退、闭经、厌食、恶心、呕吐和毛发脱落等表现。④糖尿病：可有多尿、多饮、多食和消瘦。

4. 慢性消耗性疾病　结核病可伴有低热、盗汗、乏力、咯血等。肿瘤可有各系统肿瘤特有的症状和体征。慢性感染可因不同感染性疾病而出现相应的症状和体征。

5. 神经精神疾病　如抑郁症患者可有情绪低落、自卑、无自信心、思维缓慢、睡眠障碍、食欲减退等症状。

四、伴随症状或体征

1. 伴食欲亢进　多见于甲状腺功能亢进症和糖尿病。

2. 伴食欲减退　多见于全身严重感染、恶性肿瘤、慢性肾上腺皮质功能减退症、希恩综合征、神经性厌食症（可与暴饮暴食交替出现）等。

3. 伴发热　多见于严重的感染性疾病、某些恶性肿瘤（如淋巴瘤等）。

4. 伴腹泻　多见于炎症性肠病、慢性胰腺炎、吸收不良综合征、甲状腺功能亢进症等。

5. 伴神经症状　如长期失眠、焦虑、精神紧张、抑郁等。

五、辅助检查

1. 实验室检查　血常规有助于判断有无贫血、白细胞数及中性粒细胞百分比是否异常。尿常规可判断有无镜下白细胞、红细胞及尿糖情况。便常规及隐血可明确有无肠道寄生虫感染、消化道出血等。红细胞沉降率增快有助于结核及肿瘤的诊断。糖尿病、甲状腺疾病及恶性肿瘤是引起消瘦的最常见且重要的原因，故需注意检查血糖、甲状腺功能、肿瘤标志物等。对疑有垂体病变者需进行肾上腺及性腺功能测定。对疑有感染者，可行相关细菌学检查如血、尿、便细菌培养帮助判断感染的部位及病原体。对疑有血液系统疾病，尤其是恶性肿瘤者，可行骨髓检查和（或）淋巴结活检。

2. 影像学检查　X线胸片有助于明确有无感染、肺结核、胸腔积液、肿瘤等。超声检查是简单方便且无创伤的检查，可帮助除外肝、胆、胰疾病，如感染性、慢性疾病、肿瘤等。对疑有消化系统、呼吸系统肿瘤者，可行消化内镜或支气管镜检查。

六、诊断思路

消瘦的诊断思路见图 3-4。

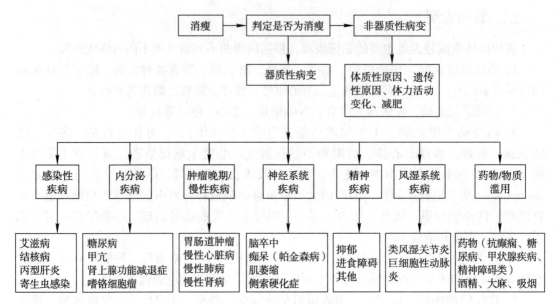

图 3-4　消瘦的诊断思路

七、治疗

（一）治疗原则

消瘦主要是针对病因进行治疗，不同疾病引起的消瘦，其治疗原则也有所不同，但治疗的关键在于积极控制原发病，并在治疗原发病的基础上尽量增加患者的食量并进行相应的心理疏导。

（二）具体措施

1. 非药物治疗　首先，应主动关心患者，取得其信任与合作。其次，鼓励患者少食多餐，主动进食，补充营养丰富的食物及维生素，对进食困难者应采用肠内或肠外营养支持，以纠正营养不良。根据消瘦的不同原因，进行膳食指导。

（1）因食欲减退、营养摄入不足者，膳食从低热量开始，逐渐增加热量摄入。

（2）有情绪抑郁者，可转诊精神卫生科予以心理干预。

（3）某些疾病，如慢性肾功能不全，需根据肾功能的情况，制订优质蛋白质饮食。正常机体的蛋白质需要量为 0.8 ~ 1.0 g/（kg·d），应激及创伤时蛋白质需要量则增加为 1.2 ~ 1.5 g/（kg·d）。

2. 药物治疗

（1）病因治疗：引起消瘦的疾病可涉及全身各系统，故治疗的关键是对病因治疗。对糖尿病引起消瘦者，可用口服降糖药、胰岛素注射等治疗；感染性疾病则需根据病原体给予抗炎、抗结核或抗寄生虫的治疗；肿瘤性疾病则可选择手术、化学治疗或局部放射治疗等。

（2）纠正低蛋白质血症、水电解质紊乱。

（3）辅助治疗

1）肠内及肠外营养：凡不能或不宜经口摄食超过 5～7 天的患者，皆为肠外营养的适应证。但此类患者通常需中心静脉给药，在社区使用的机会不多，故不详细介绍。

若患者胃肠功能正常或存在部分功能，不能或不愿口服时，可考虑肠内营养，通常需经鼻胃管、空肠造口管、内镜辅助的造口输入营养液。常用的肠内营养制剂有匀浆制剂、大分子聚合物肠内营养配方、预消化肠内营养配方及针对特殊疾病的配方等。社区使用较多的是可自己制作的匀浆制剂，即把正常人饮食去刺、去骨后搅拌成糊状经导管输入。

2）其他可改善食欲的药物：如维生素 B_1、维生素 B_{12}、胰酶片、干酵母片、胃蛋白酶合剂、多潘立酮等。

3. 转诊指征

（1）严重消瘦且病因未明者。

（2）确诊或疑有严重器质性疾病者。

（3）营养状况差，需要特殊对症支持治疗者。

（4）严重精神心理疾病，自杀风险较高者，应及时将其转诊至精神专科治疗。

八、临床案例分析

（一）临床病例

患者，男性，65 岁。因"消瘦 6 个月，明显消瘦伴乏力 1 周"由门诊入院。

患者 6 个月前出现逐渐消瘦，伴腰背部疼痛，开始为隐痛，活动后可减轻，未予重视，随病情进展疼痛逐渐加重，卧位时疼痛加剧，曾多次就诊于多家医院骨科，未明确诊断。入院前 1 周患者出现厌食及乏力，少量进食即出现腹胀不适，无明显的恶心及呕吐，大便每日 1～2 次，便色深黄、不成形。为明确诊断而来院，门诊以"消瘦待查"收治入院。

患者自发病来饮食睡眠差，小便正常，近 6 个月体重减轻 15 kg。

既往高血压病史 5 年，3 个月前行混合痔手术。患者平时爱好运动，发病前一直坚持规律运动，偶有饮酒，吸烟十余年，平均 40 支 / 天，已戒烟 20 年。父亲食管癌去世，母亲健在，患有高血压；爱人半年前因乳腺癌去世。

体格检查：生命体征正常，无贫血貌，心、肺查体无异常，腹水征阳性。

辅助检查：肿瘤系列 CEA9.31 ng/mL、CA153 24.8 U/mL、CA125 564.7 U/mL、CA199 ＞1 000 U/mL、CA50 237.4 U/mL、CA7 247.66 U/mL、NSE18.78 ng/mL；甲状腺功能 T_3 0.53 nmol/L、FT_3 1.45 pmol/L；血常规 RBC 3.84×10^{12}/L、HGB 122 g/L；生化 DBIL10.7 μmol/L、TP 64 g/L、ALB 35.9 g/L；腹水常规：淡黄色混浊，黏蛋白定性：弱阳性，蛋白定量34.8，细胞 0.16。腹部 CT 示腹腔及盆腔积液，腹主动脉周围低密度灶、肿大淋巴结、胰腺边缘不清。胰腺 MRI 示胰腺体尾部及其后方少血供肿块，考虑胰腺癌。胃镜示胃黏膜充血、食管静脉曲张。

（二）临床思维步骤

1. 病史特点归纳

（1）老年男性，慢性病程近期加重。

（2）近期体重下降迅速；纳差，无恶心、呕吐，大便每日 1～2 次，不成形。腰背部疼痛，为持续性隐痛，卧位时加重，立位或坐位减轻。

（3）有长期吸烟史，食管癌家族史。

2. 临床诊断及诊断依据

（1）临床诊断：胰腺癌，浅表性胃炎，食管静脉曲张。

（2）诊断依据：

1）老年男性，消瘦6个月。

2）快速消瘦伴厌食、乏力、腰背部疼痛，卧位加重。

3）吸烟10年，已戒烟20年。食管癌家族史。

4）胰腺MRI示胰腺体尾部及其后方少血供肿块，考虑胰腺癌。CEA9.31 ng/mL，CA199 > 1 000 U/mL。

3. 鉴别诊断及鉴别诊断要点

（1）急性胰腺炎：临床上多有胆道疾病，饮酒饱食诱发，位于上腹部，轻者钝痛，重者呈绞痛或刀割样痛，可见血、尿淀粉酶及脂肪酶升高等特点，腹部CT可见胰腺肿大伴胰周渗出等。该患者腹部CT胰腺显示不清，MRI提示胰尾占位，血尿淀粉酶及脂肪酶不高，暂不考虑此疾病。

（2）消化性溃疡：以胃、十二指肠最常见，临床表现上腹疼痛，其特点为慢性、周期性和节律性发作，有自然缓解和反复发作的倾向。可由精神紧张、饮食和服药不当等因素诱发。该患者疼痛未见明显周期性变化规律，故暂不考虑此疾病。

（3）右侧输尿管结石：始发于右腰或胁腹部，可向右股内侧或外生殖器放射，伴肉眼或镜下血尿，无发热。查体右肾区叩痛或脐旁输尿管走行部位压痛。X线腹部平片或泌尿系超声可见肾、输尿管结石。结合该患者临床表现、体征及腹部CT结果暂不考虑。

4. 治疗原则及具体措施

（1）治疗原则：当胰腺癌临床确诊时多已属晚期，失去手术根治机会，而且对放射和化学治疗不敏感，因此，合理的综合治疗有望提高疗效，延长患者的生存期，提高生活质量。

（2）具体措施

1）手术治疗：一旦确诊应积极转诊外科，争取手术根治。不能根治的，可行姑息性手术，目的是缓解黄疸或梗阻症状。

2）放射治疗：可行术前、术中或术后放射治疗，对不能手术者可行姑息性放射治疗。放射治疗对晚期患者有止痛作用。

3）化学治疗：胰腺癌对化学治疗不敏感，单药治疗效果更差，因而主张联合化学治疗。常用的有5- 氟尿嘧啶（5-FU）、阿柔比星、丝裂霉素合用的FAM方案和链佐星、丝裂霉素、5-FU合用的SMF方案。

4）联合放射和化学治疗：5-FU与放射治疗联合应用。

5）免疫治疗：作为辅助治疗，临床常用的免疫制剂有左旋咪唑、胸腺肽、干扰素、香菇多糖等。

九、研究进展

消瘦是许多疾病的主要及伴随症状，神经、精神、消化系统、内分泌系统和癌症等都可引起消瘦。以往关于消瘦的科学研究主要集中于疾病本身发病机制的分子水平研究，单纯针对消瘦的症状研究甚少。因此，本部分以癌症恶病质为例分析其最新研究进展，旨在抛砖引玉、以点带面，为深入理解消瘦及进行科学研究提供一些新的思路。

近些年，随着癌症的发病率、死亡率逐年升高，均已位列全球首位。以消瘦为主要表现的癌症恶病质，常见于癌症中晚期患者，也是临床上常见的以消瘦为重要标志的疾病。其中，60%～80%的晚期癌症患者可发生恶病质，以胃癌和肺癌患者常见。癌症恶病质是一组多因素临床综合征，临床表现为骨骼肌量进行性下降，伴或不伴脂肪量下降，代谢失调状态，基本能量消耗增加，而营养支持治疗不能完全逆转，继而导致多器官功能障碍，其突出的临床特征是体重减轻，即消瘦。积极探讨癌症恶病质相关的分子机制不仅对理解疾病的病理生理学，而且对发现新的治疗靶点和生物标志物均具有重要意义。

目前，癌症恶病质的发生机制包括系统性炎症反应与炎症因子、能量代谢紊乱、神经内分泌紊乱和表观遗传学改变等。

1. 系统性炎症反应与炎症因子　系统性炎症在癌症恶病质的进程、转归中发挥重要作用，被认为是癌症恶病质的标志。炎症细胞如中性粒细胞及肿瘤相关巨噬细胞释放炎症因子，形成癌症恶病质形成的炎症微环境。研究显示，癌症恶病质患者炎症因子 IL-1、IL-6、肿瘤坏死因子-α（TNF-α）、γ 干扰素水平增高，引起骨骼肌消耗，促进营养物质分解，而肿瘤细胞分泌巨噬细胞抑制因子则会加重厌食。此外，肿瘤进展产生的急性期 C 反应蛋白和纤维蛋白原，通过加速能量分解，加速癌症恶病质。

2. 能量代谢紊乱　肿瘤细胞与正常细胞相比，其代谢模式发生了明显转变，表现为从线粒体氧化磷酸化转变为有氧糖酵解，即 Warburg 效应。糖酵解成为肿瘤细胞的主要供能方式。一方面，糖酵解过程产生大量乳酸，刺激糖异生，使宿主消耗大量能量；另一方面，缺氧状态可促进肿瘤细胞 HIFs 表达，使细胞表面 Glut1 表达增加，促进葡萄糖转运，促进肿瘤细胞快速增殖。此外，蛋白质和脂肪代谢也在癌症恶病质进程中发挥重要作用。肿瘤组织通过分泌促蛋白分解因子，导致骨骼肌蛋白合成减少与分解增多、内脏蛋白丢失。同时，恶性肿瘤亦可加速脂肪动员与分解，促进癌症患者恶病质的发生。

3. 神经内分泌紊乱　癌症恶病质常伴有神经内分泌紊乱。肿瘤细胞分泌的细胞因子通过破坏摄食信号，使神经肽 Y 与厌食信号（如阿片-促黑素细胞皮质素原）之间失衡，引起饱感及厌食。研究显示，在消化道癌症恶病质患者中，瘦素和脂联素水平明显减低。前者通过抑制摄食，加速蛋白质分解，增加能量消耗；后者通过促进脂肪酸氧化，引起癌症恶病质。

4. 表观遗传学改变　随着人们对表观遗传学认识的深入，表观遗传学逐渐成为疾病研究的热点。非编码 RNA，如 miRNAs 等调节与癌症恶病质病理生理相关的信号通路，使其成为癌症恶病质诊断、预后和随访的理想靶点和生物标志物，表 3-2 列举了参与调控癌症恶病质的非编码 RNA 及其潜在作用机制。此外，循环 miRNAs 可能是诊断和监测癌症恶病质的潜在生物标志物。本节以 Sara Donzelli 等人的研究设计为例进行说明（图 3-5），该研究为评估循环 miRNAs 在晚期头颈部鳞状细胞癌（HNSCC）队列中的作用，收集了 15 例Ⅲ或Ⅳ级 HNSCC 患者进行回顾性研究，检测放射和化学治疗前、后及随访期间的血清标本，采用实时荧光定量聚合酶链反应（PCR）技术对其进行 miRNAs 表达分析，探讨循环 miRNAs 作为诊断和监测癌症恶病质的生物标志物的可行性。在临床工作中，亦可根据临床资料，设计病例对照、回顾性及前瞻性队列等开展相关疾病的研究。

通过本节的学习，全科医生应对消瘦的分类、病因、鉴别诊断、治疗，以及相关研究

表 3-2　参与调控癌症恶病质的非编码 RNA 及潜在作用机制

非编码 RNA	作用机制	表达水平	来源
miR-21	催化活性的调节	升高	肺癌或胰腺癌源性外泌体
miR-155	影响染色体	升高	乳腺癌源性外体
miR-92a-3p	BIM 的激活与线粒体的易位	升高	慢性粒细胞白血病衍生外体
miR-130a	血管内皮细胞迁移的负性调控	降低	头颈癌恶病质患者血浆
miR-203	雄激素受体信号通路	升高	结直肠癌患者血清
miR-486	磷脂在吞噬中的作用	降低	乳腺癌患者血清

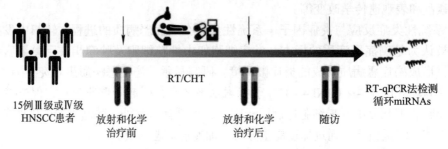

RT/CHT

15例Ⅲ级或Ⅳ级　　放射和化学　　　　放射和化学　　　随访　　RT-qPCR法检测
HNSCC患者　　　治疗前　　　　　　治疗后　　　　　　　　　循环miRNAs

图 3-5　循环 miRNAs 作为监测 HNSCC 恶病质患者生物标志物的实验设计
（改自 Sara Donzelli，*et al*. Front Cell Dev Biol，2020）

进展有较全面的了解。作为一名全科医生，要根据患者的病史、体征和简单的实验室检查，区分引起消瘦的不同病因，针对病因进行治疗和随访，以免漏诊和误诊。对于消瘦与某些未知疾病的相关性，还需要进一步研究，以期使某些恶性疾病能够得到更及时的诊断与治疗。

思考题

1. 全科门诊来了一位消瘦的患者，如何进行诊断及鉴别诊断？
2. 临床上引起消瘦的主要病因有哪些？

（金海珠）

第五节　水　　肿

学习提要

水肿可分为全身性和局部性水肿两种，全科医生应全面掌握水肿的接诊及诊治思路。

水肿（edema）通常指组织间隙过量的液体潴留。临床上根据水肿程度可分为轻、中、重三度。轻度水肿指仅发生于眼睑、眶下软组织、胫骨前、踝部等部位皮下组织，指压后组织轻度凹陷，平复较快。中度水肿指全身疏松组织均有可见性水肿，指压后可出现明显的或较深的组织凹陷，平复缓慢。重度水肿指全身组织严重水肿，身体低垂部位皮肤紧张发亮，甚至可有液体渗出。

一、分类

（一）根据原因分类

1. 心源性水肿　心脏疾病引起的水肿。

2. 肾源性水肿　肾疾病引起的水肿。

3. 肝源性水肿　肝疾病引起的水肿。

4. 营养不良性水肿　营养不良导致低白蛋白血症引起的水肿。

5. 黏液性水肿　甲状腺疾患等引起的水肿。

6. 药物性水肿　服用某些药物后出现的水肿。

7. 妊娠性水肿　妊娠期间出现的水肿，多于妊娠后期出现，且妊娠后消失。

8. 经前期紧张综合征　育龄妇女在月经来潮前 7～14 天出现在眼睑、下肢的水肿。

9. 特发性水肿　原因不明的水肿，绝大多数见于女性，水肿多发生在身体低垂部位。

10. 结缔组织疾病与血清病引起的水肿　如系统性红斑狼疮等。

（二）依据范围分类

1. 局部性水肿　身体局部出现的水肿。

2. 全身性水肿　身体局部水肿后逐渐蔓延至全身。

（三）依据水肿液存在状态分类

1. 显性水肿　凹陷性水肿，用手指按压肿胀部位 5 s 出现皮肤组织凹陷。

2. 隐性水肿　按压时可不出现凹陷，全身隐性水肿患者体重会增加。

二、病因

1. 全身性水肿　心源性水肿常见疾病包括右心衰竭、全心衰竭、缩窄性心包炎，肾源性水肿常见疾病包括肾炎、肾病综合征，肝源性水肿常见的原因为失代偿肝硬化，营养不良性水肿见于低蛋白血症、维生素 B_1 缺乏症，黏液性水肿见于甲状腺功能减退症、甲状腺炎、垂体功能减退症，药物性水肿包括肾上腺皮质激素、甘草及其制剂、钙通道阻滞剂等药引起，妊娠性水肿见于妊娠高血压综合征，结缔组织疾病如系统性红斑狼疮引起的水肿。

2. 局部性水肿　常见病因有局部炎症所致水肿，静脉回流受阻所致水肿，淋巴回流受阻所致水肿及超敏反应所致水肿。其中，局部炎症所致水肿常见于痈、疖、蜂窝织炎等；静脉回流受阻所致水肿常见于肢体静脉血栓形成，血栓性静脉炎，下肢静脉曲张，上、下腔静脉阻塞综合征等；淋巴回流受阻所致水肿见于丝虫病所致象皮肿、淋巴结切除术后等；变态反应疾病所致水肿见于血管神经性水肿。

三、临床表现

局部性水肿除局部水肿的表现外，多伴随其他症状，如局部炎症引起的红、热、痛等。全身性水肿根据病因不同，有一定的特异性。本节主要介绍全身性水肿在不同疾病中的临床表现。

1. 心源性水肿　表现为身体下垂部位首先出现水肿，向上蔓延至全身。

2. 肾源性水肿　表现为水肿从眼睑、颜面、下肢开始蔓延至全身。

3. 肝源性水肿　表现为腹水先出现，腹压增大导致下肢静脉回流受阻，引起踝部水肿并逐渐向上蔓延，但无头部及上肢水肿。

4. 营养不良性水肿　表现为从足部开始逐渐蔓延全身。

5. 黏液性水肿　好发于下肢胫骨前区域，也可见于眼眶周围。

6. 药物性水肿　多见于用药后，停药后水肿消失。

7. 经前期紧张综合征　表现为月经前 1～2 周出现眼睑、踝部轻度水肿。

8. 妊娠性水肿　表现为双下肢水肿，休息不消退，水肿呈进行性加重。

9. 结缔组织疾病所致水肿　为非凹陷性水肿。

10. 血清病所致水肿　表现为突然发生，对症治疗后迅速消退。

11. 特发性水肿　呈周期性，主要见于身体下垂部位，体重昼夜变化很大。

四、伴随症状或体征

1. 伴呼吸困难、腹胀、颈静脉怒张　见于右心衰竭、全心衰竭、缩窄性心包炎等。

2. 伴高血压、泡沫尿、血尿　见于急慢性肾小球肾炎、肾病综合征等。

3. 伴腹胀、黄疸、脾大、腹水　见于病毒性肝炎、酒精性肝病、脂肪肝性肝病等导致的失代偿性肝硬化及原发性肝癌等。

4. 伴厌食、消瘦、皮脂减少、体重下降　见于营养不良、维生素 B_1 缺乏症等。

5. 伴表情淡漠、怕冷、反应迟钝　见于甲状腺功能减退症、垂体功能减退症等。

6. 伴妊娠期高血压、泡沫尿、眼底改变　见于妊娠高血压综合征。

7. 伴烦躁、易怒、乳房胀痛　见于经前期紧张综合征。

8. 伴注射动物血清出现发热、皮疹　见于血清病。

9. 伴皮疹、光过敏、关节痛、眼干　见于系统性红斑狼疮、干燥综合征等结缔组织疾病。

10. 伴局部红、热、痛　见于痈、疖、蜂窝织炎等。

11. 伴患肢疼痛、压痛，沿静脉走行可扪及有压痛的条索状物　见于血栓性浅静脉炎。

12. 伴患肢疼痛、发热、压痛、浅表静脉扩张　见于深静脉血栓形成，小腿静脉高度扩张、弯曲，下肢静脉曲张。

13. 伴披肩状水肿、颈静脉怒张、前胸部浅表静脉扩张　见于上腔静脉阻塞综合征。

14. 伴腹胀、腹壁静脉曲张、阴囊水肿　见于下腔静脉阻塞综合征。

15. 伴皮肤粗糙增厚、乳糜尿　见于丝虫病。

16. 伴突发皮肤肿胀、热感、无痛　见于血管神经性水肿。

五、辅助检查

1. 实验室检测　由于水肿可以是全身疾病引起，需根据患者症状及查体完善相关实验室检查，具体包括血、尿、便三大常规，肝肾功能、电解质、甲状腺功能、肿瘤标志物等。

2. 影像学检查　水肿相关影像学检查无特异性，需根据水肿可能的病因进行针对性检查，如胸部 X 线检查、心电图、超声心动图、腹部超声、双下肢血管超声等。

六、诊断思路

水肿的诊断思路见图 3-6。

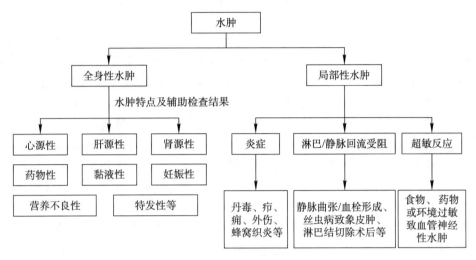

图 3-6 水肿的诊断思路

七、治疗

（一）治疗原则

对症治疗的同时，积极明确水肿原因，根据病因进一步治疗。注意预防严重疾病并发症的发生。

（二）具体措施

1. 病情评估 评估是否需要立即转诊或需要转专科治疗。

2. 健康指导

（1）对于病情轻微的单纯水肿，给予症状指导。

1）低盐清淡饮食，多吃富含钾的果蔬（肾衰竭者需要控制钾的摄入，以免引起高钾血症），适量控制水及液体摄入。依据病情确定蛋白质摄入量，无并发症的营养不良者给予优质高蛋白质饮食，肾源性疾病依据肾功能确定。

2）适量休息，生活规律，避免劳累、感染，监测体重。

3）对于水肿患者出院后需长期随访，监督其遵医嘱，并指导患者定期到门诊复查。

（2）对于静脉曲张等因素引起的水肿，采取适当休息、停用药物、限盐等处理，水肿可减轻，必要时给予药物治疗，例如氢氯噻嗪 25～50 mg，每日 1～2 次或隔日口服；呋塞米 20 mg，每日 1～2 次或隔日口服，同时注意电解质平衡。

（3）健康指导：水肿的后续处理关系到疾病的发展与预后，全科医生需要采取合理有效的健康干预措施，开展一级及二级预防。如小儿有反复发作的急性化脓性扁桃体炎，建议行扁桃体切除术，避免诱发肾炎。高龄妊娠妇女，加强产前检查，如有妊娠高血压综合征的表现，应及早转至专科治疗。需站立工作或长时间乘坐飞机、火车、汽车者，应避免长时间制动，可定时活动下肢或走动，预防下肢水肿。心功能不全患者，睡眠时可将下肢适当抬高到超过心脏的高度，以减轻水肿。

3. 药物治疗

（1）病因治疗：积极治疗原发病，避免或祛除可控诱因及可能的加重因素，如感染、劳累等，并针对原发病给予利尿、改善心功能、保肝、糖皮质激素等治疗。

（2）对症治疗：针对水肿症状给予对症治疗。在药物选择上可依据患者病情、年龄、职业，有无妊娠、有无哺乳等情况制订个体化治疗方案。

1）利尿药：①噻嗪类利尿药：可抑制远端小管 Na^+、Cl^- 重吸收。临床最常用药物有氢氯噻嗪、吲达帕胺。轻度水肿可首选噻嗪类利尿药，氢氯噻嗪 25～50 mg，每日 1～2 次或隔日口服，或每周连服 3～5 日。②袢利尿药：抑制髓袢升支粗段 NaCl 主动重吸收。代表药有呋塞米、布美他尼、托拉塞米。其为强效利尿药，用于重度水肿，利尿作用布美他尼＞呋塞米。呋塞米 20～100 mg/d，口服或静脉滴注，可连续或隔日给药；布美他尼 0.5～10 mg/d，口服或静脉滴注，可连续或隔日给药；托拉塞米 5～40 mg/d，口服或静脉滴注，疗程不超过 1 周。③皮质集合小管保钾利尿药：作用于皮质集合小管，干扰细胞 Na^+ 通道，减少 Na^+ 的重吸收。其利尿作用较弱，需要与其他利尿药合用，起到保钾、利尿作用。代表药有螺内酯、氨苯蝶啶、阿米洛利。螺内酯 20～100 mg/d，口服；氨苯蝶啶 50～100 mg/d，口服；阿米洛利 5～20 mg/d，口服。④渗透性利尿药：是一类能够自由地经肾小球滤过而很少由肾小管重吸收的物质，其作用取决于该物质在溶液中形成的渗透压。其代表药为甘露醇、低分子右旋糖酐等，老年人、心功能不全、少尿患者（400 mL/d）应慎用甘露醇。该类药物应用不当可导致急性肾损伤。⑤碳酸酐酶抑制剂：主要是使近端小管中 H^+ 生成减少，抑制 Na^+、Cl^-、HCO_3^- 重吸收，因其利尿效果有限，目前已较少作为利尿药使用。

水肿不是首先使用利尿药的指征，利尿药适用于心肺功能受损、明显腹水或明显水肿又不能接受严格限盐者。肾源性水肿者需根据肾小球滤过率选择利尿药，对于肝源性水肿者则首选螺内酯。坚持缓慢利尿，在利尿过程中密切监测体重、电解质变化。

2）白蛋白：营养不良性水肿和肝源性水肿者可适当补充白蛋白。而对于心源性水肿和肾源性水肿的患者需慎用。

3）中医治疗：原则是分阴阳而治，阳水主要治以发汗，利小便，宣肺健脾，水势壅盛则可酌情暂行攻逐，总以祛邪为主；阴水则主要治以温阳益气、健脾、益肾、补心，兼利小便，酌情化瘀，以扶正为法。虚实并见者，则攻补兼施。

4. 转诊指征

（1）诊断不明或因条件限制无法进一步治疗的患者。

（2）严重的心力衰竭，经治疗后呼吸困难或水肿无明显好转。

（3）肝硬化水肿出现严重并发症，如大量腹水、肝肾综合征、肝性脑病、消化道出血、自发性腹膜炎、原发性肝癌等。

（4）肾源性水肿出现呼吸困难、心力衰竭、严重电解质酸碱平衡紊乱、感染、肾衰竭等。

（5）明确诊断黏液性水肿、内分泌障碍所致水肿及妊娠高血压综合征的患者。

（6）可能是由血栓形成、静脉阻塞、肿瘤等原因引起的水肿。

八、临床案例分析

（一）临床案例

患者，女性，67 岁，进行性活动后呼吸困难 6 年，加重伴下肢水肿 2 个月。

患者 6 年前登山时突发心慌、气短、胸闷，休息 1 h 后缓解。之后自觉体力日渐下降，稍微活动后即感气短、胸闷、呼吸困难，无心前区痛。曾在当地诊断为"心律失常"，服药疗效不好。2 个月前感冒后出现咳嗽、咳痰、咳白色黏痰，气短明显，不能平卧，尿少、颜面及双下肢水肿，腹胀加重就诊。

既往发现高血压（170/100 mmHg）10 余年未经任何治疗，5 年前有阵发性心悸、气短发作，无肝炎、结核等病史，无长期咳嗽咳痰史。无食物药物过敏史。

吸烟 30 余年，每天 2 包，未戒，无饮酒习惯。

查体：T 36.6℃，P 72 次 / 分，R 20 次 / 分，BP 160/100 mmHg，神清，半卧位，口唇轻度发绀，巩膜无黄染，颈静脉充盈，气管居中，甲状腺不大，左肺闻及细湿啰音，心界两侧扩大，心律齐，心率 72 次 / 分，心前区闻及 III /6 级收缩期吹风样杂音，腹软，肝肋下 3 cm，压痛，肝颈静脉回流征阳性，脾肋下未及，移动性浊音阴性，肠鸣音减弱，双下肢中度凹陷性水肿。

实验室检查：血常规 HB 129 g/L，WBC 7.0×10^9/L。尿常规：尿蛋白 +++，相对密度 1.016，镜检阴性。生化：ALT 56 U/L，TBIL 19.6 μmol/L，BUN 7.0 mmol/L，Cr 113 μmol/L。

（二）临床思维步骤

1. 病史特点归纳

（1）患者，老年女性，慢性病程，急性加重。

（2）进行性呼吸困难 6 年，加重伴下肢水肿 2 个月。

（3）患者活动后出现气短、胸闷，伴心慌，休息可缓解，后进行性加重，并出现夜间憋醒，抗心律失常治疗效果不佳。2 个月前感冒诱发加重，不能平卧，并出现尿少、水肿、腹胀。

（4）高血压病史多年，未治疗。吸烟史 30 年，未戒。

2. 临床诊断及诊断依据

（1）临床诊断：慢性心力衰竭，心功能不全 3 级，高血压 2 级（很高危），肾功能不全，肝功能不全。

（2）诊断依据

1）患者，老年女性，慢性病程，急性加重。

2）进行性呼吸困难 6 年，加重伴下肢水肿 2 个月。

3）患者活动后出现气短、胸闷，伴心慌，休息可缓解，后进行性加重，并出现夜间憋醒，按抗心律失常治疗效果不佳。2 个月前感冒诱发加重，不能平卧，并出现尿少、水肿、腹胀。

4）高血压病史多年，无治疗。吸烟史 30 年，未戒。

5）查体：BP160/100 mmHg，口唇发绀，颈静脉充盈，左肺闻及细湿啰音，心界两侧扩大，心前区闻及病理性杂音，肝大，压痛，肝颈静脉回流征阳性，双下肢中度凹陷性水肿。

6）辅助检查：尿蛋白 3+，ALT 56 U/L，TBIL 19.6 μmol/L，Cr 113 μmol/L。

3. 鉴别诊断及鉴别诊断要点

（1）扩张性心肌病：通常起病隐匿，早期可无症状。主要表现为活动时呼吸困难和活动耐量下降。随着病情加重可以出现夜间阵发性呼吸困难和端坐呼吸等左心功能不全症状，并逐渐出现食欲下降、腹胀及下肢水肿等右心功能不全症状。合并心律失常时可表现心悸、头晕、黑朦，甚至猝死。持续顽固低血压往往是终末期表现。根据患者目前症状，无法排除，需进一步完善超声心动图予以鉴别。

（2）肺源性心脏病：多有肺部基础疾病如慢性阻塞性肺疾病（COPD）、哮喘等，可出现呼吸衰竭及右心衰竭症状，其右心衰竭症状主要有明显气促、心悸、食欲缺乏、腹胀、恶心等。查体可见发绀明显、颈静脉怒张、心率增快，可出现心律失常，剑突下闻及收缩期杂音，甚至出现舒张期杂音。肝大伴压痛，肝颈静脉回流征阳性，下肢水肿，重者可有腹水。患者既往无长期咳嗽咳痰史，暂不考虑该诊断。

（3）心包积液：患者也可出现呼吸困难，严重时呈端坐呼吸，伴发绀。还可有上腹痛、肝大、全身水肿的表现，查体见心尖冲动减弱，心脏浊音界向两侧增大，心音低而遥远。大量心包积液可见脉压变小，甚至影响静脉回流，出现颈静脉怒张、肝大、颈静脉回流征、腹水及下肢水肿等体循环淤血表现，X线胸片可见心影呈烧瓶状，超声心动图可见心包积液。该患者有呼吸困难及体循环淤血表现，但无心尖冲动减弱及心包积液其他体征，可完善X线胸片、超声心动图等予以鉴别。

4. 治疗原则与具体措施

（1）治疗原则：采取综合治疗措施，包括对各种可致心功能受损的疾病如冠心病、高血压、糖尿病早期管理，调节心力衰竭的代偿机制，减少其负面效应，阻止或延缓心室重塑的进展。

（2）具体措施

1）建议住院治疗，予以特级护理，低盐低脂优质蛋白质饮食，监测血压、体重，记24h尿量，控制液体摄入。

2）完善相关辅助检查，如三大常规、血生化、甲状腺功能、凝血功能、心肌酶谱、脑利尿钠肽、心电图、超声心动图、X线胸片、冠状动脉造影等。

3）予以呋塞米、螺内酯利尿，地高辛强心，贝那普利、比索洛尔降压等治疗。

4）2周后随访，监测肾功能、电解质、血压等。

九、研究进展

水肿作为临床常见的一种体征，病因多样，相关研究亦不同。下面以表现全身性水肿的心力衰竭为例，抛砖引玉，分析目前相关研究进展。

心力衰竭是大数心血管疾病的最终归宿，也是最主要的死亡原因。目前因缺乏特异的临床表现，阻碍了心力衰竭患者的早期诊断和治疗。随着研究的深入，生物标志物可能在心力衰竭的早期诊断、治疗及预后中扮演重要角色。大家熟知且比较经典的生物标志物包括BNP和NT-proBNP、C反应蛋白、醛固酮等，新型标志物如半乳糖凝集素-3，将来或可单独或联合用于疾病诊治及预后评估。

除分子生物学领域研究外，新型抗心力衰竭的药物研发为心力衰竭患者带来了福音。目前已应用于临床并取得良好效果的药物有血管紧张素受体脑啡肽酶抑制剂（ARNI），代表药为沙库巴曲缬沙坦钠片，为PARADIGM-HF试验的临床研究结果。此外，钠-葡萄糖耦联转运体2（SGLT-2）抑制剂已有部分药品获美国食品药品监督管理局批准用于治疗心力衰竭；可溶性鸟苷酸环化酶（sGC）激动剂如维利西呱正处于Ⅲ期临床试验阶段，其疗效及安全性有待临床研究的进一步验证。除心力衰竭病理生理机制及制药技术方面的研究，作为全科医生，在现有工作基础上如何更好地管理心力衰竭患者值得深入研究。

临床上，水肿不仅见于心、肝、肾疾病，还有其他多种病因，需要全科医生详细问诊后进一步明确。因此，全科医生应熟练掌握水肿的相关知识及诊治技能。

思考题

1. 全科门诊遇到一例面部水肿的患者，可能是哪些方面的原因？
2. 如何利用现代信息化技术开展水肿相关科学研究？

（邱 艳）

第六节 咳 嗽

学习提要

1. 咳嗽作为全科门诊常见的临床症状，全科医生需熟悉并掌握咳嗽的分类及常见原因。
2. 掌握亚急性、慢性咳嗽常见疾病的诊断及治疗原则。

咳嗽是机体的重要防御性反射，有利于清除呼吸道分泌物和有害因子，但频繁剧烈的咳嗽会对患者的工作、生活和社会活动造成严重影响。咳嗽是临床上最常见的症状，一项全球的成人慢性咳嗽流行病学调查显示，慢性咳嗽总体患病率约为 9.6%。

一、分类

（一）根据症状持续时间分类

1. 急性咳嗽 咳嗽持续时间 < 3 周。
2. 亚急性咳嗽 咳嗽持续时间为 3 ~ 8 周。
3. 慢性咳嗽 咳嗽持续时间超过 8 周。

（二）根据咳嗽性质分类

1. 干性咳嗽 咳嗽不伴咳痰。
2. 湿性咳嗽 建议以每天痰量 > 10 mL 作为标准。

（三）根据 X 线胸片表现分类

1. 胸部 X 线有明确病变者。
2. 胸部 X 线无异常者。

二、病因

急性咳嗽最常见的原因为普通感冒和急性气管支气管炎。哮喘、慢性支气管炎和支气管扩张等原有疾病的加重也可导致急性咳嗽。急性咳嗽的病因除最常见的普通感冒外，还可能是部分致命疾病的潜在信号，如新型冠状病毒肺炎、急性心肌梗死、自发性气胸、肺栓塞和异物吸入等。

亚急性咳嗽最常见的原因为感染后咳嗽（post infections cough，PIC），此外，还包括咳嗽变异性哮喘（cough variant asthma，CVA）和嗜酸性粒细胞性支气管炎（eosinophilic bronchitis，EB）的亚急性阶段。CVA、EB、上气道咳嗽综合征（upper airway cough syndrome，UACS）、胃食管反流性咳嗽（gastroesophageal reflux cough，GERC）和变应性咳

99

嗽（atopic cough，AC）占慢性咳嗽病因的 70%~95%。我国多项调查显示，在亚急性咳嗽中，PIC 比例为 38.0%~66.5%，UACS 为 4.8%~22.2%，CVA 比例为 3.8%~17.3%，EB 比例为 4.3%~18.6%，GERC 的比例为 4%~9.9%，AC 比例为 4.6%~5.05%。此外，慢性支气管炎、支气管扩张症、气管-支气管结核、血管紧张素转换酶抑制药（angiotensin converting enzyme inhibitors，ACEI）等药物性咳嗽、支气管肺癌和心理性咳嗽等也可引起慢性咳嗽。

咳嗽患者的警报信号（red flag）包括咯血，发热（≥38.5℃），发绀，静息时呼吸困难，声音嘶哑，急性心力衰竭，急性吸入性中毒，疑似肺炎，疑似结核，吸烟者 35 包/年。当出现预警信号时，应立即进一步评估及治疗。

三、临床表现

1. 咳嗽变异性哮喘（CVA） 咳嗽作为唯一或主要症状，无喘息、气促等典型哮喘的症状和体征。诊断标准：①慢性咳嗽，常伴有明显的夜间刺激性咳嗽。②同时具备气流受限客观检查中的任何一条，即可以诊断咳嗽变异性哮喘。气流受限客观检查指标包括：a. 支气管舒张试验阳性，吸入支气管舒张剂后，第一秒用力呼气量（FEV_1）增加 >12%，且 FEV_1 绝对值增加 >200 mL；或抗炎治疗 4 周后与基线值比较 FEV_1 增加 >12%，且 FEV_1 绝对值增加 >200 mL（除外呼吸道感染）。b. 支气管激发试验阳性，一般应用吸入激发剂乙酰甲胆碱或组胺，通常以吸入激发剂后 FEV_1 下降≥20%，判断结果为阳性，提示存在气道高反应性。c. 呼气流量峰值（peak expiratory flow，PEF）平均每日昼夜变异率（至少连续 7 天每日 PEF 昼夜变异率之和/总天数）>10%，或 PEF 周变异率{（2 周内最高 PEF- 最低 PEF）/[（2 周内最高 PEF+ 最低 PEF）×1/2]×100%}>20%，除外其他疾病所引起的咳嗽。③抗哮喘治疗有效。

2. 嗜酸性粒细胞性支气管炎（EB） 是一种以嗜酸粒细胞浸润为特点的气道炎症性疾病，又称为非哮喘性嗜酸性粒细胞性支气管炎。EB 临床表现缺乏特征性，部分临床表现类似 CVA，体格检查无异常发现，痰嗜酸性粒细胞增高是主要诊断依据。

诊断标准：①慢性咳嗽，表现为刺激性干咳或伴少量黏痰。② X 线胸片正常。③肺通气功能正常，无气道高反应性，PEF 日平均变异率正常。④痰细胞学检查嗜酸性粒细胞比例≥2.5%。⑤排除其他嗜酸性粒细胞增多性疾病。⑥口服或吸入糖皮质激素有效。

3. 上气道咳嗽综合征（UACS） 又称鼻后滴漏综合征，是指由于鼻部疾病引起分泌物倒流鼻后和咽喉等部位，直接或间接刺激咳嗽感受器，导致以咳嗽为主要表现的临床综合征。目前，UACS 仍缺乏客观、明确的诊断标准。美国胸内科医师学会（American College of Chest Physicians，ACCP）提出结合患者的症状、体征、放射学检查和针对上气道疾病的特异治疗反应，可以做出 UACS 相关性咳嗽的诊断。UACS 的诊断标准：①发作性或持续性咳嗽，以白天为主，入睡后较少。②有鼻部和（或）咽喉疾病的临床表现和病史。③辅助检查支持鼻部和（或）咽喉疾病的诊断。④针对病因治疗后，咳嗽可缓解。

4. 胃食管反流性咳嗽（GERC） 是指胃、十二指肠内容物反流入食管，引起胸骨后烧灼感、反酸、嗳气、胸闷、咳嗽等症状的慢性疾病，以白天为主；24 h 食管 pH 监测 Demeester 积分≥12.70 和（或）SAP≥80%；排除 CVA、EB、UACS 等疾病；抗反流治疗后咳嗽明显减轻或消失。对于没有食管 pH 监测的单位或经济条件有限的慢性咳嗽患者，具有以下指征者可考虑进行诊断性治疗：患者有明显的进食相关的咳嗽，如餐后咳嗽、进食咳嗽等；患者伴有胃食管反流症状，如反酸、嗳气、胸骨后烧灼感等；排除 CVA、EB、UACS 等疾病，或按这些疾病治疗效果不佳。抗反流治疗后咳嗽消失或显著缓解，可以临床诊断 GERC。

5. 变应性咳嗽（AC）　表现为变应性非哮喘性慢性干咳，支气管扩张剂无效，肺功能正常，无气道高反应性的证据，峰流速变异率正常，抗组胺药或糖皮质激素治疗效果良好。诊断标准：①慢性咳嗽，多为刺激性干咳。②肺通气功能正常，支气管激发试验阴性。③诱导痰嗜酸性粒细胞不增高。④具有下列指征之一：①有超敏性疾病史或过敏物质接触史。②变应原皮肤试验阳性。③血清总 IgE 或特异性 IgE 增高。⑤糖皮质激素或抗组胺药治疗有效。

四、伴随症状或体征

1. 伴发热　提示急性气管支气管炎、肺部感染、胸膜炎等。
2. 伴鼻塞、流涕、喷嚏、鼻后滴漏感、咽后黏液附着感等　应首先考虑上气道咳嗽综合征的可能。
3. 伴哮鸣音　双肺有哮鸣音见于哮喘、慢性喘息性支气管炎；某一部位持续存在的局限性哮鸣音见于气道狭窄，如气道内肿物。
4. 伴反酸、嗳气　同时有胸骨后烧灼感等症状或者餐后咳嗽加重，应考虑 GERC 的诊断。
5. 伴声音嘶哑　见于声带炎症、肿瘤压迫喉返神经。
6. 伴痰中带血或咯血者　应考虑结核、支气管扩张和肺癌的可能。
7. 伴杵状指　常见于慢性化脓性肺部疾病，如支气管扩张、肺脓肿等，也见于肺间质纤维化或支气管肺癌。

五、辅助检查

1. 实验室检查　白细胞数和中性粒细胞分类增高提示细菌感染。外周血嗜酸性粒细胞数增多提示变应性疾病或寄生虫感染。变应原皮肤试验和血清 IgE 检查，有助于变应性疾病的诊断。诱导痰嗜酸性粒细胞数增高（>2.5%）是诊断 EB 的主要指标，亦可用于 CVA 的辅助诊断。

2. 影像学检查　建议将 X 线胸片作为慢性咳嗽的常规检查。X 线胸片如有可疑病变，可进一步进行 CT 检查，高分辨率 CT 有助于诊断早期间质性肺疾病和非典型支气管扩张。怀疑鼻窦炎时，首选鼻窦 CT 检查。

3. 特殊检查

（1）肺功能：通气功能和支气管舒张试验主要用于诊断典型哮喘、部分 CVA 和慢性阻塞性肺疾病（COPD）等，支气管激发试验阳性是诊断 CVA 的重要标准。

（2）呼出气一氧化碳（FeNO）检查：FeNO 是一项无创、重复性好的气道炎症检测技术，FeNO 增高（>32 ppb）提示 EB、CVA 或激素敏感性咳嗽可能性大。

（3）食管反流监测：包括食管 pH 监测、食管阻抗 pH 监测，24 h 食管 pH 监测试验 Demeester 积分超过 12.70 分和（或）反流与咳嗽症状相关概率（SAP）≥75% 可考虑 GERC。

（4）支气管镜检查：不作为慢性咳嗽的常规检查，但对于常规检查未明确病因或针对常见病因治疗无效的不明原因慢性咳嗽患者，支气管镜检查可用于诊断或排除气道腔病变导致的咳嗽病因，如支气管肺癌、异物、结核、复发性多软骨炎等。

六、诊断思路

咳嗽的诊断思路见图 3-7。

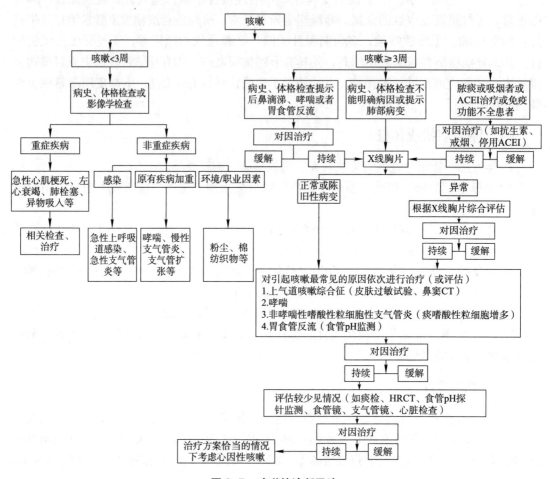

图 3-7 咳嗽的诊断思路

七、治疗

（一）急性咳嗽的治疗原则

急性咳嗽的治疗原则以对症治疗为主。剧烈干咳者可适当应用镇咳药，有痰而不易咳出者使用祛痰药或黏痰溶解剂可在一定程度上缓解咳嗽症状。如有明确细菌感染征象，如咳脓性痰或外周血白细胞数增高者，可考虑给予口服抗菌药物。伴有喘息的给予 β_2 受体激动药、吸入糖皮质激素等药物对症治疗。

（二）亚急性及慢性咳嗽的治疗原则

亚急性咳嗽及慢性咳嗽的治疗原则是明确病因，对因治疗。重视病史的采集，根据病史特点选择相关的检查，由简单到复杂，先考虑常见病，后考虑少见病，诊断和治疗可同步或顺位进行。

（三）常见慢性咳嗽的治疗措施

1. 咳嗽变异性哮喘（CVA） 治疗原则与典型哮喘相同。

（1）推荐使用吸入糖皮质激素（ICS）联合支气管舒张剂（β_2 受体激动药），如布地奈德 / 福莫特罗（160/4.5 μg，2 次 / 日），氟替卡松 / 沙美特罗（50/250 μg，2 次 / 日）。治疗时间 8 周以上，部分需要长期治疗。

（2）白三烯受体拮抗剂（如孟鲁司特 10 mg，1 次 / 日）。

（3）如症状加重，或对吸入激素治疗反应不佳时，可短期口服糖皮质激素治疗（如泼尼松 10～20 mg，1 次 / 日，3～5 天）。

2. 嗜酸性粒细胞性支气管炎（EB）　糖皮质激素是目前治疗嗜酸性粒细胞性支气管炎的唯一有效药物，但使用多大剂量和疗程应该多长尚无一致意见。一般推荐使用吸入皮质激素，如布地奈德干粉剂每次 200～400 μg，2 次 / 日，治疗 2～3 周起效，4 周后咳嗽症状才能明显改善，持续应用 8 周以上；初始治疗可联合应用泼尼松口服每天 10～20 mg，持续 3～5 天。

3. 上气道咳嗽综合征（UACS）　治疗应依据基础疾病而定，非变应性鼻炎以及普通感冒患者，治疗首选第一代抗组胺药和减充血剂。变应性鼻炎患者首选鼻腔吸入糖皮质激素（如鼻用布地奈德每鼻孔 64 μg，2 次 / 日）和口服第二代抗组胺药（如氯雷他定 10 mg，1 次 / 日）治疗。白三烯受体拮抗剂（如孟鲁司特 10 mg，1 次 / 日）治疗过敏性鼻炎亦有效。慢性鼻窦炎患者如合并细菌感染，多为混合感染，抗菌药物应覆盖革兰阳性菌、阴性菌及厌氧菌，急性发作者不少于 2 周，慢性者建议酌情延长。常用药物为阿莫西林 / 克拉维酸、头孢类或喹诺酮类。联合鼻吸入糖皮质激素（如鼻用布地奈德每鼻孔 64 μg，2 次 / 日），疗程 3 个月以上。

4. 胃食管反流性咳嗽（GERC）

（1）生活方式改变：避免过饱和睡前进食，避免进食酸性、辛辣和油腻食物，避免饮用咖啡、酸性饮料及吸烟，避免剧烈运动。

（2）抑酸治疗：常选用质子泵抑制剂（PPI）或 H_2 受体拮抗剂，PPI 效果更佳（如奥美拉唑 20～40 mg，2 次 / 日），需餐前 0.5 h 或 1 h 服用，疗程至少 8 周。

（3）促胃动力药：建议在抑酸药的基础上联合促胃动力药（如莫沙必利 5 mg，2 次 / 日）。

5. 变应性咳嗽（atopic cough，AC）　选择糖皮质激素或抗组胺药物治疗。ICS（如丙酸氟替卡松吸入气雾剂 250 μg，2 次 / 日）治疗 4 周以上，初期可短期口服糖皮质激素（泼尼松 10～20 mg/d，3～5 天）。

6. 转诊指征

（1）紧急转诊：包括气胸、气管支气管异物、肺栓塞、肺水肿、急性心肌梗死等。

（2）普通转诊

1）治疗无效。

2）治疗仅部分有效，或未能排除某些严重或恶性病变。

3）症状虽缓解，但频繁反复发作，影响患者生命质量。

4）传染病病例。

八、临床案例分析

（一）临床病例

患者，男性，43 岁，以"发热、咳嗽 5 天"就诊。

患者 5 天前洗澡受凉后出现寒战，体温高达 40℃，伴咳嗽、咳痰，痰量不多，为白色黏痰。无胸痛，无痰中带血，无咽痛及关节痛。门诊予双黄连口服液及退热止咳药后，体温仍高，在 38～40℃之间波动。病后纳差，睡眠差，大小便正常，体重无变化。

既往史：平素体健，无高血压、糖尿病、慢性支气管炎等疾病。

个人史：无吸烟、饮酒等不良嗜好。职业为工人。否认食物药物过敏史。

家族史：无家族遗传性疾病史。

体格检查：T 38.5℃，P 100 次 / 分，R 20 次 / 分，BP 120/80 mmHg。

发育正常，营养中等，神清，无皮疹，浅表淋巴结不大，咽无充血，扁桃体不大，颈静脉无怒张，气管居中，胸廓无畸形，呼吸平稳，左上肺叩诊浊音，语颤增强，可闻及湿啰音，心界不大，心率 100 次 /min，律齐，无杂音，腹软，肝脾未及。

辅助检查：血常规：HB 130 g/L，WBC 11.7×10^9/L，N 79%，E 1%，L 20%，PLT 210×10^9/L；尿常规（－），粪便常规（－）。

（二）临床思维步骤

1. 病史特点归纳

（1）患者，男性，43 岁，急性起病。

（2）发热、咳嗽 5 天。

（3）洗澡受凉后出现高热寒战，伴咳嗽、咳白色黏痰。

（4）退热效果不佳，体温在 38～40℃之间波动。

（5）平素体健，无慢性支气管炎等疾病，无吸烟、饮酒等不良嗜好。

2. 临床诊断及诊断依据

（1）临床诊断：左侧肺炎，肺炎球菌性肺炎考虑。

（2）诊断依据

1）青年男性，急性病程。

2）发热、咳嗽 5 天。

3）洗澡受凉后出现高热寒战，体温波动在 38～40℃之间，伴咳嗽、咳白色黏痰。

4）平素体健，无慢性支气管炎等疾病，无吸烟、饮酒等不良嗜好。

5）查体：T 38.5℃，P 100 次 /min，呼吸平稳，左上肺叩诊呈浊音，语颤增强，可闻及湿啰音。

6）辅助检查：WBC 11.7×10^9/L，N 79%，E 1%，L 20%。

3. 鉴别诊断及鉴别诊断要点

（1）干酪性肺炎：有结核病史，起病缓慢，白细胞数正常。痰中可找到结核分枝杆菌，X 线检查肺部可有空洞形成。该患者无结核病史，且白细胞数升高，故暂不考虑，必要时可行痰找抗酸杆菌试验、X 线检查等鉴别。

（2）肺癌：中老年多见，常有吸烟史，有咳嗽、咳痰、痰中带血症状。血白细胞数不高，痰中若发现癌细胞可以确诊。可伴发阻塞性肺炎，经抗生素治疗后炎症不易消散，或可见肺门淋巴结肿大，有时出现肺不张。该患者青年男性，无吸烟史，且无痰中带血等肺癌的临床表现，必要时完善肺部 CT、MRI、纤维支气管镜和痰脱落细胞等检查。

（3）急性肺脓肿：常咳大量脓臭痰，X 线检查有液平面的空洞形成，可资鉴别。该患者为无脓臭痰，但不能排除早期表现，可行 X 线检查鉴别。

4. 治疗原则及具体措施

（1）治疗原则：在明确病原体前，经验性选择覆盖菌群广泛的抗生素进行抗感染治疗；明确病原体后，针对病原体选择抗生素进行对因治疗。

（2）具体措施

1）一般治疗：休息、饮食、生活等患者教育。

2）进一步完善相关检查，复查血常规、CRP、降钙素，完善肺部 CT 检查。

3）评估患者病情，确定病原体：①通过痰培养、血培养等检查，确定肺炎病原体，选择抗生素。②根据患者年龄、意识、血压、呼吸频率和肾功能综合评估病情。

4）药物治疗：①未确定病原体时，根据患者青壮年、无基础疾病特点可选用青霉素类（青霉素、阿莫西林等），多西环素（强力霉素），大环内酯类，第一代或第二代头孢菌素，喹诺酮类（如左氧氟沙星、莫西沙星等）药物。②确定病原体后，根据病原体及药物敏感试验结果选择抗生素。

九、研究进展

咳嗽在生理条件下是机体的一种防御性反射，咳嗽的相关机制研究包括刺激信号受体（如瞬时受体电位香草素 1、瞬时受体点位锚蛋白 1、N- 甲基 -D 天冬氨酸受体或者激动瞬时受体电位 M8、γ - 氨基丁酸受体）、炎症介质（缓激肽、前列腺素 E_2）等的作用。

慢性难治性咳嗽（chronic refractory cough，CRC）是指针对病因（CVA、EB、UACS、GERC）治疗后，咳嗽依然持续存在。慢性特发性咳嗽（chronic idiopathic cough，CIC）指经过各种诊断方法后无法明确病因的一类咳嗽。大多数 CRC 和 CIC 患者是绝经不久的女性，女性和男性的比例为 2：1。CIC 患者的症状持续时间明显更长，往往以呼吸道感染作为首发症状，FeNO 值较低，辣椒素咳嗽敏感性更高，组织学上有气道基底膜增厚，但是黏液、炎症水平未见差异。CRC 和 CIC 咳嗽敏感性增高，提示存在神经性病变。神经调节剂吗啡、加巴喷丁、阿米替林可以起到一定的镇咳作用，言语疗法对部分患者有效。此外，目前正在Ⅲ期临床试验的 P2X3 受体拮抗剂也有望成为治疗 CRC 和 CIC 的前景药物。

咳嗽作为全科门诊常见的临床症状，全科医生应该掌握咳嗽的诊断思路，尤其是慢性咳嗽，应该通过详细的病史询问、体格检查和辅助检查予以明确诊断和治疗。

思考题

1. 临床常见慢性咳嗽的病因有哪些？如何诊断、治疗？
2. 咳嗽的诊断思路是什么？

（任 文）

第七节 心 悸

学习提要

1. 心悸可分为生理性和病理性两大类，全科医学研究生应具备快速识别生理性及病理性心悸的能力，同时具有及时、准确地做出相应处理的能力。

2. 对于心悸，全科医学研究生应具备良好的临床思维能力和较强的科研能力。

心悸（palpitation）是一种常见的临床症状，表现为自觉心脏搏动的不适或心慌感，无特异性，其原因可分为生理性和病理性，且发生机制尚未完全清楚，常认为多种因素导致心脏活动过度是其发生的基础，需要通过细致的病史采集、详细的体格检查、必要的辅助检查进行诊断及鉴别诊断，同时注重临床思维和科研能力的培养，在治疗方面主是根据其发生的病因给予相应的治疗措施。

一、分类

心悸在临床上无确切的分类标准，按病因可分为：心脏搏动增强、心律失常、心力衰竭、心脏神经症、β受体亢进综合征、围绝经期综合征及其他疾病引起的心悸，其中心脏搏动增强又可分为生理性心悸及病理性心悸。

心悸按中医辨证可分为：心血不足型、心气虚弱型、阴虚火旺型、痰火上扰型及气滞血瘀型心悸。

二、病因

1. 心脏搏动增强　心脏搏动增强引起的心悸又分为生理性和病理性两种。

（1）生理性

1）剧烈运动、情绪激动、精神过度紧张。

2）饮酒、喝浓茶或咖啡后。

3）口服某些药物，如肾上腺素、麻黄碱、咖啡因、阿托品、甲状腺素片等。

4）妊娠。

（2）病理性

1）心室肥大：高血压性心脏病、主动脉瓣关闭不全、二尖瓣关闭不全等引起左心室肥大，心脏收缩力增强而出现心悸。

2）其他疾病：①甲状腺功能亢进症：由于基础代谢率增高，以及交感神经兴奋性增高，而导致心率加快、搏动增强。②贫血：贫血时血红蛋白低，血液携氧量减少，器官及组织缺血、缺氧，机体为保证氧的供应，通过增加心率，提高心排血量来代偿，因心率加快导致心悸症状。当急性失血时心悸表现尤为明显。③发热：发热时人的基础代谢率增高，心率加快、心排血量增加，可引起心悸。④低血糖症、嗜铬细胞瘤：肾上腺素及去甲肾上腺素释放增多，心率加快、心脏搏动增强，可出现心悸。

2. 心律失常　心动过速和心动过缓均可出现心悸症状，其他心律失常也会出现心悸。

（1）心动过速：各种原因引起的窦性心动过速、阵发性室上性或室性心动过速等，均可发生心悸。

（2）心动过缓：高度房室传导阻滞（二、三度房室传导阻滞）、窦性心动过缓或病态窦房结综合征等，由于心率缓慢，舒张期延长，心室充盈度增加，心搏强而有力，而引起心悸。

（3）其他心律失常：期前收缩、心房扑动或颤动等，由于心脏搏动不规则或有一段间歇，使患者感到心悸，甚至有停搏感觉。

3. 心力衰竭　各种原因引起的心力衰竭，均可出现心悸。

4. 心脏神经症　由自主神经功能紊乱所引起，心脏本身并无器质性病变。多见于青年女性。临床表现除心悸外，常伴有心率增快、心前区或心尖部隐痛，以及疲乏、失眠、头晕、头痛、耳鸣、记忆力减退等神经衰弱表现，且在焦虑、情绪激动等情况下更易发生。

5. β受体亢进综合征　也与自主神经功能紊乱有关，易在紧张时发生，其表现除心悸、心动过速、胸闷、头晕外，还可有心电图的一些改变，出现窦性心动过速，轻度 ST 段下移及 T 波低平或倒置，易与心脏器质性病变相混淆。采用普萘洛尔（心得安）试验可以鉴别。β受体亢进综合征在应用普萘洛尔后心电图改变可恢复正常，显示其改变为功能性。

6. 围绝经期综合征　在绝经期前后，出现一系列内分泌与自主神经功能紊乱症状，心悸是围绝经期妇女常见的就诊症状。

7. 其他疾病　如大量胸腔积液、气胸、肺气肿、高原病、胆心综合征等，也可引起心悸。

三、临床表现

心悸主要表现为自觉心脏搏动的不适或心慌感，可伴有左胸部不适感，为一过性、阵发性或持续性发作，也可一日数次，或数日一次。症状较轻的心悸，可能对机体无影响，或仅表现为活动耐量下降；症状较重的心悸，可伴有胸闷、气短、疲乏无力、头晕、头痛、失眠、目眩、多梦、易惊。更严重的心悸可能出现心功能不全的表现，尤其是快速型心律失常持续时间较长，老年患者更容易出现心悸伴面色苍白，大汗淋漓，四肢厥冷，神志淡漠，甚至不能平卧，以至出现晕厥、猝死等危及生命情况。

四、伴随症状或体征

1. 伴心前区疼痛　见于冠心病（如心绞痛、心肌梗死）、心肌炎、心包炎、胆心综合征，亦可见于心脏神经症等。

2. 伴发热　见于急性传染病、风湿热、心肌炎、心包炎、感染性心内膜炎等。

3. 伴晕厥或抽搐　见于窦性停搏、高度房室传导阻滞、室性心动过速、病态窦房结综合征等。

4. 伴贫血　见于各种原因引起的急性失血，此时常有虚汗、脉搏细弱、血压下降甚至休克；慢性贫血，心悸多在劳累后较明显，而且伴乏力；重度贫血，心悸尤为明显，同时可伴有呼吸困难等症状。

5. 伴呼吸困难　见于急性心肌梗死、心肌炎、心包炎、心力衰竭、呼吸衰竭、肺源性心脏病、重症贫血等。

6. 伴消瘦、多汗及食欲亢进　见于甲状腺功能亢进症。

7. 伴发绀　见于先天性心脏病（如发绀型先天性心脏病）、肺栓塞、气胸、右心功能不全和休克。

8. 伴阵发性高血压　常见于嗜铬细胞瘤。

五、辅助检查

1. 实验室检查　若怀疑患者存在急性心肌梗死、心肌炎时，应迅速做血常规、电解质、肝肾功能、心肌标志物、凝血功能等检查；怀疑心力衰竭时做脑利尿钠肽测定等；怀疑感染性心内膜炎时予以体液的微生物培养，血液细菌、病毒核酸及抗体等检查；怀疑风湿性心脏病时，行链球菌抗体和炎症指标的血液检查。怀疑甲状腺功能亢进时查甲状腺功能、甲状腺吸碘率，怀疑低血糖时查空腹血糖、餐后 2 h 血糖及糖化血红蛋白、胰岛功能；怀疑嗜铬细胞瘤查血、尿儿茶酚胺及其代谢物等；怀疑感染及贫血时可查血常规、C 反应蛋白（CRP）、降钙素原等，必要时行骨髓穿刺检查骨髓涂片。

2. 影像学检查

（1）胸部 X 线检查：可初步筛查肺源性疾病，有条件者可进一步行多层螺旋 CT、核素心肌显像及负荷试验等影像学检查，条件允许可行其他相关检查，如心包穿刺、冠状动脉造影等。

（2）常规十二导联心电图检查：不仅可以明确患者是否存在心律失常，亦可确定心律失常的性质，患者是否有心肌梗死，必要时行十八导联心电图检查。若静息时心电图（ECG）未发现异常，可根据患者病情轻重嘱患者行动态心电图监测（Holter）、运动平板试验，通过运动增加心脏负荷而诱发心肌缺血。

（3）超声心动图：对怀疑有器质性心脏病的患者，可进行二维超声心动图检查，直观地显示心脏结构和运动状态及血流情况，测定左心室功能、射血分数等，还可发现如梗阻性肥厚型心肌病、主动脉瓣狭窄等疾病，是评价心脏收缩、舒张功能及左心室充盈血流动力学的主要定量手段。

六、诊断思路

心悸的诊断思路见图 3-8。

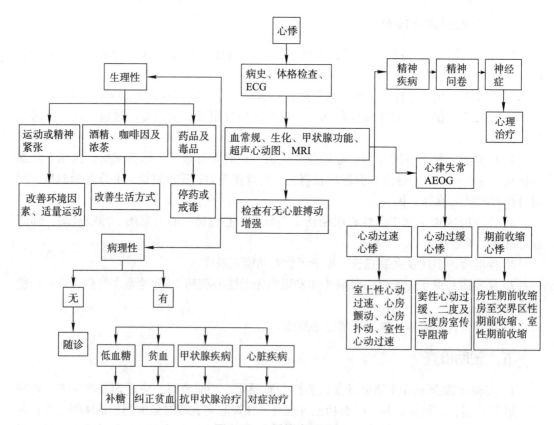

图 3-8 心悸的诊断思路

七、治疗

（一）治疗原则

根据不同原因给予其相应的治疗措施。

（二）具体措施

1. 明确病因，纠正与处理基础疾病和诱因　对于心动过速性心律失常，可予以β受体阻滞剂（如美托洛尔、比索洛尔）减慢心率；如出现室上性心动过速，可试行刺激迷走神经终止心动过速，无效可转上级医院明确诊断，决定是否行射频消融治疗；有心力衰竭者尽快改善心功能，纠正心力衰竭；对于贫血患者应积极抗贫血治疗；对于发热患者进行抗感染和降温处理，尽快明确病因；甲状腺功能亢进症患者应给予抗甲状腺药物及其他对症治疗；对于伴精神紧张、情绪激动或焦虑不安者，可适当给予地西泮、唑吡坦等镇静药。

2. 衡量获益与风险　应快速识别患者是否存在血流动力学障碍，如进行性低血压、急性心力衰竭、进行性缺血性胸痛等，及时稳定血流动力学状态，改善症状。当心律失常严重危及生命时，应立即采取积极有效的措施加以控制，并追求抗心律失常治疗的有效性。而对不会威胁生命的心律失常，需要更多考虑对其治疗的安全性，以免出现抗心律失常治疗药物不良反应可能引起的新风险，因为抗心律失常药物也可引起心律失常。

3. 正确处理心律失常　必须掌握心律失常可能的原因和类型，结合患者的病情确定是否需要给予抗心律失常药物治疗，采取措施终止心律失常并改善患者症状；恶性室性心律失常终止后一般都要使用药物预防发作，用药过程中还应注意抗心律失常药物的不良反应。

4. 加强一级预防　改善生活方式和环境因素，减少心血管危险因素。包括戒烟、戒酒、降压、调整血脂、改善心力衰竭及糖尿病的血糖水平等；保持适量运动，同时避免高强度及高耐力的运动，有助于降低心血管病风险，且不增加心房颤动的风险；指导患者学会自测脉搏，了解自己的病情，保持良好愉悦的心情；对有应激性生活事件、焦虑或抑郁症状的患者，应建议心理疏导及治疗。用药指导：嘱患者不能随意停减药物，注意定期复查，根据医嘱调整用药剂量。

5. 大多数心悸患者可以在社区门诊进行诊断治疗，临床评估存在严重心律失常风险的患者可转上级医院心血管专科进一步诊治。

6. 转诊指征　遇到以下情况，需要转诊至上级医院进一步诊治，必要时转给专科医生。

（1）心悸原因诊断不明者。

（2）长期心悸且有如下伴随症状者：胸痛、晕厥、恶心、呕吐、出冷汗等，可能提示病情严重或病情进一步加重的可能。

（3）出现血流动力学异常或恶性心律失常需要紧急处理者。

（4）需进一步行核素心肌显像、冠状动脉CTA检查、双源CT检查及冠状动脉造影等辅助检查，以进一步明确诊断者。

（三）常用抗心律失常药物

1. 常用减慢心率药物

（1）盐酸普罗帕酮：150 mg 每日 3 次口服，可根据需要调至 900 mg/d。盐酸普罗帕酮属于钠通道阻滞药，用于阵发性室上性、室性心动过速，各类期前收缩的治疗，有严重心肌损害、心动过缓、肝肾功能不全应慎用，如出现窦房性或房室性传导高度阻滞时，可静脉注射乳酸钠、阿托品、异丙肾上腺素解救，其禁忌证为：无起搏器保护的窦房结功能障碍、严重的房室传导阻滞、严重充血性心力衰竭、心源性休克、严重的低血压及对该药过敏者。

（2）盐酸美西律：首次口服 200～300 mg，必要时 2 h 后再服 100～200 mg，一般维持量每日 400～800 mg，分 2～3 次口服。盐酸美西律属于钠通道阻滞药，主要用于慢性室性心律失常，如室性期前收缩、室性心动过速的治疗。其禁忌证为：心源性休克和二、三度房室传导阻滞，病态窦房结综合征者。

（3）美托洛尔：每次 25～50 mg，每日 2～3 次口服，病情严重可适量增量，但每日不宜超过 300 mg；缓释片每日 1 次，每次 23.75～47.5 mg。美托洛尔属于 β 受体阻滞剂，可用于心房颤动控制心室率、室上性快速型心律失常的治疗，也可用于高血压、甲状腺功能亢进症、心脏神经症、心力衰竭的治疗。其禁忌证为：心源性休克和有二、三度房室传导阻滞，重度心力衰竭及病态窦房结综合征者，心率 <60 次/分、P-Q 间期 >0.24 s 或收缩压 <100 mmHg 的怀疑急性心肌梗死及对该药物过敏者。

（4）胺碘酮（可达龙）：广谱抗心律失常药物，负荷量每次 200 mg，每日 3 次，可连续应用 8～10 天；维持量每次 100～200 mg，每日 1 次，总剂量 100～400 mg/d 或每次 100～200 mg，每日 1 次或隔日 1 次。胺碘酮属于多通道阻滞剂，可延长复极过程，可用于控制快速心房颤动、心房扑动、房性心动过速以及伴有心功能受损的室上性或室性心律失常。禁忌证为：甲状腺功能异常或有既往史者，碘过敏者，二、三度房室传导阻滞，病态窦房结综合征者。用药期间应定期复查肝功能、甲状腺功能及心电图，逐渐减量。

（5）地尔硫䓬：每次 30～60 mg，每日 3 次口服。地尔硫䓬属于钙通道阻滞剂，主要用于室上性心动过速的治疗。常见的不良反应有低血压、心动过缓、房室传导阻滞等，用药期间应监测肝、肾功能及定期复查心电图。

2. 改善心肌缺血用药

（1）硝酸酯类药物：单硝酸异山梨酯缓释片，每次 40 mg，每日 1 次口服；硝酸异山梨酯，每次 10～20 mg，每日 3 次口服。用于冠心病的长期治疗，预防血管痉挛型和混合型心绞痛，心肌梗死后治疗和慢性心力衰竭的长期治疗。

（2）盐酸曲美他嗪：每次 20 mg，每日 3 次口服。盐酸曲美他嗪通过改善心肌能量代谢实现抗心肌缺血作用，用于成人中作为附加疗法对一线抗心绞痛控制不佳或无法耐受的稳定型心绞痛者。

3. 纠正心力衰竭用药

（1）地高辛：每次 0.125 mg，每日 1 次口服，用于急性和慢性心功能不全，控制伴有快速心室率的心房颤动、心房扑动患者的心室率及室上性心动过速。老年人因肝肾功能不全需减少剂量，用药期间应严格定期监测地高辛血药浓度和电解质代谢情况，并检测心电图变化，注意观察有无洋地黄中毒的表现。

（2）沙库巴曲缬沙坦钠：口服，每日 2 次，每次起始剂量 25～100 mg，目标剂量 200 mg，应用时小剂量开始，每 2～4 周剂量加倍，逐渐滴定至目标剂量。规格以沙库巴曲缬沙坦计：① 50 mg（沙库巴曲 24 mg/缬沙坦 26 mg），② 100 mg（沙库巴曲 49 mg/缬沙坦 51 mg），③ 200 mg（沙库巴曲 97 mg/缬沙坦 103 mg）。沙库巴曲缬沙坦钠为血管紧张素受体脑啡肽酶抑制剂（ARNI）代表药物，适用于 NYHA 心功能 Ⅱ～Ⅲ级、有症状的射血分数降低的慢性心衰患者，可以降低心血管死亡和心力衰竭住院的风险。禁用于血管神经性水肿病史、双侧肾动脉狭窄、妊娠及哺乳期妇女、重度肝损害及对 ARB 或 ARNI 过敏者，主要的不良反应为低血压、肾功能恶化、高钾血症和血管神经性水肿，用药期间应严格监测血压、肾功能和血钾情况。

（四）中医中药诊治

1. 中医辨证论治　心悸是因外感或内伤，致气血阴阳亏虚，心失所养；或痰饮瘀血阻滞，心脉不畅，引起以心中急剧搏动，惊慌不安，甚则不能自主为主要临床表现的一种病证。心悸的病位主要在心，由于心神失养，心神动摇而致悸动不安。但其发病与脾、肾、肺、肝四脏功能失调相关。心悸为本虚标实证，其本为气血不足，阴阳亏损，其标是气滞、血瘀、痰浊、水饮，临床表现多为虚实夹杂之证，当根据虚实轻重之多少，灵活应用益气养血，滋阴温阳，化痰涤饮，行气化瘀，养心安神，重镇安神之法。

2. 中医治疗

（1）心悸虚证由脏腑气血阴阳亏虚、心神失养所致者，治当补益气血，调理阴阳，以求气血调畅、阴平阳秘，并配合应用养心安神之品，促进脏腑功能的恢复。药方：安神定志丸、归脾汤。

（2）心悸实证常因痰饮、瘀血等所致，治当化痰、涤饮、活血化瘀，并配合应用重镇安神之品，以求邪去正安、心神得宁。药方：桂枝甘草龙骨牡蛎汤。

（3）临床上心悸表现为虚实夹杂时，当根据虚实之多少，攻补兼施，或以攻邪为主，或以扶正为主。药方需根据实际情况予以辨证论治。

八、临床案例分析

（一）临床案例

患者，男性，59 岁，主因"活动后心悸 1 年，加重 2 个月"入院。

该患者于 1 年前常于活动后出现心悸，伴有胸闷、气短及心前区疼痛，每周发作 2～3 次，每次持续 2～3 min，停止活动可缓解，未予重视及治疗。本次入院前 2 个月上述症状明显加重，每日发作 1～2 次，每次持续 3～5 min，自行含服硝酸甘油后 5 min 内可缓解。发病过程中无黑矇及晕厥，无咳嗽及咳痰，无夜间阵发性呼吸困难。为求进一步治疗故来我院，门诊以"冠状动脉粥样硬化性心脏病、2 型糖尿病"收入院。病程中患者神志清，精神可，饮食及睡眠如常，尿色偏黄，大便正常，体重无变化。

既往史及个人史：2 型糖尿病史 6 年（随餐口服二甲双胍缓释片 0.5 g 每日 2 次，空腹血糖控制在 9～10 mmol/L，餐后 2 h 血糖 14～15 mmol/L），冠心病史不详。吸烟史 15 年，每日 10 支，平素饮食喜油喜盐。家族史：母亲患 2 型糖尿病。

体格检查：T 36.3℃，P 90 次 / 分，R 16 次 / 分，BP 120/70 mmHg，神志清楚，言语流利，无贫血貌，皮肤黏膜无黄染，口唇无发绀，气管居中，甲状腺无肿大，颈静脉无怒张，胸廓对称，无畸形，双肺未闻及干湿啰音，心界不大，心率 90 次 / 分，律齐，各瓣膜口听诊区未闻及病理性杂音，腹部软，无压痛及反跳痛，肝脾未触及，双下肢无水肿。

辅助检查：心电图：窦性心律，心率 90 次 / 分，无 ST-T 改变。胸部 CT：右肺上叶及中叶胸膜下少许陈旧性病灶，主动脉及冠状动脉粥样硬化。心脏彩色多普勒：左心室舒张功能减低。24 h 动态心电图：平均心率 76 次 / 分，最慢 62 次 / 分，最快 130 次 / 分，总心搏数 91 641 次，室上性期前收缩 100 次。血常规：无异常。尿常规：葡萄糖 2+。高敏肌钙蛋白 I：＜0.01 ng/mL。生化：葡萄糖（GLU）12.0 mmol/L，三酰甘油（TG）0.73 mmol/L，血清总胆固醇（CHOL）3.53 mmol/L，高密度胆固醇（HDL）1.83 mmol/L，低密度胆固醇（LDL）1.63 mmol/L。同型半胱氨酸（HCY）10.7 μmol/L。甲状腺功能：TSH 4.12 μU/mL，T_3 1.31 nmol/L，T_4 66.2 nmol/L。

（二）临床思维步骤

1. 病史特点归纳

（1）患者，中年男性，慢性病程急性发作。

（2）活动后心悸 1 年，加重 2 个月。

（3）患者心悸多发生在活动及情绪激动时，有明确的诱因，伴有典型的胸闷、气短、心前区疼痛，其发作较为规律，停止活动或口服硝酸酯类药物后可迅速缓解。

（4）吸烟史 15 年，有家族糖尿病遗传史。

2. 临床诊断及诊断依据

（1）临床诊断：冠状动脉粥样硬化性心脏病，稳定型心绞痛；心律失常，室上性期前收缩；2 型糖尿病。

（2）诊断依据

1）患者，中年男性，慢性病程急性发作。

2）活动后心悸 1 年，加重 2 个月。

3）活动后出现心悸，伴胸闷、气短及心前区疼痛，每日发作 1～2 次，每次持续 3～5 min，含服硝酸甘油后可缓解。

4）2 型糖尿病史 6 年，长期口服降糖治疗；吸烟史 15 年，饮食喜油喜盐，有家族糖尿病遗传史。

5）查体：心率 90 次/分，律齐，各瓣膜听诊区未闻及病理性杂音。

6）辅助检查：心电图示窦性心律，心率 90 次/分。胸部 CT 示右肺上叶及中叶胸膜下少许陈旧性病灶，主动脉及冠状动脉粥样硬化。

3. 鉴别诊断及要点

（1）急性冠脉综合征（acute coronary syndrome，ACS）：本病疼痛部位、性质、发作时的心电图改变与其较为相似，但性质更剧烈，持续时间多超过 30 min，心电图有动态演变，可伴有心律失常、心力衰竭和心源性休克。该患者具有典型的劳力性诱因，无胸痛发作，含服硝酸酯类可缓解，实验室检查心肌酶及肌钙蛋白 I 正常，暂不考虑此疾病。

（2）其他疾病引起的心绞痛：如严重的主动脉瓣狭窄或关闭不全、风湿性冠状动脉炎、肥厚型心肌病等。该患者可行心脏彩色多普勒超声检查，暂不考虑这些疾病。

（3）心脏神经症：症状多于疲劳后出现，而非疲劳当时，轻度体力劳动反觉舒适，有时可耐受较重的体力活动而无心悸、胸痛、胸闷。含服硝酸酯类常无效，伴有疲乏、头昏、失眠等其他神经症状，故不考虑此疾病。

4. 治疗原则和具体措施

（1）治疗原则：改善冠状动脉血供和降低心脏耗氧以改善患者症状，提高生活质量，同时治疗冠状动脉硬化，预防心肌梗死和猝死，以延长生存期。

（2）具体措施

1）二级护理，糖尿病饮食，吸氧。

2）完善血常规、尿常规，心肌酶及肌钙蛋白，BNP，血生化、电解质、凝血功能、胸 CT、心电图、24 h 动态心电图、心脏彩色超声等检查。

3）给予其扩张冠状动脉血管、改善心肌供血、抗血小板凝集、调脂稳定斑块、控制血糖治疗。

4）积极全科治疗的同时，进行健康宣教，使患者养成良好的生活习惯。

5）病情好转出院后保持良好卫生习惯，避免吸烟、饮酒、低脂饮食低糖饮食，监测血糖。

九、研究进展

临床上，很多疾病会表现为心悸，疾病相关科学研究很多，以心悸症状进行研究的较少。一项研究中表明在 1980—2019 年前期阶段，研究多集中在治疗验案、治则治法、中西药方面；在中期阶段，研究主要探讨中医药对心律失常、心力衰竭的治疗，其中包括真武汤、炙甘草汤、归脾汤等经典名方的应用与经验分享；近些年来，研究方向多为设计中医药治疗心悸的平行对照试验，其中以稳心颗粒为代表的新药研究成果进行开发并加以利用。

下面以心律失常的治疗进展进行概述，旨在以点带面为深入理解心悸及进行科学研究提供一些新的思路。

（一）化学药治疗

目前心律失常治疗药物临床使用的分类法为 Vaughan Williams，其主要将药物分为四大类：Ⅳ类、Ⅲ类、Ⅱ类、Ⅰ类，分别对应的为钙通道阻滞剂、钾通道阻滞剂、β 受体阻滞剂及钠通道阻滞剂。而后有学者在原有构架的基础上，提出了更系统、准确详细的心律失常治疗药物分类方式，主要有 32 种新药，其分析原理主要为通过药物的电生理效应和作用机制，对心律失常存在潜在或直接作用的药物进行了相应的分类。然而，该方式的系统性、烦琐性、专业性太强，并且该分类中的某些药物，还处于或还未进行临床试验，故而其推广的价值不高，所以 Vaughan Williams 分类标准仍是主要的研究对象。从药物治疗心律失常的情况可以看出，一些药物的使用会引起某些不良反应。例如，Ⅰ类药物的三个亚类药物，其中较易导致心律失常的为ⅠA 和ⅠC 类，而ⅠB 类药物相较于Ⅲ类药物，其效果又较差；Ⅱ类、Ⅲ类、Ⅳ类在对患者治疗过程中也会出现相应的问题，如过缓性心律失常、尖端扭转型室性心动过速。目前新药有决奈达隆、伊布利特等。从决奈达隆的情况可以看出，其为Ⅲ类治疗药物，该药能阻滞钙、钾及钠离子通道等。尽管其疗效和特性与胺碘酮较为类似，但是其安全性较高，所以具有一定的应用前景。

（二）中医药治疗

目前中医药治疗心律失常的手段有较大的提高，其具有低毒、无毒、天然的作用属性，因此已成为抗心律失常主要的治疗手段。中医治疗心悸的药物主要有参松养心囊和稳心颗粒等，由于这些药物具有免煎煮、存贮方便及现成可用等优点，且具有一定的临床效果，因此受到了很多患者的认可。近年来，中医药治疗心悸领域内关于稳心颗粒的研究与临床随机对照平行试验逐步涌现，表明两者是领域内的研究前沿热点。有学者研究发现，稳心颗粒对引起心律失常的病理性晚钠电流有着一定的抑制，从而有抑制各类心律失常发生的效果。对于阵发性心房颤动患者，在维持 p 波离散度及窦性心律方面有效。实验研究表明，稳心颗粒能通过抑制炎症反应，下调细胞凋亡，改善内皮细胞受损，拮抗心肌缺血、纤维化和心肌肥大，同时具有通过调节钠、钾、钙等离子通道改善心律失常的作用。虽然中药治疗心悸具有独特的优势，但同样有个别问题待解决：临床上成熟的重要剂型比较单调且数量少，不能较好地满足临床需求，且缺乏速效、急救类品种；尽管目前临床上对复方制剂、单味药抗心悸药理方面的研究较多，但由于研究深度较浅、疗效评判标准不统一、客观性指标较少等原因，文献的可信度不高，尚有待以更标准、更客观的方式进行更加深入的研究。

（三）中西医结合治疗

目前，中西医结合治疗研究比较深入，其兼顾化学药和中药的优点，可减少不良反应，进而使大量学者参与中西医结合治疗心律失常的研究。其中，炙甘草汤＋曲美他嗪治疗方式充分证实了中西医结合治疗方法效果突出，两种药物协同功能共同发挥，增加冠脉血流量，优化心脏负荷，增强心功能水平。将稳心颗粒和比索洛尔联合使用，能有效地治疗老年阵发性心房颤动，并且其效果高于单独应用比索洛尔。

本节系统学习了心悸常见的病因、发病机制、诊断及鉴别诊断思路、处理原则，以及心悸相关的研究进展。全科医生的职责是快速鉴别出发病原因并及时、准确地做出相应处理，以免延误病情。但是某些心悸的发病机制尚不清楚，需要我们进一步研究，不断完善诊断及治疗的手段。

思考题

1. 鉴于化学药与中医药治疗心悸的优缺点，应该如何对心悸患者提供个性化治疗？
2. 对于心悸的科学研究存在哪些方面的不足？应该如何进一步开展研究？

（金海珠）

第八节 胸 痛

学习提要

1. 临床上，胸痛可危及生命，全科医生接诊胸痛患者时应熟练掌握致命性胸痛及非致命性胸痛的诊治思路。

2. 胸痛作为症状开展的科学研究较少，全科医生在临床上遇到胸痛相关难题时，应积极思考，利用科研思维寻找解决方案。

胸痛主要是指胸前区的疼痛和不适感，患者常主诉闷痛、紧缩感、烧灼感、针刺样痛、压榨感、撕裂样痛、刀割样痛等，以及一些难以描述的症状。胸痛的部位一般指从颈部到胸廓下端的范围内，有时可放射至颌面部、牙和咽喉部、肩背部、双上肢或上腹部。

一、分类

（一）根据胸痛的风险程度分类

1. 致命性胸痛 胸痛如处理不及时，可迅速危及生命。

2. 非致命性胸痛 胸痛病程较长，短时间内一般不会危及生命。

（二）根据胸痛是否心脏来源分类

1. 心源性胸痛 心血管系统疾病引起的胸痛，常危及生命。

2. 非心源性胸痛 呼吸系统、消化系统和胸壁疾病，以及心理精神因素等引起的胸痛。

二、病因

1. 致命性胸痛 常见疾病包括急性冠脉综合征（acute coronary syndrome，ACS）、主动脉夹层、急性肺栓塞、张力性气胸、心脏压塞、心脏挤压伤（冲击伤）。

2. 非致命性胸痛 包括稳定型心绞痛、急性心包炎、心肌炎、梗阻性肥厚型心肌病、应激性心肌病、主动脉瓣膜疾病、二尖瓣脱垂等，胸壁疾病如肋软骨炎、肋间神经炎、带状疱疹、急性皮炎、蜂窝织炎、肌炎、肋骨骨折，血液系统疾病如急性白血病、多发性骨髓瘤等，呼吸系统疾病如肺动脉高压、胸膜炎、自发性气胸、肺炎、急性气管支气管炎、胸膜肿瘤、肺癌等，消化系统疾病如胃食管反流病（包括反流性食管炎）、食管痉挛、食管裂孔疝、食管癌、急性胰腺炎、胆囊炎、消化性溃疡和穿孔等，心理精神源性疾病如抑郁症、焦虑症、惊恐障碍等，其他如过度通气综合征等。

三、临床表现

1. 发病年龄 青壮年胸痛多考虑心肌炎、心肌病、风湿性心瓣膜病、自发性气胸、结核性胸膜炎等，40 岁以上须注意支气管肺癌、肺栓塞、心绞痛、心肌梗死等。

2. 胸痛部位 大多数胸痛有明确的疼痛部位。如胸部带状疱疹所致胸痛，可见沿单侧肋间神经分布且不超过体表中线的成簇水疱；心绞痛及心肌梗死的疼痛多在心前区、胸骨后方和剑突下，可放射至左肩和左臂内侧，甚至环指和小指，也可放射至左颈或面颊部。

3. 胸痛性质 胸痛性质多样化，可表现为隐痛、轻微和剧痛。如肋间神经痛为灼痛或刺痛，带状疱疹为刀割样或灼热样剧痛；食管炎多为烧灼痛；胸膜炎为隐痛、钝痛或刺痛；心绞痛为绞榨样痛；气胸及主动脉夹层为撕裂样痛；肺梗死表现为剧痛或绞痛。

4. 疼痛持续时间 平滑肌痉挛或血管狭窄缺血所致疼痛为阵发性，炎症、肿瘤、栓塞或梗死所致疼痛呈持续性。

5. 影响因素 主要包括诱因、加重与缓解因素。如食管疾病多于进食时发作或加剧，服用抗酸剂和促胃肠动力药减轻或消失；胸膜炎和心包炎因咳嗽或用力呼吸加剧；心绞痛于劳累、精神紧张诱发，休息或服用硝酸甘油可缓解。

四、伴随症状或体征

1. 伴咳嗽、咳痰和（或）发热 常见于气管、支气管和肺部疾病。

2. 伴呼吸困难 常见于大叶性肺炎、自发性气胸、渗出性胸膜炎和肺栓塞等。

3. 伴咯血 多见于支气管肺癌、肺栓塞。

4. 伴苍白、大汗、血压下降或休克 多见于心肌梗死、夹层动脉瘤、主动脉窦瘤破裂和肺栓塞。

5. 伴吞咽困难 多见于食管疾病，如反流性食管炎。

五、辅助检查

1. 实验室检查 胸痛首先需排除致命性胸痛，常规需紧急完善的检查包括血常规、CRP、心肌酶谱、肌钙蛋白T/I、D-二聚体、血气分析、肾功能、电解质等。

2. 影像学检查 若胸痛考虑急性冠脉综合征所致，需在入院后10 min内紧急完成第一份心电图（ECG）检查，必要时动态观察；若考虑胸痛为气胸，需完成X线胸片检查；若考虑肺栓塞，需紧急完成胸部CTA、双下肢血管超声检查；其他检查需根据胸痛紧急情况及考虑的系统疾病完成，如肺部CT、超声心动图、胃镜等。

六、诊断思路

胸痛的诊断思路见图3-9。

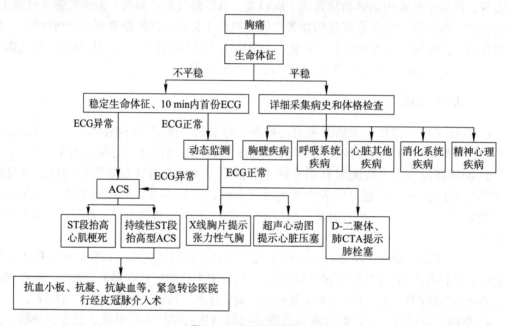

图3-9 胸痛的诊断思路

七、治疗

（一）治疗原则

首先判定胸痛类型，若考虑致命性胸痛，应在稳定生命体征的同时紧急转诊。若病因明确，应尽早给予原发病药物治疗。

（二）具体措施

1. 生活方式调整 如戒烟限酒、增加体育锻炼、控制体重、限盐、增加新鲜果蔬和低脂饮食、避免过度劳累。

2. 积极管理血压、血脂、血糖等危险因素 若稳定型心绞痛患者血压≥140/90 mmHg，在生活方式调整的同时，考虑使用降压药物，降压药物应根据患者具体情况选择，但建议包括ACEI或血管紧张素受体阻滞药（ARB）和（或）β受体阻滞剂，治疗目标应<140/90 mmHg，糖尿病患者血压控制目标建议为130/80 mmHg；对于糖尿病病程较短的

稳定型心绞痛患者，HbA1c 目标值≤7% 是合理的。对年龄较大、糖尿病病程较长、存在低血糖高危因素患者，糖化血红蛋白（HbA1c）目标应控制在 <7.5% 或 <8.0%。对心功能Ⅲ~Ⅳ级、终末期肾病、恶性肿瘤伴转移、中重度认知功能障碍等患者，HbA1c 控制目标可适当放宽至 <8.5%。

3. 药物治疗

（1）缓解症状、改善缺血的药物

1）β 受体阻滞剂：只要无禁忌证，β 受体阻滞剂应作为稳定型心绞痛患者的初始治疗药物。应用 β 受体阻滞剂治疗期间，心率宜控制在 55~60 次 / 分。常用 β 受体阻滞剂包括酒石酸美托洛尔（25~100 mg，每日 2 次）、琥珀酸美托洛尔缓释片（47.5~190 mg，每日 1 次）、比索洛尔（5~10 mg，每日 1 次）、阿罗洛尔（5~10 mg，每日 2 次）、卡维地洛（25~50 mg，每日 1~2 次）。

2）硝酸酯类：心绞痛发作时，可舌下含服硝酸甘油 0.3~0.6 mg，每 5 min 含服 1 次直至症状缓解，15 min 内含服最大剂量不超过 1.2 mg。长效硝酸酯类用于降低心绞痛发作的频率和程度，并可能增加运动耐量，但不适用于心绞痛急性发作，而适用于慢性长期治疗。

3）钙通道阻滞剂：分为二氢吡啶类和非二氢吡啶类。常用二氢吡啶类药物包括硝苯地平控释片（30 mg，每日 1 次）、氨氯地平（5~10 mg，每日 1 次）；常用非二氢吡啶类药物包括维拉帕米（普通片 40~80 mg，每日 3 次；缓释片 240 mg，每日 1 次）、地尔硫䓬（普通片 30~60 mg，每日 3 次；缓释片 90 mg，每日 1 次）。

4）其他药物：曲美他嗪（20~60 mg，每日 3 次）、尼可地尔（2 mg，每日 3 次）、盐酸伊伐布雷定（5 mg，每日 2 次）。

（2）预防心肌梗死、改善预后的药物

1）抗血小板药物：①环氧化酶抑制剂：如阿司匹林是抗血小板治疗的基石。高度疑似 ACS 时嚼服阿司匹林 300 mg，缓解期推荐长期服用阿司匹林（75~100 mg，每日 1 次）。稳定型心绞痛患者接受 PCI 治疗后，建议阿司匹林联合 P2Y12 受体拮抗剂治疗 6 个月。不能耐受阿司匹林的患者可改用氯吡格雷作为替代治疗。② P2Y12 受体拮抗剂：包括氯吡格雷和替格瑞洛。明确 ACS 时嚼服氯吡格雷 300 mg，常用维持剂量为 75 mg，每日 1 次。替格瑞洛的起始剂量为单次负荷量 180 mg，此后 90 mg，每日 2 次。除非有明确禁忌，本品应与阿司匹林联合用药。

2）调脂药物：如无禁忌，需依据其血脂基线水平首选起始剂量中等强度的他汀类调脂药物，并将目标值 LDL-C 降至 1.8 mmol/L 以下水平。常用他汀类药物包括阿托伐他汀（中等强度：10~20 mg，每日 1 次；高强度：40~80 mg，每日 1 次）、瑞舒伐他汀（中等强度：5~10 mg，每晚 1 次；高强度：20 mg，每晚 1 次）、普伐他汀（20~40 mg，每晚 1 次）、辛伐他汀（20~40 mg，每晚 1 次）、氟伐他汀（40~80 mg，每晚 1 次）。

3）β 受体阻滞剂：对于心肌梗死后的稳定型心绞痛患者，β 受体阻滞剂可能减少心血管事件的发生。

4）ACEI/ARB：对稳定型心绞痛患者，尤其是合并高血压、LVEF≤40%、糖尿病或慢性肾病的高危患者，若无禁忌证，均可考虑使用 ACEI 或 ARB。常用 ACEI 类药物剂量：卡托普利（12.5~50 mg，每日 3 次）、依那普利（5~10 mg，每日 2 次）、贝那普利（10~20 mg，每日 1 次）。不能耐受 ACEI 类药物者可使用 ARB 类药物。

4. 转诊指征

（1）紧急转诊：应重点识别致命性胸痛，如急性心肌梗死、主动脉夹层、肺栓塞、张力性气胸等，该类患者应在紧急处理后及时上转进一步诊治。若考虑胸痛为严重器质性疾病如肺炎、癌症、溃疡并穿孔等所致，也应及时上转。

（2）普通转诊：慢性稳定性胸痛需明确病因、择期检查或治疗等可行普通转诊。如消化系统疾病需行胃镜检查，神经痛或精神心理疾病需要专科治疗等。

八、临床案例分析

（一）临床案例

患者，男性，45岁，未婚，反复胸闷、胸痛2周，再发伴加重1日。

现病史：患者2周前感冒后出现胸闷、胸痛，为心前区疼痛，伴压迫感，持续10多分钟，伴心悸，无腹痛腹泻，无呼吸困难，无恶心、呕吐，无头痛、头晕，无黑矇，无意识障碍，上述症状休息后可缓解，未予重视。2周来患者反复胸闷胸痛，症状较轻，形式同前。昨日清晨7：00时患者再发心前区疼痛，表现为压榨性疼痛，伴心悸，濒死感，持续2 h后不缓解，遂急诊就诊。查肌钙蛋白0.180 μg/L，羟丁酸脱氢酶246 U/L，磷酸肌酸激酶183 U/L，肌酸激酶同工酶25 U/L，超敏C反应蛋白3.4 mg/L，ECG未见明显异常，予双联抗血小板、他汀药、扩张冠状动脉等治疗后胸痛症状缓解。

病来，患者神志清，精神可，胃纳可，二便无殊，体重未测。

既往史：患慢性乙型肝炎40余年，确诊肝硬化5年，现口服替诺福韦300 mg 每日1次抗病毒治疗。2008年行脾切除分流术。无高血压、糖尿病等病史，无肺结核史及其他传染病史；无食物、药物过敏史；无外伤史；无输血史；无中毒史；无可能成瘾药物。疫苗接种史不详。

个人史：无烟酒习惯。

家族史：家族中无类似患者。无遗传病史及遗传倾向的疾病。

体格检查：神志清，精神可，全身浅表淋巴结未及肿大。皮肤巩膜无黄染，颈静脉无怒张，气管居中。双肺呼吸音清，未闻及干湿啰音，心律齐，各瓣膜区未及明显病理性杂音。腹软，剑突下可见一长约8 cm的手术陈旧性瘢痕。肝脾肋下未及，未见肠型及蠕动波，移动性浊音阴性，无压痛及反跳痛，未及包块。双下肢无水肿，神经系统查体阴性。

辅助检查（入院后）：血清肌钙蛋白T测定：0.210 μg/L。乳酸脱氢酶342 U/L，羟丁酸脱氢酶314 U/L，磷酸肌酸激酶822 U/L，肌酸激酶同工酶154 U/L，超敏C反应蛋白3.1 mg/L，肌钙蛋白I 14.784 ng/mL。肺部CT平扫：未见明显急症征象。四肢血管彩色多普勒超声、超声心动图：①双下肢深静脉血流通畅；②三尖瓣轻度反流。

（二）临床思维步骤

1. 病史特点归纳

1）患者，男性，45岁，急性病程。

2）反复心前区疼痛2周，再发伴加重1日。

3）感冒诱发，初表现为心前区疼痛，伴心悸，每次持续10余分钟，休息可缓解。1日前再发心前区压榨性疼痛，伴濒死感，持续2 h不缓解，双联抗血小板、扩张冠状动脉药物等有效。

4）既往慢性乙型肝炎伴肝硬化病史、脾切除术史。

2. 临床诊断及诊断依据

（1）临床诊断：急性冠脉综合征，慢性乙型肝炎，肝硬化，脾切除术后。

（2）诊断依据

1）患者，男性，45岁，急性病程。

2）反复心前区疼痛2周，再发伴加重1日。

3）感冒诱发，初表现为心前区疼痛，伴心悸，每次持续10余分钟，休息可缓解。1日前再发心前区压榨性疼痛，伴濒死感，持续2h不缓解，双联抗血小板、扩张冠状动脉药等有效。

4）既往慢性乙型肝炎伴肝硬化病史、脾切除术史。

5）查体：无特异阳性体征。

6）辅助检查：肌钙蛋白、心肌酶谱升高，急诊胸部CT未见明显急症征象。

3. 鉴别诊断及鉴别诊断要点

（1）稳定型心绞痛：胸痛常由体力劳动或情绪激动（如愤怒、焦急、过度兴奋等）所诱发，饱食、寒冷、吸烟、心动过速、休克等亦可诱发。疼痛多发生于劳力或激动的当时，而不是在一天劳累之后。典型的心绞痛常在相似的条件下重复发生，但有时同样的劳力只在早晨而非下午引起心绞痛。疼痛出现后常逐步加重，持续3~5min。休息或舌下含硝酸甘油能缓解。该患者1天前再发胸痛持续不缓解，暂不予考虑。

（2）主动脉夹层：患者多有外伤、高血压控制不良等病史，胸痛一开始即达高峰，常放射到背、肋、腹、腰和下肢，两上肢的血压和脉搏可有明显差别，可有主动脉瓣关闭不全的表现，偶有意识模糊和偏瘫等神经系统受损症状。血清学心肌坏死标志物、D-二聚体等可资鉴别，主动脉CTA、MRA有助于诊断。该患者无相关病史，胸痛表现不符合，可进一步完善D-二聚体等检查。

（3）急性肺动脉栓塞：患者有长期制动、下肢深静脉血栓等病史，可发生胸痛、咯血、呼吸困难和休克。但有右心负荷急剧增加的表现，如发绀、肺动脉瓣区第二心音亢进、颈静脉充盈、肝大、下肢水肿等。心电图示Ⅰ导联S波加深，Ⅲ导联Q波显著、T波倒置，胸导联过渡区左移，右胸导联T波倒置等改变，可资鉴别。该患者无相关病史，无心电图表现，可进一步完善D-二聚体、肺动脉CTA等检查。

（4）急腹症：急性胰腺炎、消化性溃疡穿孔、急性胆囊炎、胆石症等，均有上腹部疼痛，可伴休克。仔细询问病史、查体、心电图检查、血清心肌酶和肌钙蛋白测定可协助鉴别。该患者无相关病史及表现，暂不予考虑。

（5）急性心包炎：心包炎的疼痛与发热同时出现，呼吸和咳嗽时加重，早期即有心包摩擦音，后者和疼痛在心包腔出现渗液时均消失；全身症状一般不如急性心肌梗死严重；心电图除aVR外，其余导联均有ST段弓背向下的抬高，T波倒置，无异常Q波出现。该患者无发热，无阳性体征，暂不予考虑。

4. 治疗原则和具体措施

（1）治疗原则：改善心肌缺血，预防严重不良事件如死亡或心肌梗死等情况的发生。

（2）具体措施

1）卧床休息、特级护理、吸氧，心电监护，告病重，嘱低盐低脂饮食。

2）完善凝血功能、D-二聚体、心电图等检查，排除禁忌择期行冠状动脉造影检查。

3）治疗上暂予阿司匹林 1 片，每日 1 次，氯吡格雷片 1 片，每日 1 次，双联抗血小板，硝酸甘油 /β 受体阻滞剂改善心肌缺血，他汀类药物稳定斑块，PPI 护胃等对症治疗；根据冠状动脉造影结果决定是否行心脏介入手术。

4）预后和二级预防：ABCDE 方案：①抗血小板、抗心绞痛治疗和 ACEI；②β 受体阻滞剂预防心律失常、减轻心脏负荷等，控制血压；③控制血脂和戒烟；④控制饮食和糖尿病治疗；⑤健康宣教和运动。

九、研究进展

作为一名合格的全科医生，需要具备早期识别和处理急性胸痛尤其致命性胸痛的能力。由于急性胸痛相关疾病的预防救治比较复杂，涉及疾病的一级预防、二级预防、急诊救治等多个环节。如何有效改善我国急性胸痛救治现状，提高患者的生存质量，降低患者的病死率值得研究与思考。

借鉴国外研究成功的案例，2011 年我国成立了第一个区域协同救治型胸痛中心。经研究发现，胸痛中心的建设，使接受直接经皮冠脉介入术（PCI）的 ST 段抬高心肌梗死（STEMI）患者平均 D2W（即心肌梗死患者从到达医院大门到导丝通过，door to wire）时间从 2012 年的 115 min 缩短至 2020 年的 75 min，极大地提高了胸痛患者的救治水平，改善了医疗服务。2020 年，中国胸痛中心联盟发布《胸痛救治单元建设实施方案》，指导一级医疗机构规范化接诊急性胸痛患者。

临床工作中，全科医生应根据胸痛患者发作时间及特点、年龄、既往病史等情况迅速做出判断，排除急性高危胸痛后，再进一步明确诊断并给予合理治疗。

思考题

1. 一位老年患者因胸痛 2 h 就诊，作为全科医生，接下来该如何诊治？
2. 请根据临床中遇到的胸痛或胸痛相关疾病，思考如何进行研究。

（邱 艳）

第九节 腹 痛

学习提要

1. 临床上，腹痛分为急性腹痛和慢性腹痛，全科医生应具备识别及正确处理急性腹痛的能力。

2. 对于慢性腹痛，全科医生应熟练掌握常见的病因及具体诊治措施。

腹痛是指上起横膈、下至骨盆范围内的疼痛不适感，是临床常见的一种症状。根据发病缓急和病程长短，分为急性腹痛和慢性腹痛。在全科门诊，以慢性腹痛就诊的患者比较多见。全球慢性腹痛的患病率为 0.5%～2.1%，女性患者是男性的 1.5～2.0 倍，发病高峰年龄是 35～44 岁。约 25% 的成年人曾经历该症状，且发病不受种族、地域的影响。

一、分类

（一）根据发病缓急和病程长短分类

1. 急性腹痛 指既往没有疼痛史的患者突然出现持续时间在 7 天以内的腹部疼痛，更常用的时间定义为 48 h 以内。

2. 慢性腹痛 一般指疼痛持续时间超过 6 个月。

（二）根据发病机制分类

1. 内脏性腹痛 疼痛部位不确切，接近腹中线；疼痛感觉模糊，多为痉挛、不适、钝痛、灼痛；常伴恶心、呕吐、出汗等其他自主神经兴奋症状。

2. 躯体性腹痛 定位准确，可在腹部一侧；程度剧烈而持续；可有局部腹肌强直；腹痛可因咳嗽、体位变化而加重。

3. 牵涉痛 指内脏性疼痛牵涉至身体体表部位，即内脏痛觉信号传至相应脊髓节段，引起该节段支配的体表部位疼痛。定位明确，疼痛剧烈，有压痛、肌紧张及感觉过敏等。

临床上，很多疾病的腹痛涉及多种机制，如急性阑尾炎早期表现为内脏性疼痛，随着疾病进展，表现为牵涉痛和躯体性疼痛。

二、病因

腹痛病因复杂，病情紧急程度亦不同。

（一）急性腹痛常见病因

1. 腹腔器官急性炎症 如急性胃炎、急性肠炎、急性胰腺炎、急性出血性坏死性肠炎、急性胆囊炎、急性阑尾炎等。

2. 空腔脏器阻塞或扩张 如肠梗阻、肠套叠、胆道结石、胆道蛔虫病、泌尿系结石梗阻等。

3. 脏器扭转或破裂 如肠扭转、肠绞窄、肠系膜或大网膜扭转、卵巢扭转、肝破裂、脾破裂、异位妊娠破裂等。

4. 腹膜炎症 多由胃肠穿孔引起，少部分为自发性腹膜炎。

5. 腹腔内血管阻塞 如缺血性肠病、腹主动脉瘤和门静脉血栓形成。

6. 腹壁疾病 如腹壁挫伤、脓肿及腹壁皮肤带状疱疹。

7. 胸腔疾病所致腹部牵涉痛 如肺炎、肺梗死、心绞痛、心肌梗死、急性心包炎、胸膜炎、食管裂孔疝、胸椎结核。

8. 全身性疾病所致的腹痛 如腹型过敏性紫癜、糖尿病酮症酸中毒、尿毒症、铅中毒、血卟啉病等。

（二）慢性腹痛常见病因

1. 腹腔脏器慢性炎症 反流性食管炎、慢性胃炎、慢性胆囊炎及胆道感染、慢性胰腺炎、结核性腹膜炎、溃疡性结肠炎、克罗恩（Crohn）病。

2. 空腔脏器张力变化 胃肠痉挛或胃、肠、胆道运动障碍等。

3. 消化性溃疡 胃、十二指肠溃疡。

4. 腹腔脏器扭转或梗阻 慢性胃肠扭转、十二指肠壅滞、慢性假性肠梗阻。

5. 脏器包膜牵张 实质性器官因病变肿胀，导致包膜张力增加而发生腹痛，如肝淤血、肝炎、肝脓肿、肝癌等。

6. 中毒与代谢障碍　铅中毒、尿毒症等。

7. 肿瘤压迫及浸润　恶性肿瘤居多，可能与肿瘤不断长大，压迫与浸润感觉神经有关。

8. 胃肠神经功能紊乱　胃肠神经症。

三、临床表现

1. 腹痛部位　一般来讲，腹痛部位即病变所在部位。如胃十二指肠和胰腺疾病，腹痛多在中上腹部；胆囊炎、胆石症、肝脓肿等多在右上腹部；小肠疾病多在脐周或脐部；结肠疾病多在下腹或左下腹部；阑尾疼痛多在右下腹麦克伯尼点；膀胱炎、盆腔炎和异位妊娠破裂多在下腹部；弥漫性或部位不固定的腹痛，见于急性弥漫性腹膜炎、机械性肠梗阻、急性出血坏死性肠炎、血卟啉病、铅中毒、腹型过敏性紫癜等。

2. 腹痛诱因　急性胰腺炎多有酗酒和（或）暴饮暴食史，胆囊炎或胆石症多有进食油腻食物史。

3. 腹痛性质和程度　隐痛或钝痛多为内脏性疼痛，胀痛可能为实质脏器包膜牵张所致，绞痛多为空腔脏器痉挛、扩张或梗阻所致。慢性胃炎、胃十二指肠溃疡多为持续性隐痛；胃十二指肠穿孔表现为突发剧烈刀割样或烧灼样痛；胆石症或泌尿系结石为阵发性绞痛，疼痛剧烈；胆道蛔虫病为阵发性剑突下钻顶样疼痛；急性胰腺炎多为持续性钝痛或刀割样疼痛阵发性加剧；急性弥漫性腹膜炎表现为持续性、广泛性剧烈腹痛伴腹壁肌紧张或板样强直。

4. 腹痛发作时间　周期性、节律性上腹痛多见于胃十二指肠溃疡，餐后疼痛见于胆胰疾病、胃部肿瘤或消化不良等，月经来潮相关疼痛见于子宫内膜异位症，月经间期腹痛见于卵泡破裂。

5. 腹痛与体位的关系　反流性食管炎者腹痛在躯体前屈时明显，直立时减轻；胃黏膜脱垂者左侧卧位腹痛减轻；十二指肠壅滞症患者膝胸位或俯卧位缓解；胰腺癌患者仰卧位腹痛明显，前倾位或俯卧位缓解。

四、伴随症状或体征

1. 伴寒战、发热　提示炎症，见于急性胆道感染、胆囊炎、肝脓肿、腹腔脓肿，也可见于腹腔外感染性疾病。

2. 伴黄疸　可能与肝胆胰疾病有关，急性溶血性贫血也可有腹痛与黄疸。

3. 伴呕吐、反酸　提示食管、胃肠病变。呕吐量大提示胃肠道梗阻，伴反酸、嗳气提示胃十二指肠溃疡或胃炎。

4. 伴腹泻　提示消化吸收障碍或肠道炎症、溃疡或肿瘤。

5. 伴血尿　可能为泌尿系疾病，如泌尿系结石。

6. 伴休克、贫血　可能是腹腔脏器破裂（如肝、脾、异位妊娠破裂），无贫血者见于胃肠穿孔、绞窄性肠梗阻、肠扭转、急性出血坏死性胰腺炎等。腹腔外疾病如心肌梗死、大叶性肺炎也可出现腹痛与休克，应引起重视。

五、辅助检查

1. 实验室检查　如血常规、C 反应蛋白可发现是否存在腹部炎症、消化道出血，尿常规有助于判定泌尿系感染、尿路结石、胆囊疾病、糖尿病酮症酸中毒等，血 / 尿淀粉酶、血清脂肪酶有助于判定是否存在胰腺炎，红细胞沉降率在炎症性肠病、肿瘤、脓肿中非特异性升高，肝肾功能有助于判别是否存在肝、肾的问题，心肌酶谱、肌钙蛋白等有助于判定是否存在心肌梗死，妊娠试验有助于排除妊娠。粪便常规和隐血试验有助于鉴别腹部血管疾病，如肠系膜上动脉闭塞、肠套叠、憩室炎、腹部肿瘤、炎症性肠病等。

2. 影像学检查 直立位和仰卧位腹部 X 线可发现消化道穿孔、肠梗阻、泌尿系结石等；超声在检查肝胆脾胰、泌尿系和妇科疾病中有优势，可发现胆道系统结石、异位妊娠、胰腺假性囊肿、腹部肿瘤、阑尾炎症等。腹部 CT 可更好地观察腹部脏器的影像。内镜逆行胰胆管造影术（endoscopic retrograde cholangiopancreatography，ERCP）对于胆道梗阻和胰腺疾病可很好地显示。其他如腹部磁共振成像、心电图、胃肠镜等在急慢性腹痛的辅助诊断甚至治疗方面存在不同的优势。

六、诊断思路

腹痛的诊断思路见图 3-10。

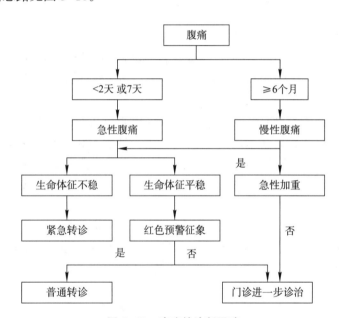

图 3-10 腹痛的诊断思路

七、治疗

（一）治疗原则

对于有红色预警信号，如突然起病且病情较重，伴休克、弥漫性腹膜炎及腹胀等考虑可能会危及生命的疾病，在迅速采集病史并保证生命体征稳定的情况下紧急转诊。对于慢性腹痛，积极明确病因，根据病因治疗，并防治并发症。

（二）具体措施

1. 对症治疗 根据患者病情禁食、胃肠减压、补液，纠正水、电解质和酸碱平衡紊乱等。

2. 药物治疗

（1）抗胆碱能药：如阿托品，口服，0.3 ~ 0.6 mg，每日 3 次；极量 1 mg，每日 3 次；

皮下注射、肌内注射或静脉注射，0.3～0.5 mg，极量2 mg。丁溴东莨菪碱，口服，1～2粒，每日3次；或1粒，每日3～5次。消旋山莨菪碱，口服，5～10 mg，每日3次；针剂，成人每次肌内注射5～10 mg，小儿0.1～0.2 mg/kg，每日1～2次。

（2）解痉药：匹维溴铵，为选择性作用于胃肠道平滑肌的钙通道阻滞剂，能够缓解平滑肌痉挛，降低内脏高敏感性，对腹痛有一定疗效。用法：口服50 mg，每日3次。亚硫酸氢钠甲萘醌，肌内注射，每次8～16 mg。

（3）抑制胃酸分泌药：①H_2受体拮抗剂：雷尼替丁，治疗剂量150 mg，每日2次；维持剂量150 mg，每晚1次。法莫替丁，治疗剂量20 mg，每日2次；维持剂量20 mg，每晚1次。西咪替丁，治疗剂量400 mg，每日2次；维持剂量400 mg，每晚1次。②质子泵抑制剂：奥美拉唑，治疗剂量20 mg，每日1次；维持剂量20 mg，每日1次。泮托拉唑，治疗剂量40 mg，每日1次；维持剂量20 mg，每日1次。兰索拉唑，治疗剂量30 mg，每日1次；维持剂量30 mg，每日1次。埃索美拉唑，治疗剂量40 mg，每日1次；维持剂量20 mg，每日1次。雷贝拉唑，治疗剂量20 mg，每日1次；维持剂量10 mg，每日1次。

（4）常用胃黏膜保护剂：胶体果胶铋，口服，2粒，每日4次，餐前0.5 h服用与睡前服用。硫糖铝，嚼服，1.0 g，每日3～4次；硫糖铝混悬液，5～10 mL，每日2～4次，饭前1 h及睡前口服。铝碳酸镁，嚼服，饭后1～2 h，睡前或胃部不适时嚼服1～2片；推荐用法为1～2片，每日3～4次。

（5）生长抑素及类似物：①生长抑素：轻症胰腺炎可予以生长抑素250 μg/h，持续静脉滴注3日；重症胰腺炎在起病48 h内予以生长抑素500 μg/h，3～4日后分别减量为250 μg/h，疗程4～5日。②奥曲肽：轻症胰腺炎可予以奥曲肽25 μg/h，持续静脉滴注3日；重症胰腺炎在起病48 h内予以生长抑素50 μg/h，3～4日后分别减量为25 μg/h，疗程4～5日。

（6）镇痛药：曲马多，口服或肌内注射，50～100 mg，每日2～3次；最大剂量不超过400 mg/d。静脉、皮下、肌内注射，50～100 mg，每日不超过400 mg。盐酸哌替啶，肌内注射，50～100 mg，100～400 mg/d；极量：150 mg，600 mg/d。吗啡，皮下注射，成人常用量5～15 mg；静脉注射，成人镇痛时常用量5～10 mg。小剂量吗啡（5 mg或0.1 mg/kg）能缓解腹痛，减少患者烦躁，放松腹肌，有助于发现腹部阳性体征，不会延误临床诊断或影响手术决定，是安全和人道的。

应用这类药物须遵循WHO的疼痛三阶梯治疗原则：Ⅰ类用药首选非甾体抗炎药（NSAID）或对乙酰氨基酚，后者不良反应较NSAID更少；Ⅱ类用药可选择弱阿片类药物，如曲马多；Ⅲ类用药可考虑强阿片类药物，如哌替啶和吗啡，但应控制剂量，注意不良反应并避免成瘾。

（7）中枢介导的腹痛综合征（centrally mediated abdominal pain syndrome，CAPS）治疗用药：首选药物是三环类抗抑郁药和选择性5-羟色胺去甲肾上腺素再摄取抑制药。①三环类抗抑郁药：是最常用的治疗器质性或功能性疼痛综合征的药物，包括阿米替林、丙米嗪、多塞平和地昔帕明等。镇痛作用可能与抗焦虑作用无关，给药应从小剂量开始，主要不良反应包括嗜睡、易激惹、便秘、尿潴留、低血压、口干、失眠等。②选择性5-羟色胺去甲肾上腺素再摄取抑制药：镇痛效果弱于三环类抗抑郁药，但改善情绪的作用强于三环类抗抑郁药。这类药物以度洛西汀、文拉法辛、米那普仑等为代表。不良反应包括恶心、腹泻、失眠、震颤、性功能障碍等。

（8）中成药：慢性腹痛的常用中成药包括气滞胃痛颗粒、摩罗丹、胃苏颗粒、荜铃胃痛颗粒、胃复春、三九胃泰颗粒等。

3. 灌肠和泻药　未能排除肠坏死、肠穿孔等情况下，不宜使用。

4. 抗生素　有明确感染灶时，应予以抗生素。

5. 手术探查　经密切观察和积极治疗后，腹痛不缓解，腹部体征不减轻，全身情况无好转反而加重时，对诊断不明、危及生命的腹腔内出血、穿孔、肠梗阻、严重腹膜炎等情况，及时转诊专科予开腹探查以挽救生命。

6. 转诊指征

（1）所有需紧急外科干预的急性腹痛。

（2）所有因内科原因引起的急性腹痛，如糖尿病酮症酸中毒和卟啉病。

（3）特别紧急需早期诊断的病例，如异位妊娠破裂、主动脉瘤破裂、肠系膜动脉闭塞、内脏破裂、消化性溃疡穿孔、绞窄性肠梗阻、肠套叠等。

（4）原因不明的腹痛。

（5）所有需手术治疗的腹痛。

（6）经一般对症治疗 6 h 无缓解的腹痛。

八、临床案例分析

（一）临床案例

患者，男性，83 岁，因"间断性腹痛 4 个月，再发 4 天"入院。

患者 4 个月前无明显诱因下出现腹痛，中上腹为主，表现为胀痛、阵发性，伴右后背部酸痛，疼痛较剧，伴恶心、呕吐，当地医院就诊，诊断"胆囊结石"，药物治疗后好转（具体不详）。后症状反复出现，均予以对症治疗后好转。4 天前进食后再次出现中上腹腹痛，阵发性，放射至腰背部，疼痛较剧，伴发热，体温最高 38.2℃，伴恶心、呕吐，无胸闷、心悸，无腹泻等不适，当地医院予消炎、解痉镇痛等对症处理，体温及腹痛较前好转，后背痛无改善，医生建议手术治疗。为求进一步治疗，至上级医院就诊。

病来，患者神志清，精神可，纳差，睡眠可，尿色偏黄，大便无特殊，近来体重无明显变化。

既往、个人及婚育史：既往体健。吸烟 30 余年，每日半包，已戒 10 余年。

体格检查：神清，精神可，皮肤巩膜轻微黄染，浅表淋巴结未及明显肿大，两肺呼吸音清，未及明显干湿啰音，心律齐，未及明显病理性杂音，腹平软，剑突下压痛，无反跳痛，无明显包块，Murphy 征阴性，移动性浊音阴性，神经系统检查阴性。

辅助检查：腹部 CT 平扫＋增强：胆总管下段结石，肝内外胆管扩张，胆囊结石。磁共振胰胆管造影（magnetic resonance cholangiopancreatography，MRCP）：胆总管多发结石伴肝内外胆管扩张；胆囊颈部多发结石，胆囊炎；附见：两肾多发囊肿。

（二）临床思维步骤

1. 病史特点归纳

（1）患者，老年男性，慢性病程急性发作。

（2）间断性腹痛 4 个月，再发 4 天。

（3）患者腹痛无明显诱因，呈反复间断性发作，伴右后背放射痛，恶心、呕吐，曾诊断胆囊结石，对症治疗后好转。4 天前再发，伴中等热，纳差，尿黄，无胸闷、心悸，无腹泻等，消炎、解痉镇痛治疗效果不佳。

（4）吸烟史 30 余年，已戒 10 余年。个人史、婚育史、家族史无殊。

2. 临床诊断及诊断依据

（1）临床诊断：急性梗阻性胆管炎，胆总管多发结石伴肝内外胆管扩张，胆囊结石，两肾多发囊肿。

（2）诊断依据

1）患者，老年男性，慢性病程急性发作。

2）反复中腹部伴右后背疼痛 4 个月，再发伴加重 4 天。

3）患者腹痛无明显诱因，呈反复间断性发作，伴右后背放射痛，恶心，呕吐，曾诊断胆囊结石，保守治疗后好转。4 天前再发，出现中等热，伴纳差，尿黄，无胸闷心悸，无腹泻等，消炎、解痉镇痛治疗效果不佳。

4）吸烟史 30 余年，已戒 10 余年。个人史、婚育史、家族史无殊。

5）查体：皮肤巩膜轻微黄染，腹平软，剑突下压痛，无反跳痛。

6）辅助检查：上中下腹部 CT 平扫＋增强：胆总管下段结石，肝内外胆管扩张，胆囊结石。MRCP：胆总管多发结石伴肝内外胆管扩张；胆囊颈部多发结石，胆囊炎；附见：两肾多发囊肿。

3. 鉴别诊断及鉴别诊断要点

（1）急性胰腺炎：临床上多有胆道疾病，饮酒或暴饮暴食诱发，位于上腹部，轻者钝痛，重者呈绞痛或刀割样痛，可见血、尿淀粉酶及脂肪酶升高等特点，腹部 CT 可见胰腺肿大伴胰周渗出。该患者腹部 CT 未见胰腺明显改变，暂不考虑此疾病，可完善血尿淀粉酶及脂肪酶检查进一步鉴别。

（2）急性阑尾炎：是最多见的急腹症，典型临床表现为转移性右下腹痛，伴发热、恶心及呕吐，右下腹有固定压痛点。一般因阑尾管腔堵塞、细菌感染等引起。该患者疼痛部位不符，且腹部 CT 未提示明显阑尾组织水肿等炎性病理改变，暂不考虑此疾病。

（3）消化性溃疡：以胃、十二指肠最常见，临床表现上腹疼痛，其特点为慢性、周期性和节律性发作，有自然缓解和反复发作的倾向。可由精神紧张、饮食和服药不当等因素诱发。该患者疼痛未见明显周期性变化规律，且腹部 CT 未提示明显胃肠道组织病变，故暂不考虑此疾病。

（4）右侧输尿管结石：始发于右腰或胁腹部，可向右股内侧或外生殖器放射，伴肉眼或镜下血尿，无发热。查体腹软，无腹膜刺激征，有右肾区叩痛或脐旁输尿管行程压痛。腹部 X 线平片或泌尿系超声可见肾、输尿管结石。结合该患者临床表现、体征及腹部 CT 结果暂不考虑。

（5）胰头癌：本病起病缓慢，多以 40～65 岁多见，黄疸进行性加深，可无腹痛或腹痛较轻，一般不伴寒战高热。查体腹软，无腹膜刺激征，肝大，可触及肿大胆囊，晚期有腹水或恶病质表现。ERCP 或 MRCP 和腹部 CT 有助于诊断。该患者除黄疸外，有发热，腹痛明显，腹部 CT 未见明显异常，暂不予考虑。

4. 治疗原则和具体措施

（1）治疗原则：尽可能取净胆管结石，解除胆道狭窄及梗阻，去除结石部位和感染病灶，恢复和建立通畅的胆汁引流，防止结石复发。

（2）具体措施

1）Ⅰ级护理，禁食，心电监护，吸氧。

2）完善三大常规、C反应蛋白、降钙素原、血生化、电解质、血培养＋药物敏感试验、凝血功能、血尿淀粉酶及脂肪酶、X线胸片、心电图等检查。

3）暂予头孢哌酮静脉滴注抗感染治疗，根据血培养及药物敏感试验调整用药，山莨菪碱解痉镇痛及补液平衡电解质等对症治疗。

4）积极内科治疗的同时，将患者转诊至肝胆外科。

5）病情好转出院后保持良好卫生习惯，避免被动吸烟、限酒，低脂饮食。

九、研究进展

以临床常见的慢性功能性腹痛疾病之一的肠易激综合征（irritable bowel syndrome，IBS）为例，总结目前研究进展以启发腹痛相关科研思维。

目前已有很多研究对IBS的发病机制进行探索，但是完整的发病机制尚未阐明。现有研究发现，胃肠动力异常、内脏高敏感性、脑－肠轴相互作用、肠道菌群紊乱及代谢异常、胃肠道感染与炎症、食物因素、精神心理因素与中枢神经失调、遗传及基因多态性均参与了IBS的发病。其中，脑－肠轴相互作用主要涉及神经递质，如P物质、5-羟色胺（5-hydroxytryptamine，5-HT）、血管活性肠肽（vasoactive intestinal peptide，VIP）、一氧化氮（nitric oxide，NO）等，肠道微生物也证实参与了脑－肠轴相互作用。神经内分泌活性的改变、肠道黏膜炎症、管腔内代谢过程均可导致内脏高敏感的发展，造成腹痛的发生。研究表明，神经生长因子（nerve growth factor，NGF）表达增加在腹痛发生中发挥重要作用且可能成为治疗靶点。至于内脏高敏感的生物标志物尚未明确，部分研究提示Piezo2蛋白有望成为其中重要的生物标志物。

由于常规药物如解痉药、抗生素等治疗多不能改善IBS患者的症状，尤其是躯体与心理共病。1980年起，学者们开始致力于IBS治疗方面的研究，形成现有指南及专家共识推荐的IBS治疗药物，包括解痉药、抗抑郁药、益生菌、抗生素、5-羟色胺调节剂、促分泌剂等。

全科门诊虽以慢性腹痛多见，全科医生仍需掌握急性腹痛的识别能力，并根据患者的实际情况做出合适的临床处置。

思考题

1. 全科门诊来了一位急性病容的腹痛患者，应该如何进行诊疗？

2. 请根据全科门诊接诊的慢性腹痛患者资料设计一份相关研究计划。

（邱 艳）

第十节 头 痛

学习提要

1. 临床上，头痛分为原发性、继发性及其他类型，全科医生应具备鉴别头痛的类型，并做出恰当处理的能力。

2. 对于继发性头痛，全科医生应熟练掌握常见头痛的具体诊治思路。

头痛一般指头颅上半部（眉弓、耳郭上部和枕外隆凸连线以上）的疼痛，是临床最常见的症状之一，在普通人群中约占 10%，在门诊和住院患者中分别占 50% 和 15.8%，有头痛者比以头痛为主诉者多 2 倍。在慢性头痛中，女性多于男性。头痛可见于多种疾病，大部分无特殊意义，例如全身感染发热性疾病往往伴有头痛，精神紧张、过度疲劳也可出现头痛，但反复发作或持续的头痛可能是严重器质性疾病的早期症状，应认真检查，明确诊断，及时治疗。

一、分类

头痛分类十分复杂，各国及不同学者分类各异，因此国际头痛学会（International Headache Society，IHS）对头痛分类标准进行了多次修订，于 2004 年 1 月发表了国际头痛疾病分类第 2 版（the international classification of headache disorders 2nd edition，ICHD-Ⅱ），2005 年 5 月对国际头痛疾病分类第 2 版进行第 1 次修订（ICHD-ⅡR1）。

最新的分类标准共分 3 部分，14 类，病种达 250 多种，概述如下。

（一）原发性头痛

1. 偏头痛。
2. 紧张型头痛。
3. 丛集性头痛和三叉自主神经性头痛（trigeminal autonomic cephalagia，TAC）。
4. 其他原发性头痛。

（二）继发性头痛

1. 头和（或）颈部外伤所致的头痛。
2. 头或颈部血管疾患所致的头痛。
3. 非血管性颅内疾患所致的头痛。
4. 物质或其戒断所致的头痛。
5. 感染所致的头痛。
6. 内环境稳态失衡所致的头痛。
7. 头颅、颈部、眼、耳、鼻、鼻旁窦、牙齿、口腔或其他头面部结构疾患所致的头痛或面痛。
8. 精神疾患所致的头痛。

（三）痛性脑神经病、其他面痛和其他头痛

1. 痛性脑神经病和其他面痛。
2. 其他头痛疾患。

以上各种头痛均含亚型及其衍生形式。该分类是分级的，最多 5 级。一般临床工作到 1~2 级即可。而对于不易明确诊断的临床病例，或进行临床药物试验、流行病学、病理生理或生化等研究，则需要层次更细致的分类。

二、病因

原发性头痛的病因较为复杂，常涉及遗传、饮食、内分泌和精神因素等，其发病机制尚不清楚。继发性头痛则往往存在明确的病因，其分类也以病因为主要依据。

1. 颅脑病变

（1）感染：各种脑膜炎、脑膜脑炎、脑炎、脑脓肿、脑结核病、脑寄生虫病、中毒性脑病等。

（2）血管病变：蛛网膜下腔出血、脑出血、脑血栓形成、脑栓塞、高血压脑病、脑供血不足，颅内动脉瘤、脑血管畸形、颅内静脉窦血栓形成、风湿性脑脉管炎和血栓闭塞性脑脉管炎等。

（3）占位性病变：脑肿瘤、颅内转移瘤、脑结核瘤、颅内白血病浸润、颅内囊虫病或棘球蚴病（包虫病）等。

（4）颅脑外伤：脑震荡、脑挫伤、硬脑膜下血肿、颅内血肿、脑外伤后遗症。

（5）其他：偏头痛、丛集性头痛、头痛型癫痫、腰椎穿刺后或腰椎麻醉后头痛等。

2. 颅外病变

（1）颅骨疾病：颅底凹入症、颅骨肿瘤。

（2）颈部疾病：颈椎病及其他颈部疾病。

（3）神经痛：三叉神经、舌咽神经及枕神经痛。

（4）肌收缩性头痛（或称肌紧张性头痛）。

（5）其他：眼、耳、鼻和牙齿疾病所致的头痛。

3. 全身性疾病

（1）急性感染：如流行性感冒（流感）、伤寒、肺炎等发热性疾病。

（2）心血管疾病：如高血压、心力衰竭。

（3）中毒：如铅、酒精、一氧化碳、有机磷、药物（如颠茄、水杨酸类）等中毒。

（4）其他：尿毒症、低血糖、贫血、肺性脑病、系统性红斑狼疮、月经期及绝经期头痛、中暑等。

4. 神经症 神经衰弱及癔症性头痛。

三、临床表现

头痛的表现，往往根据病因不同而有其特点。

1. 发病情况 急性起病伴发热常为感染性疾病所致。急剧的头痛，持续不减，并有不同程度的意识障碍而无发热者，提示颅内血管性疾病（如蛛网膜下腔出血）；长期反复发作头痛或搏动性头痛，多为血管性头痛（如偏头痛）或神经症；慢性进行性头痛伴有颅内压增高的症状（如呕吐、缓脉、视神经盘水肿）应注意颅内占位性病变；青壮年慢性头痛，但无颅内压增高，常因焦急、情绪紧张而发生，多为肌收缩性头痛（或称肌紧张性头痛）。

2. 头痛部位 了解头痛是单侧、双侧、前额或枕部，局部或弥散，颅内或颅外，对病因的诊断有重要价值。如偏头痛及丛集性头痛多在一侧。颅内病变的头痛常为深在性且较弥散，颅内深部病变的头痛部位不一定与病变部位相一致，但疼痛多向病灶同侧放射。高血压引起的头痛多在额部或整个头部。全身性或颅内感染性疾病的头痛，多为全头痛。蛛网膜下腔出血或脑脊髓膜炎除头痛外尚有颈痛。眼源性头痛为浅在性且局限于眼眶、前额或颞部。鼻源性或牙源性也多为浅表性疼痛。

3. 头痛的程度 一般分轻、中、重度，但与病情的轻重并无平行关系，耐受性强、精神饱满者头痛主诉常不强烈，神经质者的描述常超过其真实的疼痛。剧烈头痛多见于脑膜炎、偏头痛、颅内压增高、青光眼、高血压危象及各种神经痛等。脑肿瘤引起的头痛多为中度或轻度。

4. 头痛的性质　高血压性、血管性及发热性疾病的头痛，往往为搏动性。神经痛多呈电击样痛或刺痛，肌肉收缩性头痛多为重压感、紧箍感或呈钳夹样痛。

5. 头痛出现的时间与持续时间　某些头痛可发生在特定时间。如颅内占位性病变往往清晨加剧。鼻窦炎的头痛也常发生于清晨或上午，丛集性头痛常在晚间发生，女性偏头痛常与月经期有关，脑肿瘤的头痛多为持续性但可有长短不等的缓解期。

6. 加重、减轻或激发头痛的因素　咳嗽、打喷嚏、摇头、俯身可使颅内高压性头痛、血管性头痛、颅内感染性头痛及脑肿瘤性头痛加剧。丛集性头痛在直立时可缓解。低头可使鼻窦炎头痛加重。颈肌急性炎症所致的头痛可因颈部运动而加剧；慢性或职业性的颈肌痉挛所致的头痛，可因活动按摩颈肌而逐渐缓解。偏头痛在应用麦角胺后可获缓解。

四、伴随症状或体征

1. 伴剧烈呕吐　提示颅内压增高，头痛在呕吐后减轻者见于偏头痛。
2. 伴眩晕　多见于后颅窝病变，如小脑炎症、肿瘤及椎基底动脉供血不足等。
3. 伴发热　常见于感染性疾病，包括颅内或全身性感染。
4. 伴视力障碍　可见于青光眼或脑肿瘤。
5. 伴脑膜刺激征　提示有脑膜炎或蛛网膜下腔出血。
6. 伴癫痫发作　可见于脑血管畸形、脑内寄生虫病或脑肿瘤。
7. 伴神经功能紊乱症状　可能是神经功能性头痛。
8. 慢性进行性头痛伴精神症状　应注意颅内肿瘤。
9. 慢性头痛突然加剧并伴有意识障碍　提示可能发生脑疝。

五、辅助检查

1. 实验室检查　主要用于排除颅内或系统性感染、结缔组织病、内环境紊乱、遗传代谢性疾病等引起的头痛。如对 50 岁后新发头痛，需排除巨细胞动脉炎，应进行红细胞沉降率和 C 反应蛋白的检查。

2. 影像学检查　头颅 CT、MRI 检查主要用于脑外伤后疼痛诊断、怀疑蛛网膜下腔出血及颅内肿瘤引起的头痛。CT 在急性颅内出血、脑外伤、颅骨病变方面有优势，MRI 则在颅后窝及颅颈交界病变、垂体病变、白质病变、缺血性病变、静脉窦血栓形成、动静脉畸形、硬膜外及硬膜下血肿、肿瘤、脑膜病变（包括低颅压引起的弥漫性脑膜增强）、小脑炎症、脑脓肿等方面更胜一筹。疑有静脉窦血栓时，还应行 DSA 检查或磁共振静脉血管造影检查。

3. 特殊检查

（1）脑电图检查：对大脑生理功能进行评判时，可行脑电图检查，用于排除包括癫痫在内的脑部其他疾患。

（2）经颅多普勒超声扫描（TCD）：仅能提供一些血流动力学改变的基础依据，不能鉴别典型和普通型头痛。发作期普通偏头痛患者平均峰流速（V_m）下降，血管杂音减弱消失。

（3）腰椎穿刺：主要用于排除蛛网膜下腔出血、颅内感染、脑膜癌病及异常颅压所导致的头痛。突然发生的严重头痛，如果头颅 CT 正常仍应进一步行腰椎穿刺，以排除蛛网膜下腔出血的可能。怀疑颅内病变，应首先行头颅 CT 扫描或 MRI 等无创检查。

六、诊断思路

头痛的诊断思路见图 3-11。

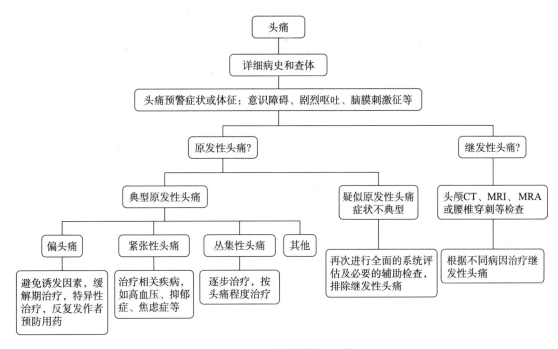

图 3-11 头痛的诊断思路

七、治疗

（一）治疗原则

迅速排查继发性头痛，特别是危及生命的患者，避免造成严重后果；鉴别原发性头痛，启动合适的治疗方案减轻患者痛苦；给出合理的转诊建议。

（二）具体措施

1. 非药物治疗

（1）需紧急处理的继发性头痛：明确继发性头痛的诊断后，立即安排转诊，包括颅内压增高所致的头痛（包括脑出血、蛛网膜下腔出血、感染性头痛、脑积水等）和非颅压增高所致的头痛（包括药物戒断性头痛、脑神经痛、中枢性面痛等）。对患者处理的同时应做到：①密切监测生命体征，包括神志、精神、瞳孔、血压、呼吸、脉搏、体温等。②给予患者安全支持，保证其安静休息，避免情绪波动，保持呼吸道通畅，适宜浓度的吸氧。对于意识障碍的患者，在安排转诊的同时，应当摆放昏迷体位，避免呛咳、窒息。

（2）对于可现场处理的原发性头痛可适当使用一些药物治疗。

2. 药物治疗

（1）特异性药物

1）曲普坦类：舒马普坦 6 mg 必要时皮下注射，日最大剂量 12 mg；或舒马普坦 25～100 mg，每日 1 次口服，日最大剂量 300 mg。利扎曲普坦 5～10 mg，每日 3 次口服，日最大剂量 30 mg。

2）麦角类制剂：麦角胺咖啡因 1 ~ 2 mg，每日 3 次口服，日最大剂量 6 mg。双氢麦角胺 1 ~ 2 mg 必要时肌内注射，日最大剂量 4 mg；或 1 ~ 3 mg 每日 3 次口服，日最大剂量 9 mg。

（2）非特异性药物

1）非甾体抗炎药（NSAID）：适用于轻 – 中度头痛。如布洛芬 200 ~ 400 mg，每日 2 次口服，日最大剂量 1 200 mg；萘普生 250 ~ 1 000 mg，每日 2 ~ 3 次口服，日最大剂量 1 000 mg；双氯芬酸 50 ~ 100 mg，每日 1 次口服，日最大剂量 150 mg；对乙酰氨基酚 100 mg，每日 2 ~ 3 次口服，日最大剂量 4 000 mg。

2）止吐药：甲氧氯普胺 10 ~ 20 mg，每日 3 次口服；或 10 mg 肌内注射（静脉注射），日最大剂量不超过 0.5 mg/kg。多潘立酮 20 ~ 30 mg，每日 2 ~ 3 次口服，日最大剂量 80 mg。

3）其他药物：安乃近 1 000 mg 必要时口服或静脉，日最大剂量 3 000 mg；安替比林 1 000 mg 必要时口服，日最大剂量 4 000 mg；托芬那酸 200 mg 必要时口服，日最大剂量 400 mg。

4）选择性钙通道阻滞剂：氟桂利嗪（西比灵）适用于偏头痛的预防性治疗，起始剂量：< 65 岁，每晚 10 mg；≥65 岁，每晚 5 mg。维持治疗：如疗效满意，继续上述剂量，每周给药 5 天。

（3）中成药：按中医辨证酌情用药。如镇脑宁胶囊，4 ~ 5 粒，每日 3 次；全天麻胶囊 2 ~ 6 粒，每日 3 次；天舒胶囊 4 粒，每日 3 次；太极通天液一次 10 mL，每日 2 ~ 3 次口服。

3. 转诊指征

（1）存在提示继发性头痛临床情况的患者。

（2）经社区初步诊治，诊断不明确或治疗效果欠佳者。

（3）疑颅内感染、颅内占位、颅脑外伤或脑血管病变等急危重症时。

（4）存在严重的全身情况，如心肺功能不全、尿毒症、气体或金属中毒等。

转诊过程中应注意以下情况：怀疑脑血管病所致的头痛患者在转诊过程中，应遵循就近转诊原则。对于合并高热、眩晕、呕吐、脑膜刺激征、有神经定位体征的患者，应由急救车进行转诊并做好记录。对颅脑外伤患者要注意平托患者，固定患者头颈及下颌部，使患者枕部、颈部、下颌与身体的纵轴保持一致，以免造成脊柱损伤。对于有意识障碍的患者，应当摆放昏迷体位，避免呛咳、窒息。

八、临床案例分析

（一）临床案例

患者，女性，25 岁，因"反复左侧头痛 3 年，再发 5 h"就诊。

3 年前患者每次劳累后出现左侧头痛，以颞部搏动性跳痛为主，疼痛程度显著。近 3 年每月均有发作，平均 5 ~ 6 次，发作时常伴恶心、呕吐，活动后头痛加重，每次发作时间持续 4 ~ 6 h，头痛发作前无闪电样症状，无肢体无力及活动障碍，无畏光、畏声，无视觉盲点，无失语及感觉异常，口服镇痛药后头痛可缓解，发作间期无恶心、呕吐等不适。患者回忆 5 h 前患者头痛再次发作，自行口服布洛芬，效果欠佳，遂至医院就诊。

此次发病以来，患者神志清，精神尚可，胃纳、睡眠一般，大小便正常，近来体重无明显变化。

既往、个人及婚育史：无高血压、糖尿病病史，否认心脑血管疾病，无头部外伤、耳鼻喉科疾病、口腔科疾病病史，否认颈椎病。无长期口服药物史。睡眠状况一般，无烟酒不良嗜好。母亲患有"偏头痛"病史。未婚未育，月经经期规律。软件编程员，经常熬夜加班，无烟酒嗜好。

体格检查：体温 36.8℃，脉搏 77 次/分，呼吸 16 次/分，血压 112/64 mmHg。神志清，言语流利。脑神经查体（-），高级神经功能正常。四肢肌力、肌张力正常，双侧病理征（-），感觉及共济正常。

辅助检查：外院头颅 CT 平扫及 TCD 未见异常。

（二）临床思维步骤

1. 病史特点归纳

（1）患者，青年女性，慢性病程急性发作。

（2）反复左侧头痛 3 年，再发 5 h。

（3）患者无典型头痛先兆，以颞部搏动性跳痛为主，疼痛时间较长，反复发作。发作时伴有恶心、呕吐，活动后头痛加剧。无畏光畏声，无视觉盲点，无失语及感觉异常，近期药物治疗效果欠佳。

（4）患者经常熬夜加班。母亲有"偏头痛"病史，余无殊。

2. 临床诊断及诊断依据

（1）临床诊断：偏头痛。

（2）诊断依据

1）患者，青年女性，慢性病程急性发作。

2）反复左侧头痛 3 年，再发 5 h。

3）患者头痛病程长，每月发作平均 5~6 次，每次发作持续时间 4~6 h；头痛发作以单侧颞部搏动性疼痛为主，活动后加剧，变有恶心、呕吐不适。

4）患者经常熬夜加班。母亲有偏头痛病史，余无殊。

5）查体：脑神经查体（-），高级神经功能正常。

6）外院头颅 CT 平扫及 TCD 未见异常。

3. 鉴别诊断及鉴别诊断要点

（1）丛集性头痛：又称组胺性头痛或 Horton 组胺性头痛，男性患者多于女性，而且患者大多无家族史，临床比较少见。头痛通常是每年 1~2 次，在春季和（或）秋季发作，群集期通常持续 3~6 周，有较长的缓解期。发作频度从隔日一次至每日发作数次，每次持续数十分钟至 2 h，头痛往往在夜间入睡后突然发作而无先兆，疼痛多位于一侧眼眶或球后、额颞部，为尖锐剧痛，痛处皮肤发红、发热，痛侧常有结合膜充血、流泪、鼻溢，不伴恶心、呕吐，多数患者在痛侧出现眼结膜充血、面部发热和潮红等，可伴有 Horner 征。饮酒、服血管扩张药及精神过度紧张可诱发。结合该患者病史、临床表现及体征暂不考虑此病。

（2）非偏头痛性血管性头痛：脑动脉硬化的患者因局部脑血流减少，可发生缺血性疼痛，但是一般不剧烈，无恶心、呕吐。高血压患者时有额、枕部搏动性头痛，测量和控制血压有助于诊断。巨细胞动脉炎多见于中老年，所致头痛非发作性，颞浅动脉常有曲张、局部压痛、红细胞沉降率加快。结合患者的头痛特点及查体，目前暂不考虑。

（3）药物过度使用性头痛：属于继发性头痛。头痛发生与药物过度使用有关，可呈类偏头痛样或同时具有偏头痛和紧张性头痛性质的混合性头痛，头痛在药物停止使用后 2 个月内缓解或回到原来的头痛模式。药物过度使用性头痛对预防性治疗措施无效。结合患者目前头痛特点，暂不考虑继发性头痛可能。

4. 治疗原则和具体措施

（1）治疗原则：首先要针对危险因素进行预防，避免各种理化因素刺激。尽快终止头痛发作与缓解伴发症状并减轻或避免不良反应、预防复发和尽快恢复正常生活功能。

（2）具体措施

1）非药物治疗：①尽量避免偏头痛的诱发因素。②避免情绪紧张、熬夜，心理压力、喧闹嘈杂等。③不食用乳酪、巧克力、热狗、熏肉等，不饮用含咖啡因饮料和红酒。④避免使用血管扩张剂或利血平等药物。⑤保持性情豁达、劳逸结合。

2）药物治疗：①发作期用药，利扎曲普坦 5 mg 必要时口服；根据伴随症状可适当加用甲氧氯普胺 10 mg 每日 3 次等对症治疗。②发作间歇期预防性用药：氟桂利嗪胶囊 10 mg 每晚 1 次等治疗。

（3）全科医生建议：可转往上级医院进一步完善头颅 MRI 检查排除其他疾病，指导进一步治疗。

九、研究进展

临床上，很多疾病的临床表现有头痛，而头痛也是临床实践中经常遇到的症状之一。目前相关学科开展了大量的研究，主要以头痛的作用机制及治疗研究为主，对于头痛症状的研究较少，其中以偏头痛的相关研究较多。

偏头痛是一种发病机制复杂，给人们生产生活带来沉重负担的疾病，因此迫切需要安全、有效的治疗方法。近年来，随着神经影像学、分子生物学、基因组学等技术的发展，人们对偏头痛发病机制的了解逐渐深入，并由此产生许多新的治疗方法。不同类型的治疗或预防偏头痛的药物越来越多被研发出来，大多安全、有效、耐受性良好，给临床治疗偏头痛，包括难治性偏头痛提供了新选择。然而偏头痛本身的伴随症状也会严重影响生活质量，在关注偏头痛治疗过程中，其他与偏头痛相关的不适症状（包括精神、心理、情绪的改变）也应该得到关注。治疗方面，以降钙素基因相关肽（CGRP）为靶点的药物是近期研究的热点，通过 CGRP 痛觉通路为靶点的治疗药物取得的成功，使人们将药物研发的目光进一步投向食欲素、一氧化氮等参与痛觉信号传导的分子。而通过降低皮质兴奋性来抑制皮质扩散抑制（CSD）的发生，也有望成为未来治疗偏头痛的新型策略，目前已有针对 N- 甲基 -D- 天冬氨酸（N-methyl-D-aspartate，NMDA）受体和 α- 氨基羟甲基异噁唑丙酸（α-amino-3-hydroxy-5-methylisoxazole-4-propionic acid，AMPA）受体等谷氨酸能靶点的相关研究开展。随着对偏头痛发病机制的了解不断加深，也认识到了不同患者的偏头痛发病机制存在差异，分子生物学和基因水平上可能存在不同，这将在未来有助于针对不同分型的偏头痛患者给予更加有效的个体化治疗。

头痛是常见的临床症状，主要分为原发性、继发性及其他类型，分类及病因较为复杂，可通过影像学检查协助鉴别头痛类型，排除继发性头痛，积极预防和治疗各种原发病。

思考题

1. 对全科门诊的一位头痛伴剧烈呕吐的患者，应该如何处理？

2. 头痛有哪些不能忽略的危险信号？

（陈德雄）

第十一节 头 晕

学习提要 ···

1. 头晕的病因繁多、表现多样，全科医生应熟练掌握常见头晕的病因及其临床特征，具备快速筛查及诊断的能力。

2. 全科医生应熟练掌握头晕及常见病因的处理措施及转诊指征。

头晕是全科医疗中常见的症状，是全科门诊就诊的常见原因之一，主要表现头脑昏沉、头重脚轻、头胀、眼花、站立或步态不稳等，头晕发作涉及生物、躯体、心理、个人、家庭、社会等多方面，且社区中多缺乏相关的辅助检查设备，确诊存在一定的困难。因此，全科医生应了解头晕的常见病因，掌握不同病因所致头晕的临床特征，同时运用心理学、人际沟通、社会学等相关知识和技能，对产生头晕的最可能病因做出初步诊断，给予最佳治疗计划。

一、分类

根据症状，头晕可分为眩晕、晕厥或晕厥前状态、平衡失调、不典型头晕4个类型。

1. **眩晕** 指由平衡觉障碍或空间觉定向障碍引起，患者感到外周环境或自身在旋转、移动或摇晃，是一种运动幻觉或错觉。典型症状是天旋地转，有时也表现为摇晃、倾斜、上下起伏、上下跳动或滑动的感觉。一般是器质性病变所致。

2. **晕厥或晕厥前状态** 晕厥是指大脑血液供应不足导致的短暂意识丧失，对于无意识丧失者称为晕厥前状态。

3. **平衡失调** 感觉头晕和身体失去平衡而行走受到影响。包括神经系统疾病、其他躯体疾病（如骨关节病）导致的步态不稳。

4. **不典型头晕** 阵发或持续性的大脑昏沉感、不清晰感，可有头胀、头部发紧感。头晕症状不一定都是病理性的，如过度劳累、睡眠不足等均可出现，高血压、精神因素是不典型头晕常见的病因。

二、病因

1. **眩晕** 分为周围性眩晕和中枢性眩晕。

（1）周围性眩晕：是指内耳前庭至前庭神经颅外段之间病变所引起的眩晕。主要病因包括良性阵发性位置性眩晕、梅尼埃病、迷路炎、前庭神经元炎、晕动病等。

（2）中枢性眩晕：是指前庭神经颅内段、前庭神经核及其神经纤维、小脑、大脑等病变所引起的眩晕。主要病因包括颅内血管性疾病如后循环缺血、锁骨下动脉盗血综合征、延髓外侧综合征、高血压脑病、小脑或脑干出血，颅内占位性病变如听神经瘤、小脑肿瘤，颅内感染性疾病如颅后凹蛛网膜炎、小脑脓肿，颅内脱髓鞘疾病及变性疾病如多发性硬化和延髓空洞症。

2. **晕厥或晕厥前状态** 主要病因包括心脏疾病，如心搏骤停、室性心动过速或心室颤动、心肌梗死、心力衰竭的终末期；脑部病变，如颅内外脑血管病变、脑动脉硬化等导致脑血管强烈收缩，大脑低灌注；反射性晕厥，直立性低血压性晕厥；低血糖、一氧化碳中毒、重度贫血等。

3. 平衡失调　主要病因包括神经系统疾病，如前庭小脑疾病、深感觉障碍等；糖尿病周围神经病变；脊柱疾病、骨关节病；眼源性疾病如先天性视力减退、屈光不正、眼肌麻痹、青光眼等。

4. 不典型头晕　主要病因包括心理性疾病，如焦虑症、抑郁症、神经症、更年期综合征；药物，如苯二氮䓬类、抗癫痫药物；非病理性因素，如过度劳累、睡眠不足等。

三、临床表现

头晕的典型表现为头重脚轻、头昏、头部难以名状的不适感、站立或步态不稳，伴或不伴有自身或外界物体运动或旋转感。

1. 眩晕　是头晕的常见类型。

（1）周围性眩晕：呈发作性、持续时间较短，数小时至数日，恶心、呕吐、出汗、面色苍白等症状重，眼球震颤幅度较小，多为水平旋转性，神经系统体征少见，或仅有听力改变。

（2）中枢性眩晕：呈持续性、时间较长，可达数月以上，恶心、呕吐、出汗等自主神经症状较少见或较轻，眼球震颤幅度大，形式多变，眼震方向不一致，神经系统症状和体征如构音障碍、复视、共济失调等常见。

2. 其他疾病导致的头晕

（1）心血管疾病：出现血压、心率、心律变化的同时伴有头晕，不同疾病有其相应的临床表现。

（2）血液病：头晕是其中一个症状，此外还有贫血、出血等其他表现。

（3）低血糖：多发生于饥饿时，表现为心慌、出汗、乏力、手抖和不稳感。

（4）中毒性疾病：根据中毒原因的不同有其特征性的临床表现，头晕仅是伴随症状。

（5）眼源性疾病：表现为视力减退、屈光不正、眼肌麻痹等，头晕是其症状之一。

（6）颈椎病及颈肌病：有头痛、颈肩痛、肢体麻木、心慌、恶心、呕吐、耳鸣、听力下降等，椎动脉型颈椎病有头昏、头重脚轻、脑内摇晃等感觉。

（7）心理性疾病：可出现头晕、头痛、失眠多梦、胸闷、心悸、气短、食欲不振、乏力、情绪低落、思维缓慢等临床表现。

四、伴随症状或体征

1. 伴自主神经症状　心慌、出汗、面色苍白、血压变化、恶心、呕吐、肠蠕动亢进、便意频繁等，常见于前庭周围性眩晕和部分前庭中枢性眩晕疾病，如梅尼埃病、晕动病等。

2. 伴耳部症状　耳鸣、耳闷胀感、听力下降或听觉过敏可见于梅尼埃病；眩晕伴听力下降及耳或乳突疼痛可见于突发性耳聋、迷路炎、中耳炎，偶可见于小脑前下动脉供血区梗死等。

3. 伴眼部症状　黑矇、视物模糊、复视、眼球震颤等，双眼复视提示脑干、动眼神经、眼外肌或神经肌肉接头病变；单眼复视、单眼黑矇、单眼视力下降、斜视等提示眼球、眼内肌或视神经病变。

4. 伴颈部症状　颈肩痛、与颈部活动相关的头晕/眩晕、上肢或手指麻木，提示颈椎关节不稳、颈椎病等。

5. **伴中枢神经系统症状** 复视、构音障碍、面部及肢体感觉、运动障碍或共济失调提示脑干、小脑病变。如急性枕部疼痛持续存在，需警惕椎基底动脉夹层；上述症状急性发作并持续存在，提示后循环梗死或出血可能；缓慢出现持续存在的面部及肢体感觉运动障碍或共济失调，提示颅颈交界区畸形、遗传性或获得性小脑性共济失调。

6. **伴心血管症状** 心悸、胸闷、胸痛、面色苍白、黑矇、晕厥提示心脏病变可能，如急性冠脉综合征或心律失常等。

7. **伴精神情绪症状** 紧张、担心、坐立不安、情绪低落、恐惧、睡眠障碍（如入睡困难、易醒、早醒）等提示可能合并或并发焦虑、抑郁状态，或持续性姿势知觉性头晕（persistent postural-perceptual dizziness，PPPD）。

五、辅助检查

1. **实验室检查** 如血常规、CRP、凝血功能、肝肾功能、血糖、血脂、电解质等筛查贫血、出血、低血糖、电解质代谢紊乱或感染等，必要时行甲状腺功能、免疫学指标及心肌酶学检查，以明确是否存在甲状腺、免疫系统及心脏方面的疾病。

2. **影像学检查** 怀疑前庭功能障碍的患者，可行电测听、声阻抗、眼震电图、颞骨岩部螺旋 CT、内耳迷路磁共振及其水成像等检查，怀疑脑血管意外的患者可行头颅 CT 或 MRI 等检查，怀疑癫痫性眩晕时可行脑电图检查，怀疑晕厥或晕厥前的患者应进行心电图、动态心电图监测等心脏相关检查，如有需要还可以选择颈椎 X 线摄片或颈椎 MRI、眼底检查等。

六、诊断思路

头晕的诊断思路见图 3-12。

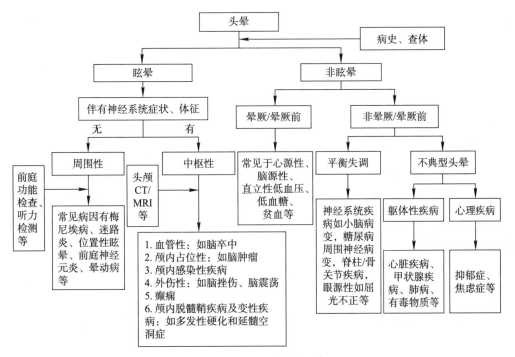

图 3-12 头晕的诊断思路

七、治疗

（一）治疗原则

迅速采集病史，识别急危重症并在保证生命体征稳定的情况下紧急转诊，排除急危重症后，给予紧急止吐、改善头晕症状等对症治疗，同时尽量寻找病因；后期需对头晕的患者进行连续性随访。

（二）具体措施

1. 对症治疗

（1）头晕症状严重者：可选择口服氟桂利嗪 5～10 mg，每晚 1 次；地芬尼多 25～50 mg，每日 3 次；倍他司汀 6～12 mg，每日 3 次；苯海拉明 25 mg，每日 2～3 次；也可以选择地西泮 10 mg、苯巴比妥 0.1 g 或者异丙嗪 25～50 mg 肌内注射缓解头晕症状。其中抗组胺类（苯海拉明）、苯二氮䓬类（地西泮）、抗胆碱能类（东莨菪碱）药物可通过抑制神经递质而发挥作用，能有效控制眩晕急性发作，原则上使用不超过 72 h，急性期的症状控制后应及时停药，否则会抑制中枢代偿机制的建立。

（2）伴严重恶心呕吐者：应予止吐药物，如甲氧氯普胺 10 mg 口服，每日 3 次；或者 10 mg 肌内注射。多潘立酮 10 mg 口服，每日 3 次。且需注意水电解质和酸碱平衡，必要时予以静脉补液。

2. 病因治疗

（1）前庭神经炎、突发性耳聋或梅尼埃病急性期：可酌情口服或静脉给予糖皮质激素，地塞米松 0.75 mg 口服，每日 3 次，1 周后递减；或者 5～10 mg 静脉滴注，每日 1 次，3～5 天后递减。必要时转诊至耳鼻喉专科。

（2）良性阵发性位置性眩晕（benign paroxysmal positional vertigo，BPPV）：手法复位为主，包括：①后半规管 BPPV：建议首选 Epley 法，其他可选用改良的 Epley 法或 Semont 法等。必要时几种方法可重复或交替使用。②外半规管 BPPV：可采用 Gufoni 法。③前半规管 BPPV：可采用 Yacovino 法，尤其适用于患侧判断困难的患者。④多半规管 BPPV：采用相应的复位手法依次治疗各半规管 BPPV，优先处理诱发眩晕和眼震更强烈的责任半规管，一个半规管复位成功后，其余受累半规管的复位治疗可间隔 1～7 天进行。对手法复位困难者，建议转上级医院。

（3）缺血性脑卒中：急性期建议转诊上级医院，给予急诊静脉溶栓（阿替普酶、尿激酶）、血管内介入治疗等救治措施，失去血管再通机会者予以抗血小板或抗凝、他汀类药物稳定动脉粥样硬化斑块、控制危险因素等治疗。

（4）脑出血：主要治疗措施为脱水降颅压，如甘露醇或甘油果糖，如收缩压超过 200 mmHg，建议降压治疗同时预防并发症。

（5）心血管疾病：积极治疗心血管原发病，如控制血压、抗心律失常等，疗效不佳或症状加剧者建议转诊。

（6）低血糖：及时口服糖水或进食糖果、饼干等，转诊至内分泌科，进一步明确病因。

（7）焦虑症或抑郁症：心理疏导，可予阿普唑仑、劳拉西泮、帕罗西汀、西酞普兰等抗焦虑、抑郁等药物，必要时转诊。

3. 预防

（1）防止复发：缓解紧张、焦虑等不良情绪，避免精神刺激，注意休息，避免劳累，保证充足睡眠等。

（2）管理危险因素：如避免血压明显波动（过高或过低），避免长时间低头，控制脂代谢异常、糖代谢异常等。

4. 转诊指征

（1）出现意识障碍或合并中枢神经系统受累的体征时，如复视、肢体无力或肌张力异常、肢体或躯干共济失调、严重平衡失调、交叉性或偏身感觉障碍、构音障碍等，或患者有血压过高、异常呼吸及意识变化等，需适当控制血压、稳定生命体征后尽快转诊。

（2）怀疑有器质性疾病，需要较为复杂的专业检查设备或诊断评估。

（3）患者病情迁延，头晕症状持续存在不缓解，对初步经验性治疗反应不佳。

（4）合并严重精神或心理异常，如自伤、自杀倾向。

（5）已经明确诊断的严重器质性疾病，如中枢神经系统感染、颅内占位性病变、血液系统疾病、眼源性疾病、颈椎病及颈肌病。

八、临床案例分析

（一）临床案例

患者，男性，62 岁，因"反复头晕 5 年，再发半月"就诊。

患者 5 年前无明显诱因出现头晕，无发热、头痛、黑矇、恶心、呕吐，无视物旋转及视力下降，无听力下降、耳鸣，无肢体活动障碍，就诊于社区卫生中心测血压 160/100 mmHg，后多次安静状态下测血压高于 140/90 mmHg，最高达 180/100 mmHg，诊断为"高血压 3 级"，未重视，且未服用降压药物及监测血压。2 年前因头晕反复发作，就诊于某三甲医院，后规律服用"苯磺酸氨氯地平 5 mg 每日 1 次"降压治疗，仍未规律监测血压。半个月前劳累后再次出现头晕，无头痛、恶心、呕吐、视物旋转、肢体及言语功能障碍等，测血压波动在 130～165/70～100 mmHg 范围，现前来就诊。病程中患者精神差，情绪紧张，饮食可，二便正常，睡眠欠佳。近期体重无明显变化。

既往史及个人史：否认冠心病、脑血管病、糖尿病、慢性肾病、慢性呼吸系统疾病等病史；吸烟 40 年，每日 20 支，未戒烟；饮酒 40 年，白酒每次 2 两，每周约 4 次，未戒酒；重油重盐，食盐量每日 8～10 g，运动量少。已婚，家庭、社会关系和睦，经济情况良好。其父亲患有高血压。

体格检查：T 36.3℃，P 90 次 / 分，R 18 次 / 分，BP 160/96 mmHg，身高 170 cm，体重 80 kg，腰围 94 cm，体重指数（BMI）27.68 kg/m^2。神志清楚，言语流利，对答切题，鼻唇沟对称，伸舌居中，颈软，气管居中，甲状腺无肿大，颈静脉无怒张，双肺未闻及干湿啰音，心界不大，心率 90 次 / 分，律齐，各瓣膜听诊区未闻及病理性杂音，腹软，肝脾未触及，无压痛及反跳痛，双下肢无水肿。四肢肌力、肌张力正常，病理征未引出。

辅助检查：心电图：窦性心律，心率 90 次 / 分，无 ST-T 改变。颈动脉超声：右侧颈动脉分叉处见 12 mm×6 mm 混合回声斑，左侧颈动脉分叉处见 7.4 mm×2.0 mm 混合回声斑。血常规：血红蛋白 158 g/L。血脂：三酰甘油（TG）1.52 mmol/L，血清总胆固醇（TC）6.5 mmol/L，高密度胆固醇（HDL）1.23 mmol/L，低密度胆固醇（LDL）4.3 mmol/L。同型半胱氨酸（HCY）18.7 μmol/L。甲状腺功能、空腹血糖、肝肾功能：正常。

（二）临床思维步骤

1. 病史特点归纳

（1）患者，中老年男性，慢性病程。

（2）反复头晕5年，再发半个月。

（3）头晕与血压波动相关，无发热、头痛、黑矇、恶心、呕吐，无视物旋转及视力下降，无听力下降、耳鸣，无肢体活动障碍，查体未见明显异常，颈部超声提示双侧颈动脉硬化伴斑块形成，血液检查提示血脂高、同型半胱氨酸高。

（4）烟酒史40年，未戒。父亲高血压。饮食重油、重盐，缺乏运动。其余个人史、婚育史无殊。

2. 临床诊断及诊断依据

（1）临床诊断：高血压病3级，很高危；血脂异常；颈动脉硬化伴斑块形成；超重。

（2）诊断依据

1）患者，62岁男性，慢性病程。

2）反复头晕5年，再发半个月。

3）头晕与血压波动相关，无发热、头痛、黑矇、恶心、呕吐，无视物旋转及视力下降，无听力下降、耳鸣，无肢体活动障碍。

4）血压高达180/100 mmHg，故诊断高血压3级，合并吸烟、血脂异常、腹型肥胖、血同型半胱氨酸升高、颈动脉硬化伴斑块形成，故危险分层为很高危。

5）查体：T 36.3℃，P 90次/分，R 18次/分，BP 160/96 mmHg，腰围94 cm，BMI 27.68 kg/m^2，四肢肌力、肌张力正常，病理征未引出。

6）辅助检查：颈动脉超声：右侧颈动脉分叉处见12 mm×6 mm混合回声斑，左侧颈动脉分叉处见7.4 mm×2.0 mm混合回声斑。血常规：血红蛋白158 g/L。血脂：三酰甘油（TG）1.52 mmol/L，血清总胆固醇（TC）6.5 mmol/L，高密度胆固醇（HDL）1.23 mmol/L，低密度胆固醇（LDL）4.3 mmol/L。同型半胱氨酸（HCY）18.7 μmol/L。

3. 鉴别诊断及要点

（1）短暂性脑缺血发作：多见于中老年人，男性较多，常合并高血压、动脉粥样硬化、糖尿病、高血脂等脑血管病危险因素，发病突然，迅速出现局限性神经功能缺失症状、体征，数分钟达高峰，持续数分钟或十余分钟缓解，最长不超过24 h，不遗留后遗症，常反复发作，每次发作症状相似。该患者中老年男性，有高血压、高血脂、动脉粥样硬化等危险因素，症状反复发作且相似，但无局限性神经功能缺失症状及体征，暂不考虑，需警惕。

（2）颈椎病：主要表现为突然头晕发作，典型症状是当头部转到某一位置时突然出现头晕，严重时可引起视物旋转感觉，甚至晕倒。发病时患者颈部活动受限，作颈部旋转或活动可引起眩晕、恶心或心慌等症状，颈椎MRI等检查可发现椎间孔狭小、椎间盘突出等。该患者头晕与头部活动无关，且无视物旋转、恶心、呕吐等表现，暂不考虑，可完善颈椎MRI进一步鉴别。

（3）心源性头晕：可见于急性心源性脑供血不足，如心脏停搏、阵发性心动过速、阵发性心房颤动、心室颤动导致的急性脑缺血，可表现头晕、眼花、胃部不适、晕厥等。该患者既往无心脏病史，心电图检查未发现明显异常表现，暂不考虑。

（4）脑血栓：多见于50岁以上患动脉硬化的老年人，常于安静时或睡眠中发病，由于血流缓慢、血液成分改变或血黏度增高等情况下形成血栓，致使脑血液循环障碍、脑缺血或梗死。可出现头晕头痛、口齿不清、口角歪斜、肢体麻木无力等症状，神经系统检查可发现定位体征，颅脑影像学检查可以明确诊断。该患者临床表现及神经系统查体未见阳性体征，暂不考虑。

4. 治疗原则和具体措施

（1）治疗原则：及早诊断，及时规范治疗；控制危险因素，减少靶器官损害及并发症。

（2）具体措施

1）治疗性生活方式干预：①合理饮食：减少钠盐摄入，补充钾盐，减少脂肪摄入，增加蔬菜及水果等。②规律有氧运动：可进行中等强度的有氧运动，如快走、慢跑、打太极拳等，每次运动时间 30 min 以上，每周 5～7 次。③减轻体重：饮食运动治疗，减轻体重，BMI 尽可能控制在 < 24 kg/m^2，腰围 < 90 cm（男）。④戒烟、限酒：吸烟者应戒烟，避免被动吸烟；建议不饮酒，如饮酒，则少量：白酒 < 50 mL/d，葡萄酒 < 100 mL/d，啤酒 < 250 mL/d。⑤心理指导：帮助患者预防和缓解精神压力，积极配合制订的治疗方案。

2）药物治疗：苯磺酸氨氯地平 5 mg 每日 1 次，美托洛尔缓释片 47.5 mg 每日 1 次，阿托伐他汀钙片 20 mg 每晚 1 次。

3）预防：纳入高血压规范化管理，建议患者规律用药，介绍自我监测血压方法，监测血压，记录血压变化，必要时调整降压方案。定期复查血脂、血糖、肝肾功能、心电图、心脏彩色超声、颈部血管彩色超声等指标。

九、研究进展

头晕是一种常见的临床症状，表现多样，病因复杂，多由神经科、耳鼻喉科、精神科疾病所导致，大多数头晕可通过详细问诊，获得准确病史而得到明确诊断，如梅尼埃病、良性发作性位置性眩晕、脑卒中、颅内肿瘤等，部分患者只能描述一种模糊的感觉，并没有明确的前庭功能障碍性疾病。

慢性主观性头晕（chronic subjective dizziness，CSD）是指长期（不少于 3 个月）的非旋转性头晕及主观不稳感，对运动刺激高度敏感，在复杂视觉环境中可有症状严重化。CSD 青春期至成年后均可发病，女性略多于男性，主要分 3 种类型：心因型、神经耳源型、交互型。CSD 的病理生理机制目前难以系统清晰阐述，其本质是前庭性疾病和精神性疾病之间交互反应而产生的一种病态性代偿，其中前庭–杏仁核通路是目前的重要学说。有研究报道，多巴胺受体 D2*TaqIA* 基因多态性与持续性姿势–知觉性头晕有关。药物治疗如选择性 5- 羟色胺再摄取抑制药（氟西汀、盐酸舍曲林、盐酸帕罗西汀等）、心理行为干预治疗、前庭康复训练等综合治疗可以使大多数患者获益。

头晕是临床常见病，病因复杂，全科医生在接诊头晕患者时应及时识别危急重症，保证生命安全的前提下及时转诊。

✎ **思考题** --

全科门诊来了一位头晕患者，如何运用全科诊疗思维进行接诊？

（李洁华）

第十二节 乳腺结节

学习提要 ··

1. 乳腺结节多数为良性病变，少数为恶性病变，全科医生应具备早期鉴别良、恶性病变的能力。

2. 对于乳房良性疾病，全科医生应熟练掌握常见的病因、具体诊治措施及随访情况。

乳腺结节是一种体征，无论是自己触及还是体检发现，均可以描述为乳腺结节，而不特指病灶性质。乳腺结节也可称为乳房肿物、乳房肿块，其涵盖范围较广而没有确切的流行病学数据。常见于乳腺增生（可形成乳腺囊肿）及乳腺肿瘤性疾病，包括乳腺良性肿瘤（如乳腺纤维瘤、分叶状肿瘤等）及乳腺恶性肿瘤（即乳腺癌）。因此，乳腺结节不一定都是乳房肿瘤，需要经过专业的影像学评估及必要的病理学检查方可明确。

一、分类

（一）根据乳房肿块的性质分类

1. 乳腺增生导致的乳腺结节 多发性，单侧或双侧，以外上象限多见。大小、质地常随月经呈周期性变化，月经前期结节增大，质地比较硬；月经来潮后结节缩小，质韧变软。检查时能触及乳腺结节大小不规律，与周围组织界线不清，多有触痛感，与皮肤和深部组织无粘连，能够移动；乳房胀痛多见于单侧或双侧乳房，胀痛或触痛。患病时间不等，大多数患者具有周期性疼痛的症状，月经前期发生或加重，月经来潮后减轻或消失，有时整个月经期都有疼痛，部分患者可伴有月经紊乱或既往卵巢或子宫病史。

2. 乳腺肿瘤导致的乳腺结节 良性肿瘤可单发，也可多发，好发于育龄期女性，触诊结节一般质韧，边界清楚，活动度好；恶性肿瘤多单发，好发于中老年女性，触诊质硬，边界不清，活动度差。

（二）根据乳腺结节病变的良恶性程度及风险分类

由于乳腺结节可能是正常腺体，也可能是良性病变或者恶性病变。临床医生常根据美国放射学会 2003 年提出的超声 BI-RADS 对乳腺病变良恶性程度与风险进行评估，将影像对病灶的评估分为 0～6 类，未完成评估为 0 级，超声检查不能全面评估病变，在做出最后的评估前，需要进一步影像学检查。

完成评估最终分为 1～6 类：

1 类 阴性，超声上无异常发现。

2 类 良性发现，本质上是非恶性的，如单纯囊肿、乳腺内淋巴结、乳腺植入物、稳定的外科手术后改变和连续超声检查未发现改变的纤维腺瘤。

3 类 可能良性发现，边缘光整、椭圆形且呈水平方位生长的实质性肿块最有可能是纤维腺瘤，其恶性的危险性≤2%，建议短期随访，不能扪及的复杂囊肿和簇状小囊肿也可纳入该级。

4 类 可疑恶性，超声发现没有典型的癌的全部征象，又不完全符合良性病变的征象，此级病灶癌的可能性为 2%～95%（4A：低度可疑恶性，恶性可能＞2%，但≤10%；

4B：中度可疑恶性，恶性可能 > 10% 但 ≤50%；4C：高度可疑恶性，恶性可能 > 50%，但 < 95%），应考虑活检。

5 类　高度提示恶性（≥95% 的可能为恶性），在开始时就应考虑明确的治疗。

6 类　活检已证实为恶性，应尽快采取适当的治疗措施。

二、病因

乳腺结节的病因尚未明确，可能因乳房发生感染、损伤、内分泌激素水平紊乱、基因突变、环境等因素，造成乳房内细胞发生癌性或非癌性生长，进而出现结节的症状。如乳腺囊性增生症主要是因为雌孕激素比例失调，乳腺实质增生过度导致的。乳腺小叶增生则是单纯的乳腺增生，与内分泌失调有关。

1. 常见原因　包括乳腺纤维囊性疾病、纤维腺瘤、囊肿、乳腺脓肿等。

2. 其他原因　乳腺导管扩张症、导管内乳头状瘤、哺乳期囊肿、乳头 Paget 病、脂肪坏死、肉瘤、脂肪瘤等。

三、临床表现

乳腺结节常见的临床表现主要有肿块（76%）、压痛或疼痛（10%）、乳头变化（8%）、乳头溢液（2%）、两侧乳房不对称或皮肤凹陷（4%）及乳晕炎等。

1. 乳头溢液的颜色　可提示一些疾病，例如：①血性溢液，常见于导管内乳头状瘤、导管癌、纤维囊性疾病等。②绿灰色溢液，常见于纤维囊性疾病、乳腺导管扩张症等。③黄色溢液，常见于纤维囊性疾病、导管癌（浆液性）、乳房脓肿（脓性）等。④乳白色溢液，常见于哺乳期囊肿、哺乳期、高泌乳素血症、药物原因（如氯丙嗪）等。

2. 乳晕周围炎　表现为乳晕周围疼痛，局部皮肤发红、压痛和肿胀。

3. 乳头 Paget 病　是一种少见但有重要意义的疾病，通常发生在中老年女性，开始表现为乳头红色皮疹、湿疹、干燥结痂，然后发生乳头和乳晕溃疡。

四、伴随症状或体征

1. 伴乳头溢液　可见于乳腺病、乳头状瘤、乳腺癌等。

2. 伴疼痛　可见于乳腺病、乳腺结核等。

3. 伴发热　可见于乳腺炎、蜂窝织炎或其他感染等。

五、辅助检查

1. 实验室检查　雌激素受体是一项很好的乳腺癌预测指标，在正常乳腺组织中较为罕见，虽然其发生率随年龄不同，但约 2/3 的乳腺癌组织中存在此受体。孕激素受体也可作为乳腺癌预测指标。

2. 影像学检查

（1）乳腺超声：具有无创、无辐射、操作方便、价格便宜等特点，可进行反复多次检查；适用于所有患者的乳腺癌筛查及乳腺病灶的随访（包括哺乳期及妊娠期女性），在致密型乳腺癌患者的检查中具有明显优势；可准确分辨乳腺肿块的囊、实性；高分辨率的高档彩超能发现 5 mm 以上的结节或肿块。同时也可应用于腋下淋巴结及乳腺引流区淋巴结的探查。

（2）乳腺钼靶：高频数字化的乳腺钼靶X线对微小钙化的识别达到95%以上；具有对大乳腺及脂肪型乳腺检出率高的特点，可检出85%~90%的50岁以上乳腺癌及发现临床触诊阴性的乳腺癌。对于以钙化为主要表现的导管内原位癌具有很高的敏感性和特异性。对于以钙化为主要表现而彩色超声无法发现结节或肿块的患者，可行钼靶X线定位。

3. 特殊检查　针刺细胞学检查可获得良好的病理诊断，为判断肿块的良恶性提供依据。如果肿块为良性或囊肿，穿刺不会有不良影响。对疑为乳腺癌患者，不宜做切取活检，应考虑直接手术切除肿块作术中病理检查。

六、诊断思路

乳腺结节的诊断思路见图3-13。

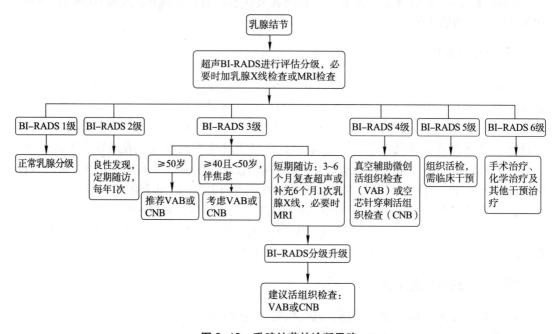

图 3-13　乳腺结节的诊断思路

七、治疗

（一）治疗原则

乳腺结节性质不同，治疗方式也大不相同。大多数良性结节可以通过定期检查来监测，若无生长迅速及恶变倾向，则不需要手术。恶性结节则需包括手术在内的多学科治疗。一般建议女性注意营养均衡、生活规律、适量运动、保持情绪稳定等。

（二）乳腺结节疾病的治疗方案

1. 乳腺小叶增生　一般无须特殊治疗。

2. 乳腺囊性增生症　一般采用非手术治疗方法，可在月经前半期采用温阳补肾的方法，促进黄体生成，而后半期则停用该类药物改用疏肝理气的治则。绝经前期疼痛明显者，可在月经来潮前服用甲睾酮5 mg，每日3次；或在月经来潮前7~10天口服孕酮

5~10 mg，每日 1 次。中西医联合治疗可收获良好的效果。

3. 乳腺导管扩张症 本病的治疗一般以手术为主，对不同的临床类型，手术方法各异。肿块型病变局限者行肿块切除；范围较大者或有乳头溢液时，应将肿块和受累的导管及导管下病变一并做区段切除。对炎症型伴脓肿形成者，应先行脓肿切开引流，于炎症静止期，再处理瘘管；对慢性瘘管的治疗，应行保留乳头的瘘管切除，并同时将周围瘢痕组织彻底切除。对少数年龄较大，病变广泛，甚至占据患侧 1/2 以上，瘘管经多次手术未愈者可考虑行单纯乳房切除术。切除不完整者可能并发感染、乳瘘或复发。

4. 乳腺纤维腺瘤 纤维腺瘤恶变潜力很低，经针刺确诊为纤维腺瘤的患者，可选择观察随诊。在观察的过程中，一小部分纤维腺瘤可不经治疗自行消失，大部分病灶会保持大小不变或慢慢增大。一旦纤维腺瘤在随访过程中增大，需立即手术切除。35 岁以下的患者（无乳腺癌家族史，非复杂性纤维腺瘤者），可每 6 个月随访，如有消退迹象，需随访至完全消退；如至 35 岁仍未完全消退或保持大小不变，也推荐手术治疗。

5. 乳管内乳头状瘤 手术是治疗最主要的手段，最常用的手术方式包括区段切除术、象限切除术、皮下乳腺切除术或单纯切除术。

6. 乳腺癌 手术是主要的治疗手段，术中病理检查确定肿瘤病理，据此决定是否进行乳腺癌根治术及扩大根治术，术后可进行放射和化学治疗。

7. 转诊指征

（1）发现乳房有质地坚硬的肿块或局部组织发硬，无论其部位、大小、病史如何。

（2）绝经后妇女新发现的"任何肿块性病变"。

（3）持续存在无痛的不对称性乳房组织增厚。

（4）逐渐增大的肿块，无论是否为囊性。

（5）难以治愈或经常复发的炎症性病变。

（6）血性或浆液性乳头溢液。

（7）皮肤凹陷或乳头内陷。

（8）瘢痕附近新出现的组织增厚或肿块。

八、临床案例分析

（一）临床案例

患者，女性，32 岁，银行职员，因"体检发现双侧乳腺结节 2 天"就诊。

患者 2 天前体检行乳腺彩色超声发现乳腺结节，自诉可触及肿块，局部无红肿热痛，无乳头内陷、溢血、溢液，无皮肤局部凹陷、水肿，无月经前肿胀不适及增大变硬，无头晕、心慌、气短，无低热等不适。今为求进一步诊治来我院就诊。

患者自发病以来精神、胃纳、睡眠可，大小便无异常，体重无变化。

既往、个人及婚育史：既往体健。无烟酒嗜好。已婚未育，月经规律，无痛经。

体格检查：体温 36.3 ℃，脉搏 72 次 / 分，呼吸 16 次 / 分，血压 124/70 mmHg。神志清，对答切题。两侧乳房对称，未见明显肿块隆起。皮肤无"橘皮样"改变，未见局限性凹陷。两侧乳头等同水平，未见乳头内陷及偏移，未见乳头溢液溢血。右侧乳头后方触及直径约 1.5 cm 肿物，左乳 11 点触及直径约 1.5 cm 肿物，质韧，不硬，边界不清，表面无结节状，轻微压痛，与皮肤无粘连，可活动。双侧腋窝及双锁骨上均未扪及肿大淋巴结。

辅助检查：乳腺彩色超声示右侧乳腺探及大小约 19 mm×17 mm 低回声结节，边界清；左侧乳腺 11 点探及大小约 15 mm×15 mm 低回声结节，边界清，BI-RADS 3 类。

（二）临床思维步骤

1. 病史特点归纳

（1）患者，青年女性，病程短，体检发现双侧乳腺结节 2 天。

（2）患者未诉特殊不适，双侧乳腺无红肿热痛，无乳头内陷、溢血、溢液，无皮肤局部凹陷、水肿。

（3）个人史、婚育史、家族史无特殊。

2. 临床诊断及诊断依据

（1）临床诊断：双乳纤维腺瘤（首先考虑）。

（2）诊断依据

1）患者，青年女性，病程短。

2）体检发现双侧乳腺结节 2 天。

3）患者无诉特殊不适，双侧乳腺无红肿热痛，无乳头内陷、溢血、溢液，无皮肤局部凹陷、水肿。个人史、婚育史、家族史无殊。

4）查体：右侧乳头后方触及直径约 1.5 cm 肿物，左乳 11 点触及直径约 1.5 cm 大小肿物，质韧，不硬，边界不清，表面无结节状，轻微压痛，与皮肤无粘连，可活动。双侧腋窝及双锁骨上均未扪及肿大淋巴结。

5）乳腺彩色超声示右侧乳腺探及大小约 19 mm×17 mm 低回声结节，边界清；左侧乳腺 11 点探及大小约 15 mm×15 mm 低回声结节，边界清，BI-RADS 3 类。

3. 鉴别诊断及鉴别诊断要点

（1）乳腺囊性增生病：多见于中年妇女，特点是乳房胀痛，肿块可呈周期性，与月经周期有关。肿块或局部乳腺增厚与周围乳腺组织分界不明显。可观察一个至数个月经周期，若月经来潮后肿块缩小、变软，则可继续观察，如无明显消退，可考虑手术切除及活检。结合该患者病史、临床表现及乳腺彩色超声检查，暂不考虑该疾病。

（2）浆细胞性乳腺炎：乳腺组织的无菌性炎症，炎症细胞中以浆细胞为主。临床上 60% 呈急性炎症表现，肿块大时皮肤可呈橘皮样改变。40% 的患者开始即为慢性炎症，表现为乳晕旁肿块，边界不清，可有皮肤粘连和乳头凹陷。急性期应予抗感染治疗，炎症消退后若肿块仍存在，则需手术切除，做包括周围部分正常乳腺组织的肿块切除术。结合该患者病史、临床表现及乳腺彩色超声检查，暂不考虑该疾病。

（3）乳腺结核：是由结核分枝杆菌所致乳腺组织的慢性炎症。好发于中青年女性。病程较长，发展较缓慢。局部表现为乳房内肿块，肿块质硬、偏韧，部分区域可有囊性感。肿块境界有时不清楚，活动度可受限。可有疼痛，但无周期性。治疗包括全身抗结核治疗及局部治疗，可做包括周围正常乳腺组织在内的乳腺区段切除。该患者病程较短，无低热盗汗等，乳腺彩色超声提示结节边界清，BI-RADS 3 类，目前考虑乳腺结核的可能性小。

（4）乳腺叶状肿瘤：发病高峰年龄为 40～50 岁，较纤维腺瘤晚，常为单发病灶，病程较长，可短期内迅速增大。快速生长的肿瘤内部可发生梗死，彩色超声表现为肿物内部的囊性腔隙，乳腺 X 线摄影检查可见肿物周围透亮晕环，由肿瘤生长压迫周围组织形成。结合患者目前病情，暂不考虑该疾病。

4. 治疗原则和具体措施

（1）治疗原则：患者乳腺结节考虑良性结节可能性大，定期乳腺检查监测，注意营养均衡、生活规律、适量运动、保持情绪稳定等。

（2）具体措施

1）转上级医院进一步完善乳腺空芯针穿刺活组织检查（CNB）、乳腺 X 线摄影等检查。

2）根据 CNB 病理学结果决定下一步治疗方案。如为良性疾病则进行随访观察，观察频率为每 6 个月 1 次，推荐的检查方法为触诊结合彩色超声。若在随访过程中发现肿瘤生长迅速时，建议结束随访观察，接受外科干预。生长迅速的标准为（满足下列 1 项）：①6 个月内肿瘤最大直径增长≥20%。②<50 岁的患者肿瘤最大直径每月增长≥16%。③≥50 岁患者肿瘤最大直径每月增长≥13%。

3）外科干预。除肿瘤生长迅速外，随访过程中 BI-RADS 分类升高也是外科干预的指征之一。主要包括肿瘤切除术、真空辅助微创旋切术等。

4）维持良好心态，保持乳房部位清洁卫生，停用外源性雌激素。

九、研究进展

乳腺结节在临床上很常见，目前相关学科的研究也很多，涉及乳腺结节的发病机制、诊断机制等方面，其中主要是以乳房恶性肿瘤的发病机制研究为主。

临床实践中进行乳腺检查最简单有效的方法是乳腺触诊，而乳腺结节质地一直是临床触诊关注的重点。触诊过程中获得乳腺肿块硬度的感知不仅是肿块内部结构的特征，同时也体现肿块内部向外膨胀的物理张力，所以手法触诊所得到的信息不完全是肿块组织的生物学行为信息。随着超声技术的不断发展，相关专家致力于把组织本身的硬度以图像的形式直观显示。自 1991 年 Ophil 等提出"弹性成像"概念至今，超声弹性成像从定性估计发展到定量显示弹性参量信息图像，已成为医学超声成像领域的研究热点。目前已有多种实现方式来获得组织弹性信息的定量估计，可以实现对组织弹性的实时检测与自动测量。它弥补了传统超声成像技术的不足，拓宽了超声图像的应用，具有非常重要的临床应用价值和广阔的应用前景。从临床经验上人们普遍认同乳腺癌比乳腺良性疾病和正常组织硬，近年来弹性成像研究也证实了这一观点，此外，还发现胶原纤维数量的增加可能是乳腺组织变硬的原因。然而，某些研究也发现并非所有乳腺癌都硬，即使同一病理类型的乳腺癌，其硬度也不完全一致，因此，肿块硬度的相关研究值得进一步探讨。

随着各种检查技术的进步，临床上越来越多早期乳腺病变被检测出来。乳腺癌的诊断日益需要外科医生、病理科医生、放射科医生等相关科室的仔细沟通，从而得出更迅速而准确的判断。

目前日益完善的多学科诊疗（multidisciplinary treatment，MDT）模式在肿瘤诊治中已确立重要地位，并逐渐成为现代乳腺癌个体化规范化诊治的必经模式。随着 MDT 模式的规范开展，MDT 团队结构的优化，将 MDT 与乳腺癌诊治进展紧密结合，开展以解决临床问题为导向的转化型临床研究，促使 MDT 团队的系统性智慧学习，从而推动 MDT 在乳腺癌个体化和精准治疗中的可持续发展和应用。

乳腺结节是临床常见的一种症状，通过触诊、彩色超声、钼靶等相关检查可进一步明确其良恶性，并进行 BI-RADS 分类，进一步决定治疗管理方案。

1. 全科门诊接诊一位因发现乳腺结节而焦虑的患者，应该如何进行沟通？

2. 请根据全科门诊接诊的乳腺结节临床病历资料，进一步思考早期乳腺癌的风险评估与一级预防措施。

（陈德雄）

第十三节　甲状腺结节

学习提要

1. 熟悉甲状腺结节的常见病因及甲状腺结节的超声恶性危险分层。

2. 掌握甲状腺结节的评估。

甲状腺结节是指各种原因导致甲状腺内出现一个或多个组织结构异常的团块。一般人群中甲状腺结节通过触诊的检出率为 3% ~ 7%，借助高分辨率超声的检出率可高达 20% ~ 76%。

一、分类

甲状腺结节可以分为良性甲状腺结节和恶性甲状腺结节，当出现压迫症状或周围组织侵犯时提示恶性结节可能。良性结节包括大滤泡性结节或腺瘤样/增生结节、胶质腺瘤、结节性甲状腺肿和桥本甲状腺炎。恶性结节包括乳头状癌、甲状腺髓样癌、甲状腺淋巴瘤、未分化癌及甲状腺转移癌（乳腺癌、肾癌等转移）等。

二、病因

甲状腺结节的病因和发病机制尚未明确，目前认为与基因突变和多种生长因子有关。30岁以下成年人、颈部肿块快速生长史、儿童期头颈部放射史、因骨髓移植而接受全身放射史、甲状腺癌或甲状腺癌综合征家族史，如多发性内分泌肿瘤 2 型、家族性腺瘤性息肉病或多发性错构瘤综合征（Cowden 综合征）等，提示甲状腺恶性肿瘤的风险增加。多种疾病均可导致甲状腺结节，评估甲状腺结节的临床意义主要是排除甲状腺癌，其在甲状腺结节中的发生率为 4% ~ 6.5%。

三、临床表现

大多数甲状腺结节无任何临床症状，常于体格检查时发现，或经颈部超声、颈椎 CT、MRI 或正电子发射计算机断层显像（PET-CT）检查时无意中发现。

甲状腺癌的体征主要为甲状腺肿大或结节，结节形状不规则，与周围组织粘连固定，并逐渐增大，质地硬，边界不清，初起可随吞咽运动上下移动，后期多不能移动。若伴颈部淋巴结转移，触诊可扪及颈部淋巴结肿大。

四、伴随症状或体征

1. **伴甲状腺肿大**　可见于慢性淋巴细胞性甲状腺炎、结节性甲状腺肿、弥漫性毒性甲状腺肿、亚急性甲状腺炎等。

2. **伴发热、疼痛**　可见于亚急性甲状腺炎等。

五、辅助检查

1. 实验室检查

（1）甲状腺功能检查：所有首次发现甲状腺结节的患者均应评估甲状腺功能。血清TSH 是预测恶性甲状腺结节的独立危险因素。如果血清 TSH 降低，提示存在显性或亚临床甲亢，提示存在高功能结节的可能性增加。血清 TSH 低于正常值者，应行甲状腺核素扫描了解结节功能。高功能结节极少为癌症，这类结节不需要进一步行细针抽吸活检（fine-needle aspiration biopsy，FNAB）检查。

（2）其他血清学指标：血清甲状腺球蛋白（thyroglobulin，Tg）水平在大多数甲状腺疾病中均有升高，不能用于鉴别甲状腺结节的良恶性质。血清降钙素水平增高提示甲状腺髓样癌可能，一些疑诊患者可考虑检测血清降钙素。

2. 影像学检查

（1）超声检查：甲状腺结节临床诊断的首选影像学检查方式为高分辨率超声，其诊断准确率达 74% ~ 82%，优于其他影像学检查。2015 年美国甲状腺学会（American Thyroid Association，ATA）发布的《2015 年成人甲状腺结节与分化型甲状腺癌治疗指南》提出了从良性到高度可疑恶性 5 个超声分级，并依据超声分级结果提出了甲状腺结节和甲状腺癌的全程管理建议。2017 年，美国放射协会（American College of Radiology，ACR）综合了美国国家癌症研究所数据、专家意见及既往甲状腺影像报告与数据系统（thyroid imaging reporting and data system，TI-RADS）的信息，推出了全新 ACR 版 TI-RADS。遗憾的是，目前广大学者尚未对 TI-RADS 的内容达成共识。结合中国特点，中华医学会超声医学分会提出了《2020 甲状腺结节超声恶性危险分层的中国指南：C-TIRADS》（简称 C-TIRADS 指南）。超声检查中实性、微钙化、极低回声、边缘模糊、边缘不规则或甲状腺外侵犯及垂直位为恶性结节的超声特征，彗星尾伪像则是良性结节的超声特征，每一项恶性超声特征计 1 分，而如果患者存在体现良性特征的彗星尾伪像，则减去 1 分，根据最终的总计分值进行结节的风险分层（表 3-3）。

（2）放射性核素扫描：甲状腺放射性核素扫描可以确定结节的功能状态。放射性碘成像显示高功能性的结节一般不需要 FNA 检查。而甲状腺核素扫描显示甲状腺结节功能低时则可能需要 FNA。妊娠期间禁用放射性核素扫描，接受放射性核素扫描的哺乳女性应停止哺乳。

（3）其他影像学检查：CT、MRI 扫描可以了解甲状腺结节的大小、范围，评估其性质、侵犯、压迫、转移等情况。氟代脱氧葡萄糖（^{18}F-FDG）PET/CT 对甲状腺癌的检出、预后和治疗效果判定具有重要价值。

3. 特殊检查

（1）细针穿刺细胞学检查（FNAB）：是评估甲状腺结节敏感度和特异度最高的方法。超声引导下细针抽吸活检（ultrasound-guided fine-needle aspiration biopsy，US-FNAB）可提

表 3-3 基于计数法的 C-TIRADS 分类

结节	分值（分）	恶性率（%）	C-TIRADS
无结节	无分值	0	1 类，无结节
有结节	−1	0	2 类，良性
	0	< 2	3 类，良性可能
	1	2 ~ 10	4A 类，低度可疑恶性
	2	10 ~ 50	4B 类，中度可疑恶性
	3 或 4	50 ~ 90	4C 类，高度可疑恶性
	5	> 90	5 类，高度提示恶性
	–	–	6 类，活检证实的恶性

摘自《2020 甲状腺结节超声恶性危险分层的中国指南：C–TIRADS》。

高取材成功率和诊断准确率，同时有利于穿刺过程中对重要组织结构的保护及判断穿刺后有无血肿，推荐作为进一步确定甲状腺结节良恶性的诊断方法。

1）适应证：直径 > 1 cm 的甲状腺结节，超声有恶性征象者，推荐进行 US–FNAB。直径 ≤ 1 cm 的甲状腺结节，不推荐常规行穿刺活检，但若存在以下情况之一，可考虑超声引导下 FNAB：超声提示甲状腺结节有恶性征象，伴超声所见颈部淋巴结异常，童年期有颈部放射线照射史或辐射污染接触史，有甲状腺癌家族史或甲状腺癌综合征病史，^{18}F–FDG PET/CT 显像阳性，伴血清降钙素水平异常升高。

2）排除指征：经甲状腺核素显像证实为有自主摄取功能的热结节，超声检查提示为纯囊性的结节。

3）禁忌证：具有出血倾向，出、凝血时间显著延长，凝血酶原活动度明显减低；穿刺针途径可能损伤邻近重要器官；长期服用抗凝药；频繁咳嗽、吞咽等难以配合者；拒绝有创检查者；穿刺部位感染，须处理后方可穿刺。女性行经期为相对禁忌证。

（2）分子生物学诊断：约 20% 的甲状腺结节行 FNAB 后仍无法明确诊断，采用基因检测、表观遗传学方法应用于 FNAB 标本，或可提高 FNAB 术前诊断的准确率，其可行性和可靠性还需多中心的大样本临床研究进一步证实。

六、诊断思路

甲状腺结节的诊断思路见图 3–14。

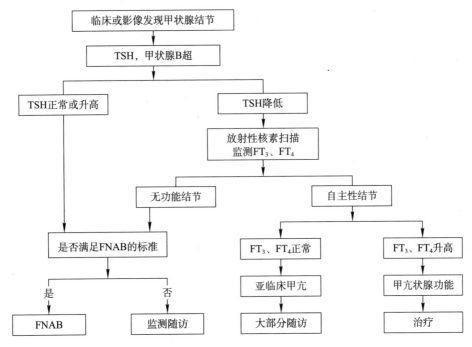

图 3-14　甲状腺结节的诊断思路

七、治疗

（一）根据甲状腺 C-TIRADS 分级的处理建议

1. TI-RADS 1 类　无需处理。

2. TI-RADS 2 类（恶性可能 0%）　无需 FNAB。如果是囊性结节，囊肿过大出现压迫症状或美容问题时，可在超声引导下进行囊液抽吸。如果细胞学证实为良性囊肿，可给予化学消融治疗。

3. TI-RADS 3 类（恶性可能 < 2%）　无需 FNAB。如果结节过大出现压迫症状或美容问题时，活检证实为良性的前提下，参考 2 类结节的处理原则。

4. TI-RADS 4A 类（恶性可能 2% ~ 10%）

（1）如果结节 > 15 mm，建议超声引导下行 FNAB。

（2）多灶性、被膜下生长、累及气管或喉返神经是影响乳头状癌预后的重要因素，因此，如果为多灶性 4A 类结节，或紧邻被膜、气管、喉返神经，则 > 10 mm 时可考虑超声引导下行 FNAB。

（3）≤ 10 mm 的单灶结节，如果不紧邻被膜、气管或喉返神经，可以选择随访；

（4）如果结节过大出现压迫症状或美容问题，在活检证实为良性的前提下，参考 TIRADS 3 类结节的处理建议。

5. TI-RADS 4B 类（恶性可能 10% ~ 50%）

（1）如果结节 > 10 mm，建议超声引导下行 FNAB。

（2）如果结节紧邻被膜、气管、喉返神经，或为多灶性 4B 类结节，则 > 5 mm 时可考虑超声引导下行 FNAB。

（3）< 5 mm 紧邻被膜、气管或喉返神经的结节、多灶性 4B 类结节是否需要活检，需

综合考量活检医生的手术技能和患者的焦虑程度。

（4）≤10 mm 的单灶结节，如果不紧邻被膜、气管或喉返神经，在充分知情同意的情况下，可以选择积极监控策略。

6. TI-RADS 4C 类（恶性可能 50%~90%） 处理建议同 4B 类结节。

7. TI-RADS 5 类（恶性可能>90%） 处理建议同 4B 类结节。如果颈部出现典型甲状腺癌转移性淋巴结，在技术上不存在困难的前提下，同侧甲状腺内任意大小的最可疑结节需超声引导下行 FNA。

8. TI-RADS 6 类（FNAB 证实为 Bethesda 6 类的结节，粗针活检证实为恶性结节） 外科手术、热消融治疗或积极监控。

（二）根据甲状腺 FNAB 病理报告分级的处理建议

甲状腺结节超声引导下 FNBA 技术逐渐成熟，是术前定性的首要选择。FNAB 病理结果按照 TBSRTC（the bethesda system for reporting thyroid cytopathology）报告系统分为 6 类：Ⅰ为无法诊断或标本不满意，Ⅱ为良性病变，Ⅲ为意义不明确的非典型病变或滤泡性病变，Ⅳ为滤泡性肿瘤或可疑滤泡性肿瘤，Ⅴ为可疑恶性，Ⅵ为恶性肿瘤。不同细胞学诊断分级的患者其恶性风险不同，临床管理措施也不同（表 3-4）。

表 3-4 甲状腺 TBSRTC 各诊断分级的恶性风险及临床管理

诊断分级	恶性风险	临床管理
不能诊断/不满意	5%~10%	重复 FNAB（超声引导下）
良性	0~3%	随诊
意义不明的非典型细胞/意义不明的滤泡性病变	10%~30%	重复 FNAB/分子检测/手术
滤泡性肿瘤/可疑滤泡性肿瘤	25%~40%	分子检测/手术
可疑恶性	50%~75%	手术
恶性	97%~99%	手术

（三）FNAB 仍不能确定良恶性的甲状腺结节

可对穿刺标本进行某些甲状腺癌的分子标志物检测，如 *BRAF* 突变、*Ras* 突变、*RET/PTC* 重排等，有助于提高确诊率。

（四）甲状腺结节和甲状腺肿的抑制治疗

合并血清 TSH 升高的良性甲状腺结节患者，为防止高 TSH 致甲状腺组织增生、恶变，可予以甲状腺素抑制治疗。

（五）放射性 ^{131}I 治疗

放射性 ^{131}I 治疗通过破坏甲状腺滤泡上皮细胞缩小甲状腺结节，主要用于有自主摄取功能并伴甲状腺功能亢进（简称"甲亢"）的良性甲状腺结节。但需注意，放射性 ^{131}I 治疗可致永久性甲状腺功能减退（简称"甲减"）等不良反应。有压迫症状或位于胸骨后的甲状腺结节，不建议行放射性 ^{131}I 治疗。妊娠或哺乳为放射性 ^{131}I 治疗的禁忌证。

（六）热消融治疗

甲状腺结节热消融治疗是一种在体内原位灭活肿瘤以达到局部根治（热切除）的技术

手段，具有损伤小、恢复较快、重复性较好、美观且甲状腺功能保全更佳等特点，近年来发展迅速。

1. 适应证

（1）超声提示良性，细针穿刺活检细胞学病理（FNAB-Bethesda）报告为Ⅱ类，或术前组织学病理活检结果证实为良性结节。

（2）患者无儿童期放射治疗史。

（3）患者充分知情情况下要求微创介入治疗，或拒绝外科手术及临床观察。

（4）同时需满足以下条件之一：①自主功能性结节引起甲亢症状；②患者存在与结节明显相关的自觉症状（如异物感、颈部不适或疼痛等），或影响美观，要求治疗；③手术后残余复发结节或结节体积明显增大。

需同时满足 1～3 项并满足第 4 项之一者。

2. 禁忌证

（1）巨大胸骨后甲状腺肿或大部分甲状腺结节位于胸骨后方（对无法耐受手术及麻醉的患者，可考虑分次消融或姑息性治疗）。

（2）对侧声带功能障碍。

（3）严重凝血功能障碍。

（4）重要脏器功能不全。

符合以上任意一项即排除。

（七）手术治疗

手术切除是治疗恶性甲状腺肿瘤最有效、安全的方案。如果患者确诊为囊性结节反复发作、囊性结节囊内出血及恶性结节等相关疾病时，均可行手术切除治疗。术后根据患者结节的病理类型、大小及转移情况决定进一步的碘消融和用药、随访方案。

八、临床案例分析

（一）临床案例

患者，男性，27 岁，因"体检发现甲状腺结节 1 个月"就诊。

患者 1 个月前体检发现甲状腺结节，查 B 超示左侧甲状腺结节，大小约 0.6 cm×0.4 cm，TI-RADS 4A 类，当时局部无压痛，无胸闷头痛，无声音嘶哑，无局部疼痛，无饮水呛咳，无呼吸困难，无纳差、消瘦，无怕热、出汗，无腹痛、腹泻等不适。甲状腺 B 超提示左侧甲状腺结节 TI-RADS 6 类，肝胆脾胰未见明显异常。患者为求进一步治疗，门诊以"甲状腺肿瘤"收住入院。

患者病来神志清，精神好，睡眠及胃纳好，二便无殊，体重无明显改变。

既往史、个人史、家族史无殊。

体格检查：神清，精神可，皮肤巩膜无黄染，双侧甲状腺未及结节，浅表淋巴结未及肿大，心脏听诊无殊，双肺呼吸音清，腹平软，腹部无压痛及反跳痛，肝脾肋下未及，双下肢无水肿，神经系统查体阴性。

辅助检查：甲状腺＋颈部淋巴结 B 超示左侧甲状腺结节，TI-RADS 6 类，肝胆脾胰 B 超未见明显异常。胸部 X 线正位片未见明显异常征象。心电图示窦性心律，正常心电图。

（二）临床思维步骤

1. 病史特点归纳

（1）患者青年男性，慢性病程。

（2）体检发现甲状腺结节 1 个月。

（3）甲状腺无局部疼痛，无声音嘶哑，无饮水呛咳，无怕热出汗等不适。

（4）甲状腺 B 超提示甲状腺结节 TI-RADS 6 类。

（5）既往无基础疾病及肿瘤家族史。

2. 临床诊断及诊断依据

（1）临床诊断：甲状腺结节（甲状腺肿瘤首先考虑）。

（2）诊断依据

1）患者青年男性，慢性病程。

2）体检发现甲状腺结节 1 个月。

3）甲状腺无局部疼痛，无声音嘶哑，无饮水呛咳，无怕热出汗等不适。

4）既往无基础疾病及肿瘤家族史。

5）体格检查：双侧甲状腺未及明显结节。

6）辅助检查：甲状腺 B 超提示甲状腺结节 TI-RADS 6 类。

3. 鉴别诊断及鉴别诊断要点

（1）结节性甲状腺肿：多见于中年以上妇女，病变累及双侧甲状腺，常为多发结节，大小不一，结节表面光滑，病程长者，可有囊性变。该患者青年男性，单侧甲状腺结节，甲状腺 B 超提示甲状腺结节，TI-RADS 6 类，故暂不考虑该诊断。

（2）甲状腺腺瘤：一般质地较韧，检查多为单结节，边界清，表面光滑，无颈淋巴结转移和远处转移灶。该患者甲状腺 B 超提示甲状腺结节，TI-RADS 6 类，需进一步行手术治疗，根据病理结果予以鉴别。

（3）甲状腺癌：一般质地触诊较硬，边界不清，活动较差，颈部淋巴结肿大，B 超提示结节有钙化，具体有待病理检查明确。

4. 治疗原则及具体措施　积极完善术前检查，排除手术禁忌，转诊至甲状腺外科行手术治疗。术后根据患者结节的病理类型、大小及转移情况决定下一步用药及随访方案。

九、研究进展

甲状腺结节的发病率呈上升趋势，大部分甲状腺结节为良性结节，但是部分患者也伴有恶性结节，易对人们生命健康造成影响。针对甲状腺结节早期识别及细针穿刺的诊断价值是甲状腺结节相关的研究热点。早期实施一项有效的诊断方式鉴别甲状腺结节，能为后期治疗提供有利依据。甲状腺结节的超声诊断进展包括常规超声、超声弹性成像技术、三维超声、超声造影等，超声检查能提供患侧甲状腺回声、结节数目、结节大小、结节形态及结节边界等信息，同时，还能观察其血流情况。而超声弹性检查能通过对人体结节硬度方面进行诊断，从而为甲状腺良恶性结节诊断提供相关依据。而超声造影在人体甲状腺结节增强等方面具有十分显著的优势。在甲状腺良恶性结节的鉴别诊断中，常常应用超声弹性成像、三维超声联合常规超声等方式进行检查，从而对甲状腺结节良恶性进行分析。

细针抽吸活检是甲状腺结节诊断的重要方法之一。然而细针穿刺有其固有的局限性，标本不满意或诊断率不高、细胞学结果不确定都会影响临床诊断。针穿活检是一种利用活检针在目标组织内获取组织标本的技术，在一定程度上可以弥补细针抽吸细胞学活检的不足。了解针穿活检的应用进展有助于提高临床医师对甲状腺结节的诊断能力。

随着人们对自身健康的关注，甲状腺结节的检出率逐渐升高，全科医生应掌握甲状腺结节的分级，识别恶性疾病，做到早诊断、早治疗，同时对甲状腺肿瘤术后的患者做到规范化管理和随访。

思考题

1. 甲状腺结节的诊断思路是什么？
2. 甲状腺结节如何进行 C-TIRADS 分级及处理？

（任　文）

参考文献

［1］任菁菁. 全科常见未分化疾病诊疗手册［M］. 北京：人民卫生出版社，2020.

［2］万学红，卢雪峰. 诊断学［M］.9 版. 北京：人民卫生出版社，2018.

［3］（澳）约翰·莫塔. 全科医学［M］. 张泽灵，刘先霞，译.5 版. 北京：科学技术文献出版社，2019.

［4］祝墡珠. 全科医生临床实践［M］.2 版. 北京：人民卫生出版社，2017.

［5］张树基，罗明绮. 内科症状鉴别诊断［M］.3 版. 北京：科学出版社，2011.

［6］葛均波，徐永健，王辰. 内科学［M］.9 版. 北京：人民卫生出版社，2018.

［7］咳嗽基层诊疗指南（2018 年）［J］. 中华全科医师杂志，2019，（03）：207-219.

［8］赖克方，詹晨.2019 年《德国呼吸学会成人急性、亚急性和慢性咳嗽诊断和治疗指南》要点介绍与专家点评［J］. 国际呼吸杂志，2020，40（20）：1524-1530.

［9］支气管哮喘防治指南（2020 年版）［J］. 中华结核和呼吸杂志，2020，43（12）：1023-1048.

［10］Drossman DA. 罗马Ⅳ功能性胃肠病：脑肠互动异常［M］. 方秀才，侯晓华，译. 北京：科学出版社，2016.

［11］［美］马克·C·亨德森. 全科医生鉴别诊断［M］. 徐自强，孙沄，译.2 版. 北京：科学技术文献出版社，2020.

［12］饶明俐，吴江. 神经病学［M］.3 版. 北京：人民卫生出版社，2015.

［13］中华医学会疼痛学分会头面痛学组. 中国偏头痛防治指南［J］. 中国疼痛医学杂志，2016，2（10）：721-727.

［14］杜雪平，吴浩. 全科临床诊疗常规［M］. 北京：人民卫生出版社，2020.

［15］中华医学会，中华医学会杂志社，中华医学会全科医学分会，等. 头晕/眩晕基层诊疗指南（实践版·2019）［J］. 中华全科医师杂志，2020，19（3）：212-221.

［16］中华耳鼻咽喉头颈外科杂志编辑委员会，中华医学会耳鼻咽喉头颈外科学分会. 良性阵发性位置性眩晕诊断和治疗指南（2017）［J］. 中华耳鼻咽喉头颈外科杂志，2017，52（3）：173-177.

［17］阎志慧，崔丽萍，于天霞，等. 多巴胺受体 D2TaqIA 基因多态性与持续性姿势-知觉性头晕的相关性研究［J］. 中华神经医学杂志，2018，17（10）：1033-1036.

［18］阎志慧，陈春富. 持续性姿势-知觉性头晕的研究进展［J］. 中华医学杂志，2017，97（17）：1118-1120.

［19］陈孝平，石应康. 外科学［M］.2 版. 北京：人民卫生出版社，2010.

[20] 中华医学会超声医学分会浅表器官和血管学组，中国甲状腺与乳腺超声人工智能联盟. 2020 甲状腺结节超声恶性危险分层中国指南：C-TIRADS [J]. 中华超声影像学杂志，2021，30 (03)：185-200.
[21] 王之旸，乐岭. 甲状腺结节的规范化诊疗 [J]. 临床内科杂志，2019，36 (08)：514-516.
[22] 甲状腺癌诊疗规范（2018 年版）[J]. 中华普通外科学文献（电子版），2019，13 (01)：1-15.

数字课程学习

教学 PPT　　视频

第四章 全科常见慢性病管理

本章从全科诊疗思维入手，从临床表现、诊断、鉴别诊断、治疗方案、转诊指征，到国内外研究进展及科研开展情况等各个环节进行阐述和归纳总结，致力于为全科医学研究生提供常见慢性病的诊治和管理方案，培养全科医学研究生临床思维与科研创新能力。既适用于全科医学研究生的培养，也适用于有一定工作基础的全科医学专业医生自学参考。

第一节 循环系统疾病

📖 **学习提要** ··

1. 高血压、冠心病、慢性心力衰竭、心房颤动是社区常见病，早期识别、干预可减少并发症的发生，降低死亡率。

2. 全科医学研究生不仅需掌握上述疾病的诊疗思路，还应熟悉疾病的健康教育及预防知识，同时需了解国内外诊治及研究进展。

循环系统疾病在内科疾病中占有较大比例，属于常见病，有较高的发病率、病死率和病残率，也是国内外防治和研究的主要方向之一。因此，全科医生需掌握社区常见循环系统的诊疗技能，也要深挖循环系统疾病的病因、发病机制等，从而在疾病一级预防方面做出自己的贡献。

一、原发性高血压

（一）概述

原发性高血压（又称高血压病）是以体循环动脉压升高为主要临床表现的心血管综合征，是心脑血管疾病最重要的危险因素，常与其他危险因素共存，可损伤心、脑、肾、眼底等多个重要脏器，是严重危害人类健康的沉默杀手。

1. 病原学及流行病学 高血压的发病率、患病率及血压水平随年龄增长而升高。据统计，我国 2015 年高血压患病率 27.9%，知晓率 51.6%，治疗率 45.8%，控制率 16.8%，与发达国家相比仍有一定的差距。

2. 病因及发病机制 原发性高血压的病因和发病机制尚不完全明确。目前认为，本病是在一定的遗传易感性基础上多种环境因素综合作用的结果。此外，交感神经过度激活是高血压发生和维持的关键因素，肾素－血管紧张素－醛固酮系统激活、胰岛素抵抗、高同型半胱氨酸血症等也有影响。高钠低钾膳食是我国大多数高血压患者发病的主要危险因素之一，此外，吸烟、过度饮酒、总胆固醇升高、活动不足、超重和肥胖、睡眠呼吸暂停也是重要危险因素。

（二）临床表现

1. 症状　头晕和头痛是高血压的常见症状，也可有颈项紧绷感、疲劳、心悸、视物模糊等。后期可出现靶器官受损的相应表现。

2. 体征　高血压体征一般较少。周围血管搏动、血管杂音、心脏杂音等是检查重点，同时需关注提示有继发性高血压可能的体征，如双上肢血压差异大，向心性肥胖等。

（三）辅助检查

1. 实验室检查　原发性高血压需定期监测血常规、尿常规、肾功能、血尿酸、血脂、空腹血糖、电解质、甲状腺功能等，尤其是血钾水平。

2. 其他检查　常规检查有心电图、胸部 X 线和眼底检查，条件允许，可完善动态血压监测、超声心动图、颈动脉超声、血同型半胱氨酸、尿白蛋白 / 肌酐比值、脉搏波传导速度及踝臂血压指数等。

（四）诊断与鉴别诊断

1. 诊断　一般使用经核准的汞柱式或电子血压计，测量安静休息坐位时上臂肱动脉血压，非同日测量 3 次血压值收缩压均 ≥140 mmHg 和（或）舒张压 ≥90 mmHg，即可诊断。也可参考家庭自测收缩压 ≥135 mmHg 和（或）舒张压 ≥85 mmHg 及 24 h 动态血压提示收缩压平均值 ≥130 mmHg 和（或）舒张压 ≥80 mmHg，白天收缩压平均值 ≥135 mmHg 和（或）舒张压 ≥85 mmHg，夜间收缩压平均值 ≥120 mmHg 和（或）舒张压 ≥70 mmHg 时诊断。

2. 鉴别诊断　原发性高血压主要需与继发性高血压相鉴别。40 岁以下的患者可通过病史、体检、高血压严重程度及实验室检查提供鉴别线索。常见的继发性高血压包括肾疾病（肾实质性高血压和肾血管性高血压）、原发性醛固酮增多症、嗜铬细胞瘤、皮质醇增多症、阻塞性睡眠呼吸暂停综合征、主动脉缩窄等。

（五）治疗

原发性高血压目前尚无根治方法。在充分的评估下，如靶器官受损程度、存在的明确心血管危险因素、潜在的干扰药物等，降压的最终目的是减少高血压患者心、脑血管病的发生率和死亡率。

1. 治疗性生活方式干预　减轻体重，BMI 尽可能 < 24 kg/m²；减少钠盐摄入：每人每天食盐量 ≤5 g（约装满 1 个啤酒瓶盖）；补充含钾丰富的食物，进食新鲜蔬菜和水果；减少脂肪摄入；戒烟限酒；增加运动；减轻精神压力，保持心态平衡；必要时补充叶酸制剂（H 型高血压）。

2. 药物治疗　使用降压药物应遵循以下 4 项原则，小剂量开始，优先选择长效制剂，联合用药及个体化。目前常用的降压药物可归纳为五大类，即利尿药、β 受体阻滞剂、钙通道阻滞剂、血管紧张素转换酶抑制药、血管紧张素 II 受体阻滞药（表 4–1）。

3. 降压目标值　目前 60 岁以下高血压患者的目标血压值为 140/90 mmHg 以下，伴有糖尿病或肾病的患者 130/80 mmHg 以下，对于 80 岁以上的老年人，其收缩压目标值为 150 mmHg 以下，如能耐受还可以进一步降低。提高高血压患者整体血压达标率是降低这类人群心血管事件的最主要途径。在个体治疗方案的制订上，应当结合患者的具体病情和对降压治疗的耐受性进行调整。

表 4-1 常用的降压药物

药物分类	药物名称	单次剂量	用法（每日）
利尿药	氢氯噻嗪（hydrochlorothiazide）	12.5 mg	1~2 次
	氨苯蝶啶（triamterene）	50 mg	1~2 次
	阿米洛利（amiloride）	5~10 mg	1 次
	呋塞米（furosemide）	20~40 mg	1~2 次
	吲达帕胺（indapamide）	1.25~2.5 mg	1 次
β 受体阻滞剂	普萘洛尔（propranolol）	10~20 mg	2~3 次
	美托洛尔（metoprolol）	25~50 mg	2 次
	阿替洛尔（atenolol）	50~100 mg	1 次
	倍他洛尔（betaxolol）	10~20 mg	1 次
	比索洛尔（bisoprolol）	5~10 mg	1 次
	卡维地洛（carvedilol）	12.5~25 mg	1~2 次
	拉贝洛尔（labetalol）	100 mg	2~3 次
钙通道阻滞剂	硝苯地平（nifedipine）	5~10 mg	3 次
	硝苯地平控释剂（nifedipine GITS）	30~60 mg	1 次
	尼卡地平（nicardipine）	40 mg	2 次
	尼群地平（nitredipine）	10 mg	2 次
	非洛地平缓释剂（felodipine SR）	5~10 mg	1 次
	氨氯地平（amlodipine）	5~10 mg	1 次
	左旋氨氯地平（levoamlodipine）	1.25~5 mg	1 次
	拉西地平（lacidipine）	4~6 mg	1 次
	乐卡地平（lercanidipine）	10~20 mg	1 次
	维拉帕米缓释剂（verapamil SR）	240 mg	1 次
	地尔硫䓬缓释剂（diltiazem SR）	90~180 mg	1 次
血管紧张素转换酶抑制药	卡托普利（captopril）	12.5~50 mg	2~3 次
	依那普利（enalapril）	10~20 mg	2 次
	贝那普利（benazepril）	10~20 mg	1 次
	赖诺普利（lisinopril）	10~20 mg	1 次
	雷米普利（ramipril）	2.5~10 mg	1 次
	福辛普利（fosinopril）	10~20 mg	1 次
	西拉普利（cilazapril）	2.5~5 mg	1 次
	培哚普利（perindopril）	4~8 mg	1 次
血管紧张素 II 受体阻滞药	氯沙坦（losartan）	50~100 mg	1 次
	缬沙坦（valsartan）	80~160 mg	1 次
	厄贝沙坦（irbesartan）	150~300 mg	1 次
	替米沙坦（telmisartan）	40~80 mg	1 次
	奥美沙坦（olmesartan）	20~40 mg	1 次
	坎地沙坦（candesartan）	8~16 mg	1 次

（六）转诊及预后

1. 转诊指征

（1）合并严重的临床情况或靶器官损害需进一步评估治疗。

（2）怀疑继发性高血压。

（3）妊娠和哺乳期妇女。

（4）高血压急症及亚急症。

（5）难治性高血压。

（6）随访过程中出现新的严重临床疾患或原有疾病加重。

（7）患者服降压药后出现不能解释或难以处理的不良反应。

（8）高血压伴发多重危险因素或靶器官损害而处理困难者。

2. 预后　稳定的轻、中度高血压患者一般预后较好。当合并心、脑、肾等并发症时预后不佳，最终将导致这些器官衰竭。

（七）国内外诊疗进展

与过去几十年相比，目前我国高血压的诊断和治疗都取得了长足的进步。主要表现在诊断标准更完善，分期更科学，特别是诊治方面有巨大的进步。制订了符合我国国情的降压方案，同时引进国外的新理论、新技术、新方法和新药物。使降压目标与降压原则更细化、降压药物选择范围更大。临床上多种心血管危险因素的共同管理是高血压患者治疗的重要环节，降压方案除了有效控制血压，还应兼顾对糖脂代谢紊乱、高同型半胱氨酸血症及肥胖等多重危险因素的控制。对于已经合并心血管疾病或者多重心血管疾病危险因素的高血压患者应考虑加用抗血小板治疗。

（八）国内外科研开展现况

预防高血压或早期治疗高血压对于改善预后大有裨益，研究结果表明，血压降至120/80 mmg可以降低糖尿病个体及多种风险因素并存者的冠心病和慢性肾病发生率。既往大家公认存在"白大衣高血压"，最新提出"蒙面高血压"的概念。蒙面高血压指在医生诊室血压正常，而诊室外血压偏高。研究表明，在动态血压的基础上发现15.7%的患者出现蒙面高血压。这些研究揭穿了普遍认为的动态血压低于诊室血压的观念。近年来，关于高血压发病机制、预防和治疗高血压方面做了大量的研究。研究表明，约有50%患者未意识到自己已患高血压，这是导致全球高血压死亡率高的主要原因。还有服用某些药物（如甘草），接触低剂量的辐射，月经初潮早都与高血压的发生相关。患高血压后增加了阿尔茨海默病的风险，妊娠高血压脑卒中的可能性更大，高血压与糖尿病存在关联性等。同时对高血压药物的靶向治疗也进行了相应研究，通过调控平滑肌上的受体而调节血压，有望获得突破性进展。

二、冠状动脉粥样硬化性心脏病

（一）概述

冠状动脉粥样硬化性心脏病（coronary atherosclerotic heart disease）指冠状动脉发生粥样硬化，引起管腔狭窄或闭塞，导致心肌缺血缺氧或坏死而引起的心脏病，简称冠心病（coronary heart disease，CHD）。根据发病特点和治疗原则不同，分为慢性冠状动脉疾病（chronic coronary artery disease，CAD）和急性冠脉综合征（acute coronary syndrome，ACS），后者包括不稳定型心绞痛（unstable angina pectoris，UAP）、非ST段抬高心肌梗死（non-

ST segment elevation myocardial infarction，NSTEMI）和 ST 段 抬 高 心 肌 梗 死（ST segment elevation myocardial infarction，STEMI）。

1. 病原学及流行病学　冠心病是动脉粥样硬化导致器官病变的最常见类型，严重危害人类健康。本病多发生于 40 岁以上成人，男性发病早于女性，经济发达国家发病率较高，近年来发病呈年轻化趋势，已成为威胁人类健康的主要疾病之一。

2. 病因及发病机制　冠心病的发病机制主要表现在冠状动脉供血与心肌需氧之间发生了矛盾。在劳力、情绪激动时，尤其在饱餐受寒及运动时，心脏负荷突然增加，心率增快，心肌扩张和心肌收缩力增加，导致心肌需氧、耗氧量增加，而狭窄或闭塞的冠状动脉供血不能相应增加以满足心肌的需求，即可引起心绞痛。持续严重的心肌缺血或不稳定硬化斑块的破裂或冠状动脉发生痉挛，便引起心肌缺血坏死，导致急性冠脉综合征的发生。

（二）临床表现

发作性的胸痛为主要临床表现。可由运动、情绪波动或其他应激诱发，主要发生在胸骨体之后，可波及心前区、左肩、左臂内侧、颈、咽等部位。一般持续数分钟至十余分钟，严重时可超过 30 min，休息或含服硝酸甘油等硝酸酯类药物后可缓解。

（三）辅助检查

1. 实验室检查　血常规和血清心肌坏死标志物如肌钙蛋白 I（cTnI）、肌钙蛋白 T（cTnT）、肌红蛋白（MYO）、肌酸激酶（CK）、肌酸激酶同工酶（CK-MB）、乳酸脱氢酶（LDH）会升高，具体升高时间见图 4-1。

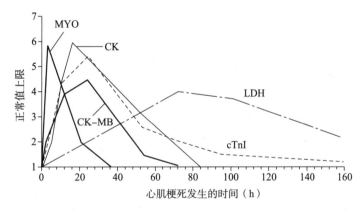

图 4-1　心肌酶谱随心肌梗死时间变化

2. 影像学检查

（1）心电图：多在正常范围，也可能有陈旧性心肌梗死的改变或非特异性 ST 段和 T 波改变。心绞痛发作时绝大多数患者可出现短暂心肌缺血引起的 ST 段压低（≥0.1 mv）、T 波倒置。发生心肌梗死时心电图常有进行性的改变（图 4-2）。

（2）心电图负荷试验：如分级活动平板或踏车试验。通过增加心脏负荷以激发心肌缺血，但单纯运动心电图阳性或阴性结果不能作为诊断或排除冠心病的依据。心电图连续动态监测（Holter）检查有助于检出无痛性心肌缺血，胸痛发作时相应时间的缺血性 ST-T 改变有助于诊断心绞痛。

（3）放射性核素检查：可观察心肌的代谢变化，是唯一能直接评价心肌存活性的影像技术。

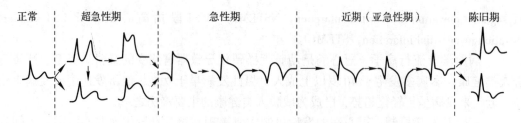

图 4-2 心肌梗死心电图动态变化

（4）超声心动图：有助于了解心室壁的运动和心室功能，以及心肌梗死后并发症。

（5）多层螺旋 CT 冠状动脉成像（CTA）：用于判断冠状动脉管腔狭窄程度和管壁钙化情况，对判断管壁内斑块分布范围和性质也有一定意义。

（6）冠状动脉造影（CAG）：有创性检查手段，目前仍然是诊断冠心病的"金标准"。

（四）诊断与鉴别诊断

1. 诊断　根据典型心绞痛的发作特点，结合年龄和冠心病危险因素，除外其他原因所致的心绞痛，一般即可诊断。

2. 鉴别诊断　冠心病需与以下疾病相鉴别。

（1）ACS：不稳定型心绞痛的疼痛部位、性质、发作时心电图改变等与稳定型心绞痛相似，但常在休息或较轻微活动下即可诱发。心肌梗死的疼痛程度更剧烈，持续时间多超过 30 min 或长达数小时，可伴有心律失常、心力衰竭和（或）休克，含服硝酸甘油多不能缓解，心电图常有典型的动态演变过程。实验室检查提示心肌坏死标志物增高。

（2）X 综合征：被认为是小冠状动脉内皮依赖性舒张功能障碍、异常的神经刺激或代谢障碍等多种因素所致，以反复发作劳力性心绞痛为主要表现。发作时心电图和心脏负荷试验提示心肌缺血。冠状动脉造影未见有意义的狭窄但常可见血流缓慢和冠状动脉血流储备降低。多见于绝经期前女性，治疗反应不稳定，但预后良好。

（3）心脏神经症：本病患者常诉胸痛，但为短暂（几秒钟）的刺痛或持续几小时的隐痛，患者常喜欢不时地深吸一大口气或作叹息性呼吸。胸痛部位多在左胸乳房下心尖区附近或部位不固定。

（4）肋间神经痛：本病疼痛常累及 1 ~ 2 个肋间，但并不一定局限在前胸，为刺痛或灼痛，呈持续性而非发作性，咳嗽、用力呼吸和身体转动可使疼痛加剧，沿神经行径处有压痛，手臂上举活动时局部有牵拉疼痛。

此外，不典型的心绞痛还需与带状疱疹、肋骨和肋软骨病变、食管病变、纵隔病变、食管裂孔疝、溃疡病、肠道疾病、颈椎病等引起的胸痛和腹痛相鉴别。

（五）治疗

1. 发作时治疗

（1）一般治疗：发作时立刻停止活动，一般患者在休息后症状即可消除。平时应尽量避免各种诱发因素，如过度的体力活动、情绪激动、饱餐等，冬天注意保暖，避免油腻饮食，戒烟限酒。治疗高血压、糖尿病等相关疾病。

（2）药物治疗：硝酸甘油 0.5 mg 或硝酸异山梨酯 5 ~ 10 mg，舌下含化。

2. 改善预后治疗

（1）抗血小板治疗：未接受血运重建的稳定型冠心病，若无心肌梗死病史，仅需服用单药抗血小板。每天 75～100 mg 阿司匹林可降低稳定型心绞痛患者心肌梗死、脑卒中和心血管性死亡危险，无禁忌证或不良反应的患者均应长期服用。存在阿司匹林禁忌证或不耐受者，可用氯吡格雷。

（2）调脂药物：对已确诊的冠心病患者，降低低密度脂蛋白胆固醇（LDL-C）的药物能降低不良缺血事件的风险。因此，所有冠心病患者应使用他汀类药物，除非有禁忌证或不能耐受。

（3）β 受体拮抗剂：减慢心率，使静息心率降至 55～60 次 / 分，降低心肌耗氧量以减少心绞痛发作和增加运动耐量。常用药物包括美托洛尔普通片（25～100 mg，每日 2 次）、美托洛尔缓释片（47.5～90 mg，每日 1 次）和比索洛尔（5～10 mg，每日 1 次）等。

（4）钙通道阻滞剂：通过改善冠状动脉血流和减少心肌耗氧量缓解心绞痛。二氢吡啶类药物对血管的选择性更佳，常用药物包括氨氯地平、硝苯地平、非洛地平。非二氢吡啶类药物可降低心率，包括维拉帕米、地尔硫䓬。

（5）其他治疗：如曲美他嗪、尼可地尔、盐酸伊伐布雷定。

3. 血管重建治疗

（1）经皮冠脉介入术（percutaneous coronary intervention，PCI）：是指一组经皮介入技术，包括经皮球囊冠脉成形术、冠脉支架植入术和斑块旋磨术等。

（2）冠状动脉旁路移植术（coronary artery bypass grafting，CABG）：对全身情况能耐受开胸术者，左主干合并 2 支以上冠状动脉病变，或多支血管病变合并糖尿病者，CABG 为首选。

（六）转诊及预后

1. 转诊指征

（1）紧急转诊

1）稳定型心绞痛病情变化发生急性心肌梗死。

2）稳定型冠心病转变为不稳定型心绞痛，出现如下情况：近 48 h 内发生缺血性胸痛加重；出现严重心律失常；低血压；左心室功能不全（LVEF ＜ 40%），存在与缺血有关的肺水肿；出现第三心音、新的或加重的奔马律；休息时胸痛发作伴 ST 段变化 ＞ 0.1 mV，新出现 Q 波或束支传导阻滞。

紧急转诊时需注意让患者立即卧床休息、吸氧，监测血压、心率等生命体征和心肺体征，无禁忌证者立即嚼服肠溶阿司匹林 300 mg 及氯吡格雷 300 mg 或替格瑞洛 180 mg，建立静脉通道。

（2）普通转诊

1）需进行特殊检查评估时。

2）冠心病危险因素控制不理想。

3）经过规范化治疗症状控制不理想，仍有频繁心绞痛症状发作。

2. 预后　患者预后与冠状动脉病变的范围、程度、侧支循环产生的情况及治疗是否及时相关。ACS 的死亡多发生在第 1 周，尤其在数小时内，发生严重心律失常、休克或心力衰竭者病死率尤高。

（七）国内外诊疗进展

近年来，随着介入技术及导管材料的发展，冠状动脉血运重建已成为冠状动脉疾病重要防治手段之一。《冠状动脉血运重建适宜标准》可以指导稳定型缺血性心脏病的血运重建。伴随对冠心病病理生理机制的深入认识及诊断技术的更新与发展，冠心病诊断的重心逐渐从解剖学向功能学方向发展。血流储备分数（fractional flow reserve，FFR）作为冠状动脉功能学评估的"金标准"，在临界病变、多支病变、弥漫性病变等方面治疗策略的指导价值已被广泛证实。

（八）国内外科研开展现况

目前国内外对于冠心病稳定期主要关注社区的规范化管理和心脏康复。研究表明，心脏康复对减少冠心病复发和提升心肌梗死后生活质量有益，冠心病患者进行心脏康复后病死率降低 20%~30%。运动康复是心脏康复的核心内容，其机制可能与以下方面有关：抗炎作用，运动可以免受慢性白细胞增多的影响，减少白细胞及其他炎症标志物 CRP、IL-6 等的水平；改善内皮功能、促进血管新生；抗氧化、调节自主神经系统和免疫功能；改善血流动力学。

三、慢性心力衰竭

（一）概述

心力衰竭是各种心脏结构或功能性疾病导致心室充盈和（或）射血功能受损，心排血量不能满足机体组织代谢需要，以肺循环和（或）体循环淤血，器官、组织血液灌注不足为临床表现的一组综合征，主要表现为呼吸困难、体力活动受限和体液潴留。

1. 病原学及流行病学　慢性心力衰竭是心血管疾病的终末期表现和最主要的死因。我国 2003 年的抽样调查显示，成人患病率为 0.9%；发达国家患病率为 1%~2%。随着年龄的增长，患病率迅速增加，70 岁以上人群升至 10% 以上。心力衰竭患者 4 年病死率达50%，严重者 1 年病死率高达 50%。

2. 病因及机制　成人慢性心力衰竭的病因主要是冠心病、高血压、瓣膜病、扩张型心肌病、心肌炎和先天性心脏病等。少见的病因有心包疾病、甲状腺功能亢进症与减退症、贫血、维生素 B_1 缺乏、动静脉瘘等。

上述病因通过下列机制损害心功能，引起心力衰竭。

（1）原发性心肌收缩力受损：心肌缺血和梗死、心肌炎症、变性或坏死、心肌病等，可使心肌收缩力减弱而导致心力衰竭。

（2）压力负荷过重：体循环及肺动脉高压，左、右心室流出道狭窄，主动脉或肺动脉瓣狭窄等，均能使心室收缩时阻力增高、后负荷加重，引起继发性心肌舒缩功能减弱而导致心力衰竭。

（3）容量负荷过重：瓣膜关闭不全、心内或大血管间左至右分流等，使心室舒张期容量增加，前负荷加重，也可引起继发性心肌舒缩功能减弱而导致心力衰竭。

（4）高动力性循环状态：主要发生于贫血、体循环动静脉瘘、甲状腺功能亢进症、维生素 B_1 缺乏性心脏病等。由于周围血管阻力降低，心排血量增多，引起心室容量负荷加重，导致心力衰竭。

（5）心室前负荷不足：二尖瓣狭窄，心脏压塞和限制型心肌病等，引起心室充盈受限，体循环和肺循环淤血。

（二）临床表现

临床按心力衰竭开始发生于哪一侧心脏和充血主要表现的部位，将其分为左心衰竭、右心衰竭和全心衰竭。

1. 左心衰竭　呼吸困难是左心衰竭最主要的症状，一般进展过程为：劳力后呼吸困难—静息时呼吸困难—端坐呼吸—夜间阵发性呼吸困难。其他临床表现有刺激性咳嗽（常于夜间发生），乏力、疲倦、运动耐量降低等，陈 – 施呼吸见于严重心力衰竭，提示预后不良。除原有心脏病体征外，肺部湿啰音是最常见的重要体征，还可见胸腔积液、交替脉等。

2. 右心衰竭　以体循环淤血为主要表现，长期消化道淤血引起食欲缺乏、恶心、呕吐等，肾淤血引起尿量减少、夜尿增多，肝淤血引起上腹饱胀甚至腹痛。除原有心脏病体征外，颈静脉充盈、怒张是右心衰竭的主要体征，肝颈静脉反流征阳性则更具特征性，还可见肝大和压痛，下肢对称性凹陷性水肿，腹水等。

（三）辅助检查

1. 实验室检查

（1）脑利尿钠肽（BNP）：临床上常用 BNP/NT-proBNP 的测定辅助诊断心力衰竭，如 BNP < 100 ng/L 或者 NT-proBNP < 300 ng/L，心力衰竭可能性很小，其阴性预测值为 90%；如果 BNP > 400 ng/L 或者 NT-proBNP > 1 500 ng/L，心力衰竭可能性很大，其阳性预测值为 90%。

（2）常规检测：包括血常规、尿常规、肝肾功能、血糖、血脂、电解质、甲状腺功能、肌钙蛋白等。

2. 心电图检查　心力衰竭并无特异性心电图表现，但能帮助判断心肌缺血、既往心肌梗死、传导阻滞及心律失常、心室肥厚等。

3. 影像学检查

（1）超声心动图：可测量心腔大小、心脏功能心脏瓣膜结构和功能，以及心包的情况。正常 LVEF > 50%，左心室收缩功能不全时，LVEF 下降。

（2）X 线检查：是确诊左心衰竭肺水肿的主要依据，并有助于心力衰竭与肺部疾病的鉴别。心影大小及形态为病因诊断提供了重要的线索，心脏扩大的程度和动态改变也间接反映心脏的功能状态，但并非所有心力衰竭患者均存在心影增大。

（四）诊断与鉴别诊断

1. 诊断　心力衰竭须综合病史、症状、体征及辅助检查做出诊断。左心衰竭的诊断依据为原有心脏病的证据和肺循环淤血的表现。右心衰竭的诊断依据为原有心脏病的证据和体循环淤血的表现。

2. 鉴别诊断　心力衰竭主要应与以下疾病相鉴别。

（1）支气管哮喘：左心衰竭患者呼吸困难，尤其夜间阵发性呼吸困难应与支气管哮喘相鉴别。前者多见于器质性心脏病患者，发作时必须坐起，重症者肺部有干湿啰音，甚至咳粉红色泡沫痰；后者多见于青少年有过敏史，发作时双肺可闻及典型哮鸣音，咳出白色黏痰后呼吸困难常可缓解。测定血浆 BNP/NT-proBNP 水平有助于两者鉴别。

（2）心包积液、缩窄性心包炎：由于腔静脉回流受阻可以引起颈静脉怒张、肝大、下肢水肿等表现，应根据病史、心脏及周围血管体征进行鉴别，超声心动图、心脏磁共振成像可确诊。

3. 肝硬化腹水伴下肢水肿　应与慢性右心衰竭鉴别，除基础心脏病体征有助于鉴别外，非心源性肝硬化不会出现颈静脉怒张等上腔静脉回流受阻的体征。

（五）治疗

1. 一般治疗

（1）生活方式管理：戒烟戒酒，低盐低脂饮食，适当运动提高运动耐力，保持平稳的情绪。重度心力衰竭患者应限制入水量并每日称体重，以早期发现液体潴留。

（2）病因治疗：所有患者都应对心力衰竭的基本病因和危险因素进行评价并积极治疗。如瓣膜置换或手术修补，对高血压、冠心病、糖尿病等原发病进行有效治疗。

（3）消除诱因：如控制感染、治疗心律失常，特别是心房颤动伴快速心室率；纠正贫血、电解质紊乱；注意是否并发肺梗死等。

2. 药物治疗

（1）利尿药：减轻水肿改善症状的疗效肯定，但不能作为单一治疗。通常从小剂量开始，如呋塞米 20 mg/d，氢氯噻嗪 25 mg/d，逐渐增加剂量至体重每日减轻 0.5~1.0 kg，等病情稳定可以最小有效量长期维持。保钾利尿药如螺内酯通常与上述两类利尿药联合使用，可加强利尿效果并预防低钾血症。长期使用利尿药，注意监测电解质。

（2）正性肌力药：地高辛是临床最常用的洋地黄制剂，可以改善心力衰竭患者的临床症状，控制心室率（尤其是伴有心房颤动的患者），减少住院率。临床应用地高辛需严格掌握剂量，注意洋地黄中毒。

（3）血管紧张素转换酶抑制药（ACEI）：为心力衰竭首选用药，可以改善心室重构，改善患者预后。当患者不能耐受（如干咳、血管性水肿）时，可改用 ARB。

（4）β受体拮抗剂：心力衰竭患者长期应用β受体拮抗剂能减轻症状、改善预后、降低病死率和住院率。禁忌证为支气管痉挛性疾病、严重心动过缓、二度及二度以上房室传导阻滞、血压过低和重度急性心力衰竭。

（5）其他药物治疗：包括扩血管药物、人重组脑钠肽、选择性窦房结 I_f 通道抑制剂（伊伐布雷定）等。

3. 其他治疗 包括心脏再同步化治疗、体外循环支持装置、心脏移植、干细胞移植等。

（六）转诊及预后

1. 转诊指征

（1）慢性心力衰竭急性加重。

（2）规律药物治疗情况下病情出现迅速恶化，或药物治疗效果欠佳。

（3）出现严重的不良反应，如肾功能恶化、高钾血症、洋地黄中毒等情况。

（4）原有心脏疾病加重。

（5）需进一步调整治疗方案，需要有创检查或治疗。

2. 预后 慢性心力衰竭仍然是一种预后不良的疾病，从其第一次住院起 3 年内病死率可达 50%。

（七）国内外诊疗进展

在过去的半个世纪中，心血管大多数疾病的预防、诊断和管理进步明显，唯独心力衰竭例外。但近年来其治疗策略也发生改变，旨在改善血流动力学状态转变为长期修复，以改变衰竭心脏的生物学性质，从采用强心、利尿、扩血管药物转变为神经内分泌抑制剂。在药物方面，沙库巴曲缬沙坦可抑制 RAAS 并调节利钠肽系统，是心力衰竭领域近 20 年来的突破性创新药物，SGLT-2 抑制剂可改善 2 型糖尿病患者的心血管结局等。

（八）国内外科研开展现况

心力衰竭的研究近年来主要集中在药物方面。除了上述提到的两种药物之外，可溶性鸟苷酸环化酶激动剂维利西呱对 NT-proBNP 及左心房容积无显著影响，但亚组分析显示，大剂量应用可改善 KCCQ 评分。缺铁是心力衰竭患者的常见并发症，高达 50% 的门诊患者都会受此影响。口服铁剂已被证明对心力衰竭患者疗效甚小，因此更偏向静脉铁剂治疗。大部分临床研究使用羟基麦芽糖铁，在改善 6 min 步行测试距离、氧耗量峰值、生活质量及 NYHA 心功能分级上有良好的效果。正性肌力药物 Omecamtiv mecarbil 是一种选择性心肌肌球蛋白激活剂，可通过延长收缩期时长、增加每搏输出量等有效改善心脏功能，但不会增加心肌细胞内钙离子浓度，且 dP/dt max 无变化，心肌耗氧量也无增加。但关于这些药物在临床上的广泛使用还需要开展进一步研究。

四、心房颤动

（一）概述

心房颤动（atrial fibrillation，AF）简称房颤，是最常见的心律失常之一，指规则有序的心房电活动丧失，代之以快速无序的颤动波，是以心悸、胸闷和运动耐量下降为常见临床症状的严重心房电活动紊乱。

1. 病原学及流行病学　2010 年，全球房颤患病率约为 3%。我国患病率约为 0.77%，<60 岁的男性和女性患病率分别为 0.43% 和 0.44%，≥60 岁的男性和女性患病率分别为 1.83% 和 1.92%，≥80 岁人群高达 7.5%。

2. 病因及机制　房颤常发生于器质性心脏病患者，多见于高血压性心脏病、冠心病、风湿性心脏病二尖瓣狭窄及甲状腺功能亢进症，其次缩窄性心包炎、慢性肺源性心脏病、预激综合征和老龄也可引起房颤。部分房颤原因不明，可见于正常人，在情绪激动、外科手术、运动或大量饮酒时发生。

（二）临床表现

房颤症状的轻重受心室率快慢的影响。心室率超过 150 次/分，患者可发生心绞痛与充血性心力衰竭。心室率减慢时，患者可无症状。体格检查表现为心律绝对不齐，第一心音强弱不等，脉短绌。

（三）辅助检查

心电图表现为 P 波消失，代之以不规则的 f 波，RR 间期绝对不规则（图 4-3）。

（四）诊断与鉴别诊断

1. 诊断　根据症状特点、体格检查、心电图和（或）动态心电图可明确房颤的诊断。

2. 鉴别诊断

（1）房颤应与其他不规则的心律失常鉴别，如频发期前收缩、室上性心动过速或心房扑动伴有不规则房室传导阻滞等。

（2）阵发性房颤伴完全性束支传导阻滞或预激综合征时，心电图表现酷似室性心动过速，应仔细辨认房颤波及 RR 间距的明显不规则性。

（五）治疗

房颤治疗的基本原则包括治疗原发疾病和诱发因素，如修复心脏瓣膜病变，纠正低血压，改善心脏功能，缓解心肌缺血，控制甲状腺功能亢进等；积极预防血栓栓塞；转复并维持窦性心律；控制心室率。

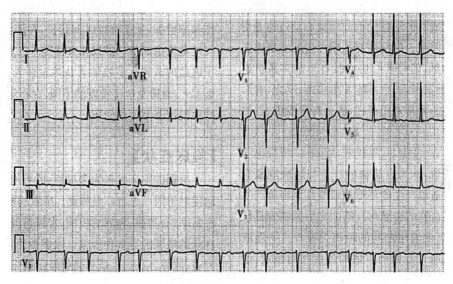

图 4-3　心房颤动心电图

1. 药物治疗　目前国内临床上常用于复律的药物有胺碘酮、普罗帕酮等。

2. 抗凝治疗　是房颤治疗的重要内容。对于合并瓣膜病患者，需应用华法林抗凝。对于非瓣膜病患者，根据 $CHADS_2$ 或 CHA_2DS_2-VASc 评分系统（表 4-2）进行血栓栓塞的危险分层。评分 ≥2 分者，需抗凝治疗；评分 1 分者，根据获益与风险权衡，优选抗凝治疗；评分为 0 分者，无需抗凝治疗。房颤患者抗凝治疗 HAS-BLED 评分（表 4-3）≥3 分为高出血风险。对于高出血风险患者应积极纠正可逆的出血因素，不应将评分增高视为抗凝治疗的禁忌证。新型口服抗凝药物如达比加群酯、利伐沙班、阿哌沙班等，目前主要用于非瓣膜病性房颤的抗凝治疗。

3. 控制心室率　控制心室率的药物包括 β 受体阻滞剂、钙通道阻滞剂、洋地黄制剂和某些抗心律失常药物（如胺碘酮、决奈达隆），可单用或者联合应用，但应注意这些药物的禁忌证。对于房颤伴快速心室率、药物治疗无效者，可施行房室结消融或改良术。心室率较慢的房颤患者，最长 RR 间期 > 5 s 或症状显著者，应考虑起搏器治疗。

表 4-2　非瓣膜病性心房颤动脑卒中危险 CHA_2DS_2-VASc 评分

危险因素	CHA_2DS_2-VASc（分）
充血性心力衰竭 / 左心室功能障碍（C）	1
高血压（H）	1
年龄 ≥75 岁（A）	2
糖尿病（D）	1
脑卒中 /TIA/ 血栓栓塞病史（S）	2
血管疾病（V）	1
年龄 65 ~ 74 岁（A）	1
性别（女性，Sc）	1

注：TIA. 短暂性脑缺血发作；血管疾病包括既往心肌梗死、外周动脉疾病、主动脉斑块

表 4-3　出血风险评估 HAS-BLED 评分

临床特点	计分（分）
高血压（H）	1
肝功能、肾功能异常（各 1 分，A）	1 或 2
脑卒中（S）	1
出血（B）	2
国际标准化比值（INR）易波动（L）	1
老年（年龄 > 65 岁，E）	1
药物或嗜酒（各 1 分，D）	1 或 2

注：高血压定义为收缩压 > 160 mmHg；肝功能异常定义为慢性肝病（如肝纤维化）或胆红素 > 2 倍正常值上限，谷丙转氨酶 > 3 倍正常值上限；肾功能异常定义为慢性透析或肾移植或血清肌酐 200 μmol/L；出血指既往出血

4. **防治并发症**　经皮左心耳封堵术是预防脑卒中和体循环栓塞事件的策略之一。对于 CHA_2DS_2-VASc 评分 > 2 的非瓣膜性房颤，且不适合长期抗凝治疗，或长期规范抗凝治疗基础上仍发生卒中或栓塞事件，HAS-BLED 评分 > 3 分的患者，可考虑左心耳封堵术。

（六）转诊及预后

1. 转诊指征

（1）紧急转诊

1）出现意识障碍和神经系统定位体征，考虑并发卒中者。

2）出现血流动力学不稳定者。

3）预激综合征合并房颤伴有快速心室率者。

4）合并心绞痛发作或急性心肌梗死者。

5）合并急性心力衰竭者。

6）有晕厥，长 R-R 间歇 > 5 s，可能需接受起搏治疗者。

7）出现中度以上出血事件者。

（2）普通转诊

1）病情复杂需确定和调整抗凝治疗策略的患者，或华法林剂量调整过程中国际标准化比值（INR）易波动者。

2）有导管消融指征，且有手术意愿者。

3）合并冠心病需接受血运重建者，冠状动脉介入治疗术后需联合使用抗凝和抗血小板药物。

4）有晕厥和猝死家族史者。

5）原因不明脑梗死者。

6）导管消融后 3 个月发生房颤、心房扑动、房性心动过速者。

7）导管消融后出现多发栓塞表现和神经定位体征者。

8）使用抗心律失常药物出现不良反应者。

9）高龄、衰弱、低体重等高出血风险患者。

2. **预后**　房颤患者远期脑卒中、心力衰竭和全因死亡率风险增加，特别是女性患者。

与窦性心律者相比，房颤患者的病死率增加1倍。非瓣膜性疾病房颤患者缺血性卒中的年发生率为5%，是无房颤者的2~7倍。合并心力衰竭的房颤患者病死率显著高于不合并心力衰竭的房颤患者。

（七）国内外诊疗进展

临床研究证实，单用或联用抗心律失常药物（ACEI、ABR和他汀类药物）有助于减少新发生房颤的风险，或预防房颤复发，减少相关并发症。对于原发性高血压患者，理想的血压控制，尤其是应用ACEI或ARB制剂满意地控制血压，可减少新发生房颤或预防房颤。针对合并冠心病、冠状动脉支架植入术后、高血压等慢性疾病的患者双联（抗凝药加抗血小板药）或三联治疗方案目前研究较少，且尚无定论。在过去50年，房颤的治疗，特别是抗凝、导管消融及综合管理等方面发生了革命性变化。导管消融是房颤唯一的根治性方法，逐渐成为房颤整体治疗的重要组成部分，在多国指南中的推荐级别也不断得到提升。

（八）国内外科研开展现况

房颤的治疗一直存在节律控制和心率控制之争，理论上节律控制应该是优于心率控制的，但是因为传统的节律控制手段有限（主要是抗心律失常药物），因此在AFFIRM研究中未能证实节律控制优于心率控制，后续的多个随机对照研究也是如此。而最近的研究证实，在新发房颤患者中进行早期节律控制要优于既往的常规治疗方案。研究结果表明，房颤主要是强调早期节律控制，并进一步验证了导管消融治疗明显优于药物治疗。房颤的另一研究主要关注其预防卒中的有效性与安全性，与华法林相比，新型口服抗凝药（NOAC）能够减少19%血栓栓塞，50%颅内出血及10%全因死亡。因此，美国2019 AHA/ACC/HRS房颤指南推荐NOAC用于房颤患者的抗凝治疗。

思考题

1. 慢性心力衰竭如何进行社区规范化管理？
2. 房颤治疗原则是什么？

（厉彩霞　季忠良）

第二节　呼吸系统疾病

学习提要

1. 慢性阻塞性肺疾病、支气管哮喘、社区获得性肺炎是社区常见呼吸系统疾病，全科医生应该掌握，并要学会规范综合管理。

2. 全科医学研究生不仅需掌握上述疾病的临床诊疗思路，还需追踪其最新研究进展及国内外此领域科研开展现况。

吸烟、大气污染（包括PM2.5）、理化因子、病原微生物吸入，以及人口老龄化等多种因素导致呼吸道疾病的发病率和死亡率不断增加。呼吸系统疾病（不包括肺癌）死亡在各类疾病死因中居第3位，仅次于恶性肿瘤和心脑血管病。此外，突如其来的严重急性呼吸综合征（SARS，曾称传染性非典型肺炎）、H7N9 人感染高致病性禽流感、新型冠状病毒肺炎（COVID-19），也极大地加重了社会的负担，使得呼吸系统疾病的防治和研究比以往任何时候都显得重要和迫切。呼吸系统疾病的防治重心需前移，早诊早治才能事半功倍。

一、慢性阻塞性肺疾病

（一）概述

慢性阻塞性肺疾病（chronic obstructive pulmonary disease，COPD）简称慢阻肺，是一种以持续气流受限为特征的疾病。其发病与肺对有害气体或颗粒的异常炎症反应有关。特点为气流受限不完全可逆，并呈进行性发展。

1. 危险因素及流行病学　吸烟是引起慢阻肺最常见的危险因素。除此之外，其他危险因素还包括燃料烟雾、粉尘及其他有害颗粒或气体吸入，被动吸烟，气道高反应性，反复呼吸道感染等。

目前全球患病率为 4%～20%，亚太地区为 6.2%。我国 2019 年数据显示，40 岁及以上人群患病率为 13.6%，总患病人数近 1 亿，男性高于女性，农村高于城市。慢阻肺是我国城市居民第 4 位、农村首位的死亡原因。

2. 发病机制　慢阻肺是由多种机制如慢性炎症、蛋白酶和抗蛋白酶失衡、氧化抗氧化失衡、气道重塑、遗传等参与的一类疾病，不同表型的慢阻肺其机制可能有所不同。

（二）临床表现

本病起病隐匿，多见于中年以后发病，常有反复急性加重，好发于秋冬寒冷季节。

1. 主要症状　慢性咳嗽、咳痰通常为首发症状，少数病例咳嗽不伴有咳痰，病情进展会出现气促和呼吸困难，伴随食欲减退、体重下降、精神抑郁或焦虑，甚至出现低氧血症和高碳酸血症，晚期并发肺源性心脏病（简称肺心病）。

2. 体征　体征的变化与自然病程及是否存在感染有关。慢阻肺早期体征可不明显，随疾病进展表现为肺气肿体征。早期深慢呼吸，后期呼吸变浅，频率增快。并发肺动脉高压时 P2 > A2。

（三）辅助检查

1. 肺功能检查　肺功能是判断有无气流受限、诊断慢阻肺的金标准。吸入支气管扩张剂后的第一秒用力呼气量占用力肺活量百分率（FEV_1 / FVC）< 70%，可以确定存在持续气流受限。根据 FEV_1 占预计值百分比可评估气流受限严重程度（表 4-4）。

2. 影像学检查

（1）胸部 X 线：典型 X 线征为肺气肿征，表现为过度充气，肺容积增大，肋间隙增

表 4-4　慢阻肺气流受限严重度分级（GOLD 肺功能分级）

分级	标准
1 级（轻度）	FEV_1≥80% 预计值
2 级（中度）	50%≤FEV_1 < 80% 预计值
3 级（重度）	30%≤FEV_1 < 50% 预计值
4 级（极重度）	FEV_1 < 30% 预计值

宽，肺野透亮度增高。病情进展可出现肺门血管纹理呈残根状、肺大疱形成。并发肺动脉高压及肺心病时，可见右心增大、右下肺动脉增宽等。

（2）胸部 CT：高分辨率 CT（HRCT）对辨别小叶中央型或全小叶型肺气肿及确定肺大疱的大小和数量有高度的敏感性和特异性。

3. 实验室检查

（1）动脉血气分析：可表现为低氧血症和（或）高碳酸血症。

（2）痰培养：并发感染时痰培养可检出各种常见病原体，如肺炎链球菌、流感嗜血杆菌、卡他莫拉菌、肺炎克雷伯杆菌等。

（3）全血检查：部分急性发作者血白细胞数增高。慢性缺氧者血红蛋白升高，合并肺心病者血黏度增高。

（四）诊断与鉴别诊断

1. 诊断标准　慢性咳嗽、咳痰，进行性加重的呼吸困难，以及有慢阻肺危险因素、接触史，确诊需要肺功能检查，稳定期使用吸入支气管扩张剂后 $FEV_1/FVC < 70\%$ 可确诊。

2. 鉴别诊断　慢阻肺应与下列疾病进行鉴别（表 4-5）。

表 4-5　慢阻肺的鉴别诊断

诊断	可能的表现（并不一定存在于每个病例中）
慢阻肺	·中年发病 ·慢性进行性症状 ·活动时呼吸困难 ·气流受限大多不可逆
哮喘	·早年（通常是童年）发病 ·症状变异大 ·夜间或清晨症状明显 ·常同时有过敏性鼻炎和（或）湿疹存在 ·有家族史 ·气流受限大多可逆
充血性心力衰竭	·肺底湿啰音 ·胸部 X 线或 CT 示心脏扩大，肺水肿 ·肺功能示限制性通气功能障碍
支气管扩张症	·大量脓痰 ·通常有细菌感染 ·肺部粗糙湿啰音 ·杵状指 ·胸部 X 线或 HRCT 示支气管扩张，支气管壁增厚
肺结核	·各年龄均可发病 ·X 线胸片示肺部有浸润或结节损害 ·微生物学检查可确诊 ·结核接触史

续表

诊断	可能的表现（并不一定存在于每个病例中）
闭塞性细支气管炎	·发病多为年轻不吸烟者 ·可能有风湿性关节炎病史 ·呼气相 CT 示肺低密度结节灶
弥漫性泛支气管炎（DBP）	·大多数为男性非吸烟者 ·几乎都有慢性鼻窦炎 ·胸部 X 线或 HRCT 示弥漫性小叶中央性斑片影和过度充气

（五）治疗

慢阻肺急性加重期和稳定期的治疗目标不同。急性加重期的治疗目标主要是尽量降低本次急性加重的不良影响，预防未来急性加重的发生。稳定期的治疗目标主要为减轻症状和降低未来风险，药物治疗用于预防和控制症状，减少急性加重的频率和严重程度，提高运动耐力和生命质量。

1. 慢阻肺稳定期的治疗

（1）药物治疗：依据患者病情、药物的适应证和禁忌证、药物的可获得性及卫生经济学评估等个性化选择适宜的治疗药物。优先选择吸入药物，坚持长期规律治疗，个体化治疗。常用药物包括支气管扩张剂、糖皮质激素、磷酸二酯酶抑制剂及其他药物（祛痰药、抗氧化剂等）。

（2）非药物治疗：减少危险因素暴露、接种疫苗、康复训练、教育和自我管理、长期氧疗及外科治疗（包括肺减容术、肺大疱切除术、肺移植等）。

2. 慢阻肺急性加重期的治疗　慢阻肺急性加重早期、病情较轻的患者可以在基层医疗卫生机构治疗，但需注意病情变化，一旦初始治疗效果不佳，症状进一步加重，则需及时转送二级及以上医院诊治。

（1）增加短效支气管扩张剂的剂量和（或）频率，或者联合应用多种短效支气管扩张剂，使用储雾罐或雾化器雾化吸入治疗。

（2）雾化吸入激素（如吸入用布地奈德混悬液）或使用糖皮质激素短期治疗。

（3）如果存在细菌感染的征象考虑应用抗生素。

（4）呼吸支持及对症治疗。

（六）转诊及预后

1. 转诊指征

（1）紧急转诊：当慢阻肺患者急性加重期经过积极治疗及处理后症状无明显缓解，需要行机械通气治疗，应考虑紧急转诊。

（2）普通转诊

1）因基层医院条件所限，需要进一步检查。

2）经过规范化治疗症状控制不理想，进行性加重。

3）出现一些严重的合并症或并发症，需要做进一步检查或治疗。

2. 预后　慢阻肺患者不同分级和分期，预后情况不同。轻度和中度患者，疾病的发展和预后均较好，如果能及早防治，完全可能有效控制病情，延缓疾病进展，改善生活质量。重度和极重度慢阻肺患者有可能发展为呼吸衰竭和肺心病。

（七）国内外诊疗进展

慢阻肺是可防可治的。吸烟是慢阻肺发生的头号杀手，禁烟是慢阻肺的有效预防措施。长效支气管扩张剂是治疗的基石，早期优选 LAMA，避免过度使用吸入性糖皮质激素（ICS）。因为 ICS 吸入过多可能增加慢阻肺患者局部气道免疫抑制，从而增加对细菌的易感性，高剂量 ICS 更是肾上腺抑制的重要危险因素。在慢阻肺急性加重期长期使用口服糖皮质激素反而会增加肺炎发生率及全因死亡率。除了药物以外，吸入装置的选择也十分重要。非药物治疗建议加强接种疫苗，包括流感疫苗、肺炎疫苗等。肺癌是慢阻肺常见的合并症和主要死因，而且肺癌和慢阻肺有独立与吸烟的相关性。

（八）国内外科研开展现况

近年来，慢阻肺的研究主要关注其临床疗效。研究表明，无论是当前吸烟者还是既往吸烟者都可以从 ICS 的肺功能和急性加重率方面受益，但相较于轻度吸烟者或既往吸烟者，重度吸烟者或当前吸烟者的获益程度较低。多项研究表明，慢阻肺患者（尤其是老年人）接种疫苗后，患缺血性心脏病和慢阻肺恶化的风险均降低。

二、支气管哮喘

（一）概述

哮喘是由多种细胞及细胞组分参与的慢性气道炎症性疾病，临床表现为反复发作的喘息、气急，伴或不伴胸闷、咳嗽等症状，同时伴有气道高反应性和可变的气流受限，随着病程延长可导致气道结构改变，即气道重塑。

1. 流行病学　2015 年全球疾病负担研究结果显示，全球哮喘患者达 3.58 亿，较 1990 年增加了 12.6%。国内有调查结果显示，我国 20 岁及以上人群的哮喘患病率 4.2%，其中 26.2% 的患者已经存在气流受限。

2. 病因　目前认为，哮喘的发生受宿主因素和环境因素双重影响。宿主因素包括遗传、特应性、气道高反应性、性别和种族、肥胖等。环境因素包括变应原、职业性致敏物、药物食物及添加剂、感染、烟草暴露、空气和环境污染等。其他因素有精神因素、运动和通气过度、气候改变、大气污染、月经、妊娠等。

3. 发病机制

（1）免疫性炎症：包括以 IgE 介导的、T 淋巴细胞依赖的炎症途径及非 IgE 介导的、T 淋巴细胞依赖的炎症途径。

（2）气道重塑：哮喘患者气道结构发生的一系列改变，包括上皮损伤、基底膜厚度增加、气道平滑肌增厚、杯状细胞化生与气道血管和淋巴管增生。

（3）气道高反应性（AHR）：气道上皮损伤与炎症介质和细胞因子的参与使气道对正常不引起或仅引起轻度应答反应的刺激物出现过度气道收缩反应。

（4）神经机制：哮喘与 β 肾上腺素受体功能低下、迷走神经张力亢进、非肾上腺非胆碱能及肺内感觉神经失调有关。

（二）临床表现

1. 症状　典型症状为反复发作的喘息、气急、胸闷或咳嗽；在发作前常有鼻塞、喷嚏和眼痒等先兆症状，症状在数分钟内发生，可持续数小时至数天，经治疗或自行缓解。发作严重者可在短时间内即出现严重呼吸困难和低氧血症。哮喘完全控制者可以没有任何症状。

不典型者表现为反复胸闷、慢性咳嗽等，临床上以咳嗽为唯一或主要症状者称为咳嗽变异性哮喘（cough variant asthma，CVA），以胸闷为唯一或主要症状者称为胸闷变异性哮喘（chest tightness variant asthma，CTVA）。

2. 体征 发作时典型体征为两肺对称的以呼气相为主的散在或广泛哮鸣音，呼气相延长，有时吸气、呼气相均有干啰音。轻度发作可无哮鸣音，严重发作时有三凹征、奇脉、心率增快、胸腹矛盾运动、发绀等。当出现呼吸音低下，哮鸣音消失，预示着病情危重，临床上称为"静止肺"，随时会出现呼吸骤停。非急性发作期可无异常体征。

（三）辅助检查

1. 实验室检查 外周血嗜酸性粒细胞计数、血清总 IgE 和变应原特应性 IgE、痰嗜酸性粒细胞计数及变应原检测。

2. 影像学检查 胸部 X 线、CT 缓解期可无异常表现。急性发作期 X 线胸片可见透亮度增高、膈肌低平等肺过度充气表现。

3. 肺功能检查 包括常规肺通气及容量检测、支气管舒张试验、支气管激发试验、最大呼气流量（PEF）及昼夜变异率测定。

4. 其他检查 呼出气一氧化氮检测（FeNO）、变应原检测。

（四）诊断与鉴别诊断

1. 诊断标准

（1）与变应原、冷空气、物理和化学性刺激物接触，以及病毒性上呼吸道感染、运动时等出现反复发作喘息、气急、胸闷或咳嗽。发作时双肺可闻及散在或对称性，以呼气相为主的哮鸣音。上述症状和体征可经治疗缓解或自行缓解。

（2）可变的气流受限的客观检查（只要符合以下其中 1 项者）

1）支气管舒张试验阳性：FEV_1 增大 ≥12%，且 FEV_1 增加绝对值 ≥200 mL。

2）支气管激发试验或运动激发试验阳性。

3）PEF 及昼夜变异率 ≥10%（1~2 周内平均值）。

4）多次随访肺功能，肺功能值变化明显，FEV_1 变化 ≥12%，且绝对值变化 ≥200 mL（除外呼吸道感染），或积极抗炎治疗后 FEV_1 增加 ≥12%，且 FEV_1 增加绝对值 ≥200 mL。

（3）除外其他疾病所引起的喘息、气急、胸闷和咳嗽。

符合 1~3 条者，可以诊断为支气管哮喘。

2. 鉴别诊断 哮喘发作应与左心功能不全、COPD 急性加重期、上气道阻塞性病变、各种原因所致的支气管内占位等疾病相鉴别，此外，还应与肺嗜酸性肉芽肿性多血管炎、变应性支气管肺曲霉病等鉴别。

（五）治疗

哮喘的治疗应以患者的病情严重程度为基础，根据其控制水平类别选择适当的治疗方案。哮喘药物选择除了要考虑疗效及安全性，还要结合患者实际状况，改善患者依从性，并根据患者病情变化及时修订治疗方案。

1. 哮喘慢性持续期治疗

（1）脱离变应原。

（2）药物控制：包括吸入性糖皮质激素（inhaled corticosteroid，ICS）、白三烯调节剂、长效 β_2 受体激动药（long-acting beta$_2$-agonist，LABA）、缓释茶碱、色甘酸钠等。

（3）缓解药物：在有症状时按需使用，通过迅速解除支气管痉挛从而缓解哮喘症状，包括速效吸入或短效口服 β_2 受体激动药、吸入性抗胆碱能药物、短效茶碱和全身性激素等。

（4）重度哮喘的附加治疗药物：包括生物靶向药物，如抗 IgE 单克隆抗体、抗 IL-5 单克隆抗体、抗 IL-5 受体单克隆抗体和抗 IL-4 受体单克隆抗体等，其他还有大环内酯类等。

（5）其他：变应原特异性免疫疗法，第二代抗组胺药物（H_1 受体拮抗剂），如氯雷他定、阿司咪唑、氮卓斯丁、特非那定，其他口服抗变态反应药如曲尼司特（tranilast）、瑞吡司特（repirinast）等。

2. 哮喘急性发作期的处理

（1）轻中度哮喘发作的处理：短效 β_2 受体激动药（short-acting beta 2 agonist，SABA）吸入，口服或雾化吸入激素，吸入 SABA 和短效抗胆碱药（SAMA）雾化溶液。

（2）中重度急性发作的处理：首选吸入 SABA 治疗。除此之外，还有全身激素的应用、氧疗、合并感染时抗感染治疗及机械通气等。

（六）转诊及预后

1. 转诊指征

（1）紧急转诊：当哮喘患者出现中度及以上程度急性发作，经过紧急处理后症状无明显缓解时应考虑紧急转诊。

（2）普通转诊

1）因确诊或随访需求需要到上级医院进一步检查。

2）经过规范化治疗哮喘仍然不能得到有效控制。

2. 预后　经过规范化管理的患者，绝大多数哮喘控制良好，部分预后不良，表现为哮喘控制不佳，基础肺功能差，就医前症状持续时间长，易伴发细菌和（或）病毒感染，发生气胸、纵隔气肿等。未经规范化治疗或依从性差的患者，哮喘会反复发作，病情逐渐加重，导致气道不可逆性损害和重构，出现持续的气流受限，转变为重症哮喘，并可能并发肺源性心脏病、呼吸衰竭。

（七）国内外诊疗进展

不正确的治疗可导致支气管哮喘的反复发作，不仅给人们的健康带来危害，而且会给社会带来更大的经济负担。国内外指南明确建议对哮喘患者进行个体化治疗。通过详细询问病史结合实验室检查，进行诊断。最好的治疗方法是采用标本兼治，而抗炎、对症、免疫疗法是目前最为基本的治疗方法，要根据每位患者的具体情况，合理选择治疗方案。

（八）国内外科研开展现况

自 20 世纪 80 年代末以来，全球哮喘死亡率下降的趋势可能已经停滞。为了获得突破性的进展，近年来的研究重点是关注哮喘发病与治疗机制的研究。研究表明，ICS 可以通过不同的信号通路调控机体的免疫淋巴细胞，哮喘发作期吸入多倍剂量的激素可以增加疗效，一些新药如白细胞介素单克隆抗体等用于哮喘的安全性与有效性还有待于进一步评估。

三、社区获得性肺炎

（一）概述

成人社区获得性肺炎（community acquired pneumonia，CAP）指在医院外罹患的肺实质（含肺泡壁，即广义上的肺间质）炎症，包括具有明确潜伏期的病原体感染在入院后于潜伏期内发病的肺炎。

1. 流行病学　成年人 CAP 在全球各年龄组都有较高的发病率和死亡率。支原体和肺炎链球菌是我国成人 CAP 的重要致病源，其他常见病原体包括流感嗜血杆菌、肺炎衣原体、肺炎克雷伯菌及金黄色葡萄球菌等。对于特殊人群如高龄或存在基础疾病的患者，肺炎克雷伯菌及大肠埃希菌等革兰阴性菌则更加常见。我国成年 CAP 患者病毒感染中流感病毒占首位。

2. 病因　一般在受凉、劳累，上呼吸道感染、老年人误吸后继发肺炎。CAP 的易感人群包括：未接种肺炎球菌疫苗的老年人，合并免疫功能受损者，如其他慢性疾病、肿瘤、长期服用免疫抑制药物等。

3. 发病机制　肺炎的发生是病原体、宿主免疫炎症反应相互作用的结果。细菌毒素、宿主免疫功能、宿主炎症反应构成肺炎发生发展的三要素，而最后反应的结果是病原体清除，过度的炎症反应造成损伤或出现免疫抑制，导致细菌生长（图 4-4）。

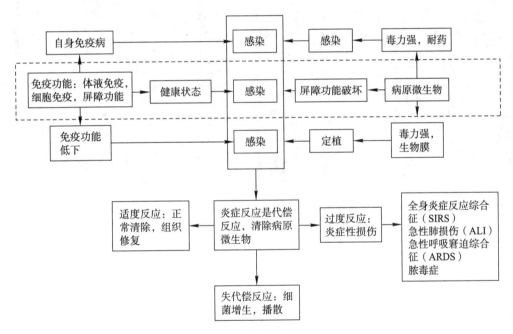

图 4-4　肺炎发病机制

（二）临床表现

1. 症状　咳嗽是最常见症状，可伴有咳痰。铁锈色痰常提示肺炎链球菌感染，砖红色痰常提示肺炎克雷伯菌感染，脓血痰常提示金黄色葡萄球菌感染，黄绿色脓痰常提示铜绿假单胞菌感染。肺炎支原体、肺炎衣原体、嗜肺军团菌等非典型致病原感染常表现为干咳、少痰。部分患者有胸痛、小量咯血。胸闷、气短和呼吸困难多提示病变范围较广、病情较重、合并大量胸腔积液或心功能不全等全身症状和肺外症状。除咳嗽咳痰外，发热是常见的全身症状，常为稽留热或弛张热，可伴有寒战或畏寒。部分危重患者表现为低体温。其他伴随非特异症状包括头痛、乏力、食欲缺乏、腹泻、呕吐、全身不适、肌肉酸痛等。高龄 CAP 患者往往无发热和咳嗽，表现为精神不振、神志改变、食欲下降、活动能力减退等，需引起警惕。

2. **体征**　发热患者常呈急性面容，重症患者合并呼吸衰竭时可有呼吸窘迫、发绀，合并感染性休克时可有低血压、四肢末梢湿冷。病变范围局限或无明显实变时可无肺部阳性体征，有明显实变时病变部位可出现语颤增强。叩诊浊音提示实变和（或）胸腔积液。听诊可闻及支气管样呼吸音和干湿啰音，合并中等量以上胸腔积液时可出现叩诊浊音或实音、语颤减弱、呼吸音减弱或消失等体征。老年人心动过速比较常见，军团菌肺炎可出现相对缓脉。

（三）辅助检查

1. **实验室检查**　血常规、C 反应蛋白（CRP）、降钙素原（PCT）、痰细菌涂片及痰培养、血培养、血气分析、血清抗体滴度等。

2. **影像学**　胸部 X 线和 CT 是诊断肺炎、判断病情严重程度、推测致病原、评估治疗效果的重要依据（图 4-5，图 4-6）。其中不同病原体感染可有不同影像表现（表 4-6）。

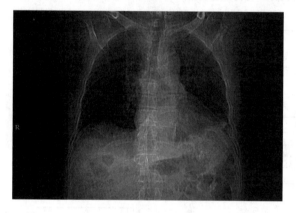

图 4-5　胸部 X 线片两肺底见条片状密度增高影

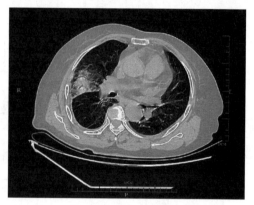

图 4-6　CT 可见右肺中叶大片实变影

表 4-6　肺炎的病原体及影像表现

病原微生物	影像学特征
细菌性为主	肺叶实变，局部改变，支气管周围渗出，胸腔积液
金黄色葡萄球菌，铜绿假单胞菌，真菌，嗜酸杆菌，努卡菌	出现空洞
结核分枝杆菌，真菌	粟粒样改变
军团菌，肺炎球菌，葡萄球菌	迅速进展 / 多部位
病毒，卡氏肺孢菌，支原体，鹦鹉热衣原体	间质性改变
金黄色葡萄球菌血源播散	多发球形或多发空腔，壁薄

（四）诊断与鉴别诊断

1. **诊断**　根据最新版的 CAP 基层诊疗指南，诊断应符合下列要求。

（1）社区发病。

（2）肺炎相关临床表现。

1）新近出现的咳嗽、咳痰或原有呼吸道疾病症状加重，伴或不伴脓痰、胸痛、呼吸困难及咯血。

2）发热。

3）肺实变体征和（或）闻及湿啰音。

4）外周血白细胞数 $> 10 \times 10^9/L$ 或 $< 4 \times 10^9/L$，伴或不伴细胞核左移。

（3）胸部影像学检查显示新出现的斑片状浸润影、叶或段实变影、毛玻璃影或间质性改变，伴或不伴胸腔积液。

符合第 1、3 条及第 2 条中任何 1 项，并除外肺结核、肺部肿瘤、非感染性肺间质性疾病、肺水肿、肺不张、肺栓塞、肺嗜酸粒细胞浸润症及肺血管炎等，可建立临床诊断。

2. 重症 CAP 的诊断标准　符合下列 1 项主要标准或大于 3 项次要标准者。

（1）主要标准：

1）需要气管插管行机械通气治疗。

2）脓毒症休克经积极液体复苏后仍需要血管活性药物治疗。

（2）次要标准：

1）呼吸频率 R > 30 次 /min。

2）氧合指数 $\leqslant 250$ mmHg（1 mmHg = 0.133 kPa）。

3）多肺叶浸润。

4）意识障碍和（或）定向障碍。

5）血尿素氮 > 7.14 mmol/L。

6）收缩压 < 90 mmHg 需要积极的液体复苏。

3. 鉴别诊断

（1）急性气管支气管炎：多无呼吸困难、肺部湿啰音，表现较轻，常与病毒性上呼吸道感染有关，胸部影像学检查多正常。

（2）肺结核：多有全身中毒症状，如午后低热、盗汗、疲乏无力、体重减轻。病程多呈亚急性或慢性。胸部 X 线或 CT 见病变多在上叶尖后段或下叶背段，多有卫星灶。痰中可找到结核分枝杆菌。

（3）肺癌：多无急性感染中毒症状，有时痰中带血，血白细胞数不高。可伴发阻塞性肺炎，经抗生素治疗炎症消退后肿瘤阴影渐趋明显，或可见肺门淋巴结肿大，有时出现肺不张。若抗生素治疗后肺部炎症不见消散，或消散后于同一部位再次出现肺部炎症，应密切随访。

（4）肺血栓栓塞症：多有静脉血栓的危险因素，可发生咯血、晕厥，呼吸困难较明显。X 线胸片示区域性肺血管纹理减少，有时可见尖端指向肺门的楔形阴影。动脉血气分析常见低氧血症及低碳酸血症，D– 二聚体多有升高。

（5）充血性心力衰竭和肺水肿：这类患者往往有心脏疾病史，发病急，出现劳力性呼吸困难、端坐呼吸、烦躁不安、口唇发绀。听诊心率增快，心尖区可闻及奔马律，两肺满布哮鸣音、湿啰音。肺水肿明显者可有粉红色泡沫痰，X 线胸片示典型的蝴蝶型以肺门为主的肺水肿影像，BNP 可明显升高。

（6）肺纤维化：多见于 40～50 岁。以渐进性活动后呼吸困难为主要临床表现，严重时休息状态下亦可出现呼吸困难、口唇发绀。体格检查双下肺尤其背部可出现吸气末的细湿啰音（爆裂音）。典型 CT 早期出现毛玻璃样非均匀分布的阴影，肺周边部位出现纤维条索、云絮状、网状阴影，后期随疾病进展可出现广泛的肺纤维条索样改变。肺功能表现为限制性通气功能障碍、弥散功能减退。

（五）治疗

1. 抗感染治疗　CAP 治疗需根据患者病情严重度、治疗场所、年龄、基础疾病等决定初始抗感染药物的使用。

（1）青壮年和无基础疾病的 CAP，可选择第二、三代头孢菌素联合大环内酯类抗菌药物，或单用氟喹诺酮类药物。

（2）老年或有基础疾病的 CAP，可选用第二、三代头孢菌素，β- 内酰胺类 /β- 内酰胺酶抑制剂或是亚胺培南联合大环内酯类抗菌药物。

2. 其他治疗

（1）氧疗与呼吸支持：有高碳酸血症风险患者，在获得血气结果前，血氧饱和度宜维持在 88% ~ 92%。

（2）咳嗽、咳痰处理：如果以干咳为主，可酌情使用镇咳药物，如右美沙芬等。痰量过多或有脓痰时，患者可能会发生咳痰不畅，需要促进痰液咳出，可予以氨溴索等祛痰药物，以降低痰液黏稠度，有利于排痰。

（3）发热处理：体温过高时可采用物理降温或使用解热退热药物。

3. 疗程　抗感染治疗一般于退热 2 ~ 3 天且主要呼吸道症状明显改善后停药，不以肺部阴影吸收程度作为停用抗菌药物的指征。通常轻、中度 CAP 患者疗程 5 ~ 7 天。非典型病原体治疗反应较慢者疗程延长至 10 ~ 14 天。金黄色葡萄球菌、铜绿假单胞菌、克雷伯菌属或厌氧菌等容易导致肺组织坏死，抗菌药物疗程可延长至 14 ~ 21 天。

（六）转诊及预后

1. 转诊指征　如果患者病情超出了所在医疗机构的诊治能力，医务人员应与患者及家属及时沟通，在考虑和权衡转运风险后转上级医疗机构继续诊治。

（1）紧急转诊

1）符合重症 CAP 诊断标准。

2）病情危重的不明原因肺炎原则上需转至县级以上医疗机构，同时按照感染控制相关规定处置，并配合疾控机构对病例开展相关调查处置和实验室检测。

3）初始治疗失败，生命体征不稳定。

（2）普通转诊

1）合并基础疾病较多，如慢性心功能不全（Ⅲ ~ Ⅳ级）、慢性肾疾病 3 ~ 5 期、肝硬化失代偿、糖尿病急症。

2）免疫抑制宿主发生 CAP。

3）初始治疗失败，生命体征稳定。

4）出现局部或全身并发症，如脓胸、肺脓肿，生命体征稳定。

5）年龄 >65 岁有基础疾病患者，评估有超广谱 β- 内酰胺酶菌等耐多药感染风险。

6）CAP 诊断尚未明确，需要进一步鉴别诊断。

2. 预后　大多数年轻 CAP 患者症状典型，并发症少，若诊断、治疗及时，多数患者治疗效果较好。而老年患者由于体质及基础疾病等原因，更易感染 CAP，且患病后临床表现往往不典型，病情变化迅速，并发症多，如发现治疗不及时预后差。

（七）国内外诊疗进展

CAP 的流行病学调查研究表明，其患病率、病死率高，重症患者增多。临床上主要应加强病原学诊断、明确血清学检查的临床意义、正确评估病情、抗生素选择合理。目前常用的肺炎严重程度评分包括 PSI、CURB–65、A–DROP、SMART–COP 等评分。CAP 的抗感染治疗应该覆盖常见的病原体，并结合当地的抗菌谱及患者的临床特点、药物的药代学与药动学以正确选用。

（八）国内外科研开展现况

近年有学者提出，他汀类药物的抗炎及免疫调节作用在一定程度上可改善 CAP 的预后，但也有实验证明对重症肺炎预后（病死率）无明显影响，仍有待进一步研究证实。间充质干细胞是一群具有多向分化潜能的成体干细胞，显示出免疫调节功能并调节大量免疫细胞（如 B 淋巴细胞、T 淋巴细胞、巨噬细胞和自然杀伤细胞）的活性。其免疫调节活性中涉及的分子和细胞机制依赖于细胞间相互作用和可溶性因子及具有调节活性的细胞，如调节性 T 淋巴细胞或抗炎性巨噬细胞，在健康或疾病状态下维持细胞免疫系统的平衡中起重要作用。

> **思考题**
>
> 1. 怎样进行 COPD 稳定期的管理？
> 2. 重症 CAP 的诊断标准是什么？

（厉彩霞　季忠良）

第三节　内分泌代谢性疾病

> **学习提要**
>
> 1. 糖尿病、骨质疏松、高脂血症、高尿酸血症、甲状腺功能亢进症等内分泌代谢性疾病是社区常见病、多发病，全科医生要熟练掌握其临床特点与处理方法。
> 2. 全科医学研究生不仅需掌握上述疾病的临床思维，还需关注其最新研究进展。

内分泌代谢性疾病是一类常见且隐蔽性强的疾病，临床表现往往缺乏特异性，且涉及多个系统。在临床工作中需警惕潜在内分泌代谢性疾病的可能。随着生活物质条件的日益提高，不良生活方式的普遍存在，内分泌代谢性疾病特别是糖尿病在近年来呈现出暴发态势。全科医生除要积极诊疗外，还要重视一级预防和高危人群的管理，做好健康第一守门人。

一、糖尿病

（一）概述

糖尿病是胰岛素分泌相对或绝对不足所致，主要分为：1 型糖尿病，也称幼年型或胰岛素依赖型糖尿病（IDDM）；2 型糖尿病，也称成年型糖尿病或非胰岛素依赖型糖尿病（NIDDM）。

1. 病原学及流行病学　糖尿病是由遗传和环境因素共同作用引起的临床综合征。2015年全球糖尿病患病人数已达4.15亿，预计2040年将达6.42亿。近30年来我国糖尿病患病率呈快速增长趋势，更为严重的是我国约有60%的糖尿病患者未被诊断。

2. 病因及发病机制　糖尿病的病因和发病机制极为复杂，至今仍未完全阐明。

（1）IDDM：绝大多数是自身免疫病，某些外界因素作用于有遗传易感性的个体，激活T淋巴细胞介导的一系列自身免疫反应，引起选择性胰岛B细胞破坏和功能衰竭，体内胰岛素分泌不足进行性加重，最终导致糖尿病。

（2）NIDDM：是由遗传和环境因素共同作用引起的多基因遗传性疾病，目前对其病因和发病机制仍认识不足，主要包括遗传和环境因素、胰岛素抵抗和B细胞功能缺陷、胰岛A细胞功能异常和肠促胰素分泌缺陷。

（二）临床表现

1. 症状　典型症状"三多一少"，即多饮、多食、多尿和体重减轻。许多患者可无任何症状，仅于健康体检或因疾病就诊时发现血糖偏高。常见糖尿病类型的临床特点见表4-7所示。

表4-7　1型糖尿病和2型糖尿病的临床特点

项目	1型糖尿病	2型糖尿病
相对发病率	10%～15%	85%～90%
发病年龄高峰	10～30岁	＞40岁
发病年龄	通常是＜20岁的年轻人	通常是＞40岁的中年人
起病	迅速	隐匿/缓慢
发病时体重	低（瘦）	高（胖）
酮症酸中毒	易发生	不易发生
家族遗传倾向	弱	强
胰岛素状况	缺乏	抵抗
并发症	有	有

2. 并发症　糖尿病的并发症分为急性并发症和慢性并发症。急性并发症包括糖尿病酮症酸中毒、高渗性非酮症糖尿病昏迷、乳酸性酸中毒和低血糖昏迷。慢性并发症包括微血管病变、大血管病变、神经系统并发症、糖尿病足等。

（三）辅助检查

1. 糖代谢异常相关检查

（1）尿糖测定：尿糖阳性是诊断糖尿病的重要线索。但尿糖阳性不能作为糖尿病诊断依据，也有可能是肾糖阈降低所致，尿糖阴性也不能排除糖尿病可能。

（2）血糖测定和口服葡萄糖耐量（OGTT）试验：血糖升高是诊断糖尿病的主要依据，血浆、血清血糖比全血血糖高15%，诊断糖尿病时必须使用静脉血浆测定血糖水平。

当血糖高于正常范围，而又未达到糖尿病诊断标准时，进行OGTT试验。OGTT应在无摄入任何热量8 h后空腹进行，成年人口服75 g无水葡萄糖，溶于250～300 mL水中，5～10 min内饮完，测定空腹及2 h后静脉血浆葡萄糖水平。

（3）糖化血红蛋白（HbA1c）和糖化血浆白蛋白测定：HbA1c与血糖浓度呈正相关，其中正常人HbA1c占血红蛋白总量的3%~6%，HbA1c反映患者近8~12周平均血糖水平。糖化血浆白蛋白与血糖浓度也呈正相关，反映患者近2~3周内平均血糖水平。2020版中国NIDDM防治指南中将HbA1c≥6.5作为糖尿病诊断标准。

2. 胰岛B细胞功能检查

（1）胰岛素释放试验：正常人空腹基础血浆胰岛素为35~145 pmol/L（5~20 mU/L），口服75 g无水葡萄糖（或100 g标准面粉制作的馒头）后，血浆胰岛素在30~60 min内升至高峰。峰值为基础值的5~10倍，3~4 h恢复至基础水平。反映基础和葡萄糖介导的胰岛素释放功能。胰岛素测定受血清中胰岛素抗体和外源性胰岛素干扰。

（2）C肽释放试验：方法与高峰时间同上，正常人空腹基础值>400 pmol/L，峰值为基础值的5~6倍。也反映基础和葡萄糖介导的胰岛素释放功能。C肽测定不受血清中胰岛素抗体和外源性胰岛素影响。

（3）其他检测B细胞功能的方法：如静脉注射葡萄糖–胰岛素释放试验、高糖钳夹试验可以了解胰岛素释放第一相功能，胰高血糖素–C肽刺激试验、精氨酸刺激试验可了解非糖介导的胰岛素分泌功能。

（四）诊断

糖尿病的诊断标准为：糖尿病症状+任意时间静脉血浆葡萄糖≥11.1 mmol/L，或空腹血浆葡萄糖≥7.0 mmol/L，或OGTT 2 h血糖≥11.1 mmol/L。若无典型"三多一少"症状，需在另一天复查核实再确定诊断，如复查结果未达到诊断标准，应定期复查。随机血糖不能用来诊断空腹血糖升高或糖耐量异常。

（五）治疗

1. 治疗目标　近期目标是通过控制高血糖和相关代谢紊乱，以消除糖尿病症状和防止出现急性严重代谢紊乱。远期目标是通过良好的代谢控制达到预防和（或）延缓糖尿病慢性并发症的发生和进展，提高患者的生活质量，降低死亡率和延长寿命。

2. 糖尿病管理　近年循证医学的发展促进了糖尿病治疗观念的进步，糖尿病的控制已从传统意义上的治疗转变为系统管理。最好的管理模式是以患者为中心的团队管理。国际糖尿病联盟提出了糖尿病管理的5个要点：糖尿病教育、医学营养治疗、运动疗法、血糖检测和药物治疗。糖尿病综合管理目标如表4-8所示。

表4-8　糖尿病综合控制目标（2020版中国2型糖尿病防治指南）

检测项目	目标值
血糖（mmol/L）	
空腹	4.4~7.0
非空腹	≤10.0
HbA1c（%）	<7.0
血压（mmHg）	<130/80
HDL–C（mmol/L）	
男性	>1.0
女性	>1.3

续表

检测项目	目标值
TG（mmol/L）	<1.7
LDL-C（mmol/L）未合并 ASCVD	<2.6
合并 ASCVD	<1.8
体重指数（kg/m²）	< 24.0
尿白蛋白/肌酐比值（mg/mmol）	
男性	<2.5（22 mg/g）
女性	<3.5（31 mg/g）
主动有氧运动（分/周）	≥150

3. 糖尿病的药物治疗

（1）口服药物治疗：在控制饮食和增加运动后不能使血糖控制达标时，应及时应用降糖药物治疗。口服降糖药物分为 7 种：磺酰脲类促泌剂、双胍类、α 葡糖苷酶抑制药、噻唑烷二酮类衍生物促敏剂、非磺脲类苯茴酸类衍生物促泌剂（格列奈类）、SGLT-2 抑制剂、DPP-4 酶抑制剂，常见的如下。

1）磺酰脲类促泌剂：主要机制是刺激胰岛 β 细胞分泌胰岛素。其作用前提是至少保存 30% 有功能的 B 细胞。常见磺脲类药物包括格列本脲、格列吡嗪、格列齐特、格列喹酮、格列美脲等。适用于新诊断的非肥胖 NIDDM。随着疾病的进展，当胰岛 B 细胞受损 >70%，则需与其他作用机制不同的口服降糖药或胰岛素联合应用。

2）双胍类：是目前应用最广泛的降糖药。主要通过抑制肝葡萄糖输出，改善外周组织对胰岛素的敏感性，增加对葡萄糖的摄取和利用而降低血糖。作为 NIDDM 的一线用药，可单独或联合其他药物。

3）α 葡糖苷酶抑制药（AGI）：食物中淀粉、糊精、双糖等的吸收需要小肠黏膜的 α 葡糖苷酶，AGI 可抑制这一类酶活性，延缓糖类的吸收，降低餐后血糖。主要适用于餐后高血糖患者。AGI 应在进食第一口食物后立即服用。

（2）胰岛素：是控制高血糖的重要和有效手段。

1）适应证：① IDDM；②各种严重糖尿病急性或慢性并发症；③手术、妊娠、分娩；④新发病且与 IDDM 鉴别困难的消瘦患者；⑤新诊断的 NIDDM 伴明显高血糖，或在糖尿病病程中无明显诱因出现体重显著下降患者；⑥ NIDDM B 细胞功能明显减退患者；⑦特殊类型糖尿病。

2）分类：根据来源和化学结构的不同可分为：动物胰岛素、人胰岛素和胰岛素类似物。根据作用起效快慢和维持时间可分为：速效胰岛素类似物、短效胰岛素类、中效胰岛素、长效胰岛素、长效胰岛素类似物、预混胰岛素、预混胰岛素类似物。

3）使用原则和方法：胰岛素治疗应在综合治疗的基础上进行，胰岛素治疗方案应力求模拟生理性胰岛素分泌模式，一般从小剂量开始，根据血糖水平逐渐调整至最佳合适剂量。

（六）转诊及预后

1. 转诊指征 以下情况需要转上级医院进一步治疗。

（1）初次发现，病因与分型不明确者。

（2）儿童和年轻（＜25 岁）糖尿病患者。

（3）妊娠和哺乳期血糖异常。

（4）出现糖尿病急性并发症。

（5）反复发生低血糖。

（6）经规律治疗 3～6 个月后不达标者。

（7）糖尿病并发症筛查、治疗方案制订和疗效评估在社区处理有困难者。

（8）糖尿病慢性并发症导致靶器官损害需要紧急救治者。

（9）血糖波动较大，基层处理困难或需要制订胰岛素方案治疗者。

（10）处理严重糖尿病治疗药物不良反应难以处理者。

2. 预后　目前 1 型和 2 型糖尿病尚不能治愈，但自从胰岛素发现以来，加上饮食控制和药物合理使用，糖尿病可以得到很好的治疗和控制。

（七）国内外诊疗进展

当今糖尿病的治疗理念较以前发生了很大的变化。与传统治疗模式相比，新的理念更趋向于科学与理性，其核心是主张早期联合用药，积极强化治疗、多重危险因素全面控制达标，保护胰岛功能，减少或延缓慢性并发症的发生。近年来，十二指肠黏膜表面重建术（DMR）等新技术将用于临床糖尿病患者的治疗。血糖智能监测装备、人工智能连接血糖监测与胰岛素泵等技术的研究，在未来将有助于血糖的管理，减少并发症的发生。

（八）国内外科研开展现况

近年来鉴于大量 COVT 证据的补充，有些新型的药物包括 SGLT2 抑制剂、GLP-1 和 GLP 双重受体抑制剂、葡萄糖激酶抑制剂等临床疗效显著，在糖尿病临床指南和临床实践中的地位不断提高。众多在研的糖尿病药物及临床证据不断涌现，但大部分还处于临床试验甚至实验阶段，安全性和疗效均需进一步研究确认。研究表明，肥胖导致的胰岛素抵抗是我国糖尿病的最重要危险因素。通过完善持续的血糖动态监测，血糖在目标值范围内的时间可以更准确预测并发症的发生。生酮饮食可以有效逆转 NIDDM 的发生。

二、骨质疏松症

（一）概述

骨质疏松症（osteoporosis，OP）是一种以骨量减低、骨组织微结构损坏，导致脆性增加，易发生骨折为特征的全身性、代谢性骨病。OP 按病因分为原发性和继发性两大类。原发性 OP 包括绝经后 OP（Ⅰ型）、老年 OP（Ⅱ型）和特发性 OP（包括青少年型）。继发性 OP 指由任何影响骨代谢的疾病和（或）药物及其他明确病因导致的 OP。本章节主要介绍原发性 OP。

1. 病因和危险因素　正常性成熟后骨的代谢主要以骨重建形式进行。更年期后，男性骨密度（BMD）下降速率一般慢于女性，因为后者除增龄外，还有雌激素缺乏因素。凡使骨吸收增加和（或）骨形成减少的因素都会导致骨丢失和骨质量下降，脆性增加，直至发生骨折。

（1）骨吸收因素：性激素缺乏、活性维生素 D 缺乏和甲状旁腺（PTH）增高。

（2）骨形成因素：峰值骨量降低、骨重建功能衰退。

（3）骨质量下降：骨质量主要与遗传因素有关，包括骨的几何形态、矿化程度、微损伤累积、骨矿物质与骨基质的理化和生物学特性等。

（4）不良的生活方式和生活环境：如高龄、吸烟、制动、酗酒、跌倒、长期卧床和服用糖皮质激素、光照减少、钙和维生素 D 摄入不足等。

2. 流行病学　我国 50 岁以上人群 OP 患病率女性为 20.7%，男性为 14.4%；60 岁以上人群 OP 患病率明显增高。

（二）临床表现

OP 初期通常没有明显的临床症状，随着病情进展，患者会出现骨痛、脊柱变形，甚至发生骨质疏松性骨折等后果。

（三）辅助检查

1. 骨骼 X 线检查　X 线摄片所示的骨质密度不易量化评估，只能定性，故 X 线不用于 OP 的早期诊断。

2. 双能 X 射线吸收法（DXA）检测骨密度　是临床最常用的骨密度测量方法，可用于 OP 的诊断、骨折风险性预测和药物疗效评估，也是流行病学研究常用的骨骼评估方法。

3. 实验室检查　外周血及尿常规，肝、肾功能，血钙、磷和碱性磷酸酶等检查。原发性 OP 患者通常血钙、磷和碱性磷酸酶水平在正常范围，当有骨折时血清碱性磷酸酶水平可有轻度升高。

4. 其他检查　为进一步鉴别诊断的需要，可选择进行以下检查，如红细胞沉降率、性腺激素、25-羟维生素 D、甲状旁腺激素、甲状腺功能等检查。

（四）诊断与鉴别诊断

1. 诊断　主要基于 DXA 骨密度测量结果和（或）脆性骨折。详细的病史和查体是临床诊断的基本依据。临床上，凡存在 OP 家族史、OP 脆性骨折史、消瘦、闭经、绝经、慢性疾病、长期营养不良、长期卧床或服用导致骨质的药物者均要想到本病可能。

（1）基于骨密度测定的诊断：见表 4-9。

表 4-9　双能 X 射线吸收法检测骨密度的分类诊断标准

分类	T 值
正常	T 值 ≥ -0.1
低骨量	-2.5 < T 值 < -1.0
骨质疏松	T 值 ≤ -2.5
严重骨质疏松	T 值 ≤ -2.5 + 脆性骨折

（2）基于脆性骨折的诊断：符合以下两者之一可诊断为 OP。

1）髋部或椎体脆性骨折。

2）骨密度测量符合低骨量（-2.5 < T 值 < -1.0），合并肱骨近端、骨盆或前臂远端脆性骨折。

2. 鉴别诊断　与原发性 OP 相鉴别的疾病如表 4-10 所示。

（五）治疗

1. 治疗目标　改善骨骼生长发育，促进成年期达到理想的峰值骨量；维持骨量和骨质量，增加骨密度，预防增龄性骨丢失；避免跌倒和骨折。

表 4-10 与原发性骨质疏松症相鉴别的疾病

疾病	临床表现	化验检查	其他检查
内分泌代谢疾病	早期可仅表现为低骨量或骨质疏松症，本身的原发病表现较明显	血甲状旁腺激素、血钙和血磷一般可予鉴别	影像学检查或动态变化
血液系统疾病	骨损害有时酷似原发性骨质疏松症或甲状旁腺功能亢进症	血甲状旁腺激素、甲状旁腺激素相关蛋白和肿瘤特异标志物测定等进行鉴别	无
原发性或转移性骨肿瘤	早期表现可酷似骨质疏松症	血甲状旁腺激素、血钙和血磷一般可予鉴别	骨扫描或MRI以明确诊断
结缔组织疾病	临床表现依缺陷的类型和程度而异，轻者可仅表现为骨质疏松症而无明显骨折	特殊实验室检查	特殊影像学检查
其他继发性骨质疏松症	伴有原发疾病的临床表现	特殊实验室检查	无

2. 基础措施

（1）调整生活方式：保持健康的生活方式，包括加强营养，均衡膳食；规律运动，防止跌倒；充足日照；戒烟、限酒；避免过量饮用咖啡及碳酸饮料；尽量避免或少用影响骨代谢的药物。

（2）骨健康基本补充剂：补充钙和维生素 D 为 OP 预防和治疗的基本措施。钙剂常用碳酸钙 D_3 片，每片含碳酸钙 1.5 g（相当于钙 600 mg）/维生素 $D_3$125 U，口服，每次 1 片，每日 1~2 次。

（3）维生素 D：推荐成人维生素 D 摄入量为 400 U（10 μg）/d；65 岁及以上老年人推荐摄入量为 600 U（15 μg）/d；维生素 D 用于骨质疏松症防治时，剂量可为 800~1 200 U/d。如维生素 D 滴剂（胶囊型）口服，1 粒、每日 1~2 次。应用时应注意个体差异和安全性，定期监测血钙和尿钙浓度，防止发生高钙血症和高磷血症。

3. 抗骨质疏松药物 按作用机制可分为骨吸收抑制剂、骨形成促进剂及其他机制类药物。

（1）骨吸收抑制剂：常用的有双膦酸盐、降钙素、雌激素等。

（2）骨形成促进剂：特立帕肽是甲状旁腺激素类似物。间断小剂量使用能刺激成骨细胞活性，促进骨形成，增加骨密度，降低椎体和非椎体骨折的发生风险。

（3）其他机制类药物：有活性维生素 D 及其类似物、维生素 K_2 类、锶盐等。

（六）转诊及预防

1. 转诊指征

（1）首次发现 OP，病因和分类未明者，或疑似继发性 OP 症者。

（2）重度 OP 者或伴全身疼痛症状明显者。

（3）OP 诊断明确，经规范治疗后症状无明显改善，或病情控制中出现需上级医院诊疗的新情况。

（4）有 OP 相关症状，但不能明确诊断者，转上级医院明确诊断，确定治疗方案及随诊。

（5）OP 伴有严重并发症者。

2. 预防　预防重于治疗是骨质疏松症防治的根本策略。因此，基层医疗卫生机构需在上级医院专科医生的指导下在广大人群中进行三级预防。

（七）国内外诊疗及科研进展

骨质疏松是多种病理因素共同作用导致的全身性骨代谢疾病，具有较高的发病率、致残率，其发病机制尚未明确使该病的防治成为棘手的问题。随着对该病的研究日趋深入，发现细胞自噬在骨质疏松的发生发展中扮演重要角色。因此，有效调节细胞自噬水平已成为防治骨质疏松症新的靶向研究策略。Romosozumab 是一种新型抗骨质疏松药物，可作为绝经后 OP 患者治疗方案选择之一。女性在骨质疏松的研究中更受到关注，研究表明，女性如果在 45 岁之前绝经、切除了卵巢或接受过化学治疗，则患骨质疏松的风险增加。许多因素导致绝经后女性的骨质疏松风险较男性及未绝经女性更大，这类人群再次发生骨折的风险很高，但其中许多女性都没有接受适当的治疗，这也是导致治疗现状与理想之间差距的原因。

三、血脂异常

（一）概述

血脂异常指血清中胆固醇、三酰甘油、低密度脂蛋白胆固醇水平升高，高密度脂蛋白胆固醇水平降低。由于血浆中脂质以脂蛋白的形式存在，血脂异常表现为脂蛋白异常血症。目前我国居民动脉粥样硬化性心血管疾病（ASCVD）成为首位死亡原因。血脂异常为 ASCVD 发生发展中最主要的致病性危险因素。近年来，中国冠心病死亡率不断增加，首位原因为高脂血症，占 77%。

1. 分类　根据临床血脂检测的基本项目胆固醇（TC）、甘油三酰（TG）、低密度脂蛋白胆固醇（LDL-C）和高密度脂蛋白胆固醇（HDL-C）的值分类。

（1）高 TC 血症：单纯 TC 升高。

（2）高 TG 血症：单纯 TG 升高。

（3）混合型高脂血症：TC 和 TG 均有升高。

（4）低 HDL-C 血症：HDL-C 偏低。

2. 病因及发病机制

（1）原发性血脂异常：原因不明，是遗传与环境因素相互作用的结果。大部分存在单一或多个基因突变，环境因素包括不良饮食习惯、运动不足、肥胖、年龄、吸烟及酗酒。

（2）继发性血脂异常：甲状腺功能减退（甲减）、库欣综合征、肝肾疾病、系统性红斑狼疮（SLE）等疾病，过量饮酒，以及某些药物通过不同机制影响血脂的形成。

（二）临床表现

血脂异常可见于不同年龄、性别的人群，血脂水平随年龄增长常升高，50～60 岁达高峰，其后趋于稳定或有所下降。常见临床表现包括黄色素瘤、早发性角膜环和眼底改变，以及动脉粥样硬化。

（三）辅助检查

血脂异常通过实验室检查进行诊断及分型。基本检测项目为血浆或血清 TC、TG、LDL-C 和 HDL-C。检查前应空腹（禁食 12～24 h），最后一餐忌食高脂食物和酒精。

（四）诊断与鉴别诊断

1. 诊断　详细询问病史、体格检查。血脂异常的诊断标准见表 4-11。

表 4-11 血脂异常诊断及分层标准 （单位：mmol/L）

分层	TC	LDL-C	HDL-C	TG
理想水平	—	< 2.6	—	—
合适水平	< 5.2	< 3.4	—	< 1.7
边缘升高	5.2 ~ 6.2	3.4 ~ 4.1	—	1.7 ~ 2.3
升高	≥6.2	≥4.1	—	≥2.3
降低	—	—	< 1.0	—

2. 鉴别诊断 根据临床检测指标进行分类，并鉴别原发性血脂异常和继发性血脂异常。继发性血脂异常多存在原发病的临床表现和病理特征。对家族性脂蛋白异常血症可进行基因诊断。尤其要对甲减、库欣综合征、肾病综合征、SLE 等疾病引起的继发性血脂异常进行鉴别。

（五）治疗

1. 生活方式改变 无论是否进行药物治疗，都必须坚持控制饮食和改善生活方式。建议低脂饮食，合理选择各营养要素的构成比例，控制体重，戒烟，限酒，坚持规律的中等强度体育运动。

2. 降脂药物

（1）他汀类药物：是血脂异常药物治疗的基石。指南推荐将中等强度的他汀类降脂药作为我国血脂异常人群的常用药，他汀类药不耐受或 LDL-C 水平不达标者应考虑与非他汀类降脂药物联合应用。

（2）胆固醇吸收抑制剂：常见药物依折麦布，与他汀联合应用可产生良好的协同作用，可使血清 LDL-C 在他汀治疗的基础上再下降 18% 左右，且不增加他汀的不良反应。

（3）贝特类药物：降低血清 TG 水平和升高 HDL-C 水平。常用药物有非诺贝特、微粒化非诺贝特和苯扎贝特。不良反应与他汀类似。

（4）高纯度鱼油制剂：高纯度鱼油主要成分为 n-3 脂肪酸，主要用于治疗高 TG 血症。

（5）前蛋白转化酶枯草溶菌素 9 型（PCSK9）抑制剂：抑制 PCSK9 可阻止 LDL 受体降解，促进 LDL-C 的清除。PCSK9 抑制剂具有强大的降胆固醇作用，可降低 LDL-C 50% ~ 70%。

3. 特殊人群血脂异常的管理

（1）糖尿病：年龄≥40 岁糖尿病患者血清 LDL-C 水平应控制在 2.6 mmol/L（100 mg/dL）以下，保持 HDL-C 目标值在 1.0 mmol/L（40 mg/dL）以上。首选他汀治疗，如合并高 TG 伴或不伴低 HDL-C 者，可采用他汀与贝特类药物联合应用。

（2）高血压：他汀与降压药物联合应用，使心血管危险下降更为显著。中等危险的高血压患者均应启动他汀治疗，根据不同危险程度确定调脂达标值。

（3）代谢综合征：治疗目标是 LDL-C < 2.6 mmol/L，TG < 1.7 mmol/L、HDL-C≥1.0 mmol/L。

（4）慢性肾疾病（CKD）：轻、中度 CKD 者 LDL-C < 2.6 mmol/L，非 HDL-C < 3.4 mmol/L；重度 CKD、CKD 合并高血压或糖尿病者 LDL-C < 1.8 mmol/L，非 HDL-C < 2.6 mmol/L。推荐中等强度他汀治疗，必要时联合胆固醇吸收抑制剂。

4. 治疗过程的监测 药物治疗开始后4~8周复查血脂、肝功能、肌酸激酶，若无特殊情况且血脂达标可改为每6~12个月复查1次；长期达标者可每年复查1次。如血脂未达标则需调整降脂药剂量或种类，或联合应用不同作用机制的降脂药进行治疗。每当调整降脂药种类或剂量时，都应在治疗6周内复查。

（六）预防及预后

血脂异常的预防措施主要包括普及健康教育，提倡均衡饮食，增加体力活动及体育活动，预防肥胖，避免不良生活习惯，并与肥胖症、糖尿病、心血管疾病等慢性病防治工作的宣教相结合。经积极的综合治疗，本病预后良好。

（七）国内外诊疗进展

早期筛查和治疗血脂异常很大程度上能改善预后。治疗血脂异常的方法包括治疗性生活方式改善、药物治疗、脂蛋白血浆置换、肝移植等。近年来尤其关注新型降脂药物，如依折麦布、PCSK9抑制剂、胆固醇酯转运蛋白（CETP）抑制剂等，这些药物在临床广泛应用使调脂治疗进入了"后他汀时代"。但PCSK9抑制剂因价格昂贵临床应用受限，长期治疗对心血管事件的疗效及长期预后、耐受性和不良反应尚需循证医学证据。

（八）国内外科研开展现况

关于降血脂研究目前主要关注新型降脂药的疗效及其治疗后的获益。PCSK9抑制剂联合他汀治疗高风险患者心血管终点事件的大规模研究，在IMPROVE-IT试验的基础上，再次支持了"胆固醇理论"，强调了"LDL-C低一点好一点"的理念。同时证实PCSK9单抗对全因死亡的获益，填补了强化降LDL-C治疗对全因死亡风险获益证据上的空缺。尽管依折麦布没有减少死亡率，但他汀类药联合依折麦可以使不能耐受高剂量他汀类或他汀类单药治疗不达标的患者LDL-C更易达标，减少心血管残余风险。

四、高尿酸血症和痛风

（一）概述

1. 病原学及流行病学 尿酸是人体内嘌呤核苷酸的分解代谢产物，当血清尿酸水平>420 μmol/L时，称高尿酸血症。高尿酸血症常由嘌呤代谢紊乱和（或）尿酸排泄减少所致。

痛风是指因血尿酸过高而沉积在关节、组织中造成多种损害的一组疾病，异质性较强，严重者可并发心脑血管疾病、肾衰竭，最终可能危及生命。高尿酸血症是痛风发作的重要基础，痛风患者在其发病过程中必在某一阶段有高尿酸血症表现，但部分患者急性发作时血尿酸水平不高。

由于受地域、民族、饮食习惯的影响，痛风患病率差异较大，并随年龄增长及血清尿酸浓度升高和持续时间而增加。据统计，我国痛风的患病率为1%~3%。

2. 病因及发病机制

（1）高尿酸血症的形成：根据高尿酸血症形成的病理生理机制，可将高尿酸血症分为尿酸生成增多和尿酸排泄减少两大类，有时两者共存。

（2）痛风的发生：原发性痛风是由遗传和环境因素共同致病，绝大多数尿酸排泄障碍者具有一定的家族易感性。继发性痛风主要是由于肾疾病、药物、肿瘤化学或放射治疗等所致，特发性痛风是原因未知的痛风。临床上5%~15%的高尿酸血症患者会发展为痛风。

（二）临床表现

痛风及高尿酸血症的临床表现经典分期常分为以下 4 个阶段：①无症状的高尿酸血症。②急性痛风性关节炎。③痛风间歇期。④慢性痛风石及慢性痛风性关节炎。

此外，长期高尿酸血症患者还可出现肾损害，包括慢性尿酸盐肾病、肾结石等。

（三）辅助检查

1. 血尿酸测定　成年男性血尿酸值为 208 ~ 416 μmol/L，女性为 149 ~ 358 μmol/L，绝经后接近于男性。

2. 尿酸测定　限制嘌呤饮食 5 天后，每日尿酸排出量超过 3.57 mmol（600 mg），可认为尿酸生成增多。

3. 关节液或痛风石内容物检查　偏振光显微镜下见双折光的针形尿酸盐结晶。

4. 超声检查　关节超声可见双轨征或不均匀低回声与高回声混杂团块影。

5. X 线检查　特征性改变为穿凿样、虫蚀样骨质缺损。

6. CT 与 MRI 检查　CT 在受累部位可见不均匀斑点状高密度痛风石影像，可辅助诊断痛风；MRI 的 T_1 和 T_2 加权图像呈斑点状低信号。

（四）诊断与鉴别诊断

1. 诊断　目前采用 2015 年美国风湿病学会（ACR）和欧洲抗风湿病联盟（EULAR）共同制定的痛风标准（表 4-12）。

表 4-12　2015 年美国风湿病学会和欧洲抗风湿联盟痛风诊断标准

项目	内容	评分
临床特点	受累关节分布：曾有急性症状发作的关节 / 滑囊部位（单或寡关节炎）	
	·踝关节或足部（非第 1 跖趾关节）关节受累	1
	·第 1 跖趾关节受累	2
	受累关节急性发作时症状：①皮肤发红（患者主诉或医生查体）；②触痛或压痛；③活动障碍	
	·符合上述 1 个特点	1
	·符合上述 2 个特点	2
	·符合上述 3 个特点	3
	典型的急性发作：①疼痛达峰 < 24 h；②症状缓解 ≤ 14 天；③发作间期完全缓解，符合上述 ≥ 2 项（无论是否抗炎治疗）	
	·首次发作	1
	·反复发作	2
	痛风石证据：皮下灰白色结节，表面皮肤薄，血供丰富；典型部位：关节、耳郭、鹰嘴滑囊、手指、肌腱（如跟腱）	
	·没有痛风石	0
	·存在痛风石	4
实验室检查	血尿酸水平：非降尿酸治疗中、距离发作 > 4 周时检测，可重复检测；以最高值为准	
	·< 240 μmol/L（< 4 mg/dL）	−4
	·240 ~ < 360 μmol/L（4 ~ < 6 mg/dL）	0

续表

项目	内容	评分
	· 360 ~ < 480 μmol/L（6 ~ < 8 mg/dL）	2
	· 480 ~ < 600 μmol/L（8 ~ < 10 mg/dL）	3
	· ≥600 μmol/L（≥10 mg/dL）	4
	关节液分析：由有经验的医生对有症状关节或滑囊进行穿刺及偏振光显微镜检查	
	· 未做检查	0
	· 尿酸钠晶体阴性	−2
影像学特征	有或曾有症状的关节或滑囊处尿酸钠晶体的影像学证据：关节超声"双轨征"，或双能 CT 的尿酸钠晶体沉积	
	· 无（两种证据）或未做检查	0
	· 存在（任一证据）	4
	痛风相关关节破坏的影像学证据：手／足 X 线存在至少一处骨侵蚀（皮质破坏，边缘硬化或边缘突出）	
	· 无或未做检查	0
	· 存在	4

注：如果没有条件接受关节穿刺检查，可根据临床表现计分，累计≥8 分者可以临床诊断痛风

2. 鉴别诊断　针对急、慢性痛风性关节炎的鉴别诊断见表 4-13。

表 4-13　急慢性痛风性关节炎的鉴别诊断

项目	鉴别疾病
急性痛风性关节炎	其他晶体性关节炎，如假性痛风［焦磷酸钙晶体沉积病（CPPD）、碱性磷酸钙结晶沉积病（BCP）等］；感染性关节炎，如化脓性关节炎、莱姆关节炎、淋病性关节炎等
	创伤
	反应性关节炎
	结节病
	其他慢性炎症性关节炎的不典型表现，如类风湿关节炎
慢性特发性关节炎	类风湿关节炎或其他慢性炎症性关节炎
	假性痛风
	骨关节病
	莱姆关节炎
	不典型慢性感染，如结核、布鲁菌病等

（五）治疗

1. 痛风治疗的目的

（1）控制高尿酸血症，预防尿酸盐沉积。

（2）迅速控制急性关节炎发作。

（3）防止尿酸结石形成和肾功能损害。

2. 非药物治疗 痛风患者应遵循以下原则。

（1）限酒。

（2）减少高嘌呤食物摄入。

（3）防止剧烈运动和突然受凉。

（4）减少富含果糖饮料摄入。

（5）大量饮水（每日 2 000 mL 以上）。

（6）控制体重。

（7）增加新鲜蔬菜摄入。

（8）规律饮食和作息。

（9）规律运动。

（10）禁烟。

3. 药物治疗

（1）急性痛风性关节炎的治疗

1）秋水仙碱：起始负荷剂量为 1.0 mg 口服，1 h 后追加 0.5 mg，12 h 后按照 0.5 mg、每日 1～2 次。不良反应随剂量增加而增加，肾功能不全者须减量或延长间隔。

2）NSAID：若无禁忌推荐早期足量使用 NSAID 速效制剂。使用禁忌为有活动性消化道溃疡/出血，或既往有复发性消化性溃疡/出血病史。合并心肌梗死、心功能不全者、慢性肾病患者尽量避免使用。

3）糖皮质激素：用于 NSAID、秋水仙碱治疗无效或禁忌、肾功能不全者。短期口服中等剂量糖皮质激素或关节腔注射对急性痛风性关节炎有明显疗效亦可行。

（2）发作间歇期和慢性期的处理：对急性痛风性关节炎频繁发作（＞2 次/年），有慢性痛风性关节炎或痛风石的患者，应行降尿酸治疗。治疗目标是血尿酸＜360 μmol/L，对于痛风石、慢性关节病等痛风患者，血尿酸水平应＜300 μmol/L。长期治疗的过程中，不建议血尿酸＜180 μmol/L。

（3）目前降尿酸药物主要有抑制尿酸合成、促进尿酸排泄药物两类。抑制尿酸合成的代表药物为别嘌醇和非布司他。促进尿酸排泄的代表药物为苯溴马隆。

（六）转诊及预后

1. 转诊指征 明确诊断痛风性关节炎或正在发作的急性关节炎患者。

（1）急性发作累及大关节、多关节，或伴有发热等明显全身症状者。

（2）经治疗 24 h 关节症状改善＜50% 者，为疗效不佳。

（3）明确诊断痛风性关节炎且非急性期的患者，建议由上级医院专科医生选择合适的降尿酸药物并启动降尿酸治疗，待方案确定后再由基层医生进行长期监测、随访。

2. 预后 痛风是一种慢性和严重的疾病，可导致生活质量下降，预期寿命降低，但可以有效治疗。

（七）国内外科研开展现况

在降尿酸药物的选择上，国内主要药物有别嘌醇、非布司他及苯溴马隆，均为我国各指南中推荐的一线降尿酸治疗药物。而 ACR 2020、BSR 2017、EULAR 2016 推荐别嘌醇为一线用药，其主要原因与药物不良反应在不同种族人群中的差异表现有关。研究显示，汉族人群相对白种人群更易发生别嘌醇超敏反应综合征。

关于痛风性关节炎的降尿酸治疗，国内外相关指南均强调长期甚至终身服用降尿酸药物及维持 SUA 达标的重要性。对于未合并慢性病变的痛风性关节炎患者，不同的指南对于降尿酸药物治疗的临床指征有不同的推荐，相对国外指南，国内指南的临床指征较宽泛。对于痛风性关节炎急性发作期能否予以降尿酸药物仍有不同的观点。

五、甲状腺功能亢进症

（一）概述

甲状腺功能亢进症（hyperthyroidism）简称甲亢，以毒性弥漫性甲状腺肿（Graves 病）最常见，约占甲亢所有类型的 80%。Graves 病的典型征象是甲状腺弥漫性肿大、浸润性突眼。

1. 病因　Graves 病的特征性自身抗体是促甲状腺激素受体抗体（TRAb），其中包括甲状腺刺激性抗体（TSAb）、甲状腺刺激阻断性抗体（TSBAb）。TSAb 是 Graves 病的致病性抗体，存在于 90% 以上的患者。TSAb 与 TSH 竞争性地结合于 TSH 受体 α 亚单位，激活腺苷酸环化酶信号系统，导致甲状腺滤泡上皮细胞增生，产生过量的甲状腺激素。由于 TSAb 对 TSHR 的刺激没有负反馈调节机制，所以出现甲亢。

2. 发病机制　Graves 病有显著的遗传倾向，同时受到环境和表观遗传等多种因素的影响。外部因素包括感染、碘摄入量和环境毒素，内部因素包括基因多态性，以及应激、妊娠、性别、染色体失活偏移等。

（二）临床表现

1. 症状　以代谢亢进和神经、循环、消化等系统兴奋性增高为主要临床表现，典型症状有易激、烦躁、失眠、心悸、乏力、怕热、多汗、消瘦、食欲亢进、大便次数增多等。女性月经稀少甚至闭经，男性性欲减退、阳痿。可伴低钾性周期性瘫痪和近端肌肉进行性无力、萎缩。淡漠型甲亢，多见于老年人，高代谢症状不典型，主要表现为明显消瘦、乏力、心悸、厌食、腹泻、神志淡漠等。

2. 体征

（1）甲状腺：Graves 病患者甲状腺多呈弥漫性肿大，质地软或坚韧，无压痛，上、下极可触及震颤，闻及血管杂音。结节性毒性甲状腺肿患者可触及甲状腺结节性肿大。甲状腺自主性高功能腺瘤患者可扪及孤立结节。

（2）神经系统：焦虑、烦躁。伸舌或双手平举可见细震颤、腱反射活跃。

（3）心血管系统：心率增快，心尖区第一心音亢进，可闻及血管杂音，伴有心律失常如期前收缩、心房颤动。可有收缩压升高，舒张压正常或下降，脉压增大。

（4）胫前黏液性水肿：多见于胫骨前下 1/3 部位。皮损多为对称性，皮肤增厚、变粗如橘皮或树皮样。

（5）皮肤：皮肤温暖、潮湿、多汗，体形消瘦。

3. 眼部表现　非浸润性突眼患者眼球轻度突出，可伴有眼裂增宽、瞬目减少及凝视、眼球内侧聚合不能或欠佳等眼征。浸润性突眼患者双眼球明显突出，可超过中国人群眼球突出度参考值（女性 16.0 mm，男性 18.6 mm）3 mm 以上，少数患者为单侧突眼，可见眼睑肿胀、结膜充血水肿、眼球活动受限、复视等。

（三）辅助检查

1. 甲状腺功能评估

（1）甲状腺素：TSH 水平下降，临床甲亢患者血清 TT_3、FT_3、TT_4、FT_4 均升高（T_3

型甲亢仅 TT$_3$、FT$_3$ 升高），亚临床甲亢患者甲状腺激素测定正常。

（2）甲状腺自身抗体：Graves 病患者 TRAb 阳性率达 80%～100%，多呈高滴度阳性，对诊断、判断病情活动及评价停药时机有一定意义，并且是预测复发的最重要指征。Graves 病患者可见甲状腺过氧化物酶抗体（TPO-Ab）和甲状腺球蛋白抗体（TgAb）阳性。桥本甲状腺炎合并 Graves 病患者 TgAb、TPO-Ab 多呈高滴度阳性。

2. 超声检查　Graves 病患者甲状腺内血流丰富，呈"火海征"。自主性高功能腺瘤患者的甲状腺结节直径一般在 2.5 cm 以上，边缘清楚，结节内血流丰富。多结节性毒性甲状腺肿患者可见多个甲状腺结节。

3. ^{131}I 摄取率　Graves 病患者 ^{131}I 摄取率升高，多有高峰前移。多结节性毒性甲状腺肿和自主性高功能腺瘤患者 ^{131}I 摄取率升高或正常。碘甲亢和非甲亢性甲状腺毒症患者 ^{131}I 摄取率正常或降低。

4. 甲状腺核素显像　自主性高功能腺瘤患者提示为热结节，周围萎缩的甲状腺组织仅部分显影或不显影。多结节性毒性甲状腺肿为多发热结节或冷、热结节。

5. CT 和 MRI　怀疑浸润性突眼的患者可行 CT 或 MRI 评价眼外肌的大小和密度、眼球位置等，并有助于排除其他病因所致的突眼。

6. 心脏检查　心电图可见窦性心动过速，房性、室性或交界性期前收缩，心房颤动，房室传导阻滞等。

（四）诊断与鉴别诊断

1. 诊断

（1）甲亢的诊断

1）高代谢症状和体征。

2）甲状腺肿大。

3）血清 TSH 水平降低，甲状腺激素水平升高。

具备以上 3 项时诊断即可成立。注意：部分不典型甲亢患者可以单一系统表现为首发突出症状，如心房颤动、腹泻、低钾性周期性瘫痪等。淡漠型甲亢患者高代谢症状不明显。少数患者可以无甲状腺肿大。

（2）Graves 病的诊断

1）甲亢诊断确立。

2）甲状腺弥漫性肿大（触诊和超声证实）。

3）眼球突出和其他浸润性眼征。

4）胫前黏液性水肿。

5）TRAb、TPO-Ab 阳性。

在以上标准中，1）～2）项为诊断必备条件，3）～5）项为诊断辅助条件。

2. 鉴别诊断　Graves 病、结节性毒性甲状腺肿和甲状腺自主性高功能腺瘤分别约占病因的 80%、10%、5%。伴浸润性突眼、胫前黏液性水肿等均支持 Graves 病的诊断。结节性毒性甲状腺肿、甲状腺自主性高功能腺瘤的诊断主要依靠放射性核素扫描和甲状腺 B 超。

（五）治疗

Graves 病的治疗方法包括 ATD 治疗、放射性碘治疗（^{131}I 治疗）和手术治疗。采取何种治疗措施，应综合考虑，可依据患者的具体情况、治疗方式利弊和治疗意愿而定。

1. 一般治疗　低碘饮食，戒烟，注意补充足够的热量和营养，包括蛋白质、B 族维生素等。平时不宜喝浓茶、咖啡等刺激性饮料。如出汗多，应保证水分摄入。适当休息，避免情绪激动、感染、过度劳累。如烦躁不安或失眠较重者可给予镇静剂。

2. ATD 治疗

（1）适应证

1）轻、中度病情。

2）甲状腺轻、中度肿大。

3）孕妇、高龄或由于其他严重疾病不适宜手术者。

4）手术前和 ^{131}I 治疗前的准备。

5）手术后复发且不适宜 ^{131}I 治疗者。

6）中至重度活动的甲亢突眼患者。

（2）禁忌证：外周血白细胞数 $< 3.0 \times 10^9/L$ 或对该类药物有过敏反应及其他不良反应者。

（3）药物选择：常用 ATD 包括咪唑类和硫氧嘧啶类，前者的代表药物是甲巯咪唑（MMI），后者的代表药物是丙硫氧嘧啶（PTU）。PTU 通过抑制 5′ 脱碘酶活性而减少外周组织 T_4 转化为 T_3，但肝毒性大于 MMI，故除严重病例、甲状腺危象、妊娠早期或对 MMI 过敏者首选 PTU 治疗外，其他情况 MMI 应列为首选药物。

（4）疗程：分 3 个阶段，即初始阶段、减量阶段、维持阶段。初始阶段：MMI 起始剂量为 $20 \sim 40$ mg/d、每日 $1 \sim 2$ 次口服。减量阶段：当症状好转、甲状腺功能接近正常时可逐步减少药量。维持阶段：MMI $5 \sim 10$ mg/d，PTU $50 \sim 100$ mg/d，视病情调整剂量，一些患者只需要更低的 ATD 剂量即可维持正常的甲状腺功能，每 2 个月复查甲状腺功能，为期 $1 \sim 2$ 年。个别患者需要延长维持治疗疗程。注意：初始及减量阶段不建议联用左甲状腺素（L–T_4），维持期可联用 L–T_4 维持正常的甲状腺功能。

（5）不良反应：常见不良反应有肝功能受损、外周血白细胞数减少和过敏性皮疹。

（6）停药指征和复发：甲状腺功能正常、疗程足够、TRAb 阴性可以考虑停药。推荐在停 ATD 前检测 TRAb 水平，停药后密切监测甲状腺激素水平。

3. β 受体阻滞剂　老年患者、静息心率超过 90 次 / 分或合并心血管疾病的患者均可应用该类药物。禁忌证包括心脏传导阻滞和非严重心动过速引起的充血性心力衰竭等。

4. ^{131}I 治疗

（1）适应证：①甲状腺肿大 Ⅱ 度以上；②对 ATD 过敏；③ ATD 治疗或者手术治疗后复发；④合并心脏病；⑤伴白细胞减少、血小板减少或全血细胞减少；⑥合并肝、肾等脏器功能损害；⑦拒绝手术治疗或者有手术禁忌证；⑧浸润性突眼。

（2）禁忌证：妊娠和哺乳期。^{131}I 治疗的主要并发症是甲状腺功能减退症，年发生率 $2\% \sim 3\%$。

5. 手术治疗

（1）适应证：①甲状腺肿大显著，有压迫症状；②中、重度甲亢，长期服药无效，或停药复发，或不能坚持服药者；③胸骨后甲状腺肿；④细针穿刺细胞学证实甲状腺癌或者怀疑恶变；⑤ ATD 治疗无效或者过敏的妊娠期甲亢患者，手术需要在妊娠中期实施。

（2）禁忌证：①合并较重心脏、肝、肾疾病不能耐受手术者；②妊娠早期和晚期。患者在术前应用 ATD 将甲状腺功能控制正常后再行手术治疗。主要术式为次全切除术或全切除术。最常见的并发症为甲状旁腺功能减退症、喉返神经或喉上神经损伤、术后出血和麻醉相关并发症。

6. 妊娠期甲亢治疗 患甲亢的妇女最好在甲状腺功能恢复正常后考虑妊娠，以减少妊娠不良结局。

（六）转诊及预后

1. 转诊指征

（1）无法完成甲亢的相应检查，不能明确病因诊断。

（2）甲亢症状重，出现明显消瘦、虚弱、浸润性突眼、多系统损害等。

（3）ATD 治疗效果不理想或出现 ATD 不良反应，需要调整治疗方案。

（4）需要放射性碘或手术治疗。

（5）甲亢性心脏病。

（6）妊娠期甲亢。

（7）甲状腺结节，需要明确结节性质。

（8）甲亢合并其他疾病，基层医疗机构处理困难者。

2. 预后 经规范治疗一般预后较好。但未经发现和积极治疗的甲亢患者，可因疾病进展导致多器官尤其心脏受损，甚至因甲状腺危象导致死亡。

（七）国内外诊疗及科研进展

甲亢主要采用药物治疗，对不能使用药物治疗的患者可以手术或 ^{131}I 治疗。甲状腺动脉栓塞是近年来应用于临床的新治疗方法，可达到"化学切除"的目的。其优点是不影响美观，即使治疗失败，也可再行其他方法治疗。操作方法是在数字显影 X 线的引导之下，经股动脉将导管送入甲状腺上动脉，缓慢注入与造影剂相混合的栓塞剂，至血流基本停止。甲状腺动脉栓塞可用于受条件限制不能手术的患者、口服抗甲状腺药物不良反应大及 ^{131}I 治疗受限的患者、不愿接受手术治疗的患者。而初发的甲亢、甲状腺肿大不明显、有出血倾向及有明显的大血管硬化者应为禁忌。甲状腺动脉栓塞的研究还在进行着不断地探索，有学者尝试添加营养制剂，对改善患者的临床症状具有积极的作用，同时还可防止骨骼脱钙。

六、甲状腺功能减退症

（一）概述

甲状腺功能减退症简称甲减。我国甲减的患病率为 17.8%，其中亚临床甲减患病率为 16.7%，临床甲减患病率为 1.1%。女性高于男性，随年龄增长患病率升高。甲减病因复杂，以原发性甲减最多见，约占全部甲减的 99%，其中自身免疫、甲状腺手术和甲亢 ^{131}I 治疗所致三大原因占甲减病因的 90% 以上。

1. 分类

（1）根据病变的部位分类：原发性甲减、中枢性甲减和甲状腺激素抵抗综合征。

（2）根据病变的原因分类：自身免疫性甲减、药物性甲减、甲状腺手术后甲减、^{131}I 治疗后甲减、垂体或下丘脑肿瘤手术后甲减、特发性甲减等。

（3）根据甲状腺功能减退的程度分类：临床甲减和亚临床甲减。

2. 病因 成年人甲减的主要原因如下。

（1）自身免疫损伤，最常见的原因是自身免疫性甲状腺炎。

（2）甲状腺破坏，包括手术、^{131}I 治疗。

（3）碘过量。

（4）抗甲状腺药物。

（二）临床表现

详细询问病史有助于本病的诊断，如甲状腺手术、甲亢 ^{131}I 治疗，Graves 病、桥本甲状腺炎病史和家族史等。

1. 症状　本病发病隐匿，病程较长，不少患者缺乏特异性症状和体征。症状主要表现以代谢率减低和交感神经兴奋性下降为主。典型患者表现为畏寒、乏力、体重增加、行动迟缓、少汗，记忆力、注意力和理解力减退、嗜睡，食欲减退、腹胀、便秘，肌肉无力、关节疼痛等。育龄女性月经紊乱或月经过多、不孕，女性溢乳、男性乳房发育等。

2. 体征

（1）甲减面容：颜面虚肿，表情呆板、淡漠。面色苍白、眼睑水肿、唇厚舌大。

（2）皮肤：干燥粗糙，皮温降低，毛发干燥稀疏，双下肢胫骨前方黏液性水肿，压之无凹陷。

（3）神经系统：跟腱反射时间延长，膝反射多正常。

（4）心血管系统：心动过缓、心音减弱、心包积液表现为心界向双侧增大。

（5）消化系统：肠鸣音减弱，部分患者可出现麻痹性肠梗阻。

（三）辅助检查

1. 甲状腺功能评估指标　包括 TSH、TT_4、FT_4、TT_3、FT_3，血清 TSH 及 FT_4 是诊断原发性甲减的首选指标。

2. 甲状腺自身抗体　TPO-Ab、TgAb 阳性，提示甲减是由于自身免疫性甲状腺炎所致。

3. 其他检查　轻中度贫血，血清总胆固醇、心肌酶谱增高，少数病例血清催乳素水平升高、蝶鞍增大。

（四）诊断与鉴别诊断

1. 诊断

（1）甲减的症状和体征。

（2）血清 TSH 增高，TT_4、FT_4 降低，原发性甲减即可诊断。

（3）血清 TSH 增高，TT_4、FT_4 和 TT_3、FT_3 正常，为亚临床甲减。

（4）血清 TSH 减低或正常，TT_4、FT_4 降低，考虑中枢性甲减，须进一步寻找垂体和下丘脑的病变。

（5）如 TPO-Ab 和（或）TgAb 阳性，可考虑甲减的病因为自身免疫性甲状腺炎。

2. 鉴别诊断

（1）低 T_3 综合征：指因非甲状腺疾病如严重的慢性消耗性、全身性疾病，创伤和心理疾病等致机体对疾病的适应性反应。主要表现为血清 TT_3、FT_3 水平减低，血清反式 T_3（reverse T_3，rT_3）水平增高，TSH 水平正常或轻度增高。

（2）垂体催乳素瘤：原发性甲减时由于 T_3、T_4 分泌减少，TRH 分泌增加，导致垂体反应性增生、高催乳素血症、溢乳，酷似垂体催乳素瘤。可行垂体 MRI 检查，必要时予试验性甲状腺激素替代治疗相鉴别。

（3）水肿：慢性肾炎和肾病综合征患者可有水肿，血 TT_3、TT_4 下降和血胆固醇增高等表现，但常伴有肾功能、尿常规异常，TSH 和 FT_4、FT_3 测定有助于鉴别。

（五）治疗

1. 药物治疗 主要采用 L-T$_4$ 单药替代治疗，一般需终身用药。临床甲减、甲状腺功能明显减退，成人 L-T$_4$ 替代剂量按照标准体重计算为 1.6～1.8 μg/（kg·d），儿童约 2.0 μg/（kg·d），老年人约 1.0 μg/（kg·d）；甲状腺癌术后患者约为 2.2 μg/（kg·d）；妊娠时替代剂量需要增加 20%～30%。

2. 亚临床甲减的治疗 亚临床甲减可引发血脂异常，促进动脉粥样硬化的发生、发展；部分可发展为临床甲减。重度亚临床甲减（TSH≥10.0 mU/L）患者给予 L-T$_4$ 替代治疗。轻度亚临床甲减（TSH＜10.0 mU/L）患者，如伴有甲减症状、TPOAb 阳性、血脂异常或动脉粥样硬化性疾病，应予 L-T$_4$ 治疗。

（六）转诊指征

1. 首次发现甲减，病因和分类未明者，或疑似继发性甲减患者。

2. 甲减患者合并心血管疾病、其他内分泌疾病、甲状腺明显肿大或结节性质不明等情况，基层医疗机构处理困难者。

3. 经 3～6 个月规范治疗后血清 TSH 和甲状腺激素水平不达标者。

4. 呆小症、幼年甲减者，年龄＜18 岁发现甲状腺功能异常者。

5. 甲减患者计划妊娠及妊娠期，或妊娠期间初次诊断的甲减患者。

（七）国内外诊疗及科研进展

近年来甲减的检出率大大提高，随着研究的深入和临床的进展，揭示甲减与冠心病、糖尿病、高血压、缺血性脑血管病、代谢综合征、病理产科等多种疾病的关系越来越密切。国内外对甲减的研究越来越多，对于其治疗标准更是存在着很大的分歧。目前大部分人认为早期采用积极的治疗措施值得推荐，对不同的人群，如妊娠期妇女、老年人、绝经期妇女其治疗标准不同。

思考题

1. 2020 版《中国 2 型糖尿病防治指南》的更新要点有哪些？

2. 糖尿病合并高脂血症的处理原则是什么？

（厉彩霞 季忠良）

第四节 神经系统疾病

学习提要

1. 脑卒中、帕金森病、阿尔茨海默病是最常见的神经系统疾病，也是全科医生在社区工作中经常会接诊的一些疾病。

2. 全科医学研究生除了掌握上述疾病的临床思维外，还需追踪其研究进展及最新的诊治手段。

神经系统是人体最精细，结构和功能最复杂的系统，因此与身体其他系统疾病相比，有独特的诊疗方式及学习方法。在全科医疗工作中有许多神经系统疾病诊断较困难，误诊也很常见。神经系统疾病的诊断包括三个方面：定向诊断、定位诊断、定性诊断。全科医生除要掌握疾病的基本规律外，也要在临床实践中不断地思考、总结和提炼。

一、脑卒中

（一）概述

脑卒中是由脑出血或脑梗死致局灶性神经功能缺失，时间超过 24 h。由大脑缺血引起的局灶性神经功能缺失，时间不超过 24 h 称短暂性脑缺血发作（TIA）。

1. 病原学及流行病学　脑卒中大致可分为缺血性卒中和出血性卒中两大类。其中急性缺血性卒中是最常见的卒中类型，占全部脑卒中的 60%～80%。脑出血占所有卒中的 20%～30%，发病 1 个月内病死率为 35%～52%，6 个月内功能恢复、生活独立的患者仅占 20%。

2. 病因及机制

（1）脑梗死：主要是血液供应障碍。血管壁、血液成分和血流动力学的异常均可造成脑供血动脉缺血，其中最常见的是脑动脉粥样硬化，其次是各种原因造成的脑栓塞。目前临床常用的脑梗死病因分型为 TOAST（Trial of ORG 10172 in Acute Stroke Treatment）分型，分为 5 类：大动脉粥样硬化性、心源性、腔隙性、其他原因、不明原因脑梗死。

（2）脑出血：80%～85% 是原发性出血，其中 50% 由高血压引起，约 3% 由淀粉样变引起，约 30% 其病因为动脉瘤、动静脉畸形、抗凝或抗血小板治疗、血液系统疾病、原发性和继发性颅内肿瘤、血管炎、烟雾病、静脉窦血栓形成等。

（二）临床表现

1. 脑梗死　表现为一组突然发生的局灶性神经功能缺失综合征，症状取决于损害的部位和大小。主要特点是起病急骤，可数分钟达到高峰，也有患者呈进展性，于病后 1～3 天达到高峰，部分患者发病之前有 TIA。

2. 脑出血　起病突然，常无先兆。常见诱发因素有情绪波动、体力劳动、饭后酒后、性生活、用力解便和气候变化等。患者常突感头痛、头胀，随之呕吐，可很快出现意识和神经功能障碍，并进行性加重，不同出血部位的临床表现不一。

（三）辅助检查

1. 实验室检查

（1）脑脊液：由于脑出血患者多有颅内压增高，如临床诊断明确，则不应做腰椎穿刺和脑脊液检查，以防脑疝。

（2）常规检查：血、尿常规和生化检查常见白细胞数增高、血糖升高等改变。

2. 影像学检查

（1）头颅 CT：在梗死发病 24 h 内可为阴性。近年来，新的影像学技术，如 CT 动脉显像和 CT 灌注等技术的联合应用，有助于对缺血半暗带的判断，为选择超时间窗溶栓提供了依据，也为后续抗栓治疗等二级预防措施的选择提供依据。头颅 CT 是脑出血的主要诊断方法，可区分脑出血和脑梗死，出血量的计算可用多田公式计算法（单位 mL）：出血量 = $\pi/6 \times$ 长 × 宽 × 层面数。

（2）头颅 MRI：尤其是 DWI 可以早期发现动脉粥样硬化性脑梗死的病灶，有助于疾病的早期诊断，SWI 和 T_2 加权梯度回波成像对脑出血的诊断十分敏感。

（3）脑血管造影：可用于排除脑动脉瘤、动静脉畸形等引起的自发性脑出血。

（四）诊断与鉴别诊断

1. 诊断

（1）动脉硬化性脑梗死的诊断标准

1）中年以上的高血压及动脉硬化者。

2）在休息状态或睡眠中醒来急起发病。

3）神经症状和体征在几小时或几天内逐渐加重。

4）神经系统症状和体征能与某一动脉供血区损害表现符合。

5）脑 CT/MRI 可发现该梗死灶。

6）脑血管造影可发现梗死灶的供血动脉不显影。

（2）脑出血的诊断：有高血压的中老年人，突发剧烈头痛、呕吐、偏瘫伴血压升高，均应高度怀疑脑出血，CT 或 MRI 可帮助确定诊断。

2. 鉴别诊断　应与蛛网膜下腔出血或其他缺血性卒中相鉴别（表 4-14）。

表 4-14　主要脑血管病的鉴别诊断

临床鉴别要点	缺血性卒中		出血性卒中	
	动脉硬化性脑梗死	脑栓塞	高血压性脑出血	蛛网膜下腔出血
发病年龄	老年（60 岁以上）	青壮年	中老年	不定
发病情况	安静、休息时	不定	活动、激动时	活动、激动时
发病缓急	较缓（小时、日）	最急（秒、分）	急（分、小时）	急（分）
头痛和呕吐	多无	多无	常有，早期呕吐	剧烈头痛
意识障碍	多无或轻	多无或轻	常有	无或有谵妄
局灶体征	明显	明显	常有	常无
脑膜刺激征	多无	多无	偶有	明显
TIA 史	多见	无	少见	无
高血压病史	有或无	无	常见	无
常见病因	动脉粥样硬化	心脏病、瓣膜病	高血压	动脉瘤或畸形
CT	颅内低密度区	颅内低密度区	颅内低高度区	高密度区
MRI	T_1 低信号，T_2 稍高	T_1 低信号，T_2 稍高	T_1 高信号	T_1 高信号
DSA	可见阻塞的血管	可见阻塞的血管	可见破裂的血管	可见动脉瘤或畸形

（五）治疗

1. 脑梗死的治疗　分急性期治疗和预防治疗。

（1）一般治疗：管理气道、呼吸和循环，控制血压、血糖，治疗脑水肿等。

（2）静脉溶栓治疗：目前公认的溶栓治疗时间窗是发病 4.5 h 内。重组组织型纤溶酶原激活剂（rt-PA，以阿替普酶为例，0.9 mg/kg，最大剂量 90 mg）进行溶栓治疗，可以显著改善急性缺血性卒中患者的预后，治疗开始越早，患者的结局越好。溶栓治疗严重出血的风险为 6% 左右。

（3）血管内介入治疗：包括动脉溶栓、机械取栓、血管成形和支架术。

（4）其他治疗：包括抗血小板、抗凝、扩容、神经保护剂等治疗。

2. 脑出血的处理　关键在"防患于未然"，其中控制高血压是预防的核心。高血压性脑出血的治疗分一般治疗、药物治疗和手术治疗。目标是控制增高的颅内压，防止脑疝形成，防止血肿扩大并保证脑灌注，治疗各种并发症和合并症，减少病死率和伤残率。

（1）一般治疗：卧床休息，控制血压，控制颅内压，防止各系统并发症。

（2）立体定向穿刺和引流。

（3）外科治疗：去骨瓣开颅血肿清除术或小骨窗开颅血肿清除。

（六）转诊及预后

1. 转诊指征　脑卒中的症状通常会突然出现，可以记住一个单词"FAST"。

（1）面部（face）：患者的面部看起来不对称或一侧下垂。

（2）手臂（arm）：患者的一侧手臂或双臂无力或麻木。

（3）说话（speech）：患者说话困难，说话声音听起来很奇怪。

（4）时间（time）：如果发现上述任何脑卒中表现，需呼叫救护车。需要"快"（FAST），尽快行动，越快开始治疗，康复的概率越大。

2. 预后　脑卒中的康复预后因受累供血区和缺血性脑损伤部位的不同而有所差异，最相关的预后指标是脑卒中严重程度和患者年龄。根据神经功能缺损程度（如神志、语言、行为改变，视野缺损和运动障碍）及 MRI 或 CT 神经影像学上梗死灶的大小和位置，可以从临床上判断脑卒中的严重程度。脑卒中预后的其他重要影响因素包括脑卒中机制、共存疾病、流行病学因素及脑卒中并发症。

（七）国内外诊疗进展

脑卒中发生后需要科学评估与治疗，尤其需要建立脑卒中急诊救治体系和院内就诊绿色通道。尽量缩短检查所需时间，必要时根据起病时间及临床特征行多模影像评估，以决定进一步治疗方案。随着神经影像学（CT、MRI、DSA 等）、导管技术、材料、计算机等科学的迅速发展，血管内介入治疗已成为脑血管病的重要防治手段之一。其中机械取栓在 2019 年第一次得到 ASA/AHA 急性缺血性卒中早期管理指南的推荐。

（八）国内外科研开展现况

脑卒中优化治疗与科学预防方面近年来取得了一系列进展。延长静脉溶栓时间窗对患者是可行和安全的，强化降压是减少溶栓相关出血的辅助策略，支架取栓术是目前血栓切除术的一线血管内治疗，其替代治疗（如直接抽吸取栓）在实际应用中也越来越广泛。针对卒中后早期是否应该立即降压、降压目标值、卒中后何时开始恢复原用降压药及降压药物的选择等问题的研究表明，早期稳定降压对急性脑出血是安全有效的，但现有证据不足以得出强化降压的最佳目标值。在抗凝治疗方面，最新 NICE 脑卒中初期治疗与管理指南提出，必须在 24 h 内尽快给予所有影像学检查，排除脑出血的急性卒中患者给予阿司匹林 300 mg，但不推荐常规给予急性期卒中抗凝治疗。APS 相关急性卒中也不宜直接给予口服抗凝剂，可根据临床情况考虑给予适量的维生素 K 拮抗剂（VKA）（维持 INR 在 2~3）。

二、帕金森病

（一）概述

帕金森病（Parkinson disease，PD）又名震颤麻痹，是一种常见于中老年的神经变性疾病，临床上以静止性震颤、运动迟缓、肌强直和姿势平衡障碍为主要特征。病变主要位于黑质和纹状体通路,与多巴胺能神经元的变性脱失有关。

1. 流行病学 我国 65 岁以上人群患病率为 1 700/10 万,与欧美国家相似,患病率随年龄增长而升高,男性稍高于女性。

2. 病因及发病机制

(1)病因:不明,可能与下面因素密切相关。

1)遗传因素:5% ~ 10% 的患者有家族史,越来越多的证据表明,特定基因和基因位点是帕金森病的危险因素。

2)环境因素:农药、毒物暴露及摄入大量乳制品为帕金森病的危险因素,而吸烟、饮茶、咖啡因摄入和血清高尿酸盐可使帕金森病发病风险降低。

3)老化因素:本病好发于 50 岁以上的中老年人。随着年龄的增长,黑质中多巴胺能神经元数目逐渐减少,纹状体内多巴胺水平逐步下降,只有纹状体多巴胺含量减少到 80% 以上时才出现帕金森病的临床症状,故年龄增长只是帕金森病的一个促发因素。

(2)发病机制:有以下几种学说。

1)线粒体功能障碍。

2)氧化应激。

3)毒性蛋白质聚集。

(二)临床表现

1. 运动症状 常始于一侧上肢,逐渐累及同侧下肢,再波及对侧上肢及下肢,呈"N"形进展。

(1)静止性震颤:常为首发症状,多始于一侧上肢远端,静止位时出现或明显,随意运动时减轻或停止,紧张或激动时加剧,入睡后消失。典型表现是拇指与示指呈"搓丸样"动作。

(2)肌强直:被动运动关节时阻力增高,且呈一致性,类似弯曲软铅管的感觉,故称"铅管样强直";在有静止性震颤的患者中可感到在均匀的阻力中出现断续停顿,如同转动齿轮,称为"齿轮样强直"。

(3)运动迟缓:随意运动减少,动作缓慢、笨拙。体检可见面容呆板,双眼凝视,瞬目减少,酷似"面具脸",书写字体越写越小,呈现"小字征"。

(4)姿势步态障碍:走路时步伐逐渐减少,迈步时越走越快,不能及时止步,称为慌张步态。有时行走中全身僵住,不能动弹,称为"冻结"现象。

2. 非运动症状

(1)感觉障碍:如麻木、痉挛、疼痛、不宁腿综合征、嗅觉障碍等。

(2)精神障碍:如情绪低落、淡漠、抑郁、焦虑、幻觉、认知障碍、睡眠紊乱。

(3)自主神经系统障碍:如顽固性便秘、血压偏低、多汗、流涎、皮脂溢出增多、性功能障碍等。

(三)辅助检查

1. 实验室检查

(1)血、唾液、脑脊液常规检查均无异常。

(2)嗅棒及经颅超声:嗅觉测试可发现早期患者的嗅觉减退,经颅超声可发现绝大多数帕金森病患者的黑质回声异常增强。

2. 影像学检查 结构影像如 CT、MRI 检查无特征性改变;分子影像 PET 或 SPECT

检查在疾病早期能显示异常，有较高的诊断价值。

（四）诊断与鉴别诊断

1. 诊断 临床确诊病例需包含以下必备条件及支持条件中的两项。

（1）必备条件

1）运动迟缓。

2）至少存在下列一项：肌强直或静止性震颤。

（2）支持条件

1）多巴胺能药物治疗有明确益处，尤其是疗效显著的情况。

2）存在左旋多巴诱导的异动症。

3）单个肢体休息性震颤，经先前或现在的临床检查证实。

4）嗅觉丧失或头颅超声显示黑质异常高回声。

2. 鉴别诊断 本病需与其他原因引起的帕金森综合征鉴别。

（1）特发性震颤：动作性震颤明显，无帕金森病的其他表现。常有家族史，呈常染色体显性遗传。

（2）进行性核上性麻痹：表现为步态姿势不稳、平衡障碍、构音障碍、运动迟缓等帕金森病症状，但震颤不明显，伴有核上性眼肌麻痹，对左旋多巴反应差。

（3）多系统萎缩：除帕金森病症状以外，还出现自主神经功能障碍、锥体束征或小脑体征，病情进展快，对多巴制剂治疗不敏感。

（4）其他各种继发性帕金森综合征：如脑血管病性、药物性、外伤性、中毒性、感染性帕金森综合征等。这类疾病常有明确的病史及临床特征。

（五）治疗

帕金森病的治疗原则：早诊断，早综合治疗，药物为主，改善症状，延缓病程，提高生活质量。

1. 药物治疗 强调"个体化"原则，根据患者的具体情况选用不同的治疗方法。常见药物包括：苄丝肼左旋多巴，抗胆碱能药（苯海索），多巴胺 D_2 受体激动剂（普拉克索），单胺氧化酶 B 抑制剂（司来吉兰），儿茶酚－氧位－甲基转移酶抑制剂，抗谷氨酸能药物（金刚烷胺）等。

2. 手术治疗 主要是脑深部电刺激（deep brain stimulation，DBS）术。

（六）转诊及预后

1. 转诊指征 如初诊时高度怀疑帕金森病，最好转诊。

2. 预后 本病是一种慢性进展性疾病，无法治愈。多数患者在疾病的前几年可继续工作，但数年后逐渐丧失工作能力。

（七）国内外诊疗及科研进展

帕金森病在治疗方面强调多学科诊疗模式，涵盖神经内科、功能神经外科、神经心理、神经康复及全科医学科在内的多学科诊疗中心是帕金森病未来的治疗模式。在药物治疗方面，左旋多巴仍是治疗的"金标准"，手术治疗采用经颅磁刺激（TMS）和脑深部电刺激（DBS）等，同时提出肉毒毒素注射治疗、心理疏导、运动康复、照料护理等对帕金森病患者多方面的治疗方式，系统改善患者运动功能和生活质量。关于帕金森病的基础研究主要在疾病修饰治疗目标靶点方面。研究显示，氧化应激、神经炎症、线粒体功能障碍、钙调节异常和 α－突触核蛋白结构功能异常等可能参与了帕金森病的发生发展。基于以上发病机制开展疾病修饰治疗药物研究正有序进行，有望成为帕金森病治疗的新希望。

三、阿尔茨海默病

（一）概述

阿尔茨海默病（Alzheimer's disease，AD）是发生于老年和老年前期，以进行性认知功能障碍和行为损害为特征的中枢神经系统退行性病变。临床上表现为记忆障碍、失语、失用、失认、视空间能力损害、抽象思维和计算能力损害、人格和行为改变等。

1. 病原学及流行病学　AD 是老年期最常见的慢性疾病之一，世界卫生组织（WHO）估计全球 65 岁以上老年人群 AD 的患病率为 4%~7%，中国 65 岁及以上老年人的 AD 患病率在北方地区为 4.2%，南方地区为 2.8%。随着年龄增长，本病患病率逐年上升，年龄平均每增加 6.1 岁，患病率升高 1 倍。

2. 病因及机制　AD 可分为家族性 AD 和散发性 AD。家族性 AD 呈常染色体显性遗传，多于 65 岁前起病，约占 10%；散发性 AD 占 90%。家族性 AD 和散发性 AD 均与携带的基因突变有关。有关 AD 的发病机制，现有多种学说，其中影响较广的有 β 淀粉样蛋白（β-amyloid，Aβ）瀑布假说、tau 蛋白学说和神经血管假说等。

（二）临床表现

AD 通常隐匿起病，持续进行性发展，主要表现为认知功能减退和非认知性神经精神症状。按照最新分期，AD 包括痴呆前阶段和痴呆阶段两个阶段。

1. 痴呆前阶段　主要表现为记忆力轻度受损，学习和保存新知识的能力下降，其他如注意力、语言能力、执行能力等认知域也可出现轻度受损，但不影响基本日常生活能力，达不到痴呆的程度。

2. 痴呆阶段　即传统意义上的 AD，此阶段患者认知功能损害导致日常生活能力下降，根据认知损害的程度大致可以分为轻、中、重三度。

（1）轻度：主要表现为记忆障碍。首先出现的是近事记忆减退，随着病情的发展，可出现远期记忆障碍，部分患者出现视空间障碍、人格方面的障碍等。

（2）中度：除记忆障碍继续加重外，工作、学习新知识和社会接触能力减退，出现逻辑思维、综合分析能力减退，言语重复、计算力下降，明显的视空间障碍，还可出现失语、失用、失认等。此时患者常有较明显的行为和精神异常，还可出现性格改变、人格改变等。

（3）重度：此期的患者除上述各项症状逐渐加重外，还有情感淡漠、哭笑无常、言语能力丧失，以致不能完成日常简单的生活事项如穿衣、进食。逐渐丧失与外界接触的能力。此外，此期患者常可并发全身系统疾病的症状，如肺部和尿路感染、压疮及全身性衰竭症状等，最终因并发症而死亡。

（三）辅助检查

1. 实验室检查　血、尿常规，血生化检查均正常。CSF 检查可发现 tau 蛋白和 Aβ 水平改变。

2. 影像学检查

（1）脑电图：AD 的早期脑电图改变主要是波幅降低和 α 节律减慢。可逐渐出现较广泛的 θ 节律活动，以额、顶叶明显。晚期表现为弥漫性慢波。

（2）影像学：CT 检查见脑萎缩、脑室扩大，头颅 MRI 显示双侧颞叶、海马萎缩。PET 检查可见脑内的 Aβ 在大脑颞、额叶沉积。

（四）诊断与鉴别诊断

1. 诊断　应用最广泛的 AD 诊断标准是美国国立神经病语言障碍卒中研究所和 AD 及相关疾病学会 1984 年制定的，2011 年，美国国立老化研究所和 AD 协会对此标准进行了修订，制定了 AD 不同阶段的诊断标准。临床诊断具体内容如下。

（1）临床检查和认知量表测定痴呆

1）两个或两个以上认知功能的缺损，记忆或其他认知功能进行性损害。

2）无意识障碍。

3）40~90 岁起病，多见于 65 岁以后。

4）缺乏系统性疾病或其他引起进行性认知功能损害的脑部疾病依据。

（2）支持诊断的特征

1）支持某一认知功能如言语、运动、知觉的进行性损害。

2）日常生活功能损害或行为方式的改变。

3）家庭中有类似疾病史，特别是由神经病理学或实验室证据者。

4）非特异性脑电图改变。

（3）排除性特征：突然起病或卒中后起病，在病程早期出现局灶性神经系统体征，如偏瘫、感觉丧失、视野缺损、共济失调，提示存在其他导致痴呆的继发因素。

2. 鉴别诊断　AD 应注意与以下疾病状态鉴别。

（1）谵妄状态：谵妄可影响多个认知领域，多为急性或亚急性起病，症状波动，持续时间较短，注意力显著受损，常有言语含糊、视幻觉、震颤、肌阵挛等。

（2）血管性痴呆：常相对突然起病（以天到周计），逐步进展，呈波动性进程的认知障碍。同时伴局灶性神经系统症状体征，CT 或 MRI 可发现脑梗死灶或出血灶。

（3）抑郁性认知损害：老年期抑郁症患者常伴有不典型认知损害，倾向于暴露甚至扩大其认知缺损。对认知检查常不配合，自知力完好，主诉多，频繁抱怨记忆丧失。其远、近事记忆均受累。

（五）治疗

AD 患者认知功能衰退目前治疗困难，主要为药物治疗，以神经递质的替代治疗为主。

1. 改善认知功能的药物　乙酰胆碱酯酶抑制剂（AChEI），如多奈哌齐、利斯的明和石杉碱甲等；NMDA 受体拮抗剂，如美金刚等；脑代谢赋活剂，如奥拉西坦。

2. 控制精神症状　很多 AD 患者可出现不同程度的精神症状，可给予抗抑郁药物和抗精神病药物，如氟西汀、帕罗西汀、奥氮平和利培酮等。这类药物的使用原则是：低剂量开始，缓慢增量，增量间隔时间稍长，尽量使用最小有效剂量，治疗个体化，注意药物间的相互作用。

（六）转诊及预后

1. 转诊指征　老年患者如出现认知功能缺失的表现，如近期记忆力下降，新信息的获取障碍，轻度失语，性格改变，轻微的视觉障碍，难以完成有次序的工作等，并有逐渐加重的趋势，建议转至有神经病学专科的综合性医院进行评估、诊断。

2. 预后　AD 病程为 5~10 年，少数患者可存活 10 年或更长的时间，多死于肺部感染、泌尿系感染及压疮等并发症。

（七）国内外诊疗进展

AD 的治疗已经逐渐成为临床研究的热点，目前西药、中药、中医针灸等疗法较为广泛，取得了一定疗效，但仍存在局限性。临床上常采用情绪诱导、生活指导、记忆训练等辅助疗法，并开展新型、针对 AD 发病机制特效药物的研发和治疗手段的开发。特别是 aducanumab、BAN2401、crenezumab 等针对淀粉样蛋白的药物已经进入临床试验。

（八）国内外科研开展现况

淀粉样蛋白致 AD 发病学说一直受到科学界的不断挑战，随着对 Aβ 级联代谢反应过程和生成各种 Aβ 多肽的特性和功能的深入研究，使人们对 Aβ 导致 AD 的发病机制有了更深刻的理解。aducanumab 是一种高亲和力单克隆 IgG1 抗体，可以选择性地结合 Aβ 寡聚体和原纤维。试验结果证实，aducanumab 可以显著清除 Aβ，呈剂量依赖性；但其不良事件 ARIA-E 的发生与高剂量、APOE4 阳性存在相关性。BAN2401 是另一种抗 Aβ 原纤维抗体，Ⅱ期临床试验提示，当治疗延长至 18 个月，最高剂量组患者与安慰剂组相比，认知衰退速度明显放缓，脑内 Aβ 也"由阳转阴"。crenezumab 直接作用于 Aβ 中部区域，Ⅱ期临床数据显示，该药物与脑脊液中 Aβ 低聚体水平的持续下降有相关性。但上述药物均因各种原因目前还未正式进入临床使用。近年来，AD 的致病相关基因 *TREM2* 和 *APOE* 越来越受到关注。已经发现的 *TREM2* 突变中有 40 种与 AD 有关；*APOE* 基因有 3 种常见的变异型，分别是 E2、E3 和 E4 变异型，E3 是正常型，E4 型显著增加 AD 风险，而 E2 型微小减弱风险。研究 *TREM2* 和 *APOE* 脑内的具体调控机制将有助于对 AD 的治疗提供新的靶标。

思考题

1. 对脑卒中后患者如何进行社区规范化管理？
2. 阿尔茨海默病患者早期怎样识别？

（季忠良　厉彩霞）

第五节　消化系统疾病

学习提要

1. 消化性溃疡、胃食管反流病、功能性消化不良、代谢相关性脂肪性肝病是社区最常见的消化系统疾病，全科医生要掌握这些疾病的临床特点与处理原则。

2. 全科医学研究生除了掌握上述疾病的诊疗思路外，还需关注其研究与诊疗进展。

消化系统疾病包括食管、胃、肠、肝、胆、胰等脏器的器质性和功能性疾病，临床上十分常见。这些脏器的疾病常相互关联，有些临床表现错综复杂，掌握各自的结构和功能特点及严密的医学逻辑思维，对于疾病的诊断和为患者提供有效的防治手段都是十分重要的。

一、消化性溃疡

（一）概述

消化性溃疡（peptic ulcer）指胃肠道黏膜被胃酸和胃蛋白酶消化而发生的溃疡，好发于胃和十二指肠，也可发生在食管下段、小肠、胃肠吻合口及异位的胃黏膜。胃溃疡（gastric ulcer，GU）和十二指肠溃疡（duodenal ulcer，DU）是最常见的消化性溃疡。

1. 流行病学　国内资料显示，男性发病率高于女性。DU 多见于青壮年，GU 多见于中老年。南方患病率高于北方，城市高于农村。秋冬和冬春之交是高发季节。

2. 病因学及发病机制　本病的病因及发病机制目前尚未完全阐明，是一种或多种有害因素对黏膜破坏超过黏膜抵御损伤和自我修复的能力所引起的综合结果。目前已证明，幽门螺杆菌（Helicobacter pylori，HP）是重要的致病因素及复发因素之一，而胃黏膜防御作用的削弱与消化性溃疡发病也有密切关系。

（1）胃酸和胃蛋白酶：其自身消化是形成消化性溃疡的原因之一。胃酸分泌增多的因素有：壁细胞数量增多，壁细胞对刺激物质的敏感性增强，胃酸分泌正常反馈抑制机制缺陷，迷走神经张力升高。

（2）HP：对 HP 感染导致消化性溃疡的发病机制目前尚未完全阐明，不同部位的 HP 感染引起的溃疡机制有所不同。

（3）非甾体抗炎药（NSAID）：近年来临床应用广泛，常见药物有阿司匹林、吲哚美辛、对乙酰氨基酚、吡罗昔康和保泰松等。

（4）其他危险因素：饮食生活习惯、遗传因素、药物、胃十二指肠运动异常、心理因素、与消化性溃疡相关疾病。

（二）临床表现及并发症

1. 症状　疼痛是本病大多数患者的主要症状。

（1）部位：中上腹为主，或在脐上方，可偏左或偏右处，胃或十二指肠后壁溃疡，特别是穿透性溃疡可放射至背部。

（2）程度和性质：隐痛、钝痛、灼痛或饥饿样痛，持续剧痛提示溃疡穿孔或穿透。

（3）节律性：DU 疼痛好发于两餐之间，直至下餐进食或口服制酸药后缓解。部分 DU 患者可有夜间痛。GU 疼痛的发生较不规律，常在餐后 1 h 内发作，逐渐缓解，直至下餐进食后再发。

（4）周期性：消化性溃疡的特征之一，尤以 DU 更为突出。上腹疼痛数日或周后缓解，继以较长的缓解期，以秋末或春初较冷的季节更为常见。部分患者经过反复发作进入慢性病程后，可失去疼痛的节律性和周期性特征。

（5）影响因素：疼痛常因精神刺激、过度疲劳、饮食不慎、药物影响和气候变化等因素诱发或加重。可因休息、进食、服制酸药、以手按压疼痛部位、呕吐等方法减轻或缓解。

2. 体征　溃疡发作期，中上腹可有局限性压痛。程度不重，疼痛多与溃疡部位相符。

3. 并发症

（1）消化道出血：为最常见并发症，发生率为 20%~25%，DU 多于 GU。临床表现取决于出血部位、速度和出血量。

（2）穿孔：溃疡穿透浆膜层达游离腹腔导致急性穿孔，部位多为胃和十二指肠前壁，后壁溃疡穿孔时，与邻近器官、组织粘连，胃肠内容物可在局部形成包裹性积液，称为穿透性溃疡或溃疡慢性穿孔。

（3）输出道梗阻：多由 DU 和幽门管溃疡所致，溃疡周围组织水肿、充血致幽门反射性痉挛，表现为呕吐大量发酵宿食，空腹时查体可及上腹部振水音。

（4）癌变：GU 癌变发生率为 1%~3%，DU 不会引起癌变。GU 治疗后需复查胃镜。

（三）辅助检查

1. 内镜检查　为确诊消化性溃疡的主要方法。判断溃疡的部位、数量、大小与形态，并结合活检病理结果。对不典型或难愈合的溃疡，必要时进一步行相关检查超声内镜、共聚焦内镜等。

2. X 线钡餐检查　钡剂填充溃疡的凹陷部分所造成的龛影是诊断溃疡的直接征象。而对局部组织痉挛、变形和激惹等征象为溃疡间接表现，特异性相对有限。

3. HP 的检测　包括有创检查和无创检查。有创检查主要指通过胃镜检查获得胃黏膜标本的相关检查，临床常用包括快速尿素试验、病理 HP 检查。无创检查指不需要通过胃镜检查获得标本，包括血清抗体检测、核素标记 ^{13}C 或 ^{14}C 呼气试验、粪幽门螺杆菌抗原检测（多用于儿童）等方法。

（四）诊断与鉴别诊断

1. 诊断　病史是诊断消化性溃疡的初步手段，内镜是确诊的手段。

2. 鉴别诊断

（1）胃癌：内镜活检病理检查明确，怀疑恶性溃疡者，短期内复查内镜并再次活检。

（2）功能性消化不良：常表现为上腹疼痛、反酸、嗳气、胃灼热、上腹饱胀、恶心、呕吐、食欲减退等，部分患者症状可酷似消化性溃疡，内镜检查示完全正常或轻度胃炎。

（3）慢性胆囊炎和胆石症：疼痛与进食油腻有关，常位于右上腹，并放射至背部，对伴发热、黄疸的典型病例易做出鉴别，对不典型患者，需借助腹部 B 超或内镜下逆行胆管造影检查。

（4）胃泌素瘤：又称 Zollinger-Ellison 综合征，是一种神经内分泌肿瘤，能够分泌大量胃泌素，引起多发性、不典型部位的难治性溃疡，常并发出血、穿孔，并伴腹泻和明显消瘦，血清胃泌素检测有助于胃泌素瘤定性诊断。

（5）克罗恩病：累及胃和十二指肠的较少，少数有胃灼热、上腹痛和呕吐等症状，鉴别借助于超声内镜、影像学、肠镜和病理检查。

（五）治疗

1. 一般治疗　生活避免过度紧张劳累，溃疡活动期伴并发症时，需卧床休息，戒烟酒，避免食用咖啡、浓茶等刺激性食物。对伴有焦虑、失眠等症状者，可短期予镇静药。应慎重使用可诱发溃疡的药物。

2. 常用治疗药物

（1）降低胃酸药物

1）碱性制酸剂：中和胃酸，缓解疼痛，促进溃疡愈合。

2）H_2 受体拮抗剂（H_2RA）：选择性竞争 H_2 受体，降低胃酸分泌，常见药物有西咪替丁、雷尼替丁、法莫替丁等。

3）质子泵抑制剂（PPI）：在酸性环境中被激活，对 H^+-K^+-ATP 酶产生不可逆的抑制作用，常见药物有奥美拉唑、泮托拉唑等。

（2）胃黏膜保护剂：常见有铋剂、硫糖铝、铝碳酸镁等。

（3）胃肠动力药物：部分患者出现腹胀、恶心、呕吐等症状，提示胃排空迟缓、胃酸反流者，可予胃肠动力药。

3. 药物治疗的选择

（1）抑制胃酸治疗：H_2RA 与 PPI 是消化性溃疡抑酸的首选药，普遍认为 PPI 疗效优于 H_2RA，这是由于 PPI 使胃内 pH > 3 的时间每天长达 15 ~ 17 h，而 H_2RA 仅为 8 ~ 12 h。

（2）NSAID：活动性溃疡者尽可能停用或减少 NSAID 用量。若病情需要长期服用 NSAID，宜选择适当的方法预防溃疡及并发症的发生。

（3）根治 HP 指征：现阶段需要遵从根除 HP 指征，以便主动对获益较大的个体进行 HP 检测和治疗。

（六）转诊及预后

1. 转诊指征

（1）45 岁以上的顽固性溃疡。

（2）消化性溃疡出现严重并发症。

（3）消化性溃疡反复治疗不佳或多次复发。

2. 预后　消化性溃疡的预后较好，患者需要做好以下几方面。

（1）进行规范的治疗。

（2）避免幽门螺杆菌交叉感染。

（3）去除 NSAID 或长期的作息不规律、抽烟、饮酒等诱因。

（七）国内外诊疗及科研进展

消化性溃疡目前治疗以消除诱因与对症治疗为主。近年来，出血性消化性溃疡患者是否应给予抗凝剂和（或）抗血小板药物治疗的问题受到关注。研究表明，血栓栓塞风险高的患者，推荐继续使用阿司匹林，建议将抗血小板药物改为阿司匹林；血栓栓塞风险不高的患者，建议停用抗血小板药物。建议使用 PPI 预防抗血栓治疗引起的出血性溃疡，并将 PPI 或钾离子竞争性酸阻滞剂（P–CAB）作为 GU 和 DU 初始非根除治疗的一线药物。

二、胃食管反流病

（一）概述

胃食管反流病（gastroesophageal reflux disease，GERD）是指胃内容物反流入食管引起不适和并发症的一种疾病。反酸、胃灼热等症状，进而引起口腔、咽喉、气道等食管邻近组织的损害，出现相关食管外表现，如哮喘、慢性咳嗽、声音嘶哑、咽喉炎、特发性肺纤维化等。GERD 可分为糜烂性食管炎（erosive esophagitis，EE）、非糜烂性反流病（nonerosive reflux disease，NERD）和 Barrett 食管（Barrett's esophagus，BE），其中 NERD 最常见，约占 70%。EE 可合并食管狭窄、溃疡和消化道出血，BE 可发展为食管腺癌。

1. 流行病学　我国基于人群的流行病学调查显示，每周至少发作 1 次胃灼热症状的患病率为 1.9% ~ 7.0%。GERD 的危险因素包括吸烟、肥胖、年龄、饮酒、NSAID、社会因素、心身疾病和遗传因素等。西方国家发病率较高，亚太地区有上升趋势。

2. 病因及发病机制　多种因素导致食管下括约肌（lower esophageal sphincter，LES）功能障碍，从而导致异常反流。胃酸、胃蛋白酶及胆汁等反流物刺激食管可直接导致 GERD 的发生。

（1）抗反流屏障结构和功能异常。

（2）食管对胃反流物的廓清能力障碍。

（3）食管黏膜屏障功能的损害。

（4）其他因素，如食管胃角（也称 His 角）、社会心理因素等。

（二）临床表现

1. 常见的典型症状　胃灼热和反流，严重食管炎尤其食管瘢痕形成后，胃灼热症状可轻微，而表现为咽下困难。

2. 不典型症状　胸痛、上腹痛、嗳气、恶心、反胃等。

3. 食管外表现　包括哮喘、慢性咳嗽、声音嘶哑、咽喉症状、夜间睡眠障碍、特发性肺纤维化、耳痛、龈炎和牙釉质腐蚀等。

（三）辅助检查

1. X 线检查　传统的食管钡餐检查可显示有无黏膜病变、狭窄、裂孔疝等，并显示有无钡剂的胃食管反流，对诊断有互补作用，敏感性低。

2. 内镜检查　上消化道内镜检查有助于确诊糜烂性食管炎及有无合并症和并发症，如裂孔疝、食管炎性狭窄和食管癌等，同时有助于诊断和评估本病的严重度，特别适用于症状发生频繁、程度严重、伴有报警征象或有肿瘤家族史的患者。

3. 高分辨率食管测压（HRM）　能帮助评估食管功能，除帮助食管 pH 电极定位、术前评估食管功能和预测手术外，还能预测抗反流治疗的疗效和是否需长期维持治疗。

4. 24 h 食管 pH 检测　能详细显示酸反流、昼夜酸反流规律、酸反流与症状的关联和患者对治疗的反应。适用于内镜检查和 PPI 试验后仍不能确定反流的患者。

5. 多导腔内电阻抗（MⅢ）　可以不借助胃酸来确认食管内食物团块的存在，可以同时检测酸、弱酸或非酸反流。

（四）诊断与鉴别诊断

1. 诊断

（1）有典型的胃灼热和反酸症状者，可做出 GERD 的初步诊断。上消化道内镜下若发现有糜烂性食管炎并能排除其他原因引起的食管病变，本病诊断可成立。若内镜检查阴性，但食管 pH 监测证实存在食管过度酸反流，则可建立 GERD 的诊断。对拟诊 GERD 的患者，可考虑先使用质子泵抑制剂（PPI）经验性治疗，症状多会在 1~2 周内得到改善，若给予治疗后症状消失，可确立 GERD 的诊断。

（2）对于症状不典型，特别是合并食管外症状的患者，常需结合多种检查手段进行综合分析来做出诊断。

2. 鉴别诊断

（1）以胸痛为主要表现者，注意排查心源性和肺源性胸痛。

（2）对 PPI 治疗效果不满意时，应考虑到食管动力性疾病，如贲门失弛症、弥漫性食管痉挛和胡桃夹食管等，此外还要注意排除嗜酸性食管炎可能。

（五）治疗

以缓解症状、治愈食管炎、提高生活质量、预防复发和并发症为治疗目的。

1. 生活方式干预　改变生活方式是治疗 GERD 的基础，而且应贯穿于整个治疗过程，包括：①减轻体重：尽量将 BMI 控制在 < 25 kg/m^2；②改变睡眠习惯：抬高床头 15°~20°，睡前 3 h 不进食；③戒烟、限制饮酒；④避免降低 LES 压力的食物：浓茶、咖

啡、可乐、巧克力等；⑤避免降低 LES 压力和影响胃排空的药物：硝酸甘油、抗胆碱能药物、茶碱、钙通道阻滞剂等；⑥减少引起腹压增高的因素：肥胖、便秘，避免穿紧身衣、长时间弯腰劳作等。

2. 药物治疗　目的在于加强抗反流屏障功能，提高食管廓清能力，改善胃排空与幽门括约肌功能以防止胃、十二指肠内容物反流，保护食管黏膜。

（1）抑酸剂：PPI 和 H_2RA。

（2）制酸剂：沿用已久，如碳酸钙、铝碳酸镁等。

（3）促动力药：常见如多潘立酮、莫沙必利、伊托必利等。

（4）联合用药：抑酸药与促动力药的联合应用是目前治疗 GERD 最常用的方法，通过抑制反酸、改善食管廓清能力及胃排空能力起到协同作用。

（5）个体化用药：轻度可单独选用 PPI、促动力药或 H_2RA，中度宜采用 PPI 或 H_2RA和促动力药联用。对久治不愈或反复发作伴有明显焦虑或抑郁者，应加用抗抑郁或抗焦虑治疗。

3. 手术治疗

（1）GERD 的内镜治疗。

（2）抗反流手术。

4. 难治性 GERD 的诊疗　双倍剂量的 PPI 治疗 8～12 周后胃灼热和（或）反流等症状无明显改善者称为难治性 GERD。首先根据患者依从性，优化 PPI 使用，首选抑酸强度高、个体间代谢速率差异小的 PPI（如埃索美拉唑）。难治性 GERD 患者需进行食管阻抗 pH 检测及内镜检查等评估。若反流检测提示存在症状相关酸反流，可增加 PPI 剂量和（或）换一种 PPI，或权衡利弊后行抗反流手术治疗。GERD 伴食管外症状的患者 PPI 治疗无效时需进一步评估，寻找相关病因。

（六）转诊及预后

1. 转诊指征

（1）应用口服药物治疗症状仍不能控制者。

（2）有食管狭窄和 Barrett 食管并发症需定期复查者。

2. 预后　胃食管反流病是一个较易复发的消化系统慢性病，若能坚持改善生活习惯、饮食习惯并去除病因，行规律治疗，一般预后良好。

（七）国内外诊疗及科研进展

近年来多项研究表明，胃灼热和反流是 GERD 最常见的典型症状。其他临床表现多种多样，部分患者仅表现为非典型症状或食管外症状。常见的不典型症状包括胸痛、上腹烧灼感、上腹痛、上腹胀、嗳气等。胸痛为反流的不典型症状，因此在进行胃食管反流的评估（包括食管反流监测和 PPI 试验）前需先排除心脏因素。关于胃灼热和反流在 GERD中诊断价值的研究提示，胃灼热症状预测病理性反流的灵敏度为 38%，特异度为 89%。GERD 的诊断问卷作为简便、快捷的方法，在门诊中广泛使用。内镜检查发现食管炎和食管反流监测提示病理性食管反流作为阳性诊断标准，在 308 例有上消化道症状的患者中发现反流性疾病问卷量表（reflux disease questionnaire，RDQ）诊断 GERD 的灵敏度为 62%，特异度 67%；胃食管反流病问卷量表（gastroesophageal reflux disease questionnaire，GerdQ）诊断 GERD 的灵敏度为 65%，特异度为 71%。具有典型反流症状的患者中，反流问卷的诊断价值高于非典型症状的患者。由此可见，反流问卷诊断 GERD 的价值与典型的胃灼热和反流症状诊断 GERD 的价值类似，可作为 GERD 的辅助诊断工具。

三、功能性消化不良

（一）概述

消化不良是指源于胃十二指肠的一种症状或一组症状，包括餐后饱胀、早饱感、上腹痛或上腹烧灼感。排除了可引起这些症状的器质性、全身性或代谢性疾病，便可将这一临床症候群称为功能性消化不良（functional dyspepsia，FD）。

1. 流行病学　FD 是临床上最常见的一种功能性胃肠病，我国人群患病率为 18%~45%，占消化道门诊的 20%~50%，已成为影响现代人生活质量的重要疾病之一。

2. 病因及机制　FD 是多因素引起的，病理生理机制复杂，至今尚未完全清楚，其病理生理学基础主要包括以下几方面。

（1）胃肠运动功能障碍：是 FD 患者的主要发病基础，胃排空延缓、胃容受性障碍都与早饱症状相关，更易出现上腹疼痛、嗳气；胃排空延迟、餐后胃窦动力降低，引起餐后腹胀、恶心、呕吐等症状。

（2）内脏感觉异常：胃十二指肠对扩张或酸、脂质等化学物质腔内刺激的敏感性增高，抑酸治疗对少数患者可起到缓解消化不良症状的作用。

（3）HP 感染：是产生 FD 的可能原因。根治 HP 后确实有部分 FD 患者的消化不良症状得到改善。

（4）社会心理因素：FD 是公认的身心疾病，精神、心理因素可能是重要病因。

（5）胃肠激素紊乱和脑-肠轴功能障碍：胃肠激素如胃动素、胃泌素、胆囊收缩素及血管活性肠肽等，可能参与了 FD 的病理生理机制，且与胃电变化相关。

（6）十二指肠低度炎症、黏膜通透性和食物抗原：感染、应激、十二指肠酸暴露、抽烟、食物过敏可引起十二指肠黏膜炎症和通透性改变，黏膜屏障受损，导致 FD。

（7）其他危险因素：包括饮食、不良生活方式、环境、遗传等因素。

（二）临床表现

1. 餐后饱胀　食物长时间存留于胃内引起的不适感。

2. 早饱感　进食少许食物即感胃部饱满，不能继续进餐。

3. 上腹痛　位于胸骨剑突下与脐水平以上、两侧锁骨中线之间区域的疼痛，多无规律性。

4. 上腹烧灼感　局部的灼热感，与胃灼热不同；胃灼热感指胸骨后的烧灼样疼痛或不适，是 GERD 的特征性症状。

5. 其他　恶心、呕吐不常见，往往发生在胃排空明显延迟的患者。不少患者同时伴有失眠、焦虑、抑郁、头痛、注意力不集中等精神症状。

（三）辅助检查

对初诊的消化不良患者应在详细采集病史和体格检查的基础上，有针对性地选择辅助检查。建议将胃镜检查作为消化不良诊断的主要手段，其他辅助检查包括生化检查、腹部超声及消化系统肿瘤标志物，必要时行腹部 CT 扫描。

对症状严重或对常规治疗效果不明显的 FD 患者可进行胃电图、胃排空、胃容纳功能及感知功能检查，对其动力与感知功能进行评估。

（四）诊断与鉴别诊断

1. 诊断标准　根据功能性胃肠病的罗马Ⅳ标准，FD 的诊断需满足：诊断的症状出现至少6个月，且近3个月满足以下标准。

（1）主要标准

1）具备以下1条或多条：①餐后饱胀不适。②早饱感。③上腹痛。④上腹烧灼感。

2）通过常规检查（包括内镜）找不到解释上述症状的器质性或代谢性疾病的证据。

（2）亚型标准

1）餐后不适综合征（PDS）的诊断标准：必须具备以下1项或2项：①发生在进平常餐量后的餐后饱胀，每周至少发作3天，严重到影响日常生活。②早饱感使其不能完成平常餐量的进食，每周发作至少3天。支持诊断的条件有：①上腹胀或餐后恶心或过度嗳气。②可同时存在上腹疼痛综合征。

2）上腹疼痛综合征（EPS）的诊断标准：必须具备以下所有项：①腹部疼痛，严重到影响日常生活，每周至少1次。②上腹部烧灼感，严重到影响日常生活，每周至少1次。支持诊断的条件有：①疼痛常因进餐诱发或缓解。②发生在空腹状态。③可同时存在餐后不适综合征。

2. 诊断程序　FD为一排除性诊断，需全面病史采集和体格检查，确定有无"报警"症状和体征：体重减轻、贫血、上腹包块、频繁呕吐、呕血或黑便、消化不良症状进行性加重、年龄大于40岁以上的初发病者、有肿瘤家族史等。对有"报警"症状和体征者，必须彻底检查直至找到病因。对诊断不能肯定者，进行定期随访。

3. 鉴别诊断

（1）首先需与引起消化不良的器质性疾病鉴别：食管、胃十二指肠、肝胆胰等病变，特别是消化性溃疡、胃食管反流病及恶性病变。

（2）要与以产生上消化道症状为突出表现的其他系统疾病相鉴别：糖尿病、慢性肾功能不全、充血性心力衰竭、甲状腺功能亢进症等，以及药物不良反应。

（五）治疗

治疗以缓解症状，提高患者的生活质量为主要目的。

1. 一般治疗　改善生活习惯，避免烟、酒、咖啡及NSAID类药物，避免个人生活中诱发症状的食物。建议少食多餐，避免一次大量进食。

2. 药物治疗

（1）根除HP治疗：对HP阳性患者根除治疗是治疗感染性FD最有成本效益的治疗方法。

（2）抑酸药：适用于非进餐相关消化不良中以上腹痛、烧灼感为主要症状者，对减轻餐后不适综合征（PDS）的症状无效。

（3）促胃动力药：适用于进餐相关消化不良中以上腹饱胀、早饱、嗳气为主要症状患者，常用药有多潘立酮、莫沙必利或伊托必利，均在餐前15~30 min服用，疗程2~8周。

（4）精神心理治疗：抗抑郁药作为二线治疗药物，常用的有三环类（如阿米替林）、5-HT再摄取抑制药（如氟西汀）等，此外，行为治疗、认知疗法等也可试用。

（六）转诊及预后

1. 转诊指征

（1）上消化道症状不能排除器质性疾病，需要进一步检查明确诊断。

（2）功能性消化不良经2~4周常规治疗病情无好转；或者出现报警症状，例如，消瘦、贫血、吞咽困难、频繁呕吐等，或是腹部肿块、黄疸、消化不良进行性加重等体征。

2. 预后 经内科规律治疗后，多数患者预后较好，但症状可反复、间断发作。

（七）国内外诊疗及科研进展

功能性消化不良的治疗主要是帮助患者认识、理解病情，指导其改善生活方式，调整饮食结构与习惯，去除诱因，对症治疗。近年来研究发现，作用于多巴胺 D2 和 5-HT 受体的双靶点促动力药西尼必利，有助于胃排空，且对肠道有特殊选择性，其强度是传统抗多巴胺强度的 6~11 倍。同时，西尼必利又提升食管下段括约肌的弹性，在 FD 症状方面，显著优于甲氧氯普胺，研究表明 56%~82% 的受访患者症状得到改善，对于缓解腹部饱胀不适、腹痛均有显著统计学差异。我国的一项 RCT 研究证明其有效率高达 92.94%，临床症状改善方面明显优于多潘立酮。

四、代谢相关脂肪性肝病

（一）概述

代谢相关脂肪性肝病（metabolic associated fatty liver disease，MAFLD）即非酒精性脂肪性肝病（non-alcoholic fatty liver disease，NAFLD），是一种无过量饮酒和其他明确的肝损害因素所致，以肝实质细胞脂肪变性为特征的临床病理综合征。组织学上，NAFLD 分为非酒精性脂肪肝（NAFL）和非酒精性脂肪性肝炎（NASH）两种，NAFL 无肝细胞损伤，多为良性；NASH 可进展为肝硬化、肝衰竭和肝癌。

1. 流行病学 不同种族、不同年龄组男女均可发病。欧美等发达国家患病率高于发展中国家。近年来，我国患病率不断上升，呈低龄化趋势。

2. 病因及发病机制 本病病因复杂，NAFLD 分为原发性和继发性两大类，原发性与胰岛素抵抗和遗传易感性相关，而继发性 NAFLD 包括由药物（如胺碘酮、他莫昔芬等的使用）、广泛小肠切除、内分泌疾病等所致的脂肪肝。

（二）临床表现

本病起病隐匿，发病缓慢，常无症状。少数患者有乏力、肝区隐痛或上腹胀痛等非特异症状。严重脂肪性肝炎可出现黄疸、食欲减退、恶心、呕吐等症状。失代偿的肝硬化患者临床表现与其他原因所致的肝硬化相似。

查体：30%~100% 的患者存在肥胖，50% 患者有肝大，表面光滑，边缘圆钝，质地正常，无明显压痛。进展至肝硬化时，患者可出现黄疸、水肿、肝掌、蜘蛛痣等慢性肝病体征及门静脉高压体征。

（三）辅助检查

1. 血生化 30% NAFLD 患者的碱性磷酸酶（ALP）、γ-谷氨酰转肽酶（GGT）可升高 2~3 倍。NASH 患者常见血清氨基转移酶（ALT/AST）上升 2~5 倍。进展至肝硬化和肝衰竭时，可出现血清白蛋白和凝血酶原时间异常，常早于血清胆红素的升高。部分患者存在血糖增高或糖耐量异常。

2. 超声检查 当肝脂肪沉积超过 30% 时，可检出脂肪肝；肝脂肪含量达 50% 以上时，超声检查敏感性可达 90%。弥漫性脂肪肝表现为肝近场回声弥漫性增强，强于肾回声；远场回声逐渐衰减，肝内管道结构显示不清。

3. CT 弥漫性脂肪肝表现为肝的密度（CT 值）普遍降低，0.7 < 肝 / 脾 CT 比值 ≤ 1.0 为轻度，0.5 < 肝 / 脾 CT 比值 ≤ 0.7 为中度，肝 / 脾 CT 比值 ≤ 0.5 者为重度脂肪肝。CT 诊断脂肪肝的特异性优于 B 超。

4. MRI 主要用于鉴别超声与 CT 上难以区分的局灶性脂肪肝、弥漫性脂肪肝伴正常肝岛与肿瘤。

5. 肝活组织检查 指征如下。

（1）经常规检查和诊断性治疗仍未确诊的患者。

（2）存在脂肪性肝炎和进展期肝纤维化风险，但临床或影像学缺乏肝硬化证据者。

（3）鉴别局灶性脂肪性肝病与肝肿瘤、某些少见疾病（如血色病、胆固醇酯贮积病和糖原贮积病）。

（4）血清铁蛋白和铁饱和度持续增高者，尤其存在血色素沉着病 *C282Y* 基因纯合子或杂合子突变的患者。

（四）诊断与鉴别诊断

1. 诊断

（1）必须符合以下 3 项条件。

1）无饮酒史或饮酒折合乙醇量每周 < 140 g（女性每周 < 70 g）。

2）除外病毒性肝炎、药物性肝病、肝豆状核变性（Wilson 病）、全胃肠外营养、自身免疫性肝病等可导致脂肪肝的特定疾病。

3）肝组织学表现符合脂肪肝病的病理学诊断标准。

（2）肝组织学诊断难以获得时，NAFLD 工作组定义为：①肝影像学表现符合弥漫性脂肪肝的诊断标准并无其他原因可供解释；②有代谢综合征相关组分如肥胖、2 型糖尿病、高脂血症的患者出现不明原因 ALT/AST/GGT 持续增高半年以上，减肥或改善胰岛素抵抗后，异常酶谱和影像学脂肪肝改善甚至恢复正常者可明确 NAFLD 的诊断。

2. 鉴别诊断

（1）酒精性肝病：与 NAFLD 在组织学特征、临床特点和实验室检查存在一定的重叠，应重视病史、体检信息的采集。NAFLD 常为肥胖和（或）糖尿病、高血脂患者，AST/ALT 比值 < 1；而酒精性肝病则一般病情较重，血清胆红素水平较高，AST/ALT 比值 > 2。酒精性肝病一般发生于每日摄入乙醇量超过 40 g（女性 20 g）的长期酗酒者，无饮酒史或每周摄入乙醇小于 140 g 基本可以排除酒精性肝病。还应考虑酒精滥用和代谢因素共存可能。

（2）慢性病毒性肝炎：特别是与丙型肝炎、自身免疫性肝炎、早期肝豆状核变性等可导致脂肪肝的肝病相鉴别。病史资料、肝炎病毒标志、自身抗体和铜蓝蛋白等检测有助于鉴别。NASH 如存在血清铁及铁饱和持续性增高，需与血色病相鉴别。

（3）其他原因导致的脂肪肝：除外药物、全胃肠外营养、炎症性肠病、甲状腺功能减退症、库欣综合征，以及与胰岛素抵抗有关的综合征导致脂肪肝的特殊情况。

（五）治疗

治疗 NAFLD 首要目标为减肥和改善胰岛素抵抗，预防和治疗代谢综合征、2 型糖尿病及相关并发症，从而减轻疾病负担、改善患者生活质量并延长寿命；次要目标为减少肝脂肪沉积，避免因"多重打击"而导致 NASH 和肝功能失代偿。

1. 病因治疗 治疗原发病和控制危险因素，如减肥，调整血糖、血脂和营养失衡等。

2. 控制饮食和适量运动是治疗关键 建议低热量低脂平衡饮食，肥胖成人每日热量需减少 500~1 000 kcal，中等量有氧运动（每周至少 150 min），体重下降 3%~5% 才能改善肝脂肪变，达到 10% 可改善肝炎症坏死程度。

3. 药物治疗

（1）改善胰岛素抵抗，纠正糖脂代谢紊乱：推荐噻唑烷二酮类。

（2）抗氧化剂：维生素 E 800 U/d 可作为无糖尿病的 NASH 成人的一线药物。

（3）护肝药：目前在我国广泛应用的有水飞蓟素（宾）、双环醇、多烯磷脂胆碱、甘草酸二铵、还原型谷胱甘肽、S–腺苷甲硫氨酸、熊去氧胆酸等。

（4）中医药治疗：常用中药有丹参、泽泻、草决明、山楂、柴胡等。

4. 外科手术

（1）减肥手术：重度肥胖（BMI≥40 kg/m^2）的 T2DM 患者，以及中度肥胖（35 kg/m^2≤BMI≤39.9 kg/m^2）保守治疗不能有效控制血糖的 T2DM 患者都应考虑减肥手术。

（2）肝移植：推荐肝衰竭晚期 NASH 患者进行肝移植，部分患者肝移植后易复发，并迅速进展至 NASH 和肝硬化，可能与遗传及术后持续性高脂血症、糖尿病和皮质激素治疗等有关。BMI≥40 kg/m^2 的患者不宜做肝移植。

（六）转诊及预后

1. 转诊指征

（1）初诊不能排除可能有脂肪性肝病的其他特定疾病。

（2）合并冠心病、糖尿病等慢性病需要相关专科明确诊断并确定治疗方案。

（3）经常规治疗病情无缓解，肝功能异常加重，或并发肝硬化、上消化道出血、肝性脑病等。

2. 预后　绝大多数 NAFLD 预后良好，肝组织学进展缓慢甚至呈静止状态，部分患者即使已并发脂肪性肝炎和肝纤维化，如能得到及时诊治，肝组织学改变仍可逆转。少数脂肪性肝炎患者进展至肝硬化，一旦发生肝硬化则其预后不佳。

（七）国内外诊疗进展

2017 年亚太 NAFLD 工作组管理指南建议，对 NAFL、NASH 及其相关肝硬化患者均应进行生活方式干预，如果有指征，可以应用他汀类药物治疗；NAFL 患者通常为良性病程，发生肝相关并发症的风险较低，而 NASH 及其相关肝硬化患者则需要药物治疗；对 NASH 相关肝硬化患者，建议进行食管胃底静脉曲张和 HCC 的筛查，对 HCC 发生风险增加的 NASH 患者，也应该进行 HCC 的筛查；对病态肥胖患者，建议进行减肥手术治疗。针对 NASH 的发病机制和治疗靶点，有许多处于研发过程中的新药，如奥贝胆酸、PPAR 激动剂、凋亡信号调节激酶 1（ASK1）抑制剂、双重 CCR2/5 抑制剂等具有一定应用前景。

（八）国内科研开展现况

近年来，国内关于 NAFLD 的研究主要集中在基因、代谢、环境因素等方面，尤其与胰岛素抵抗、高脂血症、肥胖等代谢性疾病关系密切。关于具体机制主要探讨线粒体功能失调对机体脂质摄取与代谢的失衡，还有内质网应激也可以引起细胞内脂质蓄积，促进 NAFLD 的发生。多种细胞膜蛋白可将胞外信号传入肝细胞，其引起肝细胞代谢紊乱的途径也涉及线粒体途径。通过探讨 NAFLD 发生机制，可为预防和治疗 NAFLD 提供更多的思路和方法。

思考题 --

1. HP 根治指征有哪些？

2. 非酒精性脂肪性肝病患者如何进行 CVD 风险评估？

（季忠良 厉彩霞）

第六节 精神疾病

1. 焦虑症、抑郁症、失眠症患者较多，需要全科医生及早识别、诊断和干预。

2. 全科医学研究生不仅需掌握上述疾病的诊疗，还需了解国内外诊治及研究新进展。

3. 重性精神病患者管理是专门针对重性精神病患者提供的一种保健管理服务，全科医生需要掌握相关精神卫生知识，并联合社区工作人员、家庭成员一起为重性精神病患者提供相关服务与帮助。

精神疾病是一类在生物、心理和社会等多因素作用下大脑功能失调，导致认知、思维、情感、意志行为等精神活动不同程度损害的疾病。这些疾病的病因与发病机制不清，没有所谓的生物学指标，其诊断主要是症状学诊断，诊断及鉴别诊断相对困难。在生活竞争压力及老龄化日益加剧的今天，这些疾病的发病率也逐年上升，给社会和家庭带来了沉重的负担。

一、焦虑症

（一）概述

1. 定义 焦虑症是指对恐惧或即将来临的灾祸所产生的一种内在不舒服的感觉。表现为持续性紧张或发作性惊恐为主要表现的一组常见的精神障碍。

2. 病因及机制

（1）遗传因素：焦虑症发病与机体的素质、所处环境有密切关系，家族聚集性主要与遗传相关，环境可在一定程度上决定遗传易感性的表达。

（2）神经结构改变：神经影像学研究与焦虑相关的神经结构包括杏仁核、前额叶背内侧体积增大，并与焦虑的严重程度正相关。

（3）生化因素：研究发现，焦虑患者肾上腺素能活动增加，如 5- 羟色胺（5-HT）、去甲肾上腺素（NE）、γ- 氨基丁酸（GABA）等。

（4）心理因素：心理动力学理论认为，患者面临威胁或处于不利环境中时，焦虑更易发生。在惊恐发作之前可能经历过真实的恐惧，或有重要的人际关系丧失。

（二）临床表现

1. 精神焦虑症状 患者长期感到紧张不安，做事心烦意乱、没有耐心；与人交往紧张急切，极不沉稳；遇事惊慌失措，易往坏处着想，发作具有不可预测性，并不局限于任何特定的情境，常伴随强烈的痛苦感。

2. 躯体焦虑症状 主要表现为躯体神经功能失调的症状，并有累及多系统各种各样的躯体症状，如呼吸困难、胸闷、头晕、心悸、出汗、过度换气、窒息感、震颤伴濒死感、便秘、腹泻、尿频、尿急等，临床上常被误诊为其他疾病。

3. 运动性不安　主要包括坐立不安、肢体发抖、肌肉紧张性疼痛及舌唇、指肌震颤等。

4. 入睡困难　包括入睡困难及易醒。

（三）辅助检查

1. 排他性检查　血常规、血糖、甲状腺功能检查排除贫血、低血糖、甲状腺功能亢进症；X 线胸片、心电图、内镜等检查排除心脏和消化道器质性疾病。

2. 量表检查　包括焦虑自评量表（SAS）、汉密尔顿焦虑量表（HAMA）、焦虑状态 – 特质问卷（STAI）、贝克焦虑量表（BAI）、综合性医院焦虑抑郁量表（HAD）、抑郁焦虑应激量表、Penn 担忧状态量表和广泛性焦虑问卷 – Ⅳ等来评价有无焦虑。

（四）诊断与鉴别诊断

1. 诊断

（1）主要基于反复出现不可预期的惊恐发作。常突然发生，并在几分钟内达到高峰，并有自主神经症状及明显的躯体不适。

（2）至少 1 次发作之后，持续担心惊恐再发作的焦虑持续 1 个月（或更长时间）。

（3）排除躯体疾病、心境障碍、其他焦虑障碍、物质或药物滥用所致者。

2. 鉴别诊断

（1）躯体疾病：如甲状腺功能亢进、二尖瓣脱垂、嗜铬细胞瘤等可导致惊恐发作，诊断时进行相关的体格检查和实验室检查可以帮助鉴别。

（2）抑郁症：抑郁症常伴焦虑症状，甚至可以伴惊恐发作，而反复惊恐发作的患者出现情绪问题也十分普遍。鉴别主要是区分症状出现的顺序及症状的核心。

（五）治疗

1. 治疗原则　心理和药物两者联合治疗是目前临床最为推荐的治疗方式。

2. 具体措施

（1）心理治疗：认知行为治疗（CBT）为首选方法。治疗策略包括：通过想象和行为训练实现对恐惧感的分层暴露，找出躯体症状与惊恐发作之间的关系，认知重构，呼吸训练，放松训练。

（2）药物治疗：SSRI 为首选药物，SNRI、三环类抗抑郁药（TCA）、苯二氮䓬类药物也可使用。可以根据患者具体情况选用。建议单一用药，足量足疗程使用。治疗期间密切观察病情变化和药物不良反应。

（3）联合治疗：CBT 联合药物治疗已被证明优于单一治疗，对于药物疗效欠佳的患者，后续联合心理治疗可能会有显著和持久的疗效。

（六）转诊及预后

1. 转诊指征

（1）有消极自杀危险者。

（2）伴有抑郁症或精神病。

（3）如果有毒品和酒精或戒断使治疗复杂化。

（4）基础治疗失败。

（5）有严重不良反应者。

（6）拒绝配合治疗者。

2. 预后　越早诊断，越早治疗，焦虑症的预后就越好。经过专科规范治疗后，绝大多数患者会得到临床康复，恢复往日的愉快心情。

（七）国内外诊疗及科研进展

随着现代医学的发展，治疗焦虑症的药物越来越多，大多数患者因对疾病认识不清、担心药物不良反应大，从而导致治疗初期不配合医生。研究表明，属于神经肽类的乙酰谷酰胺，作为脑和神经功能改善药，在治疗焦虑症方面有一定疗效。

二、抑郁症

（一）概述

1. 定义　抑郁症是指各种原因引起以显著而持久的心境低落为主要临床特征的一类心境障碍，可出现幻觉、妄想等精神病性症状和自伤、自杀行为。常反复发作，造成严重社会功能损害。

2. 病因及机制

（1）遗传因素：抑郁症有家族聚集现象，患者的双亲、同胞、子女中患抑郁症的人数明显高于普通人群。

（2）神经生物学因素：包括神经递质学说、神经内分泌异常学说、神经电生理学说和脑影像学异常学说等。

（3）心理社会因素：绝大多数抑郁症患者在首次发病时存在一定的心理社会因素，如不愉快事件，特别是严重生活事件、接踵而来的事件或长期应激性的事件（如婚姻不和睦）。

（二）临床表现

情绪低落是抑郁症主要表现；常表现为思维迟缓，兴趣减退，苦恼忧伤，亦可有睡眠障碍，食欲减退，度日如年、生不如死感，自称"高兴不起来"、"活着没意思"等无望、无助、无用及自杀观念，多有昼重夜轻特点。

（三）辅助检查

1. 实验室检查　血常规、血糖、甲状腺功能检查排除贫血、低血糖、甲状腺功能亢进或低下。

2. 量表检查　抑郁自评量表（SDS）、汉密尔顿抑郁量表（HAMD）、贝克抑郁量表、一般健康问卷和老年健康抑郁量表可提示抑郁。

（四）诊断与鉴别诊断

1. 诊断

（1）至少连续2周内，心境抑郁、丧失兴趣或愉悦感至少存在1项，加上下列症状中的4项。但不包括那些能够明确归因于其他躯体疾病的症状。

1）几乎每天大部分时间都心境抑郁，可以是主观感受（如感到悲伤、空虚、无望），也可以是他人察觉（如表现流泪）。（注：儿童和青少年可能表现为心境易激惹）。

2）几乎每天或每天的大部分时间，对几乎所有的活动兴趣或乐趣明显减少（可主观感受，也可是他人察觉）。

3）在未节食情况下体重明显减轻或增加（如1个月内体重变化超过原体重的5%），或几乎每天食欲都减退或增加。

4）几乎每天失眠或睡眠过多。

5）几乎每天存在精神运动性激越或迟滞（他人察觉到，而不仅仅是主观体验到的坐立不安或迟钝）。

6）几乎每天存在疲劳或精力不足。

7）几乎每天都感到自己毫无价值，或过分、不恰当的内疚（可达妄想程度，但并不仅是因患病而自责或内疚）。

8）几乎每天存在思考能力减退或注意力集中困难（可是主观感受，也可是他人察觉）。

9）反复想死（而不仅仅是恐惧死亡），反复出现没有特定计划的自杀意念，或有某种自杀企图，或有某种实施自杀的特定计划。

（2）这些症状引起有临床意义的痛苦，或导致社交、职业或其他重要功能方面的损害。

（3）这些症状不能归因于某种物质的生理效应，或其他躯体疾病。

另外，需要排除既往有躁狂或轻躁狂发作，目前症状不能用分裂情感性障碍、精神分裂症、精神分裂症样障碍、妄想障碍或其他特定的或未特定的精神分裂症谱系及其他精神病性障碍来更好地解释。

2. 鉴别诊断

（1）继发性抑郁障碍：脑器质性精神病、躯体疾病、某些药物和精神活性物质等均可引起继发性抑郁障碍。

（2）精神分裂症：伴有精神病性症状的抑郁发作或抑郁性木僵需与精神分裂症或其紧张型鉴别。

（3）双相障碍：临床表现是在抑郁基础上有 1 次及以上的躁狂、轻躁狂发作。抑郁症的疾病特征是个体精神的全面"抑制"。

（五）治疗

1. 治疗原则 包括药物、心理和物理治疗等以抗抑郁药为主的综合治疗，心理治疗需要贯穿全程。

2. 具体措施

（1）药物治疗：是目前治疗抑郁症的主要治疗手段，优点是有效、起效快。提倡在 4～6 周内控制抑郁症状。中重度患者要早期、足量、足疗程用药，目前推荐的首选有效抗抑郁药为选择性 5- 羟色胺再摄取抑制剂（SSRI），包括西酞普兰、艾司西酞普兰、氟西汀、帕罗西汀、舍曲林、氟伏沙明；5- 羟色胺去甲肾上腺素再摄取抑制剂（serotonin norepinephrine reuptake inhibitor，SNRI），如文拉法辛、度洛西汀；多巴胺和去甲肾上腺素再摄取抑制剂（dopamine norepinephrine reuptake inhibitor，DNRI），如安非他酮；去甲肾上腺素和 5- 羟色胺调节剂（norepinephrine-serotonin modulator，NSM），如米氮平。

（2）物理治疗：目前临床上应用的物理治疗主要是改良电休克治疗（MECT）和跨颅磁刺激（TMS）两种。

（3）心理治疗：适用于轻、中度抑郁发作，或严重抑郁发作恢复期、巩固期、维持期。

（六）转诊及预后

1. 转诊指征

（1）对自身或他人构成严重威胁。

（2）常规抗抑郁药物治疗无明显好转。

（3）有自杀风险。

（4）精神病性抑郁（有错觉或幻觉）。

（5）共患某些精神科或其他专科疾病。

（6）年老患者诊断困难、痴呆诊断不除外时。

（7）有明显重度抑郁症的儿童。

（8）重度抑郁。

2. 预后　严格遵医服药，绝大多数患者症状都可缓解，且能恢复到疾病前状态。但抑郁症的康复与多种因素相关，部分患者可出现抑郁的反复发作，甚至转变成慢性。

（七）国内外诊疗及科研进展

来自全国、多中心的随访调查研究表明，急性期的治疗结局对抑郁症的残留症状变化具有影响，达到完全缓解对于焦虑症状的改善具有积极意义。近年来发现，免疫炎症与抑郁症的发生发展密切相关。研究表明，与健康对照组相比，抑郁症患者体内细胞因子 IL-10、TNF、干扰素等明显增高。前炎性与抗炎性细胞因子的比值能反映免疫系统的平衡状态，在抑郁症患者中出现比值升高，说明免疫系统处于失衡状态。

三、失眠症

（一）概述

1. 定义　失眠症（insomnia）也称为进入及保持睡眠困难疾病，是指睡眠启动和维持出现异常，致使睡眠质量不能满足个体需要的一种状况。失眠症是最为常见的睡眠障碍。

2. 病因及机制

（1）过度觉醒假说：该假说认为，失眠是一种过度觉醒。这种过度觉醒横跨 24 h 的日周期。失眠患者在睡眠和清醒时表现出更快的脑电频率、日间多次小睡潜伏期延长、24 h 代谢率增加、自主神经功能活性增加、下丘脑 - 垂体 - 肾上腺轴过度活跃及炎症因子释放增加等。

（2）3P 假说：3P 指的是易感因素（predisposing）、促发因素（precipitating）和维持因素（perpetuating）。该假说认为，失眠的发生和维持是由 3P 因素累积超过了发病阈值所致。易感因素包括年龄、性别、遗传及性格特征等，可使个体对失眠易感；促发因素包括生活事件及应激等，可引起失眠症状的急性发生；维持因素是指使失眠得以持续的行为和信念，尤其是对失眠本身的焦虑和恐惧。

（二）临床表现

失眠患者常常有入睡或维持睡眠困难、夜间频繁的间歇性兴奋、醒得过早或多种症状的综合表现。

（三）诊断与鉴别诊断

1. 诊断　主诉入睡困难，难以维持睡眠或睡眠质量差；上述症状每周至少发生 3 次并持续 1 个月以上；专注失眠及担心其带来的后果；睡眠质量下降引起明显的苦恼，影响社会职业功能。

2. 鉴别诊断

（1）躯体疾病：包括神经系统疾病、内分泌疾病、心血管疾病、呼吸系统疾病、消化系统疾病、泌尿生殖系统疾病、肌肉骨骼系统疾病等所致的失眠症状。

（2）精神障碍：抑郁症患者可出现情绪低落、兴趣减退、精神运动性迟滞等核心症状；双相情感障碍可出现抑郁和躁狂症状；焦虑症患者除了有典型的焦虑、恐惧、担心，常伴有心慌、呼吸加快等自主神经症状。此外，其他的精神障碍也是失眠常见的原因。

（3）精神活性物质或药物：抗抑郁药、中枢兴奋性药物、心血管药物、麻醉性镇痛药、平喘药等药物，以及酒精和烟草等物质均可诱发失眠。

（四）治疗

1. 治疗原则　不能单纯依靠镇静催眠药物治疗，要医患共同努力，密切配合，消除病因，坚持治疗计划，树立治疗信心。

2. 具体措施

（1）一般治疗：强调医患共同努力，共同解决问题，心理治疗解释、疏导等一般心理技术运用让患者了解睡眠，消除顾虑，减少焦虑反应，改善症状。

（2）心理治疗：主要通过识别和改变患者对失眠的歪曲认知，促进患者对睡眠的正确认识，减少焦虑。

（3）药物治疗：理想的镇静催眠药物应具备下列条件：快速诱导睡眠、对睡眠结构无影响、无次日残留作用、不影响记忆功能、无呼吸抑制作用、长期使用无依赖或戒断症状。包括苯二氮䓬类药、非苯二氮䓬类药物。

（4）其他治疗：运动疗法、音乐治疗、按摩、针灸等。

（五）国内外诊疗及科研进展

近年来，关于失眠症的研究主要关注其与相关疾病的关系，如睡眠障碍与脑卒中、认知功能等的相关性。

四、躯体形式障碍

（一）概述

1. 定义　躯体形式障碍（somatoform disorder）是一类以持久地担心或相信各种躯体症状的优势观念为特征的神经症。患者反复陈述躯体症状，不断要求给予医学检查，并且无视检查结果的阴性，尽管医师反复说明其症状并无病理基础，并给予再三保证，仍不能减轻患者的忧虑和躯体症状。

2. 病因及发病机制　这类患者多敏感多疑、固执、对健康过度关心，也可将此视为他们人格的一部分。此类患者有一定的人格特征，常认为自己有病；性格外倾，喜诉说，要找人表达自己的感觉。

（二）临床表现

患者一般同时存在多项躯体症状，给其带来痛苦，或致日常生活显著受损。这些症状有时代表的是正常的身体感觉或不适，并非意味着是严重的疾病。患者对于疾病的担忧往往有非常高的焦虑水平，认为自身症状太过危险、有害或麻烦，经常将健康想到最坏的程度。即使有相反证据，仍担心其躯体症状有严重后果。这类患者的生活质量往往受损，包括身体上和精神上，严重者会导致无价值感。患者可因为相同的症状而反复求医。医疗干预对这些人往往无效，甚至新的干预措施可能只会加剧主诉的症状。

（三）辅助检查

三大常规、血生化、甲状腺功能均正常；必要时行胸腹 CT 或 MRI 检查，以排除器质性病变。

（四）诊断与鉴别诊断

1. 诊断

（1）有 1 项或多项躯体症状，给患者带来痛苦或导致日常生活的显著受损。

（2）患者存在对躯体症状的过度想法、感受和行为，或对健康的担忧，表现为下述至少 1 项症状：对自己症状的严重程度表现为不恰当的或持续性的关注，和（或）对健康或症状表现为持续高水平的焦虑，和（或）对这些症状或健康担忧花费过多的时间和精力。

（3）尽管某些躯体症状并不会一直持续存在，但有症状的状态是持续的（一般大于 6 个月）。

2. 鉴别诊断

（1）惊恐障碍：在急性发作期可出现躯体症状和与健康相关的焦虑，但躯体症状障碍、焦虑和躯体症状持续时间更长。

（2）广泛性焦虑障碍：此类患者会担忧各种事件、情景或活动，也可能只是担忧其健康，主要关注的并不是常见的躯体症状或害怕疾病。

（3）抑郁障碍：常伴有躯体症状。不过，可通过抑郁的核心症状，心境低落（焦躁不安）和快感缺乏来鉴别。

（五）治疗

1. 治疗原则　心理、药物联合治疗。其中心理治疗是治疗的主要形式，药物治疗主要解除患者伴发的焦虑与抑郁情绪。

2. 心理治疗　与患者建立信任的治疗关系，大部分患者不愿考虑他们的问题，除了躯体因素外，还会由其他因素引起。定期随访，适当保证和减少不必要的检查，以及避免过度治疗是关键。但需认真检查是否确实存在躯体疾病，以免漏诊、误诊，延误治疗。

3. 药物治疗　可选用苯二氮䓬类、三环类抗抑郁药、SSRI 及对症处理的镇痛药、镇静药等。另外，对确实难以治疗的病例可使用小剂量非典型抗精神病药物，如喹硫平、利培酮等。

（六）转诊及预后

1. 转诊指征

（1）患者需要认知行为疗法、群体心理治疗和短期动态心理治疗。

（2）患者经治疗无效，需要进一步检查及抗抑郁、抗焦虑治疗。

2. 预后　急性起病预后往往比较良好，而病程已经持续 2 年以上的患者预后往往比较差。

（七）国内外诊疗进展

关于躯体形式障碍目前没有特异性的治疗方法。

五、重性精神病患者管理

（一）概述

重性精神病患者管理指辖区内常住居民中诊断明确、在家居住的严重精神障碍患者。精神病主要包括精神分裂症、分裂情感性障碍、偏执性精神病、双相情感障碍、癫痫所致精神障碍、精神发育迟滞伴发精神障碍。

（二）管理内容

1. 精神病患者基本信息管理　将重性精神疾病患者纳入管理时，需由家属提供或直接转自原承担治疗任务的专业医疗卫生机构的疾病诊疗相关信息，同时为患者进行一次全面评估，为其建立一般居民健康档案，并按照要求填写重性精神疾病患者个人信息补充表。

2. 精神病患者随访评估管理

（1）患者随访：对应管理的重性精神病患者每年至少随访4次，每次随访应对患者进行危险性评估。随访形式包括面访和电话随访。精神病患者随访人员应当综合患者病情、社会功能、家庭监护能力等情况选择随访形式，随访时应检查患者的精神状况，包括感觉、知觉、思维、情感和意志行为、自知力等；询问患者的躯体疾病、社会功能情况、服药情况及各项实验室检查结果等。所有患者每半年至少面访一次。电话随访时，按照随访服务记录表要求，如实填写，如发现患者病情有波动时要尽早面访，并请精神科医师给予技术指导。

（2）患者或家属拒绝监管：对于不同意接受社区管理或无正当理由半年以上未接受面访的患者，精神病患者随访人员应当报告关爱帮扶小组，协同宣传有关政策和服务内容，并加强社区关注和监护。

（3）患者迁居外出等特殊情况：对于迁居他处、外出务工等不在辖区内的患者，应及时更新相关信息。现居住地基层医疗卫生机构应当及时接受患者信息，按照有关规定对患者进行随访管理。

（4）失访患者的判定及处理：失访患者指正常随访连续3次未随访到的患者（超过1个月的时间内连续3次随访均未随访到）。对失访患者，精神病患者随访人员应立即书面报告政法、公安等综合管理小组协助查找，报告上级精神病患者随访机构，并在严重精神障碍患者随访服务记录表中记录上报。危险性评估3级以上和病情不稳定患者离开属地时，精神病患者随访人员应当立刻通知公安机关并报告上级精神病患者随访机构。

3. 精神病患者分类干预管理

（1）病情不稳定患者：危险性为3~5级或精神病症状明显、自知力缺乏、有急性药物不良反应或严重躯体疾病，立即转诊到上级医院，2周内随访。

（2）病情基本稳定患者：若危险性为1~2级，或精神症状、自知力、社会功能状况至少有一方面较差，2周时随访，若情况趋于稳定，3个月时随访；若初步处理无效，则建议转诊到上级医院，2周内随访转诊情况。

（3）病情稳定患者：若危险性为0级，且精神症状基本消失，自知力基本恢复，社会功能处于一般或良好，无严重药物不良反应，躯体疾病稳定，无其他异常，继续执行上级医院制订的治疗方案，3个月时随访。

（三）精神病患者健康体检及健康指导

1. 健康体检　在患者病情许可的情况下，征得监护人与患者本人同意后，每年进行1次健康检查，可与随访相结合。内容包括一般体格检查、血压、体重、血常规（含白细胞分类）、肝功能、血糖、心电图。

2. 健康指导

（1）躯体管理训练：目的是采取针对性措施，制订个体化的躯体管理计划，提高躯体健康水平。

（2）生活技能训练：目的是提高患者独立生活能力，包括个人生活能力和家庭生活技能。

（3）社交能力训练：目的是提高患者主动与人交往及参加社会活动的能力。

（4）职业康复训练：目的是提高患者的学习和劳动能力，包括工作适应性训练、职业技能训练等。

思考题 --

1. 全科医生在门诊接诊一位焦虑患者，该如何进行问诊？
2. 我国目前精神障碍患者管理中存在的主要问题是什么？需要如何改进？

（厉彩霞 季忠良）

参考文献

［1］任菁菁. 全科常见慢病诊疗手册［M］. 北京：人民卫生出版社，2017.

［2］王学锋，吴竞生，胡豫，等. 临床出血与血栓性疾病［M］. 北京：人民卫生出版社，2018.

［3］葛均波，徐永健，王辰. 内科学［M］. 9版. 北京：人民卫生出版社，2018.

［4］任菁菁，王永晨. 全科常见急症诊疗手册［M］. 北京：人民卫生出版社，2018.

［5］陈家伦. 临床内分泌学［M］. 上海：上海科学技术出版社，2011.

［6］吕传真，周良辅. 实用神经病学［M］. 4版. 上海：上海科学技术出版社，2014.

［7］赵玉沛，吕毅. 消化系统疾病［M］. 北京：人民卫生出版社，2016.

［8］郝伟，陆林. 精神病学［M］. 8版. 北京：人民卫生出版社，2018.

数字课程学习

🅟 教学 PPT　　　😕 视频

第五章 全科常见传染病管理

基层全科医生是居民的健康管理守护人，也是传染病防控的前沿阵地和重要关口。当前传染病面临旧病不断复燃，新病不断出现的严峻考验，基层全科医生传染病防控能力的提高显得尤为重要。本章就社区传染病概述、社区常见传染病相关诊治及新发、突发传染病社区防控要点进行介绍。

第一节 社区常见传染病概述

学习提要

1. 社区常见传染病不同于其他社区常见疾病，有其流行过程和基本特征。
2. 社区常见传染病的工作重点应放在预防与疫苗接种。
3. 社区传染病应针对不同传染病的流行特点进行相应的社区健康教育，开展社区预防免疫接种，加强管理措施（如患者管理、疫情监测、环境卫生管理及流动人口管理）等。

传染病是社区较常见的对健康危害很大的一组疾病。社区发生传染病如未及时控制引发流行，可严重影响整个人群健康，甚至社会安定。因此，作为基层全科医生，应掌握社区常见传染病的流行过程和基本特征，针对不同传染病的流行特点进行相应的社区健康教育，开展社区预防免疫接种，做好相应的管理措施，从各个方面对社区传染病进行预防和控制。

一、流行过程及基本特征

传染病（infectious diseases）是由各种病原体引起的能在人与人、动物与动物或人与动物之间相互传播的一类疾病。

（一）传染病流行过程

传染病的流行过程，是病原体从感染者排出，经过一定的传播途径，侵入易感者机体而形成新的感染，并不断发生、发展的过程。

传染病在人群中发生流行需要三个基本条件，也称三个环节，即传染源、传播途径和易感人群。这三个环节相互依赖、相互联系，缺少其中任何一个环节，传染病的流行就不会发生。

（二）传染病基本特征

传染病与其他疾病的区别点，主要在于传染病具备以下 4 个基本特征。

1. **病原体** 每一种传染病都是由特异性的病原体所引起的，包括病毒、立克次体、细菌、真菌、螺旋体和原虫等。
2. **传染性** 病原体从宿主排出体外，通过一定方式，到达新的易感染者体内，呈现出一定传染性，其传染强度与病原体种类、数量、毒力、易感者的免疫状态等有关。这是传染病与其他感染性疾病的主要区别。传染病病畜（人）有传染性的时期称为传染期，在每一种传染病中都相当固定，可作为隔离病畜（人）的依据之一。

3. 流行病学特征　传染病的流行过程在自然和社会因素的影响下，表现出各种特征。在质的方面有外来性和地方性之分，在量的方面有散发性、流行和大流行之分。

（1）流行性：按传染病流行过程的强度和广度分为：①散发，是指传染病在人群中散在发生。②流行，是指某一地区或某一单位，在某一时期内，某种传染病的发病率，超过了历年同期的发病水平。③大流行，指某种传染病在一个短时期内迅速传播、蔓延，超过了一般的流行强度。④暴发，指某一局部地区或单位，在短期内突然出现众多的同一种疾病的患者。

（2）地方性：是指某些传染病或寄生虫病，其中间宿主，受地理条件、气温条件变化的影响，常局限于一定的地理范围内发生。如虫媒传染病、自然疫源性疾病。

4. 感染后免疫　动物、人体感染病原体后，无论是显性或隐性感染，都能产生针对病原体及其产物（如毒素）的特异性免疫。感染后免疫属于自动免疫，通过抗体转移而获得的免疫居于被动免疫。感染后免疫的持续时间在不同传染病中有很大差异。一般来说，病毒性传染病（如麻疹、乙型脑炎等）感染后免疫持续时间最长，往往保持终身，但有例外（如流行性感冒）。细菌、螺旋体等感染后免疫持续时间通常较短，仅为数月至数年。

二、传染病的预防与接种

（一）传染病的预防

传染病的预防必须针对构成传染病流行的传染源、传播途径和易感人群这 3 个环节同时采取综合措施，才能有效控制传染病的发生和流行。

1. 控制传染源　传染源包括传染病的病原体、已经感染的人和动物，以及具有危险因素的其他方面。传染病的致病因素管理，首先是对有利于传染病产生的病原体存在环境进行管理，主要针对大型养殖场、水源等容易产生致病菌的场所进行控制，定期消毒，对卫生情况进行分析和检查。对于患有传染病的人和动物，要进行严密隔离，做好防护及隔离措施。对发现疫情的地区进行健康宣传，特别是针对患病的人群，做好疾病防护，避免传染给他人，告知患者配合治疗的方法，说明隔离的重要性。发现疫情的地区应该立即做好隔离措施，进行进一步检查和管理。对于接触疑似传染病或确诊传染病的人员，应进行必要的观察和随访。病原携带者应该及时进行登记，以便后续的跟踪和随访，直至相关检查阴性超过 3 个月。对于接触者及时做好隔离工作，根据传染病接触类型的不同，隔离的时间应该从接触的最后一天起，超过传染病的最长潜伏期。

2. 切断传播途径　传染病的传播离不开疾病的传播途径，因此，切断传播途径也是防治传染病的方法之一。已经被传染源污染的环境应严格管理，积极采取措施，彻底消毒，根据不同种类传染病的传播途径做出具体处理。对于可能被污染的环境或者物品，应及时进行处理。例如，对于带血的注射器、肺结核、新型冠状病毒肺炎（简称新冠）患者的痰液等，应及时处理，推广避孕套的使用，普及肺结核、新型冠状病毒的相关知识，对于结核、新冠患者的居住环境应该进行空气消毒，及时通风换气。对于消化道传播的传染病患者，应该分开用餐，做好餐具的清洗和消毒工作。根据不同种类传染病的不同传播途径，有针对性地采取切断传播途径的相关措施，是防止传染病扩散的重要手段。

3. 保护易感人群 免疫预防措施主要包括主动免疫、被动免疫、计划免疫等，在传染病流行的过程中，对于免疫力较差，年老体弱，免疫力不强的儿童等群体需要按时进行预防接种。在传染病流行的地区，禁止大型的集会活动，避免去人员密集的场所，对于接触传染源的易感人群，应该根据传染病的种类做好防护和隔离工作。

（二）预防接种

预防接种是保护易感人群的重要措施。在传染病流行期间，可以采用接种疫苗的方法进行预防。积极开展预防接种，包括人工主动免疫和人工被动免疫。

1. 人工主动免疫 应用经处理的病原生物或其产物，接种于易感者体内，在接种后1~4周即可产生相应的免疫力，并维持数月至数年。人工主动免疫的生物制品有：①减毒活菌（疫）苗：免疫活性强、毒力低，接种人体后能在体内生长繁殖，机体逐渐产生较持久免疫力。②死菌（疫）苗：有较强的免疫原性，但无致病性。接种后人体产生的免疫力不如减毒活菌（疫）苗强而持久，常需分次注射（如人用狂犬病疫苗）。③类毒素：细菌外毒素经甲醛处理后，毒性消失仍保持其免疫原性，即成类毒素，如白喉和破伤风类毒素。④基因工程疫苗：应用病原体基因表达产物制备成基因工程疫苗。

2. 人工被动免疫 注射含有特异抗体的免疫血清，亦称抗毒血清（如白喉抗毒素、抗狂犬病血清等）、丙种球蛋白和高效价免疫球蛋白等，使机体能够立即获得特异性免疫，但持续时间较短。

计划免疫：按照规定的免疫程序，对应免疫人群进行预防接种，以提高人群免疫水平。目前我国计划免疫工作主要针对儿童，儿童计划免疫的主要内容见表5-1。

表5-1 儿童计划免疫项目

接种时间	卡介苗	脊髓灰质炎	百白破	麻疹	麻风腮	流脑	乙脑	乙肝
出生	初种							第1针
1月龄								第2针
2月龄		第1剂						
3月龄		第2剂	第1针					
4月龄		第3剂	第2针					
5月龄			第3针					
6月龄						初种A		第3针
8月龄				初种				
9月龄						复种A		
1周岁					1岁8个月接种		初种	
2周岁			复种				复种	
3周岁						复种A+C		
4周岁		复服	复种					
6~7周岁	复种			复种				
10周岁	复种							

注：百白破：百日咳菌苗、白喉类毒素、破伤风类毒素混合制剂；麻风腮：麻疹、风疹、腮腺炎减毒疫苗。

三、传染病的社区防治与管理

社区是传染病预防和监控的哨口，社区传染病的预防和控制应该针对不同传染病的流行特点进行相应的社区健康教育，开展社区预防免疫接种，做好相应的管理措施，从各个方面对社区传染病进行预防与控制。

1. 加强健康教育 在对社区传染病进行预防和控制的过程中，首先需要做的就是对社区群众加强传染病的健康教育。社区应该加强传染病健康教育宣传工作，通过宣传栏、健康知识讲座、健康知识手册等方法来提升群众对于传染病的认识，让社区居民掌握相应的预防措施。对于患者则可以对其进行心理护理，让患者能够积极地配合治疗，尽早恢复健康。除此之外，还需要对传染病患者经常出入的地方进行适当的消毒。总而言之，对社区群众进行传染病健康教育，有利于落实社区传染病的预防和控制，使社区内的群众都能参与到其中。

2. 开展免疫计划 儿童免疫力及抵抗力相比成人弱而易受到传染病的感染。因此，在社区传染病防控过程中，确保每名儿童都能及时得到预防接种服务，保证儿童体内的抗体处于保护水平，从而起到对传染病的预防作用，以此来预防传染病，降低儿童传染病的发病率。为了更好地控制成人可预防性传染病，应提高居民对预防接种知识的认知度，加强成人预防接种，如乙肝疫苗、新型冠状病毒疫苗、人乳头瘤病毒（HPV）疫苗接种等。

3. 加强社区传染病管理 对于身患传染病的患者，需要加强管理和访视，其中，如果患者属于甲类传染病，则需要进行住院治疗；若患者属于乙类或者丙类传染病，则可以不接受住院治疗。对于接受住院治疗的患者，医务人员需要对其进行密切观察，做好相应的记录，然后再根据患者病情对其社区采取适当的消毒措施。

4. 加强社区疫情监测 要想做好社区传染病的预防和控制，还需要加强对社区疫情的监测，其中，有效的预防及筛查是预防的重点工作。为此，相关人员需要对不同季节可能发生的传染病进行评估，对社区群众进行疫情监测，一旦发现则马上采取相应的措施，将传染源控制住，尽可能地避免传染病的扩散，以此来控制疫情的发展。对于传染病患者则需要采取强制的隔离措施并进行治疗。

5. 加强社区环境卫生管理 社区环境卫生状况也会在一定程度上对传染病造成影响，其在预防和控制传染病的过程中起着较为重要的作用，而社区环境卫生又包括个人卫生和环境卫生。因此，在对社区传染病进行预防和控制的过程中，社区群众应该改变不良的卫生习惯，以此来切断肠道传染病的传播；而社区需要保持良好的环境卫生，对于社区内的杂草和垃圾及时地进行清除，最大程度上保证社区环境的卫生，切断社区传染病的传播媒介，从而起到对社区传染病预防和控制的作用。

6. 加强流动人口管理 流动人口主要的特点就是分布广且散，在社区传染病预防和控制过程中属于其中的重点也是难点。因此，社区卫生服务相关部门应该对社区内的人口状况进行及时有效的了解，对其中的供给和需求进行定期采集。除此之外，社区基础卫生服务管理信息系统还需要及时更新，这样在传染病发生的过程中，就能有效地对其进行控制。

◆ 思考题 ⋯⋯⋯⋯⋯⋯⋯⋯⋯⋯⋯⋯⋯⋯⋯⋯⋯⋯⋯⋯⋯⋯⋯⋯⋯⋯⋯⋯⋯⋯⋯⋯⋯

1. 作为基层全科医生，如何做好呼吸道传播传染病的社区管理工作？

2. 易感人群在社区常见传染病的流行上有何意义？

（赵费敏）

第二节　流行性感冒

1. 流行性感冒是由流感病毒感染引起的急性传染病。

2. 本病可有畏寒、高热、头痛、乏力、肌肉酸痛等全身中毒症状的典型表现，亦可出现肺炎等表现。

3. 本病为自限性疾病，支持治疗为主，必要时辅以抗病毒治疗，严重时需及时转诊。

流行性感冒一般冬、春季节为高发期，所引起的并发症和死亡现象非常严重。由于流感病毒致病力强，容易发生变异，若人群对变异株缺乏免疫力，则易引起暴发流行，全科医生需做到早期诊断、早期隔离和早期治疗，避免发生人群之间大规模传播。

一、概述

流行性感冒（简称流感）是由流感病毒感染引起的急性传染病。临床症状主要表现为畏寒、高热、头痛、乏力、肌肉酸痛等全身中毒症状，而咳嗽、咳痰等呼吸道症状较轻微。其具有潜伏期短、传播速度快、传染性强的特点，可造成老年人和慢性病患者较严重的并发症，属于我国丙类传染病。

（一）病原学与流行病学

流感病毒是一种 RNA 病毒，属于正黏病毒科，直径 70～130 mm，呈球形或丝状，长度可达 400 mm。病毒由包膜、基质蛋白及核心组成，核心由病毒单股负链 RNA 构成，具有特异性。病毒的外壳骨架由基质蛋白构成，并起到保护病毒核心、维持病毒空间结构的作用。

根据流感病毒感染的对象可分为人、马、猪及禽流感病毒等，其中人类流感病毒可分为甲、乙、丙三型（A、B、C 三型），且三型间无交叉免疫。流感病毒易发生抗原变异，抗原漂移与抗原转换是主要的抗原变异形式，由于不断发生抗原变异导致流感反复流行，其中甲型流感病毒抗原变异频繁、传染性强。

1. 传染源　主要是患者和隐性感染者。甲型流感可能还有动物传染源。自潜伏期开始即有传染性，一般发病 3 日内传染性最强。

2. 传播途径　主要通过空气中的飞沫传播，也可通过人与人之间的接触或与被污染物品的接触传播。

3. 人群易感性　人群普遍易感，5～20 岁人群发病率较高。患病后可获得一定程度的免疫力。三型流感病毒及不同亚型流感病毒之间均无交叉免疫，同一亚型的变种间有一定的交叉免疫力，但维持时间不久，由于流感病毒不断变异，故可多次患病。

（二）病因及发病机制

流感病毒通常通过血凝素与呼吸道表面纤毛柱状上皮细胞的特殊受体结合而进入细胞

并在细胞内复制。在神经氨酸酶的作用下，新的病毒颗粒被不断释放、播散继续感染其他细胞，被感染的细胞便发生变性、坏死、脱落或溶解，并产生炎症反应，进而出现发热、头痛、肌痛等全身中毒症状。单纯流感病变一般仅损害呼吸道上部和中部黏膜，不破坏呼吸道基底膜，故不引起病毒血症。

二、分类及临床表现

本病潜伏期通常为 1~4 天。

1. 典型流感　起病急，前驱期出现畏寒、高热、乏力、头痛、全身酸痛等全身中毒症状，但体征轻，可伴或不伴流涕、咽痛、咳嗽等症状。查体可见结膜充血。咳嗽和乏力症状可持续数周。

2. 轻型流感　起病急，多为轻度或中度发热，全身症状及呼吸道症状相对较轻，2~3 天内多可自愈。

3. 肺炎型流感　多见于婴幼儿、老年人，长期使用激素、糖尿病、COPD 等慢性疾病患者及自身免疫力低下者。疾病早期类似典型流感症状，1 天后病情迅速加重，出现高热、咳嗽、呼吸困难及发绀，可伴有心力衰竭、肝肾衰竭。双肺听诊可闻及干、湿啰音，但胸部 X 线检查无肺实变体征。痰细菌培养阴性，抗生素治疗无效。多于 5~9 天内发生呼吸系统和循环系统衰竭，预后较差。

4. 其他类型　流感流行期间，患者除具有流感的症状、体征，还可伴发其他肺外临床症状。特殊类型主要包含以下几类：胃肠型伴腹泻、呕吐等消化道症状；脑膜脑炎型表现为精神意识障碍、脑膜刺激征等神经系统症状；如病变累及心肌、心包，可发展为心肌炎型和心包炎型。此外，还有以横纹肌溶解为主要表现的肌炎型，仅见于儿童。

三、并发症

1. 呼吸系统并发症　主要为继发性细菌感染，包括急性咽炎、急性化脓性扁桃体炎、细菌性气管炎、细菌性肺炎等。

2. 肺外并发症　有中毒性休克、中毒性心肌炎和瑞氏综合征等。

四、辅助检查

（一）血常规
发病初期数天内即可见白细胞数、中性粒细胞减少显著，淋巴细胞比例增加，单核细胞也可增加，此血象往往可持续 10~15 天。当合并细菌性感染时，白细胞数和中性粒细胞可增多。

（二）病毒分离
将起病 3 天内患者的唾液或上呼吸道分泌物接种于鸡胚或组织培养进行病毒分离。

（三）血清学检查
分别对患者急性期及 2 周后血清进行补体结合试验或血凝抑制试验，前后抗体滴度上升 24 倍，则为阳性。

（四）免疫荧光法检测抗原
起病 3 天内鼻黏膜压片染色找包涵体，荧光抗体检测抗原可呈阳性。

五、诊断与治疗

（一）诊断

冬、春季节在同一地区，1~2 天内有大量上呼吸道感染患者发生，应考虑流感。流行期间可根据临床表现诊断，但在流感的非流行期间或流行初期的散发病例，临床上难以诊断，需结合流行病学、临床表现、实验室分离病毒检查和血清学抗体检测综合判断。

（二）治疗

本病为自限性疾病。

1. 一般治疗　卧床休息，多饮水，注意维生素、蛋白质的营养补充。需密切观察和监测并发症。畏寒、高热患者可予解热镇痛药，如对乙酰氨基酚、布洛芬、氨咖黄敏胶囊，必要时使用止咳祛痰药物，如氨溴索、溴己新、复方甘草片等。儿童忌服含阿司匹林成分的药物，以避免产生瑞氏综合征。

2. 抗流感病毒治疗

（1）离子通道阻滞剂：金刚烷胺可阻断病毒吸附于宿主细胞，抑制病毒复制，早期应用可减少病毒的排毒量和排毒期，缩短病程，但只对甲型流感病毒有效。该药易产生耐药性，不良反应主要有头晕、失眠和共济失调等神经精神症状。推荐用量为成人每天 200 mg，老年人每天 160 mg，小儿每天 4~5 mg/kg，每日 2 次，疗程 3~6 天。

（2）神经氨酸酶抑制剂：奥司他韦可特异性抑制甲、乙型流感病毒的神经氨酸酶进而限制病毒的释放，降低病毒传播，应做到早期服用。推荐服用剂量为成人 75 mg，每日 2 次，连服 5 天；儿童按照体重 15 kg 者标准推荐剂量 30 mg，每日 2 次，15~23 kg 者推荐剂量为 45 mg，每日 2 次，23~40 kg 者推荐剂量为 60 mg，每日 2 次，大于 40 kg 者推荐剂量 75 mg，其中小于 1 岁的儿童不建议使用。

六、转诊及预后

（一）转诊指征

1. 明显气促表现（呼吸 > 30 次 / 分，发绀、三凹征等），或血气分析提示氧合指数 < 300，或指尖血氧饱和度 < 90%。

2. 有脱水征、间歇性呼吸暂停。

3. 持续高热 2~3 天不退，存在长期卧床、糖尿病、脑卒中、冠心病、慢性阻塞性肺疾病、慢性充血性心力衰竭、因器官移植而长期使用糖皮质激素和免疫抑制剂、自身免疫病（如系统性红斑狼疮）等情况者。

4. 并发肺炎、喉头水肿、病毒性心肌炎、病毒性脑膜炎、中耳炎等。

（二）预后

流感为自限性疾病，无并发症患者可自愈，通常病程为 5 天至 2 周，但当出现重症感染或出现严重并发症时，需要进一步住院支持治疗。若患者为老年人、婴幼儿、孕产妇、长期服用激素或有慢性基础疾病者，少数重症病例可出现多器官衰竭进而导致死亡。

七、预防

（一）控制传染源

需做到早期发现疫情，及时掌握疫情信息，及早对流感患者进行呼吸道隔离，做到早期诊断、早期治疗。隔离时间为 1 周并至主要症状消失。

（二）切断传播途径

流感流行期间，避免参加大规模集体活动，尽量少去公共场所。注意通风保持空气流通，必要时需对公共场所进行消毒。在人员密集的公共场所需戴口罩，勤洗手，避免交叉感染，需使用消毒剂对流感患者的生活用具及分泌物进行彻底消毒，避免病原体播散。

（三）保护易感人群

流感病毒疫苗接种是预防流感的基本措施之一。目前我国使用的疫苗主要包括：全病毒灭活疫苗、裂解疫苗和亚单位疫苗三种，均有很好的免疫原性，但应严格按照适应证使用。

药物预防可使用金刚烷胺，成人预防用药推荐剂量为每天 2 次，每次 100 mg 口服，连服 7 ~ 14 天，但仅对甲型流感有一定预防作用；奥司他韦可用于甲型流感和乙型流感的预防，成人预防用药推荐剂量为 75 mg，每天 1 次，连用 7 ~ 10 天。

八、国内外诊治及研究进展

目前研究热点为流感病毒在体内或体外均可引起细胞凋亡。对流感病毒诱导细胞凋亡的研究，不但有利于深入了解流感病毒的致病机制，而且为运用生物学方法治疗恶性肿瘤提供了新的线索。

思考题

1. 全科门诊来了一位畏寒、高热、乏力、头痛、全身酸痛患者，基层全科医生该如何应对？

2. 当冬季流行性感冒盛行时，作为基层全科医生应如何做好社区人群健康教育工作？

（赵费敏）

第三节　慢性病毒性肝炎

学习提要

1. 病毒性肝炎是由多种类型肝炎病毒感染引起的，其中乙型、丙型、丁型病毒性肝炎多表现为慢性感染。

2. 本病临床上以乏力、食欲减退、肝大和肝功能异常为其特点，部分病例出现肝性脑病、消化道出血等并发症。

3. 慢性肝炎需采用综合性治疗方案。

我国是肝炎大国，病毒性肝炎发病数位居法定管理传染病的第 1 位，仅慢性乙型肝炎病毒感染者就达 1.2 亿。慢性肝炎病程迁延，如得不到及时治疗，将会发展为肝硬化甚至肝癌，严重危害人类健康。只有采取以切断传播途径为主的综合防治措施，做好易感人群的保护，才能减少疾病发生。基层全科医生需提高慢性病毒性肝炎的诊疗水平，合理检查，合理用药。

一、概述

病毒性肝炎是由多种类型肝炎病毒感染引起的，造成肝损害为主的一系列全身性传染病。目前按病原学可以把病毒性肝炎分为甲型、乙型、丙型、丁型、戊型共 5 种类型；依据感染持续时间的长短，可把病毒性肝炎分为急性病毒性肝炎和慢性病毒性肝炎，其中甲型病毒性肝炎和戊型病毒性肝炎以急性感染常见，乙型、丙型、丁型病毒性肝炎多表现为慢性感染。本节主要对慢性乙型、丙型、丁型病毒性肝炎进行详细的介绍。

慢性病毒性肝炎是由多种类型肝炎病毒感染引起、病程持续半年以上的病毒性肝炎，主要表现恶心、纳差、厌油、全身乏力、肝功能异常，部分患者可出现黄疸。少数患者后期可发展为肝硬化或肝细胞癌，其病原体主要通过血液、体液、性交、母婴等途径进行传播。

（一）病原学与流行病学

根据病原学种类，可将慢性病毒性肝炎分为以下常见的三类。

1. 乙型病毒性肝炎：全球乙型肝炎表面抗原（HBsAg）携带者约 3.8 亿，其中我国约占 30%，达 1.2 亿人。

（1）传染源：主要为病毒携带者或急、慢性乙型肝炎患者。其中急性患者在潜伏期及急性期均具有传染性。慢性患者和病毒携带者作为最主要的传染源具有重要意义，其传染性的强弱与体液中乙型肝炎病毒 DNA 含量密切相关。

（2）传播途径：乙型肝炎病毒（HBV）经体液或血液进入机体造成感染，传播途径主要包括下列几种。

1）母婴传播：包括宫内感染、围生期传播、分娩后传播。宫内感染主要由于病毒通过胎盘感染胎儿，HBsAg 阳性母亲感染胎儿还可能与妊娠时胎盘轻微剥离相关。目前尚无证据表明病毒可经精子或卵子传播。围生期传播或分娩过程中传播是母婴传播的主要方式，婴儿由于在分娩过程中出现皮肤破损或黏膜接触到母亲血液、羊水或阴道分泌物而造成感染。分娩后传播由于母婴之间密切接触而造成感染。在我国，母婴传播是乙型肝炎最主要的传播方式。人群中 HBsAg 阳性的乙型肝炎病毒携带者中 50% 以上是由母婴传播造成的。

2）血液、体液传播：血液中 HBV 含量很高，微量的血液进入人体便可造成感染，如临床上的输血及血液制品、注射、手术、血液透析、器官移植，生活当中针刺、共用剃刀和牙刷等行为均可传播。目前经血液、注射传播仍占重要地位。但随着医疗行为的进一步规范，一次性注射用品的普及，医源性传播有明显下降趋势。患者唾液、汗液、乳汁、精液、阴道分泌物等体液中含有 HBV，密切的生活接触、密切性行为等也可能是感染 HBV 的途径。

3）其他可能传播途径：虽然病毒经破损的消化道黏膜、呼吸道黏膜及昆虫叮咬传播存在理论上的可能性，但目前尚无相关报道。

（3）易感人群：乙型肝炎表面抗体（HBsAb）阴性者均为易感人群。其中婴幼儿是 HBV 感染的最高危人群。新生儿通常不具备来自母体的先天性抗 HBs，因而普遍易感。高危人群包括 HBsAg 阳性母亲的围生期、HBsAg 阳性者的配偶、有反复输血或使用血液制品史者、有多个性伴侣者、静脉吸毒者，长期接触体液、分泌物、血液的相关医务人员等。

（4）流行特征

1）地区性差异：按流行地区人群 HBsAg 携带率可划分为低、中、高度三个等级流行地区。其中低度流行区人群 HBsAg 携带率为 0.3%～0.5%，以欧洲西部、美国等发达国家为代表。中度流行区人群 HBsAg 携带率为 2%～7%，以欧洲东部、俄罗斯、韩国、日本、新加坡为代表。高度流行区人群 HBsAg 携带率 8%～20%，以中国、南美洲、赤道附近国家、马来西亚为代表。据 2012 年进行的全国肝炎流行病学调查显示，我国 HBsAg 总阳性率约为 8%，分布特点是西部高于东部，南方高于北方，乡村高于城市。

2）性别差异：男性高于女性，男女比例约为 1.4∶1.03。

3）以散发为主。

4）具有家庭聚集现象：此现象与日常生活接触及母婴传播密切相关。

5）慢性感染多，婴幼儿感染多见。

2. 丙型病毒性肝炎

（1）传染源：为急、慢性丙型病毒性肝炎患者和无症状丙型肝炎病毒（HCV）携带者。

（2）传播途径：与乙型肝炎相类似，但传播能力较 HBV 弱。主要通过血液、体液和性交途径传播。

1）输血：20 世纪 70、80 年代曾是最主要的传播途径，输血造成的慢性肝炎，丙型肝炎达 70% 以上。但随着检测能力的提高，血液及血液制品的严格管理，此种传播方式所占丙型肝炎感染比率呈现出明显的下降趋势。

2）注射、针刺、静脉注射毒品、使用非严格消毒的手术器材、重复使用注射器、针头等。器官移植、骨髓移植及血液透析患者亦是高危人群。

3）生活密切接触传播：HCV 感染者家庭成员中 HCV 感染率较非 HCV 感染者明显高40%～50%。

4）性传播：同性恋及多个性伴侣者属于高危人群。

5）母婴传播：丙型病毒性肝炎较乙型病毒性肝炎母婴传播率明显更低，HCV 感染的母亲所生新生儿 HCV 阳性占 4%～7%。

（3）易感人群：人类对 HCV 普遍易感。抗 HCV 并非保护性抗体，感染后对不同株无保护性，有再次感染不同株可能性。

3. 丁型病毒性肝炎　其传染源和传播途径与乙型肝炎相类似。且常与 HBV 以重叠感染或同时感染形式存在。其中我国四川省、云南省、重庆市感染率较高，在 HBsAg 阳性人中占比超过 3%。人类对丁型肝炎病毒（HDV）普遍易感。抗 HDV 不是保护性抗体。

（二）病因及发病机制

1. 乙型病毒性肝炎　发病机制非常复杂，目前尚未完全明了。HBV 侵入人体后，未被单核吞噬细胞系统清除的病毒可到达肝或肝外组织，包括胰腺、胆管、脾、肾、淋巴结、骨髓等。病毒通过包膜与肝细胞膜融合，通过细胞的胞吞作用侵入。HBV 进入肝细胞后即开始其复制过程。乙型肝炎慢性化的发生机制十分复杂，目前尚未完全明确，普遍的观点认为，免疫耐受是关键的一个因素。因 HBeAg 是一种可溶性抗原，当 HBeAg 大量产生时可出现免疫耐受。慢性化还可能与遗传因素有关。初次感染 HBV 的年龄越小，成为慢性携带者的概率越高。这可能是由于机体免疫系统发育不成熟，机体处于免疫耐受状态，不发生免疫应答。

2. 丙型病毒性肝炎　HCV 进入机体后，首先引起病毒血症，在起病 1 周后即可从血液或肝组织中检测出 HCV-RNA；起病第 2 周开始，可检出抗 HCV，少部分感染者 3 个月后才能在血清中检测到抗 HCV。目前认为，HCV 造成肝细胞损伤可能与 HCV 直接杀伤作用、宿主免疫因素、自身免疫、细胞凋亡等有关。HCV 感染后易慢性化，50%～80% 患者发展为慢性肝炎。HCV 在复制过程中依赖的 RNA 聚合酶缺乏校正功能，故在复制过程中容易出错，同时由于机体免疫作用，使 HCV 不断发生变异，来逃避机体的免疫监视，导致慢性化。

3. 丁型病毒性肝炎 HDV 的复制效率高，感染的肝细胞内含大量 HDV。丁型肝炎的发病机制目前还未完全阐明，一般认为 HDV 本身及其表达产物对肝细胞有直接损伤作用，但研究未找到确切证据。

二、临床表现

（一）慢性病毒性肝炎

慢性病毒性肝炎病程超过半年，或原有乙、丙、丁型肝炎急性发作再次出现肝炎症状、体征及肝功能异常者。发病日期不明确或无肝炎病史，但根据肝组织病理学或症状、体征、化验及辅助检查综合分析符合慢性肝炎表现者。依据病情轻重可分为轻、中、重三度，分型有助于判断预后及指导抗病毒治疗。

1. 轻度 病情较轻，可反复出现恶心、头晕、食欲减退、全身乏力、厌油、尿黄、肝区不适。部分患者有肝大，肝区可有轻触痛，少数有轻度脾大。部分患者无症状、体征，仅肝功能轻度异常。

2. 中度 症状、体征、实验室检查属于轻度和重度之间。

3. 重度 有明显或持续性肝炎症状，如恶心、呕吐、乏力、纳差、腹胀、尿黄等，部分可出现肝病面容、肝掌、蜘蛛痣等雌激素灭活障碍表现。脾大、丙氨酸转氨酶（ALT）和（或）天冬氨酸转氨酶（AST）反复或持续升高，白蛋白因合成障碍降低，丙种球蛋白明显升高。

（二）慢性重型肝炎（肝衰竭）

进展速度较慢，病程较长，且有反复波动趋势，常迁延数月。患者通常乏力明显，消化道症状进行性加重，尤常出现频繁恶心、呕吐及顽固呃逆。黄疸进行性加深，出血倾向进行性加重，可并发消化道大出血等。腹胀明显，可合并大量腹水，并发肝肾综合征、肝性脑病等。酶-胆分离，凝血酶原时间明显延长，凝血酶原活动度 <40%。

（三）肝炎肝硬化

1. 根据肝的炎症情况分为活动性和静止性两型。

（1）活动性肝硬化：有慢性肝炎活动的表现，包括乏力、纳差及消化道症状明显，ALT 升高、黄疸、白蛋白下降。伴有腹壁、食管静脉曲张，腹水，肝缩小且质地变硬，脾进行性增大，门静脉、脾静脉增宽等门静脉高压表现。

（2）静止性肝硬化：无肝炎症活动的表现，症状轻或无特异性，可有上述体征。

2. 根据肝组织病理及临床表现分为代偿性肝硬化和失代偿性肝硬化。

（1）代偿性肝硬化：指早期肝硬化，属 Chil-Pugh A 级。可有门静脉高压，但无腹水、肝性脑病或上消化道大出血。

（2）失代偿性肝硬化：指中晚期肝硬化，属 Child-Pugh B、C 级。有明显肝功能异常及失代偿征象，可有腹水、门静脉高压，可引起食管、胃静脉曲张或破裂出血及肝性脑病。

（四）肝纤维化

未达到肝硬化诊断标准，但肝纤维化表现较明显者称为肝炎肝纤维化。主要根据肝组织病理学做出诊断。瞬时弹性波扫描及血清学指标如透明质酸、I 型前胶原、层粘连蛋白等亦可供参考。

三、并发症

肝内并发症多发生于 HBV 和（或）HCV 感染，主要有肝硬化、肝细胞癌、脂肪肝。肝外并发症包括胆道炎症、胰腺炎、糖尿病、甲状腺功能亢进、再生障碍性贫血、溶血性贫血、心肌炎、肾小球肾炎、肾小管性酸中毒等。

不同病原体所致重型肝炎均可发生严重并发症。

1. 肝性脑病　由肝功能不全引起的神经精神症候群，可发生于重型肝炎和肝硬化。常见诱因有上消化道出血、高蛋白质饮食、感染、大量使用排钾类利尿药、大量放腹水、使用镇静剂等，其发生通常是多因素共同作用的结果。

肝性脑病根据临床症状、体征及脑电波异常程度分为四度：I 度，轻型肝性脑病，以精神症状为主，有性格行为改变，定时、定向、计算力等异常。II 度，中型肝性脑病，以神经症状为主，扑翼样震颤可引出，肌张力增强，腱反射亢进，嗜睡，脑电图有异常 δ 波，性格行为异常，属昏迷前期。III 度，重度肝性脑病，昏睡状态，对刺激尚有反应，脑电图见异常 δ 波和三相慢波。IV 度，昏迷期，深昏迷状态，对刺激无反应，腱反射消失。如未达到 I 度，但有智力下降，反应时间延长，操作能力减退等表现者，称为肝性脑病前期。

2. 上消化道出血　病因主要有：①凝血因子、血小板减少。②胃黏膜广泛糜烂和溃疡。③门静脉高压。急性上消化道出血可诱发肝性脑病、腹水、感染、肝肾综合征等。

3. 肝肾综合征　往往出现于严重肝病的终末期。其中 50% 病例有出血、大量放腹水、大量利尿、严重感染等诱因。主要症状为少尿或无尿、氮质血症、电解质平衡失调。

4. 感染　难以控制的感染可激发重型肝炎，以胆道感染、腹膜感染及肺部感染最常见，病原体以革兰阴性杆菌为主，细菌主要来源于肠道，且肠道中微生态失衡与内源性感染的出现密切相关。应用广谱抗生素后也可出现真菌感染。

四、辅助检查

（一）实验室检查

1. 血常规　急性肝炎初期白细胞数一般正常或略微升高，黄疸期白细胞数一般正常或稍低，淋巴细胞相对增多。重型肝炎时白细胞数可升高，红细胞数及血红蛋白可下降。肝炎肝硬化伴脾功能亢进者可有血小板、红细胞、白细胞三系减少现象。

2. 尿常规　尿胆红素和尿胆原的检测有助于黄疸的鉴别诊断。肝细胞性黄疸时两者均阳性，溶血性黄疸以尿胆原为主，梗阻性黄疸以尿胆红素为主。

3. 肝功能检查

（1）血清酶测定

1）丙氨酸转氨酶（ALT）：在肝细胞破坏时由内部透过细胞膜进入血液。ALT 是目前临床上反映肝细胞功能的最常用指标。ALT 对肝病诊断的特异性比天冬氨酸转氨酶（AST）高。急性肝炎时 ALT 明显升高，AST 与 ALT 比值常小于 1，黄疸出现后 ALT 开始下降。慢性肝炎和肝硬化时 ALT 轻度或中度升高或反复异常，AST 与 ALT 比值常大于 1。由于大量肝细胞坏死，重型肝炎患者可出现 ALT 快速下降，而胆红素不断升高，此种现象称为"胆酶分离"。

2）天冬氨酸转氨酶（AST）：此酶在心肌含量最高，依次为心、肝、骨骼肌、肾、胰。肝中的 AST 绝大部分存在于肝细胞中的线粒体，仅极少部分存在于胞质。肝病时血清 AST 升高，提示肝细胞严重受损导致线粒体损伤，病情易持久且较严重，通常与肝病严重程度呈正相关。急性肝炎时若 AST 持续在高水平，有转变为慢性肝炎的可能。

3）乳酸脱氢酶（LDH）：肝病时可显著升高，但肌肉损伤时亦可升高，须结合临床加以鉴别。

4）γ–谷氨酰转肽酶（γ–GT）：肝炎和肝癌患者在出现胆管炎症、阻塞的情况下可显著升高。

5）胆碱酯酶：由肝细胞合成，其活性提示肝细胞合成功能，其值越低，提示病情越重。

6）碱性磷酸酶（ALP 或 AKP）：当肝内或肝外胆汁排泄受阻时，肝组织表达的 ALP 不能排出体外而回流入血，导致血清 ALP 活性升高。儿童生长发育期可明显增加。

（2）血清蛋白：主要由白蛋白和球蛋白组成。其中白蛋白半衰期较长，约 21 天。急性肝炎时，血清蛋白质和量可处于正常范围内；慢性肝炎中度以上、肝硬化、重型肝炎时白蛋白下降，白蛋白与球蛋白比值下降甚至倒置。

（3）胆红素：慢性黄疸型肝炎时血清胆红素可升高，活动性肝硬化时亦可升高且消退慢。胆红素含量是反映肝细胞损伤严重程度的重要指标。直接胆红素在总胆红素中的比例尚可反映胆汁淤积的程度。

（4）血氨：肝衰竭时清除体内氨的能力明显减退或丧失，导致血氨升高。血氨升高常见于重型肝炎，提示肝性脑病存在。

（5）血糖：重型肝炎患者可影响肝糖原储备出现血糖降低。临床上应注意低血糖昏迷与肝性脑病氨中毒昏迷相鉴别。

（6）血浆胆固醇：60%～80% 的血浆胆固醇来自肝。肝细胞受到严重损伤时，胆固醇在肝合成减少，血浆中胆固醇含量明显下降，胆固醇含量越低提示患者的预后越差。梗阻性黄疸时血清胆固醇升高。

（7）补体：当肝细胞受到严重损害时，补体合成减少。

（8）胆汁酸：血清中胆汁酸含量很低，当肝炎活动时胆汁酸升高。由于肝对胆红素和胆汁酸的转运系统不同，检测胆汁酸有助于鉴别胆汁淤积引起的高胆红素血症。

4. 甲胎蛋白（AFP）　其含量检测是筛选和早期诊断 HCC 的常规方法，但应注意有假阴性的情况，肝细胞炎症明显活动和肝细胞修复时 AFP 有不同程度的升高，应进行动态观察。

5. 抗原抗体检测

（1）乙型病毒性肝炎

1）HBsAg 与抗 HBs：通常采用酶联免疫吸附试验（ELISA）法检测，HBsAg 在感染 HBV 2 周后即可阳性。HBsAg 阳性反映现有 HBV 感染，阴性不能排除 HBV 感染。抗 HBs 为保护性抗体，阳性表示对 HBV 有免疫力。少部分病例始终不产生抗 HBs。HBsAg 和抗 HBs 同时阳性可出现于 HBV 感染恢复期，此时 HBsAg 尚未消失。

2）HBeAg 与抗 HBe：通常用 ELISA 法检测。急性 HBV 感染时 HBeAg 的出现时间略晚于 HBsAg，HBeAg 与 HBV DNA 有明显的相关性，因此，HBeAg 的存在表示病毒复制活跃且有较强的传染性，HBeAg 消失而抗 HBe 产生称为血清学转换。抗 HBe 阳性后，病毒复制多处于静止状态，传染性降低。长期抗 HBe 阳性者并不代表病毒复制停止或无传染性，研究显示约 30% 仍可检测到 HBV DNA。

3）HBcAg 与抗 HBc：血清中 HBcAg 为非保护性抗体，主要存在于 HBV 完整颗粒（Dane 颗粒）的核心，游离的极少，常规方法不能检出，HBcAg 阳性有传染性。

4）HBV DNA：是提示病毒复制和传染性的直接标志。目前常用聚合酶链反应（PCR）。PCR 技术灵敏、定性，对临床诊断有帮助，但易因实验污染出现假阳性。

5）组织中 HBV 标志物的检测：可用免疫组织化学方法检测肝组织中 HBsAg、HBeAg 的存在及分布，原位杂交或原位 PCR 方法可检测组织中 HBV DNA 的存在及分布。对血清中 HBV 标志物阴性患者的诊断有较大意义。由于需要肝组织活检，其方法烦琐，一般不常用于临床。

（2）丙型病毒性肝炎

1）抗 HCV：包括抗 HCV-IgM 和抗 HCV-IgG。抗 HCV 不是保护性抗体，是感染 HCV 的标志。抗 HCV-IgM 一般在发病后即可检测到，可持续 1~3 个月，因此抗 HCV-IgM 阳性提示现症 HCV 感染。抗 HCV-IgM 的检测受较多因素的影响，如球蛋白、细胞因子等，稳定性不如抗 HCV-IgG，当抗 HCV-IgG 阳性时提示现症感染或既往感染。

2）HCV RNA：HCV 在血液中含量很少，HCV-RNA 阳性是病毒感染和复制的直接标志。HCV RNA 定量测定有助于了解病毒复制程度、抗病毒治疗的选择及疗效评估等。

3）组织中 HCV 标志物的检测：基本同 HBV，可检测 HCV 抗原及 HCV RNA。

（3）丁型病毒性肝炎

1）HDVAg、抗 HDV-IgM 及抗 HDV-IgG：在慢性 HDV 感染中，由于存在高滴度的抗 HDV，其中 HDVAg 多为阴性。抗 HDV-IgM 阳性是现症感染的标志，当感染处于 HDVAg 和抗 HDV-IgG 之间的窗口期时，可仅有抗 HDV-IgM 阳性。抗 HDV-IgG 不是保护性抗体，高滴度抗 HDV-IgG 提示感染的持续存在，低滴度提示感染静止或终止。

2）HDV RNA：血清或肝组织中 HDV RNA 定量是诊断 HDV 感染最直接的依据。可采用分子杂交和 RT-PCR 方法检测。

（二）影像学检查

B 超对于明确阻塞性黄疸、脂肪肝及肝内占位性病变有重要临床意义。对肝硬化有较高的诊断价值，能反映肝表面变化，门静脉、脾静脉直径，脾大小、胆囊异常变化、腹水等。彩色超声尚可观察到血流变化。CT、MRI 的应用价值基本同 B 超但价格较昂贵。

五、诊断与治疗

（一）诊断

1. 流行病学资料

（1）乙型病毒性肝炎：患者有输血、吸毒注射史，与 HBV 感染者密切接触史，家庭成员有 HBV 感染者，特别是婴儿母亲 HBV 感染等，这些都有助于乙型肝炎的诊断。

（2）丙型病毒性肝炎：有输血及血制品、静脉吸毒、血液透析、多个性伴侣、吸毒注射及文身等病史的肝炎患者应高度考虑 HCV 感染。

（3）丁型病毒性肝炎：同乙型肝炎，我国以西南部感染率较高。

2. 临床诊断　慢性肝炎病程超过半年或发病日期不明确而有慢性肝炎症状、体征、实验室检查改变者。常有恶心、乏力、厌油、尿黄、肝区不适等症状，部分患者可有肝病面容、肝掌、蜘蛛痣、肝大质偏硬、脾大等体征。根据病情轻重、实验室指标改变等综合评定轻、中、重三度。

（1）重型肝炎（肝衰竭）：主要有肝衰竭症候群表现。在慢性肝炎或肝硬化基础上出现的重型肝炎为慢性肝衰竭。

（2）淤胆型肝炎：起病类似急性黄疸型肝炎，黄疸持续时间长，症状轻，有肝内梗阻的表现。

（3）肝炎肝硬化：患者多有长期慢性肝炎病史，伴有乏力、腹胀、尿少、肝掌、蜘蛛痣、脾大、腹水、双下肢水肿、低白蛋白等肝功能受损和胃底食管下段静脉曲张等门静脉高压表现。

3. 病原学诊断

（1）慢性乙型病毒性肝炎

1）HBeAg 阳性慢性乙型肝炎：血清 HBsAg、HBeAg 阳性和 HBV DNA 阳性，抗 HBe 阴性，血清 ALT 持续或反复升高，肝组织病理学检查有肝炎病变。

2）HBeAg 阴性慢性乙型肝炎：血清 HBsAg 和 HBV DNA 阳性，HBeAg 持续阴性，抗 HBe 阳性或阴性，血清 ALT 持续异常，或肝组织病理学检查有肝炎病变。

根据生化试验及其他临床和辅助检查结果，上述两型慢性乙型肝炎可进一步分为轻度、中度和重度。

（2）HBV 携带者

1）慢性 HBV 携带者：血清 HBsAg 和 HBV DNA 阳性，HBeAg 或抗 HBe 阳性，经 1 年内连续随访 3 次以上，血清 ALT 和 AST 均在正常范围，肝病理学检查一般无明显异常。

2）非活动性 HBsAg 携带者：血清 HBsAg 阳性，HBeAg 阴性，抗 HBe 阳性或阴性，HBV DNA 检测不到（PCR 法）或低于最低检测限，1 年内连续随访 3 次以上，血清 ALT 和 AST 均在正常范围。肝组织学病理检查显示细胞炎症轻微。

（3）隐匿性慢性乙型病毒性肝炎：血清 HBsAg 阴性，但血清和（或）肝组织中 HBV DNA 阳性，并有恶心、乏力、厌油、尿黄、肝区不适等慢性乙型肝炎的临床表现。患者可伴有血清抗 HBs、抗 HBe 和（或）抗 HBc 阳性。另约 20% 的隐匿性慢性乙型肝炎患者除 HBV DNA 阳性外，其余 HBV 血清学标志均为阴性。诊断需排除其他病因引起的肝损伤。

（4）丙型病毒性肝炎：抗 HCV-IgM 和（或）IgG 阳性，HCV RNA 阳性，可诊断为丙型肝炎。无任何症状和体征，肝功能和肝组织学正常者为无症状 HCV 携带者。

（5）丁型病毒性肝炎：已知 HBV 感染，同时血清 HDVAg 或抗 HDV-IgM 或高滴度抗 HDV-IgG 或 HDV RNA 阳性，或肝内 HDV Ag 或 HDV RNA 阳性，可诊断为丁型肝炎。无慢性肝炎相关临床表现，仅血清检测 HBsAg 和 HDV 血清标志物阳性时，可诊断为无症状 HDV 携带者。

4. 鉴别诊断

（1）其他原因引起的黄疸

1）溶血性黄疸：常有药物或感染等诱因，表现为贫血、腰痛、发热、血红蛋白尿、网织红细胞升高，黄疸一般较轻，胆红素升高以间接胆红素升高为主。

2）肝外梗阻性黄疸：常见病因有胆囊炎、胆石症、胰头癌、壶腹周围癌、肝癌等。有原发病症状、体征，仅肝酶轻度升高，胆红素升高以直接胆红素升高为主，肝内外胆管可出现扩张。

（2）其他原因引起的肝炎

1）其他病毒所致的肝炎：巨细胞病毒感染、传染性单核细胞增多症等。可根据原发病的临床特点和病原学、血清学检查结果进行鉴别。

2）感染中毒性肝炎：如流行性出血热、恙虫病、伤寒、钩端螺旋体病、阿米巴肝病、急性血吸虫病等。主要根据原发病的临床特点和实验室检查结果进行鉴别。

3）药物性肝损害：有使用肝细胞损害药物的病史，停药后一般肝功能可自行恢复，肝炎病毒标志物为阴性。

4）酒精性肝病：有长期大量饮酒的病史，且肝炎病毒标志物阴性。

5）自身免疫性肝炎：主要有原发性胆汁性肝硬化和自身免疫性肝病，原发性胆汁性肝硬化主要累及肝内胆管，自身免疫性肝病主要破坏肝细胞。诊断主要依靠自身抗体的检测和肝病理组织学检查。

6）脂肪肝：大多继发于肝炎后或身体肥胖者。血中三酰甘油升高，B超有较特异的表现。

7）肝豆状核变性：血清铜及铜蓝蛋白降低，眼角膜边沿可发现凯－弗（Kayser-Fleischer）环。

（二）治疗

慢性肝炎的治疗需根据患者具体情况采用综合性治疗方案，包括合理的休息和营养、心理平衡、改善和恢复肝功能、调节机体免疫、抗病毒、抗肝纤维化等治疗。

1. 一般治疗

（1）适当休息：症状明显或病情较重者应强调卧床休息，卧床可增加肝血流量，有助恢复。病情轻者以活动后不觉疲乏为度，避免熬夜。

（2）合理饮食：饮食应以高蛋白质、高热量、高维生素的易消化食物为主，有利于肝修复，避免吸烟、饮酒。

（3）心理平衡：使患者对疾病有正确的认识，对肝炎治疗有决心和耐心。

2. 药物治疗

（1）改善和恢复肝功能：非特异性护肝药，如维生素类、还原型谷胱甘肽、葡醛内酯、山豆根类（苦参碱等）、甘草提取物（甘草酸、甘草苷等）、垂盆草、齐墩果酸等均有一定的降转氨酶作用。部分患者停药后有 ALT 重新升高现象，故显效后应逐渐减量至停药为宜。退黄药物，如丹参、茵栀黄、门冬氨酸钾镁、前列腺素 E、腺苷蛋氨酸、苯巴比妥、山莨菪碱、糖皮质激素等。应用糖皮质激素须慎重，症状较轻、肝内胆汁淤积严重、其他退黄药物无效、无禁忌证时可考虑选用。

（2）免疫调节：如胸腺肽或胸腺素、转移因子、特异性免疫核糖核酸等。某些中草药提取物如猪苓多糖、香菇多糖、云芝多糖等亦有免疫调节效果。

（3）抗肝纤维化：主要有丹参、冬虫夏草、核仁提取物、干扰素等。

（4）抗病毒治疗：目的是抑制病毒复制，减少传染性；改善肝功能；减轻肝组织病变；提高生活质量；减少或延缓肝硬化、肝衰竭和 HCC 的发生，延长存活时间。有适应证者应尽可能行抗病毒治疗。抗病毒治疗适应证：①血清 HBV DNA 阳性的慢性 HBV 感染者，若其 ALT 持续异常（＞ULN）且排除其他原因导致的 ALT 升高。②存在肝硬化的客观依据，不论 ALT 和 HBeAg 状态，只要可检测到 HBV DNA，均应进行积极的抗病毒治疗。对于无代偿期肝硬化者，若 HBV DNA 检测不到，但 HBsAg 阳性，建议抗病毒治疗。③血清 HBV DNA 阳性、ACT 正常患者，如有以下情形之一，则疾病进展风险较大，建议抗病毒治疗：a. 肝组织学存在明显的炎症（≥G2）或纤维化（≥S2）；b. ALT 持续正常（每 3 个月检查 1 次，持续 12 个月），但有肝硬化 /HCC 家族史且年龄＞30 岁；c. ALT 持续正常（每 3 个月检查 1 次，持续 12 个月），无肝硬化 /HCC 家族史但年龄＞30 岁，建议肝纤维化无创诊断技术检查或肝组织学检查，存在明显肝炎症或纤维化；d. 有 HBV 相关的肝外表现（肾小球肾炎、血管炎、结节性多动脉炎、周围神经病变等）。

核苷类似物（nucleotide analogue）：该类药物仅用于乙型病毒性肝炎的抗病毒治疗，包括拉米夫定、恩替卡韦、恩曲他滨、替比夫定、克拉夫定、阿德福韦酯、替诺福韦等。疗程根据患者情况而定，对 HBeAg 阳性慢性乙型肝炎患者，HBeAg 血清转换后继续用药 1 年以上；HBeAg 阴性慢性乙型肝炎患者至少 2 年；肝硬化患者需长期应用。

1）拉米夫定（lamivudine）：剂量为每天 100 mg，顿服。

2）阿德福韦酯（adefovir dipioxil）：目前临床应用的阿德福韦酯是阿德福韦的前体，在体内水解为阿德福韦发挥抗病毒作用。本药对拉米夫定、替比夫定、恩替卡韦耐药变异的肝硬化患者均有效。剂量为每天 10 mg 顿服，在较大剂量时有一定肾毒性，主要表现为血清肌酐升高和血磷下降，通常 10 mg 一般不对肾功能造成影响。

3）恩替卡韦（entecavir）：成人每天口服 0.5 mg，能有效抑制 HBV DNA 复制。

4）替比夫定（telbivudine）：具有抑制 HBV DNA 聚合酶的作用。用于乙型肝炎的剂量为 600 mg 顿服，不受进食影响。替比夫定常见的不良反应（发生率为 1%～10%）有：恶心、头晕、头痛、疲劳、腹痛、腹泻、皮疹，血淀粉酶、脂肪酶、ALT 和血肌酸激酶升高。

治疗过程中定期监测和随访：①生化指标治疗开始后每月 1 次，连续 3 次，以后随病情改善可每 3 个月 1 次；治疗开始后每 3 个月检测 1 次 HBsAg、HBeAg、抗 HBe 及 HBV DNA，根据病情需要，可进行血常规、血小板、血清磷、肌酸激酶等指标的检测。

其他抗病毒药：苦参素（氧化苦参碱）系从中药苦豆子中提取，临床研究表明，本药具有改善肝生化学指标及一定的抗 HBV 作用，但其对 HBV 的确切疗效尚需进一步的评估。

治疗结束后：不论有无治疗反应，停药后前 3 个月每月检测 1 次肝功能和 HBV DNA，以后每 3～6 个月检测 1 次，至少随访 1 年。如随访有病情变化，应缩短随访时间，增加随访次数。

六、转诊及预后

（一）转诊指征

1. 有明显慢性肝炎症状，但通过常规实验室检查诊断困难时。

2. 重型肝炎或有重型倾向的病毒性肝炎患者。

3. 胆红素进行性升高且黄疸明显或妊娠期感染者。

4. 乙型、丙型肝炎在把握不了抗病毒治疗指征或没有相应药物的情况下。

（二）预后

轻度的慢性肝炎患者一般预后良好；重度慢性肝炎治疗效果不佳，预后较差，绝大部分在 5 年内发展成肝炎后肝硬化，少部分甚至可发展为肝细胞癌；中度慢性肝炎预后介于轻度和重度之间。慢性丙型肝炎预后好于慢性乙型肝炎。

七、国内外诊治及研究进展

目前研究热点在于，对乙型肝炎病毒长期使用核苷类似物后，肝炎病毒反转录酶区的基因突变导致核苷类似物耐药的分子机制与突变位点研究，为进一步探讨耐药慢性乙型肝炎病毒的相关风险信号及临床精准防控提供依据。

思考题

1. 全科门诊来了肝功能异常患者，该如何进行诊疗？

2. 患者自诉"小三阳"病史，因家中新添一位小宝宝，非常担忧会将乙肝病毒传染给小宝宝，作为基层全科医生，应如何解释？

（赵费敏）

第四节　感染性腹泻

学习提要

1. 感染性腹泻（或称急性胃肠炎）是指由各类病原体感染肠道引起的腹泻。

2. 临床上以腹部症状为主，可伴发发热、脱水等全身症状。

3. 病程多呈自限性，严重时需及时转诊。

感染性腹泻为一组广泛存在并流行于世界各地的胃肠道传染病，也是当今全球性重要的公共卫生问题之一，其发病率仅次于上呼吸道感染。在我国，感染性腹泻的发病率居所有传染病之首位，全科医生应当熟悉其病因，掌握其治疗原则。

一、概述

感染性腹泻（或称急性胃肠炎）是指由各类病原体感染肠道引起的腹泻。此病以腹部症状为主，多呈自限性，严重可伴发发热、脱水等全身症状，不同病原体引起的腹泻在流行病学、发病机制、临床表现、治疗原则等方面不尽相同。

（一）分类

1. 根据病原体的不同分类　一般将本病分为细菌感染性腹泻、真菌感染性腹泻、病毒感染性腹泻和寄生虫感染性腹泻，其中细菌感染性腹泻的常见病原体有大肠埃希菌、耶尔森菌、变形杆菌、艰难梭菌、类志贺邻单胞菌、气单胞菌等，病毒感染性腹泻多见轮状病毒、诺如病毒、肠腺病毒、柯萨奇病毒、杯状病毒等。本节主要针对细菌、病毒引起的感染性腹泻进行阐述。

2. 根据病程长短分类　本病分为急性、持续性、慢性。本病多为急性病程（＜14

天），少见持续性（14~29天）或慢性（≥30天）。

（二）发病机制

细菌可通过释放毒素或侵袭作用导致腹泻，而病毒感染多是由于直接侵袭导致腹泻，部分病毒可通过其类毒素样作用致病。

1. 侵袭性腹泻 病毒感染性腹泻多属此类，主要由病原体进入肠道后，直接侵蚀肠上皮细胞，进行生长、繁殖，导致细胞功能障碍、变性甚至坏死，影响肠道吸收功能，并使肠道渗透压发生变化，对电解质、水的重吸收发生障碍，大量液体进入肠道，引起腹泻、呕吐等症状。

2. 分泌性腹泻 多为细菌感染，系由于病原菌进入肠道后，仅在肠道内生长、繁殖，而不直接侵入肠黏膜细胞，其释放的毒素可刺激肠道大量分泌钠离子和水，当分泌的液体量超过肠道容积后即可发生腹泻症状。

二、临床表现

1. 细菌感染性腹泻 多为急性起病，以消化道症状为主，纳差、恶心、呕吐、腹胀、腹痛、腹泻，伴或不伴里急后重，粪便性质可呈水样、黏液样、血性、脓血性等，病情轻重不一，重者可出现头晕、烦躁、发热、乏力等症状，严重脱水还可能导致休克、昏迷。另外，侵袭性腹泻多伴腹痛，而分泌性腹泻多无明显腹痛表现。不同细菌导致腹泻机制不同，临床表现也不尽相同，流行病学史是区分不同细菌感染性腹泻的重要资料。

（1）大肠埃希菌感染性腹泻：急性起病，可有2~5天潜伏期，多有进食生肉或生动物乳制品史，轻症者可仅表现为水样腹泻，每日3~5次，病情发展可出现黏液血便，伴发热、呕吐、腹胀等症状，伴或不伴发热，易被误诊为细菌性痢疾，严重者腹痛加剧，并可出现高热、血便，感染时间长可发生溶血性尿毒综合征、休克，危及生命。

（2）耶尔森菌感染性腹泻：为人畜共患感染病，婴幼儿好发，春冬季多见，由于此菌在低温环境中生长，故寒冷地区多见，或由冰箱中食物感染，故被称为"冰箱病"。潜伏期3~5天不等，本病为自限性疾病，病程1~3天，严重者可达1~2周，主要表现为发热、腹痛、腹泻，解黏液便或血便，腹痛多见于右下腹，查体可有压痛、反跳痛，故易被误诊为阑尾炎。另外，需注意的是此病可并发关节炎和败血症。

（3）艰难梭菌感染性腹泻：或称为假膜性结肠炎，是医院内感染常见细菌，又被称为"医院内腹泻"，多系抗生素使用时间过长导致的肠道菌群失调从而诱发感染，以高龄、长期卧床、多病共存、免疫力低下人群多见，多数症状轻，仅表现为水样便，或出现黏液便，少见脓血便，严重者可因大量液体丢失而导致休克，或出现肠麻痹、肠穿孔（以老年及免疫力低下患者多见），出现严重并发症病死率高。

2. 病毒感染性腹泻 与细菌不同，病毒引起的感染性腹泻症状相似，多为自限性，临床上较细菌感染性腹泻更加难以区分。本节主要介绍几种常见病毒感染性腹泻。

（1）轮状病毒感染性腹泻：多见于婴幼儿，是婴幼儿感染性腹泻的主要原因，潜伏期1~3天不等，部分患儿可在潜伏期出现发热、咳嗽、流涕等上呼吸道感染症状，病程1~2周，免疫低下者可长达数月，甚至发展为慢性腹泻。其临床症状轻重不等，严重者可因体液大量丢失而导致休克、死亡，婴幼儿感染可并发Rett综合征。主要表现为发热、呕吐、腹痛、腹泻，米汤样或黄绿色蛋花样稀水便是其特点，少见黏液、脓血，部分可闻及恶臭。

（2）诺如病毒感染性腹泻：此病多经粪—口途径传播，起病急，传播迅速，可有12~72 h潜伏期，传播范围广，可在公共场所大规模暴发感染。主要表现为恶心、呕吐、腹痛、腹泻，解黄色稀便或水样便，少见黏液、脓血，严重者可出现发热、寒战、肌肉酸痛等全身表现。本病多呈自限性，一般病程1~3天。

（3）肠腺病毒感染性腹泻：婴幼儿多见，潜伏期3~10天，病程1~4周不等。临床表现同样以恶心、呕吐、腹痛、腹泻为主，解稀水样便，但此病腹泻症状通常较其他病毒感染轻，病程长是其主要特点，部分患者可同时出现上呼吸道感染甚至支气管炎、肺炎症状，可伴高热，通常2~3天后退热，部分免疫低下患者可发展为慢性腹泻。

三、辅助检查

1. 血常规　细菌感染白细胞数正常或升高，中性粒细胞升高并有核左移；病毒感染一般无明显异常。

2. 血电解质　部分严重腹泻患者可出现电解质紊乱。

3. 粪便沉渣分析　细菌感染粪便性质多样，可见水样便、黏液便、脓血便等，镜检可见白细胞及红细胞；病毒感染多为水样便，镜检无白细胞及红细胞。

4. 粪便培养　适用于细菌感染，但一般阳性率不高。

5. 基因检测　16S rDNA测序，该方法阳性率高，检测迅速，通过检测微生物特定基因序列进行诊断，适用于普通检测方法难以确诊且治疗无效者。

6. 抗体检测　适用于病毒感染检测，通常在病程中后期可明显升高，轮状病毒感染血清IgA抗体检测意义较大。

四、治疗原则及具体措施

1. 细菌感染

（1）一般治疗：清淡饮食，多饮水，腹痛、呕吐严重者可予止痛处理，阿托品口服或皮下注射，一次0.3~0.6 mg，每日3次，极量为3 mg/d，儿童可小剂量使用口服或皮下注射，一次0.01 mg/kg，极量为0.3 mg/d。特别注意，应避免使用阿片类镇痛药，避免出现肠蠕动减弱导致症状加重或中毒性巨结肠。腹泻严重者可使用蒙脱石散，止泻的同时还可在肠道内形成防御屏障，同时吸附肠道内的病原体及毒素，常用剂量为口服，一次3 g，每日3次，首剂应加倍，3岁以下小儿常用剂量为一次1 g，每日3次。需注意老年患者长期使用易导致便秘。同时液体丢失过多者根据患者电解质情况进行口服或静脉补液。

（2）抗菌药物：根据细菌培养结果选择合适抗菌药物，通常对头孢菌素、喹诺酮类、氨基糖苷类抗生素敏感。需注意的是，对于出血性大肠埃希菌使用抗生素治疗可以导致患者溶血性尿毒综合征的风险增加，故疑似此类患者慎用抗生素治疗。耶尔森菌感染呈自限性，通常无需抗生素治疗。而针对艰难梭菌感染，可尝试暂停抗菌药物，以促使肠道菌群恢复，若停药1~3天腹泻症状仍无明显改善，可考虑更换使用抗菌药物。

（3）肠道微生态制剂：细菌感染或抗生素滥用可导致肠道正常菌群移位，破坏肠道的细菌屏障，微生态制剂可以调节肠道菌群，恢复肠道正常功能，常见的有双歧杆菌、枯草杆菌、地衣芽孢杆菌、蜡样芽孢杆菌、酪酸梭菌等。

2. 病毒感染　针对病毒感染性腹泻无特效治疗，一般只需对症支持处理，腹泻剧烈导致脱水患者需注意纠正电解质紊乱，轻症可以口服补液，重症患者需静脉补液及补充电解质治疗。

WHO 推荐轻症患者进行口服补液盐（ORS）治疗，具体配比为：3.5 g 氯化钠、2.5 g 碳酸氢钠、1.5 g 氯化钾及 20 g 葡萄糖加入 1 L 水。此种配方渗透压较高，口感差，婴幼儿使用依从性较差，且针对高渗脱水需稀释后服用。新型口服补液盐Ⅲ降低了渗透压，不仅可以快速补充丢失液体，还具有止泻作用，口感好，是目前口服补液首选药物，具体配方为：2.6 g 氯化钠、2.9 g 枸橼酸钠、1.5 g 氯化钾，13.5 g 葡萄糖加入 1 L 水。临床上有复方制剂，具体用法为每袋溶于 250 mL 温水中服用。针对重度脱水患者，需根据电解质情况选择静脉补液，当脱水症状改善后改为口服。腹泻严重者可加用蒙脱石散止泻治疗，具体用法与细菌感染相同。

3. 转诊指征

（1）脱水严重，或发生休克症状者。

（2）病原体不明确，治疗效果不佳者。

（3）疑似传染病患者需转入有资质的医院进行治疗。

五、国内外诊治及研究进展

目前研究热点是消化道菌群与消化系统疾病关联、粪菌移植治疗腹泻等。利用 16S rDNA 测序测得消化道菌群分布，进行对比，分析不同细菌在某一疾病进展中的作用。而粪菌移植作为目前慢性腹泻的新治疗方法也属于研究热点。表 5-2 列举了两项国自然研究项目。

表 5-2 肠道菌群、腹泻相关研究

研究范畴	举例
机制研究	应激因素对大鼠肠道菌群影响及机制研究
应用研究	粪菌移植治疗肠易激综合征研究进展

🖊 思考题

1. 感染性腹泻应与哪些非感染性原因引起的腹泻相鉴别？

2. 全科门诊接诊一位轮状病毒感染性腹泻患儿，应如何进行饮食宣教？

（赵费敏）

第五节　肺　结　核

📖 学习提要

1. 结核病是指由结核分枝杆菌感染引起的慢性感染性疾病，可以侵入全身各种器官，以肺结核多见，多为慢性病程。

2. 本病临床症状多样，与侵犯部位、严重程度有关，主要为呼吸系统症状。

3. 本病治疗的核心为化学治疗，需遵循早期、规律、适量、全程、联合的原则。

结核病是危害人类健康历史久远的慢性传染病，是全球关注的公共卫生和社会问题，也是我国重点控制的主要疾病之一。肺结核是由结核分枝杆菌引起的肺部感染，临床表现形式多样，化学治疗是肺结核的核心治疗。基层全科医生应掌握肺结核基本临床特征，做到早发现、早诊断、早治疗，才能切实降低我国结核病负担。

一、概述

结核病是指由结核分枝杆菌感染引起的慢性感染性疾病，可以侵入全身各种器官（如淋巴结、浆膜腔、肠道、泌尿道、骨等），其中以肺结核多见，多为慢性病程，主要临床表现为低热、盗汗、咳嗽、咯血，属于我国乙类传染病。本节主要针对肺结核进行阐述。

（一）分类

根据结核分枝杆菌侵犯的部位和病程特点，可将肺结核分为以下几类。

1. 原发型肺结核　儿童或既往未感染结核菌的成年人多见，病灶多位于肺尖部，典型表现为"哑铃征"，即由肺内原发灶、淋巴管炎和肺内肿大的淋巴结组成的原发复合征，此型一般临床症状轻微，病程多呈自限性，多数患者未察觉感染。

2. 血行播散型肺结核　同样多见于儿童，可分为急性（急性粟粒型肺结核）、亚急性和慢性血行播散型肺结核，多系结核菌由原发病灶侵犯入血，若菌量多、自身免疫差常表现为急性，症状较重，此时常并发肺外结核（如骨关节、脑等）；若菌量少、自身免疫较好时，常表现为亚急性或慢性病程，病灶较急性局限。

3. 继发性肺结核　是指患者感染肺结核痊愈后或静止期内发生的肺结核，临床上此型最为多见，多为原发病灶内结核菌再燃，少数是二次感染，典型累及部位为上叶尖后段或下叶背段，根据病理结果又可将其细分为渗出型、增殖型、干酪样坏死、空洞型和结核球。

4. 结核性胸膜炎　此型以青壮年为主，多以胸腔积液导致的呼吸困难、低热、盗汗为就诊主诉，多发生于原发感染后的数月，根据症状可分为干性、渗出性和结核性脓胸，其中渗出性多见。

5. 肺外结核　顾名思义为结核分枝杆菌感染肺外器官引起，多发生在原发感染基础上，由淋巴道或血流途径播散至其他器官，常见累及器官包括脑、肠道、骨关节、泌尿道等。

（二）发病机制

结核分枝杆菌不同于其他细菌，其释放内毒素与外毒素，无防止吞噬的荚膜，具体毒力因子尚不清楚。目前认为，结核的发病、转归与以下两种免疫反应有关。

1. 细胞介导的免疫反应　人体内的结核分枝杆菌可被吞噬细胞吞噬、杀灭，并将特异性抗原呈递给 T 淋巴细胞（T 细胞），当致敏的 $CD4^+T$ 细胞再次被抗原激活后可释放多种炎症因子，如 IL-2、IL-6、TNF-γ 等，造成机体组织损伤。同时，由于细胞免疫作用，$CD8^+T$ 细胞可破坏已吞噬结核分枝杆菌的吞噬细胞，这一过程伴随了结核分枝杆菌的扩散。

2. Ⅳ型超敏反应　又称为迟发型超敏反应，同样由 T 细胞参与，此期反应较为迟缓，通常可达 48~72 h，是结核菌素试验的原理。当感染者或既往感染者注射结核菌素（主要为结核分枝杆菌菌体，包括纯蛋白衍生物及旧结核菌素）后，致敏的 $CD4^+T$ 细胞与抗体结合后释放多种淋巴因子，其趋化作用可使大量单核巨噬细胞聚集，毛细血管通透性增加，局部出现红肿、硬结。

二、临床表现

结核病症状多样，与侵犯部位、严重程度有关，主要包括全身及呼吸系统症状。

1. 呼吸系统症状　典型症状为咳嗽、咳痰、咯血、胸痛等，当出现结核性胸膜炎特别是渗出性胸膜炎时，可因大量胸腔积液而发生限制性通气障碍，此时双肺叩诊浊音，听诊双肺呼吸音及语颤减弱甚至消失；干酪性肺炎患者肺部叩诊呈浊音，双肺常可闻及细湿啰音；结核感染形成空洞后患侧胸廓可下陷，气管向患侧移位，听诊呼吸音可减弱。

2. 全身症状：典型症状为低热、盗汗、乏力、纳差、体重下降，发热多于午后，此为结核感染特征之一。当感染加重或机体免疫力下降明显时，全身症状随之加重，可表现为高热、呼吸功能衰竭。四肢可合并有红斑、肿胀等结核性关节炎表现。

3. 其他系统表现　不同器官感染后临床表现也不尽相同，如结核性脑膜炎患者表现为高热、头痛、恶心、呕吐等颅内感染症状，结核性心包炎表现为心脏浊音界扩大、颈静脉怒张、呼吸困难等，肠结核表现为低热、腹部包块、腹泻与便秘交替，泌尿系结核则有血尿、膀胱刺激征等表现。

三、辅助检查

1. 血分析、红细胞沉降率等一般检查　白细胞多于正常范围内，部分患者淋巴细胞升高，红细胞沉降率增快。

2. 影像学检查　由于结核分枝杆菌的特殊性，一般培养需 4~8 周出结果，且阳性率较低，影像学是临床上诊断结核的重要方法。不同分型肺结核影像学表现不尽相同，如原发型肺结核可见典型的哑铃状病灶；急性血红播散型肺结核可见大小相等的"三均"影，亚急性、慢性则表现为大小不等的"三不均"结节影；继发性肺结核病灶多位于上叶尖后段或下叶背段，可表现为云雾样渗出灶、空洞、结节等。

3. 病原学检查　包括涂片镜检、培养及核酸检测，连续留取 3 次涂片可提高阳性率，培养一般花费时间较长，且阳性率较低，PCR 扩增后特异性核酸检测有着较高的敏感性，并可进行耐药性检测，临床效果较好。

4. 免疫学检测　主要包括结核菌素试验和 T-SPOT 试验。结核菌素试验利用Ⅳ型超敏反应，注射 3 天后观察皮肤情况，直径 5~9 mm 弱阳性，10~19 mm 阳性，≥20 mm 强阳性，提示现状结核感染。T-SPOT 试验（结核感染 T 细胞斑点试验）通过酶联免疫斑点法检测 T 细胞释放干扰素的水平，此类方法有着灵敏度高的特点，但既往感染者也可呈阳性表现。

5. 支气管镜及胸腔镜检查　针对某些难以留取痰液标本的患者，支气管镜可以辅助样本留取，胸腔镜可以同时治疗结核性胸膜炎的胸腔积液症状。

6. 病理学检查　某些特殊器官结核（如骨、肠、淋巴结等）可以通过组织病理检查辅助诊断。

四、治疗原则及具体措施

1. 治疗原则　结核药物治疗需遵循早期、规律、适量、全程、联合的原则。

2. 具体措施　标准药物治疗方案需 12~18 个月，由于药物较多，且部分不良反应较大，故而患者依从性较差。我国目前多采用短程药物治疗，即 6~9 个月疗法，首次方案必须包括异烟肼、利福平两种药物，包括 2 个月的强化治疗和 4~6 个月的间歇治疗（3 次/周）。需注意的是，抗结核药物大多存在肝毒性，故用药期间需定期复查肝功能。

对于异烟肼、利福平耐药的患者，推荐 21 个月的长疗程治疗，联合用药方案除上述药物外，还可选择氨基糖苷类（阿米卡星）、喹诺酮类（氧氟沙星、左氧氟沙星）等。常见抗结核药物见表 5-3。

表 5-3　常见抗结核药物

药名	作用机制及特点	不良反应
异烟肼（H）	杀菌剂，抑制细菌 DNA 合成，可作用于细胞内外	肝毒性、周围神经炎
利福平（R）	杀菌剂，抑制细菌 mRNA 合成，可作用于细胞内外	肝毒性、胃肠道反应大，过敏反应
链霉素（S）	杀菌剂，抑制蛋白质合成，作用于细胞外碱性环境	听力障碍、眩晕、肾毒性
吡嗪酰胺（Z）	杀菌剂，直接抑制细菌生长，作用于细胞外酸性环境	肝毒性、胃肠道反应，可致高尿酸血症，故痛风患者禁用
乙胺丁醇（E）	抑菌剂，抑制 RNA 合成	视力障碍，球后神经炎
对氨基水杨酸（P）	抑菌剂，干扰中间代谢	肝毒性，胃肠道反应大

3. 对症治疗　包括休息、营养支持及相应症状的处理。
4. 手术治疗　适用于干酪样病灶、空洞等，可行手术切除。

五、国内外诊治及研究进展

结核相关研究多为其耐药性研究及流行病学研究，新免疫学手段辅助诊断结核也是目前研究热点，表 5-4 列举了 2 项国家自然科学基金结核相关研究，仅供参考。

表 5-4　结核相关研究

研究范畴	举例
机制研究	*SLC11A1* 基因多态性与肺结核治疗失败的关联分析
应用研究	流式细胞术检测 CD161 对结核病的诊断效能

🖊 **思考题** ⬤--

1. 如何对患者进行抗结核药物治疗宣教？
2. 全科门诊来了一位结核药物治疗中出现纳差、恶心、呕吐的患者，应当完善哪些检查？如何进行治疗？

（赵费敏）

第六节　破　伤　风

> **学习提要** ··

> 1. 破伤风是破伤风梭菌通过伤口进入体内，在厌氧的环境下大量繁殖而引起的一种疾病。
>
> 2. 痉挛毒素是破伤风的主要致病性物质。
>
> 3. 破伤风的临床表现主要为肌强直和肌痉挛。
>
> 4. 破伤风的治疗主要是防治窒息和并发症。

破伤风是破伤风梭菌感染所致的一种疾病，多数患者会表现出牙关紧闭、全身性肌肉痉挛和强直等症状，在外科感染中是一种急性特异性感染，与创伤相关联，预后严重，但可以预防。

一、概述

破伤风（tetanus）是皮肤或黏膜受损后，破伤风梭菌通过伤口进入体内，如伤口较深，缺少氧气则可以大量繁殖生长，并生成毒素，从而引起全身骨骼肌痉挛为主要特征的一种特异性感染。

（一）病原学与流行病学

破伤风梭菌是破伤风的致病菌，属于革兰阳性杆菌，严格厌氧，芽孢在土壤中可存活数年，100℃加热 1 h 可破坏。人群普遍易感，当伤口接触到含有破伤风梭菌的土壤、灰尘或者是生锈的铁器等时，有少数患者会发病。所有年龄段均可发病，老年人和婴幼儿因抵抗力差，发病率要高些。破伤风病死率很高，未经治疗的破伤风病死率接近 100%，即使得到积极有效的治疗，病死率仍然为 30%～50%。

（二）病因及机制

破伤风梭状芽孢杆菌通过伤口进入人体后，如果局部存在厌氧微环境，则可能大量繁殖生长。破伤风梭状芽孢杆菌本身不具有侵袭力，但它可产生两种外毒素：破伤风溶血毒素和痉挛毒素。其中痉挛毒素是主要致病性物质，它是毒性很强的神经毒，也是引起全身骨骼肌痉挛的主要原因。它通常是通过轴突、血液或淋巴途径逆行运输到达脊髓和脑干等部位，与脊髓及脑干组织细胞表面的神经节苷脂结合，这种结合是不可逆的，结合后可导致抑制性突触末端不能释放抑制性神经递质（甘氨酸与 γ- 氨基丁酸），使肌肉活动的兴奋与抑制失去平衡，伸肌与屈肌同时强烈收缩，从而引起肌肉强直痉挛，形成破伤风牙关紧闭、角弓反张等特有的症状。

二、临床表现

潜伏期长短与伤口所在部位、感染情况和机体免疫状态有关，大部分情况下破伤风的潜伏期为 7～8 天，但短者也可能 24 h 就发病，长者可达数年。一般来说，潜伏期越短，预后越差。

1. 前驱症状　患者在发作之前，可能会感到乏力、咀嚼无力、咀嚼肌酸胀，也可感到头晕、头痛，一些肌肉出现发紧、扯痛、反射亢进等。

2. 典型症状　轻微的刺激可诱发，如饮水、光照、声音、接触等，也可无诱因自行发作。表现为肌强直和肌痉挛。咀嚼肌最先受累，接着是面部表情肌，颈、背、腹、四肢肌，最后为膈肌。表现为牙关紧闭、张口困难，颈部强直、头向后仰，腹肌坚硬像板一样，躯干因背、腹肌同时收缩而扭曲成弓，形成"角弓反张"或"侧弓反张"。肌强直常常持续存在，强直的期间出现阵发性肌痉挛。面肌痉挛表现为蹙眉、口角下缩、咧嘴"苦笑"，咽肌痉挛表现为喉头阻塞、吞咽困难、呛咳，呼吸肌和膈肌痉挛表现为呼吸困难、发绀、呼吸骤停，膀胱括约肌痉挛表现为尿潴留。强烈的肌痉挛可造成严重后果，可使肌肉断裂，甚至可能发生骨折。患者多因窒息、肺部感染、心力衰竭等原因死亡。

破伤风患者肌痉挛发作频率因症状轻重而不同，轻者每日发作低于3次；重者发作频繁，可数分钟就发作1次，甚至表现为持续状态。每次发作持续时间数秒至数分钟不等。

病程一般为3~4周，经过积极治疗，没有发生特殊并发症者，发作的程度可逐步减轻，缓解期平均约1周。但肌紧张与反射亢进可继续一段时间；恢复期还可出现一些精神症状，如幻觉、言语及行动错乱等，但多能自行恢复。

3. 自主神经症状　为毒素影响交感神经所致，表现为血压波动明显，心率增快伴心律失常，周围血管收缩，大汗等。

4. 特殊类型

（1）局限性破伤风：表现为受伤局部或单个肢体的肌肉痉挛和强直。

（2）头面部破伤风：见于头部外伤患者，潜伏期更短，大都为1~2天，症状表现为视力、听力下降，口眼歪斜、面部麻木、吞咽困难。这类破伤风更易出现气道和呼吸系统并发症，约2/3的头面部破伤风会进展为全身型破伤风。

三、辅助检查

破伤风梭菌一般不进行镜检和分离培养，因为伤口直接涂片镜检或分离培养阳性率很低。而破伤风梭菌培养或聚合酶链反应（PCR）检测阳性率也不高，且不能确诊破伤风，阴性不能排除破伤风的诊断。

血清破伤风 IgG 抗体：如采用体内中和试验或改良酶联免疫吸附试验，抗体水平超过0.01 U/mL 时常认为对机体有保护作用，患破伤风的可能性小；如采用标准酶联免疫吸附试验，抗体水平至少 >0.1 U/mL 才定义为有保护作用。但破伤风抗体达到保护水平也不能排除破伤风诊断。

四、诊断与治疗

（一）诊断

由于破伤风患者实验室检查阳性率低且无明显特异性，其感染主要依靠病史及症状确诊。若患者有外伤史，不论伤口大小深浅，未经规范处理，2周内出现运动神经元侵袭症状，如咬肌、背脊肌、腹肌、四肢肌肉的阵发性或强直性痉挛，反射亢进时均应考虑该病。部分患者伤口分泌物培养出破伤风梭菌可确诊。

该病主要与神经系统疾病及狂犬病进行鉴别：①化脓性脑膜炎：无明显痉挛症状，腰椎穿刺常见脑脊液压力增高，化验常规提示白细胞数增多，中性粒细胞升高为主。②狂犬病：有动物咬伤或抓伤史，吞咽肌痉挛为其主要症状，患者遇水甚至听闻水声均可诱发吞咽肌痉挛。

（二）治疗

本病治疗主要为防治窒息和并发症。

1. 伤口处理 早期伤口处理是预防破伤风梭菌感染的最佳方法，尽快清除伤口内的坏死组织和异物，对于易形成缺氧环境的深大伤口，应当局部清创、过氧化氢溶液清洗，清洗后部分伤口需开放通气而不进行缝合及包扎。

2. 疫苗注射 包括主动免疫和被动免疫。主动免疫主要是破伤风类毒素的使用，我国目前实行"百白破三联疫苗注射"，即百日咳白喉、破伤风联合疫苗，通常在2周岁前完成3针疫苗注射，此为基础免疫，而后每5~7年进行1次加强注射，即可获得有效免疫。具有基础免疫的人员在伤后通常只需注射破伤风类毒素即可。被动免疫适用于无基础免疫的人员，对于伤口较为深大、污染较重，感染风险高的患者需注射破伤风抗毒血清，通常要求2 h内注射，注射前应进行皮肤过敏试验。

3. 破伤风抗毒素 破伤风梭菌可释放毒素与神经细胞结合，产生相应的破伤风症状，在早期毒素未与神经细胞结合前使用破伤风抗毒素可有效地中和游离毒素，从而达到减轻症状的目的。此药在使用前应当进行皮肤过敏试验，通常用法为1万~6万U肌内注射或静脉滴注。此外，还可早期使用破伤风免疫球蛋白，但一般仅用1次。

4. 一般治疗 患者应当避免光、声刺激，同时可根据病情适当给予镇静、解痉药物，常用药物及剂量如下：地西泮10~20 mg肌内或静脉注射；氯丙嗪50 mg肌内或静脉注射，可与地西泮交替使用；苯巴比妥0.1~0.2 g肌内注射；10%水合氯醛20~40 mL保留灌肠。若痉挛发作难以控制，可加用2.5%硫喷妥钠0.25~0.5 g静脉注射，同时尽快气管切开，必要时呼吸机辅助通气。

5. 防治并发症 主要为气管痉挛引起的窒息、肺部感染、肺不张等，气管切开可以保证患者的通气功能，同时应当注意患者的气道管理，若伤口合并其他细菌感染可根据药物敏感试验结果选择合适抗生素治疗。患者急性感染消耗增加，同时需加强肠内营养，必要时合并肠外营养治疗，注意水、电解质平衡情况。

五、转诊及预后

破伤风属于较为严重的感染性疾病，基层医疗机构若考虑此病均应及时联系上级医院转诊。若患者痉挛症状明显，转诊前可适当应用镇静、解痉药物，转诊途中需做好呼吸支持的准备。

破伤风梭菌感染患者病死率较高，气道痉挛引起的窒息为其主要死因，故而早期抗毒素使用及解痉治疗、呼吸支持显得尤为重要。多数患者病程1个月左右，可出现神经系统后遗症，但一般可自行恢复。

六、国内外诊治及研究进展

关于破伤风病理生理及治疗的研究已较为透彻，近期多以疫苗接种相关的流行病学调查为主。但破伤风梭菌作为一类外科感染中常见的厌氧菌，传统的培养方法难以检出阳性结果，新型的基因测序方法作为一种快速、准确的微生物鉴定手段目前已成为国内外研究热点，故而使用基因测序联合临床常用感染指标（如C反应蛋白、降钙素原等）早期诊断并识别厌氧菌感染可作为新的研究方向进行探索。

思考题

1. 若全科门诊来了一位头痛、四肢强直的患者，如何早期判断其是否为破伤风梭菌感染？
2. 请简述破伤风类毒素、破伤风抗毒素、破伤风免疫球蛋白及破伤风抗毒血清各自的适应证。

（曾治平）

第七节 狂 犬 病

学习提要

1. 狂犬病是一种由病兽通过唾液以咬伤方式将狂犬病毒传给人的人兽共患传染病。
2. 本病主要临床表现有恐水、怕风、恐惧不安、咽肌痉挛、进行性瘫痪等。
3. 至今本病尚无特效药物治疗，一旦发病，病死率达 100%。

狂犬病是由狂犬病毒侵犯中枢神经系统引起的人畜共患传染病，发病凶险、危害极大，病死率 100%。狂犬病毒通常由病兽通过唾液以咬伤方式传给人，中枢神经系统受累为主，无特效治疗药物，目前仍是不可救治的致死性疾病。

一、概述

狂犬病（rabies）是由狂犬病毒引起的一种侵犯中枢神经系统为主的急性人兽共患传染病。

（一）病原学与流行病学

狂犬病毒属弹状病毒科拉沙病毒属，病毒易为紫外线、苯扎溴铵（新洁尔灭）、碘酊、高锰酸钾、乙醇、甲醛等灭活，加热 100℃ 2 min 可灭活。

1. 传染源　带狂犬病毒的动物是本病的传染源，我国狂犬病的主要传染源是病犬，其次为猫、猪、牛、马等家畜。一般来说，狂犬病患者不是传染源，因其唾液中所含病毒量较少，所以不形成人与人之间的传染。一些看似健康的犬或其他动物的唾液中也可带病毒，也能传播狂犬病。

2. 传播途径　病毒主要通过咬伤传播，也可由带病毒犬的唾液，经各种伤口和抓伤、舔伤的黏膜和皮肤入侵。蝙蝠群居洞穴中的含病毒气溶胶也可经呼吸道传播。器官移植也可传播狂犬病。

3. 易感人群　人群普遍易感，兽医与动物饲养员尤其易感。人被病犬咬伤后发病率为 15%～20%。及时、全程、足量注射狂犬疫苗和免疫球蛋白者可以降低狂犬病发病率。

（二）病因及机制

狂犬病毒经皮肤或黏膜破损处入侵人体后，对神经组织有强大的亲和力，致病过程可分 3 个阶段。

1. 组织内病毒小量增殖期　病毒在伤口附近的肌细胞小量增殖，在局部可停留 3 天或更久，然后入侵人体近处的末梢神经。

2. 侵入中枢神经期　病毒以较快的速度沿神经的轴突向中枢神经扩展，入侵脊髓并很快到达脑部。主要侵犯脑干、小脑等处的神经细胞。

3. 向各器官扩散期　病毒从中枢神经向周围神经扩散，侵入各器官组织，尤以唾液腺、舌部味蕾、嗅神经上皮等处病毒量较多。由于迷走、舌咽及舌下脑神经核受损，致吞咽肌及呼吸肌痉挛，出现恐水、吞咽和呼吸困难等症状。交感神经受累时，出现唾液分泌和出汗增多。迷走神经节、交感神经节和心脏神经节受损时，可引起患者心血管功能紊乱或者猝死。

二、临床表现

（一）症状

潜伏期长短不一，大多在 3 个月内发病，潜伏期可长达 10 年以上。典型临床经过分为 3 期。

1. 前驱期　常有低热、倦怠、头痛、恶心、全身不适，继而恐惧不安、烦躁失眠，对声、光、风等刺激敏感而有喉头紧缩感。具有诊断意义的早期症状是在愈合的伤口及其神经支配区有痒、痛、麻及蚁走等异样感觉，发生于 50% ~ 80% 的病例。本期持续 2 ~ 4 天。

2. 兴奋期　表现为高度兴奋、恐惧不安、恐水、恐风。体温常升高（38 ~ 40℃甚至超过 40℃）。恐水为本病的特征，但不一定每例都有。典型患者虽渴极但不敢饮，见水、闻流水声、饮水，甚至仅提及饮水就可引起咽喉肌严重痉挛。外界多种刺激如风、光、声也可引起咽肌痉挛。常因声带痉挛伴声音嘶哑、说话吐词不清，严重发作时可出现全身肌肉阵发性抽搐，因呼吸肌痉挛致呼吸困难和发绀。患者常出现流涎、多汗、心率快、血压增高等交感神经功能亢进表现。因同时有吞咽困难和过度流涎而出现"泡沫嘴"。患者神志多清晰，可出现精神失常、幻视、幻听等。本期为 1 ~ 3 天。

3. 麻痹期　患者肌肉痉挛停止，进入全身弛缓性瘫痪，患者由安静进入昏迷状态。最后因呼吸、循环衰竭死亡。该期持续时间较短，一般 6 ~ 18 h。

本病全程一般不超过 6 天。除上述狂躁型表现外，尚有以脊髓或延髓受损为主的麻痹型（静型）。该型患者无兴奋期和典型的恐水表现，常见高热、头痛、呕吐、腱反射消失、肢体软弱无力，共济失调和大、小便失禁，呈横断性脊髓炎或上行性麻痹等症状，最终因全身弛缓性瘫痪死亡。

三、辅助检查

本病辅助检查以实验室检查为主。

1. 生化检查　血、尿常规及脑脊液外周血白细胞数轻至中度增多，中性粒细胞一般占 80% 以上。脑脊液压力稍增高，细胞数轻度增高，以淋巴细胞为主，蛋白质轻度增高，糖及氯化物正常。

2. 抗原检查　免疫荧光法检测抗原，阳性率可达 98%。使用快速狂犬病酶联免疫吸附法检测抗原。

3. 病毒分离　取患者的唾液、脑脊液、皮肤或脑组织进行细胞培养或用乳小白鼠接种法分离病毒。

4. 核酸测定　取新鲜唾液和皮肤活检组织行反转录聚合酶链反应（RT-PCR）法测定狂犬病毒 RNA。

5. 抗体检查　存活 1 周以上者做血清中和试验或补体结合试验检测抗体，效价上升者有诊断意义。

四、诊断、鉴别诊断与治疗

（一）诊断

患者有被狂犬、猫、兔等哺乳动物咬伤或抓伤史。后可出现发热及典型狂犬病发作症状，如恐水、怕光、怕风、怕声、多汗、流涎及咽喉痉挛，咬伤处可出现麻木、疼痛或有感觉异常，原因不明的颤痛、刺痛或灼痛感，即可做出临床诊断。确诊有赖于检查病毒抗原、病毒核酸或尸检脑组织中的内基小体。

（二）鉴别诊断

本病需与破伤风、病毒性脑膜脑炎、脊髓灰质炎等鉴别。

1. 破伤风　早期症状表现为牙关紧闭，后期可出现苦笑面容及角弓反张，但无恐水、怕光、怕风等。破伤风受累的肌群在痉挛的间歇期仍保持较高的肌张力，而狂犬病受累的肌群在间歇期却是完全松弛的。

2. 病毒性脑膜脑炎　患者有明显的颅内压增高症状和脑膜刺激征，神志可发生明显改变，脑脊液检查有助于鉴别诊断。

3. 脊髓灰质炎　麻痹型脊髓灰质炎易与麻痹型狂犬病混淆。此病呈双向热型起病，双侧肢体出现不对称弛缓性瘫痪，无恐水症状，肌痛较明显。

（三）治疗

目前狂犬病无特效药物，狂犬病发病后以对症支持等综合治疗为主。

1. 隔离患者　单室严格隔离患者，专人护理，防止一切声音、光、风等对患者的刺激。护理人员应注意防止唾液、分泌物、排泄物污染，并进行严格消毒。

2. 对症治疗　包括加强生命体征监护，镇静，解除痉挛，吸氧，必要时进行气管切开，纠正酸中毒，补液，维持水、电解质和酸碱平衡，纠正心律失常，稳定血压，出现脑水肿时给予脱水降颅压等治疗。

3. 抗病毒治疗　临床曾应用干扰素、阿糖腺苷、大剂量人抗狂犬病免疫球蛋白进行抗病毒治疗，但均未取得成功，医学界还需进一步研究有效的抗病毒治疗药物。

五、转诊及预后

1. 转诊　狂犬病一旦确诊应立即转诊至有隔离条件的传染病医院。
2. 预后　狂犬病是所有传染病中病死率最高的疾病，一旦发病，病死率达 100%。

六、预防

（一）管理传染源

以犬、猫的管理为主。捕杀流浪犬、野犬，管理和免疫家犬，注意宠物犬、猫的预防接种，并实行进出口动物检疫等措施。病死的动物应予及时焚烧或深埋处理。

（二）伤口处理

被哺乳动物咬伤或抓伤后，须应用 20% 肥皂水或 0.1% 苯扎溴铵（新洁尔灭）配合流动的清水彻底冲洗伤口至少 30 min，用以彻底清除唾液及分泌物，挤出污血。彻底冲洗后用 2% 碘酊或 75% 乙醇涂擦伤口，伤口一般不予缝合或包扎，以便排血引流。对于头面部及上肢的伤口，应在伤口底部及周围行局部浸润注射抗狂犬病免疫球蛋白或免疫血清。此外，还需注意预防破伤风及细菌感染。

七、国内外诊治及研究进展

目前研究热点在于狂犬病治疗方法的研究，运用无致病力 5 型副流感病毒（PIV5）表达狂犬病病毒的 G 蛋白、线粒体介导的细胞凋亡、神经元的氧化损伤等方法杀灭机体中的狂犬病病毒，以上狂犬病的治疗方法目前还处于实验室研究阶段。

思考题

1. 全科门诊来了一位疑似狂犬病患者，应该如何进行诊治与处理？
2. 目前有哪些治疗狂犬病的方法被医学界作为热点进行研究？

（曾治平）

第八节　新发与突发传染病社区防控

学习提要

1. 新发传染病包含两类，即新发生的传染病和重新发生的传染病。

2. 新发传染病病原体所涵盖的病原种类繁多，传播途径多样，早期发现及诊断、预防较为困难，缺乏有效的治疗手段及方法，且人类普遍易感，传播速度较快，对人类健康影响较大。

3. 基层作为传染病防控的第一道防线，需做好新发与突发传染病的社区防控工作，强化健康教育宣传、完善居民健康档案、合理布局、完善应急预警及疫情监控。

在医学高度发达的今天，传染病仍然是一个重要的公共卫生问题，尤其是在发展中国家。一些传染病被控制的同时，另一些新发传染病又逐渐出现。新发传染病发病迅速，传染力强，病死率高。而且很多新发传染病的病因和传播途径具有不确定性，不易采取特异性预防措施，给人类带来了新的严重威胁，对人类健康和社会经济发展造成极大伤害。作为基层全科医生，需熟悉新发与突发传染病的流行病学特点，切实做好社区防控工作。

20 世纪 90 年代初，美国专家提出了"新发传染病"（emerging infectious diseases，EID）的概念。EID 最早出现在美国 IOM（Institute of Medicine）1992 年发表的研究报告中，其将 EID 定义为："新的、刚出现的或出现抗药性的传染病，或在人群中的发生在过去 20 年中不断增加或者有迹象表明在将来其发病有增加的可能性"，该定义严格限定新发传染病是与动物、人兽共患病有关的疾病。

此后，该定义不断得到修订，到 2003 年 WHO 提出，新发和再发传染病（emerging

and re-emerging infectious diseases）是指由新种或新型病原微生物引起的传染病，以及近 30 年来导致地区性或国际性公共卫生问题的传染病。包含两类：①新发生的传染病（emerging infectious disease，EID），是指由新种或新型病原微生物引发的传染病；②重新发生的传染病（re-emerging infectious disease，RID），是指已得到基本控制、已不构成公共卫生问题的经典传染病，但近年来因为各种原因又重新流行。

目前世界上的新发传染病有 40 多种，常见的新发传染病有新型冠状病毒肺炎、SARS、人感染高致病性禽流感、轮状病毒、埃博拉出血热、艾滋病、嗜肺军团杆菌、丙型肝炎等，这些疾病的流行对人类的健康造成了严重的威胁，尤其是目前全世界正面临的新型冠状病毒肺炎（corona virus disease 2019，COVID-19）疫情，对人类健康和社会经济造成巨大的威胁，已成为全人类共同面对的挑战。

一、新发与突发传染病流行病学特点

1. 新发传染病病原体所涵盖的病原种类繁多　有细菌、病毒、立克次体、螺旋体、支原体、寄生虫和衣原体等。其中以病毒性所占的比例最大，寄生虫类传染病也占有相当的比例。

2. 新发传染病的传播途径多样、感染方式多样　很多新发传染病不仅限于一种传播途径，而是多种传播途径，像这次的 COV1D-19 就有呼吸道传播、接触传播、消化道传播及气溶胶传播等，给防治工作带来巨大的困难。

3. 预防较为困难　新发传染病刚出现时，人们对其认识不足，更无疫苗可以预防，如果疾病的传染及传播性强，则很可能造成大规模的暴发或流行。2003 年发生的 SARS 及 2019 年的 COV1D-19 皆是如此。

4. 早期发现及诊断较为困难　由于新发传染病是新出现的疾病，缺乏有效的诊断方法和试剂，故在出现的早期不容易发现和诊断。

5. 缺乏有效的治疗手段及方法　一些新发传染病，尤其是病毒性传染病，缺乏特异的治疗药物，而治疗手段也不多。而且相当大一部分再发传染病是由于抗药性的增加而引起，治疗起来有很大的难度。

6. 人类普遍易感　新发传染病大都人人易感，特别是高龄老年人是易感人群中最脆弱的人群，他们一旦染病，出现重症、危重症和死亡的风险非常高。

7. 传播速度快，传播范围广　随着世界经济的发展，城市人口激增、生态环境破坏恶化、战乱、人口流动增加、国际交流往来频繁等多种因素均为传染病的发生和传播创造了有利条件，出现了跨地区、跨人群、跨季节性的分布和流行特点，且呈现出逐年扩增的趋势。

8. 新发传染病发生、出现的不确定性　新发传染病的出现很多时候是由于病原体的变异引起的，很多因素可能引发新发传染病，如病毒的基因变异、人类易感性改变、气候变化、抗生素广泛使用和滥用、水坝和灌溉系统建设，以及生物恐怖事件（如 2001 年炭疽病袭击）、贫困和战争等。近年来，新发传染病发生、发现的速度有逐渐增加的趋势，而且这种趋势将可能会继续发展。

二、新发与突发传染病社区防控措施

在各类新发传染病防控过程中，社区卫生服务中心作为基层传染病防控的第一道防线，负责传染病常识及防控策略培训、区域内疫情监测、医学观察、与疾控主管部门配合调查处理突发性公共卫生事件和暴发疫情、流行病学调查预防性服务等工作内容，做好社区预防，是有效发现与控制疫情的关键。经过 2003 年 SARS 及这次的 COV1D-19 疫情，我国社区卫生服务机构在传染病疫情控制、预防有了很大的进步，但很多问题也暴露出来，如何做好社区防控，是全科医学生需要思考的重要问题。

（一）强化传染病健康教育宣传力度

新发传染病的起病、传播与防治等相关知识，可能会随着我们认知的深入或者致病菌的变异而发生变化。所以应该组织社区卫生工作者认真学习最新传染病知识，并经常组织社区居民开展健康知识学习与宣教，强化社区居民健康意识，才能从根源上防止疫情的发生和传播。社区健康知识教育的对象包括社区医护人员和社区居民这两大群体。

对于社区医护人员，新发传染病是时时更新的课题，随着人们对疾病研究的深入，不断有知识的更新，社区医生要通过积极的学习，更新知识结构，提高专业素质，增强实践经验，以提高自己紧急防控传染病的能力。社区应定期组织社区医护人员学习最新、最前沿的传染病防治知识，包括传染病的诊疗及防控最新方案，以此提高医护工作人员诊断疾病、控制疾病进展及传播的专业能力，切实加强社区医疗的服务工作质量及疾病防控能力，从而为社区居民提供生命安全与生活健康的保障。此外，社区还应强化社区医生人文素质的培训。医生是一个神圣的职业，其人文素质直接体现着医生的医德，因此有必要加强对社区医生人文素质的培训，强化"以人为本"的服务理念，从而提高社区卫生服务的质量。

对于社区居民，因居民大都缺乏必要的医疗知识和专业性认知，健康知识宣教内容应该覆盖疾病的了解和认识，怎样才能有效地防控，发病后如何应对，什么才是健康的生活和工作方式，树立群众疾病预防意识等。针对居民的传染病健康教育应采取多样方式，通俗易懂，反复多次进行。社区卫生服务机构可采取讲座、广播、宣传栏、微信公众号、走访互动、义诊等方式，让人民群众慢慢树立"预防第一"的健康观念，教会群众基本的保健预防知识、技能，提高人民群众的健康素养与文化素养。

（二）完善健康档案

充分利用社区居民健康档案这个重要工具。根据居民实际情况将健康档案分类，并根据居民健康状况进行分类管理。把未诊断的患者和高危人群从社区普通人群中及早发现和区分出来，其中未诊断的患者是二级预防对象，高危人群是一级预防对象。并针对不同人群的健康需要开展疾病或健康管理，为筛选高危人群、开展疾病和健康管理，采取有针对性的预防控制措施打下基础。儿童、老年人，慢性呼吸系统疾病、心血管（高血压除外）疾病患者，免疫功能抑制者、妊娠妇女和生活于养老院老年人都是高危人群。这些人群都是健康档案中的一级预防对象，应根据他们的不同危险因素，制订相应的防控策略。通过走访、健康教育，提升居民的自我管控能力，以达到预防疾病、保健自我的目的。而其他居民则列入二级预防对象。对于这部分居民，要通过健康教育，促使他们做好自我管控工作，以最大限度地预防疾病。

（三）加强职能优化，合理布局

社区卫生服务中心要确立在传染病防控体系中的地位，明确急性传染病防治工作的职责，要按照"一手抓疫情防控，一手抓日常诊疗服务"的原则，在加强院感防控的基础上，有序开展日常医疗服务，合理配置医疗服务资源，优化工作职能。社区可根据本地区情况分区分类开展传染病防控工作，门诊患者实行局部化和网格化管理，严格执行实名制，引导有序就诊，避免人群聚集。排队就诊，保持人员之间安全合理间距。将就诊区划分网格，安排人员分别局部管理。严格执行"三级筛选"机制，防止交叉感染。一级筛查是在患者和家属进入门诊时做的初级体温检测，二级筛查是患者到了科室候诊区进行的筛查，三级筛查是患者进入专科诊室后的筛查。发热门诊按照规范设置，有候诊区、诊室、放射检查室、检验室等；区分清洁区、半污染区、污染区，还有清洁区和半污染区之间的缓冲带及半污染区和污染区之间的缓冲带；并管理好清洁、污染两个通道。发热门诊标识应醒目，发热门诊预检分诊点至发热门诊需设立独立通道，并有警示标识，安排专人值守。医疗急救人员的分级防护，一级防护适用于发热门（急）诊的医务人员；二级防护适用于进入传染病留观室、传染病区转运患者，接触从患者身上采集的标本，处理其分泌物、排泄物、使用过的物品和死亡患者尸体的急救人员和司机；三级防护适用于为患者进行有创操作，如给呼吸道传染病患者实施气管插管和气管切开的医务人员。

（四）应急预警机制

制定详细的突发公共卫生事件应急预案可以有效保证疫情处置工作快速执行。社区卫生服务中心应当按照突发公共卫生事件的等级对应不同层级的预警，定期组织应急预演，将责任落实到具体科室和个人。拟订详尽完备的物资需求清单，完善采购、管理手续。还要做好医疗废物收集处理及环境消毒，要建立专业的院感防控、物流运输、病区保洁队伍，使医疗废物流转过程严密可溯源。

（五）疫情监控并及时控制疫情传染源

这是社区控制传染病的关键措施，社区卫生服务工作者通过所掌握的专业技术知识来诊查疾病，发现可疑患者，及时将疫情上报，将可能为传染源的患者进行隔离和治疗，接触环境消毒。在规定时间内将患者转运至定点医疗机构进行进一步确诊及集中隔离医学观察。同时进行流行病学调查，根据流行病学调查结果组织开展传播风险评估，发挥信息技术优势，规范高效开展个案调查、密切接触者追踪和聚集性疫情调查，提高流调质量和效率。并按照规定向疾控部门上报信息。传染病，特别是一部分突发性传染病，前期诊断必须准确、及时，做好疫情上报工作方可有效控制疫情蔓延。社区还应加强对密切接触者和密切接触者的密切接触者、入境人员、高风险职业人群、纳入社区管理的重点人群的健康监测，一旦出现相关症状，应及时送医。

总之，对于现今频频发生的新发传染病，社区防控是最重要也是最基础的防控环节之一，在新发传染病防控工作中举足轻重。要强化社区医生的骨干作用，以家庭为单位进行日常工作，以提高居民健康水平为目标，通过社区居委会、社区医院与上级医院的联防联控，通过居民的积极参与和配合，建立社区防控统一战线。

思考题

1. 作为基层全科医生，如何加强新发与突发呼吸道传染病社区防控工作？
2. 如何发挥健康管理在新发呼吸道传染病社区防控中的作用？

（赵费敏）

参考文献

［1］焦素英.传染病的流行与防控措施［J］.赤峰学院学报（自然科学版），2015，31（01）：32–33.

［2］刘娟.浅谈社区传染病的预防和控制措施［J］.世界最新医学信息文摘，2016，16（71）：233.

［3］黄文忠.社区传染病的预防和控制措施分析［J］.数理医药学杂志，2016，29（05）：779–781.

［4］梅碧琪，黄琼玉，张英华.社区传染病特点分析及其防治对策的探讨［J］.热带医学杂志，2003（02）：172–175.

［5］李兰娟，任红.传染病学［M］.9版.北京：人民卫生出版社，2018.

［6］万学红，卢雪峰.诊断学［M］.9版.北京：人民卫生出版社，2018.

［7］Gaitonde DY，Moore FC，Morgan MK. Influenza：Diagnosis and Treatment［J］. Am Fam Physician，2019，100（12）：751–758.

［8］Brody H. Influenza［J］. Nature，2019，573（7774）：S49.

［9］贾继东，牛俊奇，尤红，等.2020年慢性乙型肝炎治疗和新药临床研究进展［J］.中华肝脏病杂志，2021，29（02）：97–101.

［10］何佳欢，姜锦林.慢性乙型病毒性肝炎的病因病机和治疗近况［J］.世界最新医学信息文摘，2018，18（58）：109–111.

［11］葛均波，徐永健，王辰.内科学［M］.9版.北京：人民卫生出版社，2018.

［12］路孝琴，于晓松.全科医学概论［M］.9版.北京：人民卫生出版社，2018.

［13］陈孝平，汪建平，赵继宗.外科学［M］.9版.北京：人民卫生出版社，2018.

［14］Stanley A Plotkin，Walter A Orenstein，Paul A Offit.疫苗学［M］.5版.北京：人民卫生出版社，2011.

［15］Faber M，Li J，Kean RB，et al. Effective preexposure and postexposure prophylaxis of rabies with a highly attenuated re-combinant rabies virus［J］. Proc Natl Acad Sci USA，2019，106（27）：11300–11305.

［16］徐梦娴，李明凯，涂忠忠，等.香豆素化合物体内外抗狂犬病病毒的效果［J］.中国兽医学报，2019，39（02）：60–69.

［17］赵月峨，王淑兰，史套兴.新发传染病的定义和界定研究［C］.//第九届全军流行病学、第八届全军防生物危害医学专业学术会议论文集.杭州：［出版者不详］，2007：354–357.

［18］阮冰.我国新发传染病的流行现况［J］.临床内科杂志，2016，33（2）：81–84.

［19］谢学勤，高建华，杨晓英，等.当前新发传染病的流行特点及防控建议［J］.首都公共卫生，2007，1（5）：205–206.

［20］陈瑞琴.新发传染病流行病学调查"三位一体"工作机制的建立与探讨［J］.河南医学高等专科学校学报，2020，32（4）：401–402.

［21］凌晓芬.社区传染病防控措施浅谈［J］.中国保健营养（上旬刊），2014（6）：3534–3535.

［22］彭昕，廖雅雯，吕洁雯，等.提升社区卫生服务中心在重大传染病防控中的作用机制研究［J］.医学食疗与健康，2021，19（3）：181–182.

数字课程学习

Ⓟ 教学 PPT　　　❀ 视频

第六章　全科医学与健康管理

人民健康是民族昌盛和国家富强的重要标志，随着社会的不断发展，我国民众的预期寿命和健康意识都在不断提高。党中央、国务院高度重视人民健康，2016年发布的《"健康中国2030"规划纲要》提出了健康中国建设的目标和任务，2019年印发的《国务院关于实施健康中国行动的意见》进一步强化"以治病为中心转变为以健康为中心"，动员全社会落实以预防为主的方针，实施健康中国行动，强调和落实对人民开展健康教育，旨在推动思想转变，加强疾病预防和健康促进。健康中国行动的来临，将使健康管理得到空前的重视和长足的发展，健康管理是受到健康中国行动影响最大的行业。

第一节　健康管理概述

■ 学习提要 ....

1. 健康管理是以现代健康理念、现代医学模式及中医治未病思想为指导，通过应用现代医学和管理学的理论、技术、方法和手段，对个体或群体的健康进行全面监测、分析、评估，提供健康咨询和指导及对健康危险因素进行干预的全过程。

2. 健康管理的基本步骤包括：健康信息采集及档案建立、健康体检、健康风险评估、健康干预等。

随着社会经济的发展和疾病谱的变化，肥胖、心血管疾病、糖尿病、高脂血症等慢性非传染性疾病已经取代传染性疾病成为威胁人民健康的"头号杀手"。健康管理专业应运而生，通过近20年的努力，在服务规模、服务质量、理论研究及学术影响力等方面，都取得了显著进展。

一、健康管理的定义和特点

健康管理是指以现代健康理念（生物、心理和社会适应能力）和现代医学模式（生物-心理-社会医学模式）及中医治未病思想为指导，通过应用现代医学和管理学的理论、技术、方法和手段，对个体或群体的健康进行全面监测、分析、评估，提供健康咨询和指导及对健康危险因素进行干预的全过程，其目的是以最小投入获取最大的健康效益。健康管理的内涵十分丰富，涉及多个学科，在公共卫生方面，找出影响健康的危险因素，进行连续健康监测和有效控制；在预防保健方面，通过早期发现疾病，做到早诊断及早治疗；在健康体检方面，健康体检加检后服务形成闭合式管理，促进健康管理的有效落地。

在我国，健康管理作为一项新兴朝阳产业，犹如雨后春笋蓬勃发展。通过近20年的努力，无论在学术理论研究还是服务实践历程方面均取得了宝贵的成果与经验，健康管理逐步被大家熟知并认可。健康管理的特点主要表现在以下三方面。

（一）强调预防为主

健康的定义是指个体的身体、心理和社会适应能力的完好状态，而不仅仅是没有疾病或不虚弱。健康危险因素是指使疾病或死亡发生的可能性增加的因素，或者是使健康不良后果发生概率增加的因素。人的健康状况受到生物因素、心理因素和社会环境因素等诸多因素的综合影响，从健康状态逐步转向疾病的过程及疾病进一步进展的过程均受到上述因素的影响。

健康管理三部曲，即健康体检、健康评估、健康干预，通过对个体或群体的健康危险因素进行全面检测、分析、评估，完善健康风险评估和疾病预测，进行健康教育与健康干预。其中，健康干预是关键，其侧重点在于治未病，其核心是以健康维护及健康促进为目的，主动预防，提前预防。健康干预包括未病先防和既病防变两方面，针对影响健康状况的不良行为、生活方式等危险因素，由全科医生或健康管理师进行个体指导，设定个体目标，提供健康咨询与指导，并动态追踪效果。

健康危险因素有很多，主要包括环境因素、生物遗传因素、医疗卫生服务因素和行为生活方式因素等。在众多影响健康状况的危险因素中，除了年龄、性别、家族史等因素不可干预，绝大多数的危险因素如吸烟、饮酒、不健康的膳食结构、久坐、缺乏运动等都是可以干预和控制的。通过健康管理，可有效防控健康危险因素，降低疾病风险，控制疾病进展和并发症的出现，从而预防和控制疾病、减少医疗费用和降低健康损伤。值得强调的是，健康干预计划不是一成不变的，即使在健康干预措施实施后，也需要定期评估服务对象的状态，并根据实际情况进行调整。健康干预计划的制订、实施、评估是3个连续性的阶段，不断往复，以保证健康干预计划的顺利开展和有效执行。

（二）落实早发现、早评估、早治疗

近年来随着人们健康意识的不断增强，进行健康体检的人群数量逐年增长。但同时，不少人将健康管理和健康体检混为一谈。实际上，健康体检只是健康管理过程中的一个环节，是指通过医学手段和方法对受检者进行身体检查，了解受检者健康状况，早期发现疾病线索和健康隐患，其目的是采集健康信息。完整的健康管理还包含健康体检后续服务，即健康体检后由健康管理专业人员为受检者提供后续服务，具体包括体检报告解读、健康教育、健康问题跟踪随访、就医指导、疾病自我管理指导等服务。

由全科医生或健康管理师对常见阳性体检结果做正确的解读，评估健康风险并提供健康干预方案，对低危、中危、高危人群进行分级连续管理。对于诊断明确的疾病，需要引导受检者至专科进一步处理和治疗，提供相关科室的专家门诊信息，帮助其预约挂号、联系住院。对于甲状腺结节、乳腺结节、肺结节等尚达不到疾病诊断，但需定期监测随访的健康问题，强调定期复查的重要性，告知受检者复查的具体时间和注意事项，并进行追踪随访。实施程序化的连续性管理，使体检前、体检中及体检后的医疗服务得到进一步优化，有助于疾病早期筛查及慢性病的防治、管理和随访，真正落实"早发现、早评估、早治疗"的健康干预理念，为防治疾病、提升人民健康水平、提高治愈率、降低死亡率提供重要的支持性力量，促进"防大病，管慢病，促健康"内涵的全面实施。

（三）提供全人全程服务

在现代生物医学模式和信息技术高速发展的背景下，健康管理已经发展为个性化、全程性、全方位的健康事务管理服务。健康体检、健康评估、健康干预三个环节不断往复、循环进行，由全科医生或健康管理师负责，从社会、心理、生物多个角度为个体或群体提供科学性、专业化的健康干预计划，定期再次评估，根据情况重新制订计划，必要时再次干预，形成具有连续性、循环性、全程性的闭合服务模式。通过全方位监测、评估、管理个体或群体的健康状态，以贯穿全程的人性化、个体性服务为特点，以生物－心理－社会医学模式为导向，重视"个人—家庭—社区"全方位全过程预防，变被动的疾病诊疗为主动的健康管理，提供健康管理学所包含的疾病风险评估、分析和预防指导等服务，并包含涉及全生命周期各年龄段的常见急慢性疾病的诊疗、慢性病长期管理和指导、疾病后的康复、医学人文关怀等临床医学服务内容及部分公共卫生服务内容。在原有三级预防的基础上深入发展、重心下移、预防前移，提高民众自我管理意识及健康水平，控制疾病尤其是慢性病危险因素，预防疾病发生，延缓疾病发展，获取最大的健康效益，减少医疗费用的产生。

二、健康管理的发展和建设目标

随着社会老龄化的日益加剧，疾病谱与死因谱发生改变，慢性非传染性疾病已取代传染性疾病成为中国国民健康头号杀手，严重危害人们的健康，极大地增加国家的经济负担。要想改善这种状况，必须从干预健康危险因素开始，实施健康管理的系统工程，指导并引领人民有效地促进健康、维护健康。同时，随着经济社会的发展和生活水平的提高，越来越多的人开始意识到健康的重要性，健康意识水平及健康需求正在不断增长。但同时，现有的医疗卫生服务已不能满足人民日益增长的健康需求，提高健康管理服务水平成为民之所需，而健康管理理念正是顺应了这一增长趋势。

党中央国务院和各级政府高度重视健康管理的建设与发展，国家政府众多关于医疗卫生文件均多次提及健康管理，肯定健康管理在中国的作用，在很大程度上促进了健康管理的蓬勃发展。自2005年以来，全国性的健康管理学术组织相继成立，在健康管理各位专家和学者的共同努力下，形成"健康管理概念与学科体系的中国专家共识（2009）"和《中华健康管理学》专著（2016年出版），标志着中国特色健康管理创新理论体系的初步形成。随着健康管理学术理论研究不断深入，全国性学术会议规模不断扩大，学术交流活动丰富多彩，学术组织与学科活动广泛兴起。同时，在理论研究与实践探索的基础上，逐步涌现出一批具有社会影响力的专家和技术骨干，形成健康管理专家共识，促进了健康管理的规范化发展。全国高等院校纷纷成立健康管理系和健康管理研究院所，对于健康管理师的培养已步入正轨，健康管理队伍正在不断壮大，健康管理相关产业也得到了迅猛发展。

2013年9月，国务院印发"关于促进健康服务业发展的若干意见"，明确了我国健康服务业发展的指导思想、基本原则、发展目标和主要任务，以及一系列配套的政策措施。随着习近平在2016年"全国健康与卫生大会"上的重要讲话、"健康中国2030"规划纲要等一系列政策文件的出台，在政府的主导和支持下，在全社会的共同努力下，健康管理作为一门新兴学科正面临着难能可贵的发展机遇和发展前景。同时，文件对健康管理提出了更新更高的要求和希望，赋予健康管理专业人员更深远的时代重任，为我国健康管理的长远发展指出现阶段的发展和建设目标。

（一）把控学科定位与发展走向

在我国，自2007年发展至今，健康管理学作为一门新兴的综合性医学学科，已经走过了十余年。中国的健康管理以习近平新时代中国特色社会主义思想为指导，围绕"健康中国"建设目标和人民日益增长的健康需求，需抓住健康管理学科建设的新机遇，加强多学科协同合作，开展广泛的学术交流，加快健康管理与全科医学等学科的有机融合及优势互补，有望为弥合长期存在的预防医学与临床医学裂痕提供新的思路。树立"大学科、大合作、大项目"的观念，由传统的树状结构学科管理模式向网状发展的学科管理体制转变，鼓励跨学科共同培养复合型人才，把控学科定位与发展走向，促进健康管理体系建设，开创现代化健康管理学科建设新征程，以防治慢性病为突破口，逐步构建预防、治疗、康复一体化的健康管理服务体系，满足社会群体对"治未病"和"早发现、早评估、早干预"等健康管理内容的极大需求。

（二）加快人才培养

人才是学科建设的根本，鉴于健康管理学学科创建时间不长，体系发展相对不完善，应加强健康管理高层次领军人才及多学科融合创新复合型人才的交叉培养，修订并完善健康管理创新人才的教育培养计划，创新实践教学模式，积极探索不同学科的交叉培养机制，突出个性发展，强调分类培养。建立成熟、完善的教育培训体系，做好专业知识培训及职业技能训练，开展健康管理继续教育，组织主检医师、体检和健康管理质控人员的培训等，为发展健康管理和健康产业领域培养、输送一大批层次结构合理、类型齐全、具有较高职业素养和专业能力的综合型人才。

（三）构建特色团队

一名优秀的全科医生往往具备专业的知识、丰富的经验、高尚的品德、卓越的管理能力和严谨的科学态度。就服务对象而言，不分年龄、性别、种族、社会文化背景、经济情况和疾病类型；就服务内容而言，包括医疗、预防、康复和健康促进；就服务层次而言，包含生理、心理和社会适应等方面；就服务范围而言，涵盖个体、家庭、社区和社会。相较于专科医生，全科医生能为居民提供从生到死覆盖全生命周期的医疗健康保障服务，是医疗资源的沟通者，也是健康知识传播者，更是健康管理者和健康促进活动的组织协调者，应该是整个国家初级卫生保健服务的主体。构建以全科医生为主导的健康管理特色团队，强化全人群全方位全周期的主动、科学健康管理，有利于实现从"病有所医"到"全民健康管理"的转变，为健康中国战略及其行动实施提供有效支撑。

（四）运用高新技术

"互联网+"、人工智能技术、大健康数据平台等高新技术高速发展，数字健康广泛兴起，需积极主动运用高新技术，将之与健康管理相融合，支持前沿技术和产品研发应用，将创新驱动作为发展健康管理学科进步与健康产业高质量发展的重要战略基点，提高健康管理医学与健康产业科技竞争力，将医学物联网和现有的互联网相结合，早发现、早预警、早干预健康危险因素，为实施健康中国战略提供有力支撑和保障，实现医院、个体与医疗设备的整合和推进全新的现代医疗模式，减低疾病发病风险，维护并促进全民健康。

三、健康管理的基本步骤

健康管理服务是指从事健康管理的专业人员运用健康管理相关理论、技术和资源，为健康人群、慢性病早期及疾病康复期人群提供维护和促进其健康的一系列活动，按服务属性可把健康管理服务分为医学服务和非医学服务。健康管理服务的内容主要包括帮助患者认识自身的健康状况、树立正确的健康理念和建立健康行为三部分，其中，建立健康行为是健康管理中最重要的内容，其最终目的是用最少的投入获取最大的健康效应。

健康管理服务的具体流程可细分为以下 4 个基本步骤：健康信息采集及档案建立、健康体检、健康风险评估和健康干预。其中，健康体检是基础，健康评估是手段，健康干预是关键，健康促进是目的。

（一）健康信息采集及档案建立

健康信息主要来源于医疗卫生机构的医疗服务记录，包括医院信息系统、门诊病历、健康体检资料等，收集的健康信息包括服务对象的一般情况、目前健康状况、疾病家族史、职业特点、生活方式、心理状态、体格检查和实验室检查。全面分析服务对象的健康信息、找出危险因素、建立个人健康档案，对于后续的健康风险评估起到了至关重要的作用。当需要解决某些专门问题时，上述记录往往不能提供完整的信息，因此，需要通过专题调查来获取健康信息。专题调查的方法包括调查问卷法、访谈法、实地观察法等，其中最常用的是调查问卷法。

健康档案的具体内容主要包括个人的生活习惯、既往病史、诊治情况、家族病史、现病史、历次体检结果及疾病的发生、发展、治疗和转归情况等。需遵循自愿与引导相结合的方式，以保护服务对象的隐私为主，首次建档可在服务对象首次接受周期性健康体检或就诊时，后期复诊或随访时，接诊医生可通过阅读健康档案熟悉其基本情况、既往病史、家族史等，并填写本次接诊记录，更新健康档案相关内容，不断完善服务对象健康档案中的健康信息。

（二）健康体检

健康体检内容包括：一般性检查，如发育、营养、身高、体重、体重指数、腰臀围比等；物理检查，如内科、外科、耳鼻咽喉科、眼科、口腔科、妇科等；化验检查，如血液检查、尿液检查、大便常规检查等；影像检查，如彩色超声检查、X 线检查、磁共振成像检查、内镜检查等；电生理检查，心电图、动态心电图、脑电图、肌电图等；其他，如健康调查问卷、病理检查等。在制订健康体检计划时，需针对不同个体的具体情况制订个性化的体检计划，了解受检者健康状况，早期发现疾病线索和健康隐患。

健康体检后，由健康管理专业人员为服务对象者提供后续服务，具体包括体检报告解读、健康教育、健康问题跟踪随访、就医指导和服务、疾病自我管理指导等服务。

1. 体检报告解读　健康体检报告的解读是指全科医生或健康管理师通过适当的方式（面对面或电话等）对受检者的体检结果进行综合分析讲解。通过全面系统的讲解，使受检者了解自己身体的基本状况及可能影响身体健康状况的危险因素。对于诊断明确的疾病，需要指导受检者至专科就诊，对于甲状腺结节、乳腺结节、肺结节等尚达不到疾病诊断，但需定期监测的健康问题，告知其随访时间、频次及检查项目。

2. 健康教育　是健康管理的工具，侧重于通过传播、教育、干预等手段，帮助个体和群体改变不健康行为、建立健康行为，促进健康、预防疾病。通过有计划、有组织、有系统的社会教育活动，使受检者自觉采纳有益于健康的行为和生活方式，促进健康，提高生活质量。

3. 健康问题跟踪随访　对于体检的异常结果，提醒受检者做到生活方式干预及定期随访复查。例如血压、血糖的监测，甲状腺结节、肺结节和乳腺肿块的跟踪随访，做到及时提醒受检者复查，强调定期复查的重要性和必要性，并关注复查结果，如有重大阳性改变需及时告知受检者。

4. 就医指导和服务　对于诊断明确的疾病，指导受检者到对应的专科进一步诊治，提供相关科室的专家门诊信息，预约挂号方式或帮助其预约挂号、联系住院等。值得注意的是，仍然需要关注转诊后的受检者情况，做到全程服务。

5. 疾病自我管理指导　疾病自我管理是指通过对受检者进行健康教育等措施，提高其医学基础知识，改变错误的健康理念，促使其积极发挥自身的主观能动性，在医生的帮助下达到促进和维护健康的目的。

（三）健康风险评估

根据第一、二步骤所采集的健康信息，评估服务对象当前的身体状况及未来患某病和（或）死亡的概率，帮助个体综合认识当前的健康状况及存在的危险因素，有利于后续制订健康指导方案和个性化干预措施，降低危险因素，延长生命长度，提高生命质量。真正做到对疾病尤其是慢性病、生活方式相关疾病和代谢性疾病的早期发现及干预，是预防疾病发生、控制疾病发展的有效手段。健康风险评估可按照具体应用领域分为以下 5 方面。

1. 临床评估　主要对个人疾病状态、疾病进展和预后进行评估，包括体检、门诊、入院、治疗等。

2. 健康与疾病风险评估　主要对个人健康状况、健康改变和可能患有某种疾病的风险进行评估。

3. 健康过程与结果评估　主要对已患某疾病的相关并发症及其预后进行评估。

4. 生活方式及行为健康评估　评估个体体力活动、膳食结构和心理状态，主要目的是识别不健康的行为方式，提出改善建议。

5. 公共卫生监测与人群健康评估　确定不同人群的危险程度，将危险程度最高的人群列为重点防治对象，对可控危险因素加强干预和健康教育。

（四）健康干预

健康干预即为解决健康危险因素的过程。根据健康风险评估的结果，对服务对象进行有计划、个体化的干预和管理，主要针对影响健康状况的不良生活方式等危险因素，帮助其设定个体目标，提供健康咨询与健康教育，并动态追踪干预效果。值得注意的是，健康干预计划不是一成不变的，即使在健康干预措施实施后，也需要定期评估服务对象健康干预后的状态，根据实际情况进行调整，以保证健康干预计划的顺利开展。

健康管理是一个长期的过程，制订、实施和评估健康干预计划是三个连续性阶段，需及时衡量健康干预计划设计的合理性及可行性，最终形成一个闭合环，确保干预计划的顺利实施，促进健康管理更加有效、深入地开展。健康干预计划的设计需坚持以下原则。

1. 目标原则　健康干预方案的设计应坚持以目标为导向，要有明确的总目标和可行的具体目标，使计划设计有明确的方向，设计活动紧紧围绕目标开展，以保证计划目标的实现。

2. 整体性原则　在制订健康干预方案时，不仅要全面理解和考虑健康干预的项目自身，而且需要考虑项目与卫生发展规划的协调一致。

3. 前瞻性原则　在制订健康干预方案时，要考虑未来发展的趋势和要求，考虑人群需要、资源、环境条件的长远变化。

4. 动态原则　在制订方案时应尽可能预计到在方案实施过程中可能遇到的变化，预先制订应变对策，能在实施过程中根据实施情况进行调整，以确保计划的顺利实施。在方案的实施阶段，也要不断追踪方案的进程，根据目标个体或人群的变化情况做出相应调整。

5. 从实际出发原则　在方案的设计过程中，要借鉴其他项目的经验与教训，开展调查研究，了解目标人群或个体的主要健康问题、对健康的认识水平、行为生活方式、用药情况和经济状况等。

6. 参与性原则　健康干预方案涉及的各类人群、机构都应参与计划制订，如目标人群、合作伙伴、投资者、社区卫生工作者等。

✏️ **思考题** ∙∙

健康管理和健康体检有什么区别？

（陈丽英　张　佳）

第二节　全科医学与健康管理的学科融合

📖 **学习提要** ∙∙∙

1. 全科医生作为我国医疗卫生事业的生力军，是实现慢性病管理与防治的中坚力量，促进全科医学与健康管理学相融合，构建集预防、治疗、康复、保健于一体化的全科医学健康管理服务体系，对于全面助力健康中国的建设有着重要作用。

2. 全科医生进行健康管理服务，一般可分为三个基本步骤：健康状况的信息采集、健康状况的评价和预测，以及健康促进、行为干预、咨询指导等。

慢性非传染性疾病（简称慢性病）管理是全科医生的重要工作之一，全科医生承担了预防保健、常见病及多发病的诊疗和转诊、患者康复和慢性病管理、健康管理等一体化服务。为了应对逐年增多的慢性病患者及老龄化进展，将全科医学与健康管理专业两者有机融合，具有重要意义。

一、学科融合的意义和机遇

1989 年，世界卫生组织（WHO）对健康进行了定义，即健康不仅是没有疾病，而且包括躯体健康、心理健康、社会适应良好和道德健康。21 世纪初，健康管理被引入我国。随着工业化和城市化的不断发展，经济文化、社会生活、行为方式等因素发生改变，我国疾病谱与死因谱发生了巨大转变，心血管疾病、糖尿病、高脂血症等慢性非传染性疾病已经取代传染性疾病成为威胁人民健康的"头号杀手"。根据《中国家庭健康大数据报告（2018）》提示，我国 70% 的人处于亚健康状态，15% 的人处于疾病状态，其中慢性病死亡人数占总死亡人数的 86.6%，未来 10 年将有 8 000 万中国人死于慢性病。同时，老龄化趋势的加剧，也使慢性病防治形势愈加严峻。我国从 1999 年进入老龄化社会，截至 2017 年底，我国 60 岁及以上老年人口已有 2.41 亿人，占总人口的 17.3%。预计到 2050 年前后，60 岁及以上老年人口将达到 4.3 亿，65 岁及以上老年人口将达到 3.2 亿。人民日益增长的健康卫生服务需求与医疗供给不充分、不平衡之间的矛盾日益凸显，已成为我国社会面临的亟待解决的健康卫生问题。

全科医生作为我国医疗卫生事业的生力军，是实现慢性病管理与防治的中坚力量，在全面助力健康中国的建设中发挥了重要作用。2011 年，国务院颁布《关于建立全科医生制度指导意见》，旨在深入贯彻医药卫生体制改革精神，将全科医生定位为综合程度较高的医学人才，承担预防保健、常见病及多发病的诊疗和转诊、患者康复和慢性病管理、健康管理等一体化服务。从国家政策层面对全科医生提出更新更高的要求，慢性病、常见病、多发病的健康管理将成为全科医生的重要工作，对全科医生的综合服务能力赋予深刻的历史重任。需积极探索具有中国特色的全科医学与健康管理学融合模式，真正发挥全科医生作为健康"守门人"的作用，提供全方位、全周期的健康卫生服务，提高人民群众的健康素养及慢性病管理能力，改善医疗不平衡不充分的现状，谱写健康中国新篇章。

（一）学科融合的意义

全科医学与多个学科均有交叉，整合了临床医学、预防医学、康复医学和人文社会科学等相关内容，其服务对象是患者及其所在的家庭、社区，真正做到从整体角度考虑患者生理、心理、社会需求并加以解决，强调以"人"为中心，以"家庭"为单位，以"预防"为导向，不仅治已病者，更关注未病者。健康管理是以现代健康理念（生物、心理和社会适应能力）和现代医学模式（生物 - 心理 - 社会医学模式）及中医治未病思想为指导，通过应用现代医学和管理学的理论、技术、方法和手段，对个体或群体的健康进行全面监测、分析、评估，提供健康咨询和指导以及对健康危险因素进行干预的全过程，以降低疾病发生率，减轻居民医疗负担为目的。因此，全科医学与健康管理有一致的目标，即早发现、早评估、早干预健康危险因素，降低疾病发病风险，维护并促进全民健康，以最小的投入获取最大的健康效果。

全科医学把人性化服务放在首位，对比专科，在诊疗过程中更体现出全人服务的特点，有助于疾病的早期筛查，慢性病的防治、随访和管理。一名优秀的全科医生除了是合格的临床医师，同时也是健康的教育者和守门人，是优秀的管理者和组织协调者，具备专业的医疗技能、强烈的人文情感和执著的科研精神。在"生理 - 心理 - 社会"新的医学模式指导下，通过风险评估、疾病监测、疾病诊治和干预指导等方式向个人及其家庭提供综合性、连续性的医疗服务，加强全科医学与健康管理学的强强联合，积极发挥全科医生在健康管理中的优势与作用，从个性化的健康评估、健康咨询，到健康教育及健康干预，实现个性化的医疗健康服务。促进全科医学与健康管理学相融合，构建集预防、治疗、康复、保健于一体的全科医学健康管理服务体系，对于全面助力健康中国的建设有着重要作用。其优势主要表现在以下 4 方面。

1. 强化慢性病防治与管理　健康中国的核心是提高全民健康素质和生活质量，实现全民健康管理，而健康管理的核心就是慢性病预防管理。《中国防治慢性病中长期规划（2017—2025 年）》指出，慢性病管理的主要指标是到 2025 年，心脑血管疾病死亡率下降15%，总体癌症 5 年生存率提高 10%，70 岁以下人群慢性呼吸系统疾病死亡率下降 15%。应对慢性病挑战，改善居民营养健康状况及生活方式显得尤为重要。在我国，健康管理服务是全科医生为居民提供基本医疗保健服务中的重要内容，要想积极遏制慢性病高发态势，必须从健康危险因素的预防开始，由全科医生来承担这项重要工作的开展及落实是非常必要的。需以健康管理学科建设为基础，积极融合全科医学的学科特色与优势，通过健康教育与咨询，帮助群众认识健康状况、提高医学素养、树立正确健康理念，变被动的疾病诊疗为主动的健康管理。同时，全科医生作为医疗资源的联系者、健康知识的传递者，能有效实现慢性病预防与管理相结合，为慢性病患者提供综合性、连续性服务，确保每一位居民都能获得优质、便利、经济、有效、一体化的医疗卫生保健服务。加强全科医学与健康管理学融合，以防治慢性病为突破口，改善不良的生活行为方式、降低疾病风险、提高健康素质，达到促进个体健康、延缓疾病进程、减少并发症、降低伤残率、延长寿命、提高生活质量并降低医药费用的目的。

2. 完善全人全程服务　　在现代医学模式和信息技术高速发展的背景下，健康管理将发展为个性化、全程性、全方位的健康事务管理服务。全科医生拥有连续服务的能力，强调全程服务，以全科医生为主导进行健康管理，根据不同个体的健康状况，建立健康档案，完善健康评估，进行个性化、科学性的健康指导和干预，定期进行再次评估，必要时再次完善健康干预，形成良性循环，促进全人全程服务。同时，全科医学重视全人服务，全科医生拥有良好的同理心和沟通技巧，由全科医生完整掌握居民全部健康相关信息，利用全科理念及医学人文关怀精神对其个人史、现病史、既往史等进行全面询问和把握，有助于向其提供个性化、整体性、连续性的医疗卫生服务，建立和谐信任的医患关系。通过向居民提供健康教育、健康咨询、健康评估、药物治疗、心理治疗、康复指导及预防保健等服务，鼓励其主动参与健康管理的全过程，重视疾病早期预防，变被动的健康治理为主动的管理健康，充分起到健康守门人的作用，预防并阻止疾病发生发展。

3. 主导健康体检及检后咨询　　健康体检是指通过医学手段和方法对受检者进行身体检查，了解受检者健康状况，早期发现疾病线索和健康隐患的诊疗行为，是发现疾病、预防疾病、延缓疾病进展和自我保健的重要措施，也是健康管理的基础和前提。由全科医生主导健康体检及检后咨询工作更具优势，将连续服务意识应用于检后随访及管理，不但能对体检结果中的阳性发现进行正确解读，同时能对人群进行健康风险评估，为低危、中危、高危人群提供具有个性化、针对性的健康干预方案。简化、顺畅体检流程，使体检前、体检中及体检后的医疗服务得到进一步优化，形成具有全科特色的健康体检及检后咨询模式，早期筛查健康危险因素，加强慢性病的防治、管理和随访。对于体检结果异常者，全科医生可根据体检者的具体情况，指导后续的检查及治疗方案。如果这些问题全科医生自己能解决，可与全科门诊、全科病房进行无缝对接；对于需要专科处理的问题，全科医生可在对症处理后及时转诊至专科医生处进一步诊治。如存在冠状动脉造影指征或冠状动脉介入指征的体检者，在转诊至心内科后，全科医生仍需关注患者后续的心血管疾病评估、血管健康监测评估，并结合个体具体情况进行低危、中危、高危分层专项评估，进行科学、规律的随访，使健康管理工作更加规范、有效地执行。

4. 推动社区卫生健康工作开展　　随着健康管理理念在全国范围内的普遍传播和广泛认可，健康管理的研究方向和管理内容也不局限于单纯的健康体检与检后连续性服务，在政府相关部门的领导与支持下，健康管理开始向功能社区、城市社区推广应用，成为维护和促进国民健康，节省国家医疗卫生支出的重要手段。当前，我国社区医疗卫生和优生优育服务已得到大力发展，由全科医生主导健康管理将更加有效地推动社区卫生健康工作的开展和落实。全科医生为居民建立健康档案，开展健康教育、健康保健、慢性病管理等工作，科学化管理社区卫生健康工作，可以增强居民对社区医院和社区医生的信任感，缓解医患矛盾，促进社区健康指导工作的有效开展，化被动的健康管理为主动的健康需求。2018 年 1 月，国务院办公厅印发的《关于改革完善全科医生培养与使用激励机制的意见》，围绕加快健全全科医生培养体系和创新使用激励机制提出了一系列重要的改革措施，为进一步加快建立和完善中国特色的全科医生制度、全方位全周期保障人民群众生命健康提供了有力保障。全科医生可向社区居民提供以下健康管理与指导：对已患疾病者和疾病高风险人群提供针对性健康干预，帮助其改变不健康行为、建立健康行为，为其制订健康干预计划，监督计划的落实情况，必要时再次制订计划；对慢性病患者进行长期的跟踪干预，如血压、血糖监测情况，甲状腺结节、肺结节和乳腺肿块的跟踪随访，告知复查时间、频次和注意事项，必要时转诊至上级医院，帮助其挂号、与专科医生沟通病情；向社区居民普及健康知识，有计划、有组织、有系统地开展健康教育性活动，使居民自觉采纳有益于健康的行为和生活方式。通过科学有效的健康管理与指导，帮助社区居民树立"治未病"的健康理念，消除不良生活方式、培养健康的生活习惯，推动社区卫生健康工作的开展，促进"健康中国"的全面建设。

（二）学科融合的机遇

2016 年，习近平在"全国健康与卫生大会"上的重要讲话及"健康中国 2030"规划纲要等一系列政策文件的出台，进一步吹响了以促进人民群众健康为核心，全方面、全过程保障人民群众健康的战斗号角。疾病特别是慢性非传染性疾病的发生、发展过程较长，往往需要几年到十几年，甚至几十年的时间。同时，心血管疾病、糖尿病、高脂血症等慢性非传染性疾病的危险因素大多属于可控性因素。以心血管疾病为例，众多相关危险因素中，除了年龄、性别、家族史等危险因素不可干预，绝大多数危险因素如吸烟、缺乏运动、不健康的膳食结构、血压异常、血脂异常、血糖异常等均是可以干预的。由全科医生为个体或群体制订个性化、专业化的健康干预计划，定期进行再次评估—重新制订计划—必要时再次干预，形成具备连续性、循环性、全程性的闭合服务模式，将使健康管理体系更加完善。在"大健康、大卫生"理念的指引下，我国公共卫生事业得到了长足发展，健康管理作为一门新兴学科正面临着宝贵的发展机遇和广阔的发展前景。

1. 医学模式转变 21 世纪，医学模式发生了根本转变，从传统生物医学模式转为生物－心理－社会医学模式。新的医学模式认为，疾病的发生发展是受到社会各种因素变化的综合影响，从关注治疗躯体疾病，向关注疾病的预防转变，发展健康服务已经成为全球各个国家实现社会健康水平可持续发展的共识。近年来，随着经济的不断发展，人口结构改变和人口老龄化趋势明显加快，疾病谱和死亡谱正在转变，心血管疾病、糖尿病、高脂血症等慢性非传染性疾病已成为威胁人们健康的主要疾病，越来越多的人开始意识到健康管理的重要性。全科医学和健康管理学都强调需要从生物、心理和社会等多方面对个体进行全方面、全过程的健康保障服务，特别突出"治未病"的理念，在身体还处于健康状态时就进行积极的健康干预。在健康需求不断增长的背景下，全科医学及健康管理学的学科理念很好地顺应了这一趋势。需加强全科医学与健康管理学的强强联合，全面落实以诊疗为中心向以健康为中心的转变，强化慢性病早期筛查和早期发现，推动由疾病治疗向健康管理转变。全科医生作为健康的"守门人"，是普及健康管理的重要抓手，增加规范化的健康管理供给，重点关注慢性病、职业病高危人群的健康体检，完善健康风险评估、健康咨询和健康干预服务，为居民提供个性化、连续性、综合性的健康管理服务，不但可以满足人民群众日益增长的差异性、多样化的医疗健康需求，还能提高其健康素养及慢性病管理能力，改善健康卫生资源供给不平衡不充分的现状，促进全民健康、谱写健康中国新篇章。

2. 国家政策支持 为了满足人民的健康需求，政府相继出台一系列健康相关的纲领性文件，从不同层面和角度对健康管理的发展方向和服务能力提出了要求，充分肯定了健康管理在我国的作用，在很大程度上支持并促进了健康管理的发展。伴随着国家"十四五"进入高质量、高速度发展的新阶段，党中央国务院和各级政府更加重视并支持健康管理，"健康中国"上升为国家战略，大健康产业将进一步推动国家经济发展。2016年国务院医改办等七部委联合印发的《关于推进家庭医生签约服务的指导意见》和2018年国家卫生健康委员会下发的《关于规范家庭医生签约服务管理的指导意见》中都指出，全科医生要为居民提供基本医疗、公共卫生和约定的健康管理服务。2019年印发的《国务院关于实施健康中国行动的意见》提出，需加快推动以治病为中心向以人民健康为中心的转变，动员全社会落实以预防为主的方针，实施健康中国行动，提高全民健康水平，为健康管理大发展提供了政策支撑。根据国家《"十三五"全国卫生计生人才发展规划》，到2020年，我国通过各种途径培养30万名全科医生，总体要达到每千人口超过25名全科医生，逐步形成一支数量适宜、质量较高、结构合理、适应基本医疗卫生服务制度需要的基层医疗队伍。健康管理服务、健康教育与咨询服务是全科医生健康服务范畴中的重要内容，在上述众多国家政策的支持下，健康管理和全科医学将更加密不可分，两者互相促进、同步发展。中国的健康管理是以习近平新时代中国特色社会主义思想为指导，以围绕"健康中国"建设为目标，需积极发挥全科医生在健康管理中的优势与作用，构建集预防、治疗、康复、保健一体化的全科医学健康管理服务体系，满足人民日益增长的健康需求。

3. 科研技术进步 随着我国"十二五"医学科技规划的全面实施与健康管理重点项目的开展，集成和引进吸收、再创新一大批健康服务的关键技术、通用技术和公益技术，为健康服务业发展提供了厚实强劲的储备与动力。"互联网＋"模式、大数据平台、人工智能及物联网等先进技术快速涌现，也为全科医生开展健康管理服务提供了更加先进的技术支持。需将现代化信息技术与健康管理相融合，开启智能化医疗服务模式新时代，紧跟科学技术发展潮流，转变被动的健康管理干预模式为及早预警和及早主动干预的现代医学模式，在精准医疗－数字健康管理的基础上构建智慧健康管理体系，对个体和群体健康风险进行建模、评估、预测和干预，构建精准化、智能化的全科健康管理服务新模式，高效利用智慧医疗等高科技医疗技术，创新驱动发展，将医学物联网和现有的互联网相结合，实现医院、个体与医疗设备的整合，有效落实健康管理，早发现、早预警、早干预健康危险因素，减低疾病发病风险，为服务对象提供全生命周期的精确、准时、共享、个性化的健康服务，为全面推进健康中国建设提供动能和支撑。

二、全科健康管理实践

健康管理是对患者的健康危险因素进行干预的全过程，主要包括帮助患者认识自身的健康状况、树立正确的健康理念和建立健康行为三部分，其中建立健康行为是健康管理中最重要的内容，其最终目的是以最少的投入获得最大的健康效应。由全科医生进行健康管理服务，一般可分为以下三个基本步骤，即健康状况的信息采集、健康状况的评价和预测，以及健康促进、行为干预、咨询指导。

（一）流程

1. 健康状况的信息采集 这是健康管理的第一步骤，即寻找、发现健康危险因素的过程。采集的信息包括服务对象的一般情况、目前健康状况、疾病家族史、职业特点、生活方式、心理状态、体格检查和实验室检查。全面分析服务对象的健康信息，找出危险因素，建立个人健康档案，对于后续的健康风险评估起到了至关重要的作用。

2. 健康状况的评价和预测　这是健康管理的第二步骤，即认识健康危险因素的过程。根据第一步骤采集到的服务对象的各种健康相关信息，评估服务对象当前的身体状况及未来患某病和（或）死亡的概率，帮助个体综合认识当前的健康状况及存在的危险因素、发展变化趋势，有利于后续制订健康指导方案和个性化干预措施，帮助其改变不良的生活行为方式、降低危险因素，延长生命长度，提高生命质量。

3. 健康促进、行为干预、咨询指导　这是健康管理的第三步骤，即解决健康危险因素的过程。根据第二步骤评估的结果，主要针对影响健康状况的不良生活方式等危险因素，对服务对象进行有计划、个体化的干预和管理，动态追踪干预效果，把健康理念和健康计划转变为健康行为。需要注意的是，制订、实施和评估健康干预计划是三个连续性阶段，不断往复，最终形成一个闭合环。

（二）案例

🍃 **案例**

陈某，男性，45 岁。2019 年 2 月因"糖尿病"收治管理。

患者 1 个多月前无明显诱因出现头晕，呈昏沉感，无头痛，四肢乏力，无咳嗽、发热，无视物模糊，至全科门诊就诊。查糖化血红蛋白 8%，血浆平均葡萄糖浓度 10.1 mmol/L，头颅 MRI 平扫 +DWI 未见明显异常，考虑"糖尿病"可能，建议饮食控制。3 天前夜间改变体位时出现头晕，伴视物旋转，持续 2～3 s 后自行好转，为阵发性，一般夜间可出现 1～2 次，无恶心、呕吐，无耳鸣，无黑矇。

既往史：空腹血糖升高 6 年，未治疗。

家族史：否认家族成员有类似疾病，父母已故。

个人习惯史：吸烟 15 年，每日 20 支；饮酒 20 年，每日饮白酒 100 mL；平时喜欢吃甜食、肉类；运动量较少。

案例提示：通过学习健康管理的基本步骤，结合以上案例，全科医生应对该患者进行糖尿病管理、疾病风险评估、健康干预与效果评价。

1. 健康信息采集及档案建立　全科医生针对患者的相关资料进行信息收集，资料主要包括基本信息、风险评估和功能评估三大块，其中风险评估包含健康行为、膳食营养、心肺适能、焦虑及抑郁等。

（1）健康行为：是从饮水量、水果量、蔬菜量、荤菜量、饭量、食盐口味、吸烟和饮酒、运动及睡眠共计 10 个方面进行分析。问卷总分为 100 分，风险等级可分为：生活方式不良（<60 分）、一般（60～79 分）、良好（≥80 分）。该患者最终评估结果：58 分，即生活方式不良（详细内容见表 6-1）。

表 6-1　健康行为调查表

评估内容	具体情况				
饮水量（天）	①不足 1 杯□	②1～2 杯□	③3～4 杯□	④5～6 杯□	⑤6 杯以上□
水果（天）	①几乎不吃□	②1～2 两□	③3～4 两□	④5～6 两□	⑤7～8 两□
蔬菜量（餐）	①几乎不吃□	②1 两左右□	③2 两左右□	④3 两左右□	⑤4 两及以上□

续表

评估内容	具体情况
荤菜量（餐）	① 5 两及以上□　② 4 两左右□　③ 3 两左右□　④ 2 两左右□　⑤ 1 两左右□
饭 / 面量（餐）	① 5 两及以上□　② 4 两左右□　③ 3 两左右□　④ 2 两左右□　⑤ 1 ~ 2 两□
食盐（口味）	①很咸□　②偏咸□　③适中□　④偏淡□　⑤很淡□
吸烟（年）	①≥30 支 / 日□　② 20 支 / 日左右□　③ 10 支 / 日左右□　④ 5 支 / 日左右□　⑤从不□
饮酒（年）	①每天 2 次及以上□　②每天 1 次□　③每周 2 ~ 3 次□　④偶尔饮□　⑤不饮□
运动（30 min）	①每周 1 次□　②每周 2 次□　③每周 3 次□　④每周 4 次□　⑤每周 5 次及以上□
入睡时间	①晨 1 时后□　②晨 1 时前□　③晚 12 时前□　④晚 11 时前□　⑤晚 10 时前后□

（2）膳食营养：是从全谷类、蔬菜、水果、优质蛋白质、奶制品、加工肉制品、脂肪、添加糖、盐、酒精的摄入进行调查。问卷总分为 100 分，风险等级可分为：膳食营养有风险（＜60 分）、膳食营养风险可疑（60 ~ 75 分）、膳食营养无风险（＞75 分）。该患者最终评估结果：56 分，即膳食营养存在风险（详细内容见表 6-2）。

表 6-2　膳食营养调查表

1. 您早餐吃粗粮类食物的频率是多少（早餐燕麦片，或糙米、玉米、小米、高粱、荞麦、薯类等）?

□从不　□每周少于 1 次　□每周 1 ~ 2 次　□每周 3 ~ 5 次　□每天或几乎每天

2. 您中晚餐吃粗粮类食物的频率是多少（燕麦片，或糙米、玉米、小米、高粱、荞麦、薯类等）?

□从不或每周不到 1 次　□每周 1 ~ 2 次　□每周 3 次及以上

3. 三餐之外，您吃其他各类粗粮制品的频率是多少（如粗粮饼干、燕麦、麦麸片、玉米、豌豆、蚕豆、全麦面包等）?

□从不或每周不到 1 次　□每周 1 ~ 2 次　□每周 3 次及以上

4. 您早餐喝纯果汁的频率为（鲜榨果汁或 100% 纯果汁）?

□从不或每周不到 1 次　□每周 1 ~ 2 次　□每周 3 ~ 5 次　□每天或几乎每天

5. 三餐之中，您食用水果的频率是?

□从不或每周不到 1 次　□每周 1 ~ 2 次　□每周 3 ~ 5 次　□每天或几乎每天

6. 三餐之外，您食用水果作为零食的频率是?

□从不　□每周少于 1 次　□每周 1 ~ 2 次　□每周 3 次及以上

7. 您多久吃一次含糖速冲糊粉，如芝麻糊、核桃粉、豆浆粉、藕粉、魔芋粉等?

□从不　□每周不到 1 次　□每周 1 ~ 2 次　□每周 3 次及以上

8. 您多久吃一次糖果或甜巧克力?

□从不　□每周不到 1 次　□每周 1 ~ 2 次　□每周 3 次及以上

9. 您多久吃一次饼干、薯条或爆米花?

□从不　□每周不到 1 次　□每周 1~2 次　□每周 3 次及以上
10. 您多久吃一次蛋糕、冰淇淋、派等甜品？
□从不　□每周不到 1 次　□每周 1~2 次　□每周 3 次及以上
11. 您多久吃一次果脯或蜜饯（果脯蜜饯指的是经加工过的水果，未经加工的水果干不算在内）？
□从不　□每周不到 1 次　□每周 1~2 次　□每周 3 次及以上
12. 您多久吃一次洋快餐（麦当劳、肯德基、德克士等）？
□从不或每周少于 1 次　□每周 1~2 次　□每周 3 次及以上
13. 您多久吃一次腌肉、火腿、培根或香肠？
□从不或每周少于 1 次　□每周 1~2 次　□每周 3 次及以上
14. 您多久吃一次胡萝卜、西蓝花、菠菜或其他深色叶类蔬菜？
□从不　□每周少于 1 次　□每周 1~2 次　□每周 3 次及以上
15. 您多久吃一次鸡鸭等家禽肉类？
□从不或每周少于 1 次　□每周 1~2 次　□每周超过 3 次
16. 您多久喝一杯牛奶？
□从不或每周不到 1 次　□每周 1~2 次　□每周 3~5 次　□每天或几乎每天　□每天 1 次以上
17. 您经常食用油炸食物，包括方便面、炸薯片/条等食品吗？
□是　□否
18. 您常吃动物油（猪油、鸡油、鸭油等）炒的蔬菜吗？
□是　□否

（3）心肺适能：是根据性别、年龄、体力活动评估结果、体脂率等信息，计算得到相应的心肺适能评估结果，风险等级需因性别不同而有所区分。该患者最终评估结果：29.6分，即心肺适能较差（详细内容见表 6-3）。

表 6-3　心肺适能表

（一）工作类型
为判断您工作的运动量，请在以下 4 种职业类型中，选出与您目前职业最相符的
1. 久坐职业或不上班：上班时大部分时间坐着（如在办公室工作、文秘、管理、电脑操作等）
2. 站立职业：上班时大部分时间站着或在走路，但不需要很强的体力活动（如店员、理发师、警卫员等）
3. 体力工作：工作时的身体活动量较大，包括搬运重物和使用工具（如装修工、保洁员、水管工、电工、木匠等）
4. 重体力工作：工作时的身体活动量非常大，包括搬运非常重的物体（如码头工人、矿工、泥瓦工、建筑工人、搬运/装卸工人等）

续表

（二）工作之外体力活动 / 体育锻炼情况

1. 几乎没有任何体力活动，从不外出散步逛街或者进行其他运动（如不走楼梯只乘坐电梯、乘车上下班、很少步行）

2. 有很少的体力活动，例如会外出散步 / 逛街，一般情况下不乘坐电梯而选择爬楼梯

3. 有中等强度的体育锻炼（运动过程中呼吸加快到尚能整句说话，但已不能唱歌，如快走），做上述运动的时长为：

A. 每周少于 10 min

B. 每周 10 ~ 60 min

C. 每周多于 60 min

4. 有高强度的体育锻炼（运动过程中呼吸急促到已不能整句说话，如跑步、快速骑车或者进行羽毛球、篮球、足球比赛等），做上述运动的时长为：

A. 每周少于 30 min

B. 每周 30 ~ 60 min

C. 每周 1 ~ 3 h

D. 每周多于 3 h

　　（4）焦虑及抑郁：分别采用的是 GAD-7 焦虑量表（表 6-4）和 PHQ-9 抑郁量表（表 6-5）进行评估，它们能够有效反映焦虑和抑郁状态的相关症状及其严重程度。焦虑风险等级可分为没有焦虑症（0 ~ 4 分）、可能有轻微焦虑症（5 ~ 9 分）、可能有中度焦虑症（10 ~ 13 分）、可能有中重度焦虑症（14 ~ 18 分）、可能有重度焦虑症（19 ~ 21 分）。抑郁风险等级可分为没有抑郁症（0 ~ 4 分）、可能有轻微抑郁症（5 ~ 9 分）、可能有中度抑郁症（10 ~ 14 分）、可能有中重度抑郁症（15 ~ 19 分）、可能有重度抑郁症（20 ~ 27 分）。该患者最终评估结果：GAD-7 焦虑量表 3 分，即无焦虑状态；PHQ-9 抑郁量表 2 分，即无抑郁状态。

表 6-4　GAD-7 焦虑量表

	完全不会	几天	一半以上的日子	几乎每天
在过去 2 周，有多少时候您受到以下任何问题的困扰？				
1. 感觉紧张、焦虑或急切	☐	☐	☐	☐
2. 不能停止或控制担忧	☐	☐	☐	☐
3. 对各种各样的事情担忧过多	☐	☐	☐	☐
4. 很难放松下来	☐	☐	☐	☐
5. 由于不安而无法静坐	☐	☐	☐	☐
6. 变得容易烦恼或急躁	☐	☐	☐	☐
7. 感到似乎有可怕的事情发生而害怕	☐	☐	☐	☐

表 6-5　PHQ-9 抑郁量表

	完全不会	几天	一半以上的日子	几乎每天
根据过去 2 周的状况，请您回答是否存在下列描述的状况及频率				
1. 做事时提不起劲或没有兴趣	□	□	□	□
2. 感到心情低落、沮丧或绝望	□	□	□	□
3. 入睡困难，睡不安稳或睡眠过多	□	□	□	□
4. 感觉疲倦或没有活力	□	□	□	□
5. 食欲不振或吃太多	□	□	□	□
6. 觉得自己很糟	□	□	□	□
7. 对事物专注有困难	□	□	□	□
8. 动作或说话速度缓慢到别人已经察觉；或正好相反——烦躁或坐立不安，动来动去的情况更胜于平常	□	□	□	□
9. 有不如死掉或用某种方式伤害自己的念头	□	□	□	□

2. 健康体检　由全科医生对患者进行生命体征测量及体格检查，查体结果如下。

体温 36 ℃，脉搏 78 次 / 分，血压 110/80 mmHg，精神可；身高 172 cm，体重 80.9 kg，BMI 27.3 kg/m²。神志清，精神可。双侧瞳孔等大等圆，直径约 3 mm，伸舌居中。皮肤、巩膜无黄染，浅表淋巴结未触及。两肺呼吸音清，未闻及明显杂音。心率 78 次 / 分，律齐，未闻及病理性杂音。腹软，无压痛、反跳痛，肝脾肋下未触及。四肢肌力 5 级，肌张力正常。直腿抬高试验（−），病理征阴性。

进一步完善实验室检查、影像检查，结果如下。

红细胞计数：4.55×10^{12}/L，白细胞计数：4.5×10^9/L，血红蛋白：141 g/L，血小板计数：192×10^9/L；Pro.HbAlc：8.40%；血脂、肝功能、肾功能结果无异常。双侧颈动脉彩色超声：双侧颈动脉内膜毛糙增厚。泌尿系彩色超声：①右肾结石，大小约 0.45 cm；②前列腺增大伴多发钙化灶；③颈椎、腰椎 X 线平扫结果无异常。馒头餐试验结果见表 6-6。

表 6-6　馒头餐试验

时间	葡萄糖（mmol/L）	胰岛素（μIU/mL）
空腹	10.45	6.71
0.5 h	12.73	25.22
1 h	12.18	16.87
2 h	15.79	17.16

3. 健康风险评估　根据上述基本信息及检查结果，该患者诊断为 2 型糖尿病、右肾结石、体重超标。存在的危险因素如下。

（1）发现空腹血糖升高 6 年，未进行正规治疗，且平素未控制饮食，未定期监测血糖水平。

（2）有吸烟史、饮酒史，具体为吸烟 15 年，每日 20 支；饮酒 20 年，每日白酒 100 mL。

（3）BMI 27.3 kg/m^2，提示超重。

（4）双侧颈动脉内膜毛糙增厚。

（5）膳食结构不佳，喜欢吃甜食、肉类，运动量较少。健康行为调查提示生活方式不良；膳食营养评估提示存在风险；心肺适能评估提示心肺适能较差。

4. 健康干预

（1）健康问题诊疗方案：全科医生主要针对患者现患疾病及影响健康状况的危险因素，依据疾病诊疗指南及规范流程，结合患者自身的具体情况，帮助其设定健康管理目标并制订个性化的诊疗方案，包括疾病诊疗意见和下一次复查时间及理想目标水平。具体内容见表 6-7。

表 6-7 健康问题诊疗方案

2 型糖尿病	诊疗意见	1. 若出现头晕、手抖、出汗、心慌等表现，及时进食 2. 定期监测血糖，遵医嘱规律服用"二甲双胍" 3. 建议糖尿病饮食，戒烟酒，多吃新鲜蔬菜和水果，多饮水，坚持锻炼		
	复查时间	3 个月后	理想目标	空腹血糖：4.4 ~ 7.0 mmol/L 餐后 2 小时血糖：< 10.0 mmol/L 糖化血红蛋白：< 7.0%
右肾结石	诊疗意见	1. 若出现疼痛或血尿，及时泌尿外科就诊 2. 定期复查泌尿系统 B 超，必要时进行溶石、排石、对症治疗 3. 建议多饮水、多运动，多排尿，戒烟酒，避免辛辣刺激饮食		
	复查时间	6 个月后	理想目标	好转
体重超标	诊疗意见	1. 若短期内体重发生明显改变，建议进一步检查，排除其他疾病 2. 定期复查 BMI、腰围、血脂、血糖、血压等 3. 建议改善生活方式，控制进食总量，低脂饮食，多摄入蔬菜及水果，坚持锻炼，参加有氧运动		
	复查时间	1 个月后	理想目标	BMI 在正常范围（18.5 ~ 23.9 kg/m^2）
双侧颈动脉内膜毛糙增厚	诊疗意见	1. 定期复查颈动脉超声，控制血糖、体重于正常水平 2. 建议戒烟酒，坚持锻炼，多吃蔬菜和水果，多饮水		
	复查时间	6 个月后	理想目标	好转

（2）营养计划：该患者的 BMI 为 27.3 kg/m^2，属于超重。减重饮食调整原则是在控制总能量的基础上平衡膳食，即建议在原有能量摄入的基础上减少 300 ~ 500 kcal，并且严格控制食用油和脂肪的摄入，适量控制精白米面和肉类，保证蔬菜水果和牛奶的摄入充足。患者现患 2 型糖尿病，糖尿病饮食三大要点分别是定时定量、细嚼慢咽及注意进餐顺序。该患者一天摄入量估计为 2 000 kcal，初期建议每日总能量为 1 800 kcal，其中早餐占比 30%，午餐占比 40%，晚餐占比 30%；三大营养素占比分别为糖类 55%、蛋白质 15%、脂肪 30%；三餐种类的推荐分别是早餐 4~5 种，中餐 5~6 种，晚餐 4~5 种。具体内容见表 6-8。

表 6-8　营养计划

	食物	备注
早餐	牛奶 1 杯	250 mL
	馒头 1 个	50 g 标准粉制作
	鸡蛋 1 个	中等大小，约 60 g
午餐	米饭 2 小碗	125 g 大米蒸制
	芹菜木耳	木耳 10 g，芹菜 100 g（1 小根）
	油菜炒肉片	油菜 150 g（约 3 棵）
		瘦猪肉 100 g（近 1 副扑克牌大小）
	植物油	10 g（约大半瓷勺）
晚餐	馒头 2.5 个	125 g 标准粉制作
	黄瓜炒豆腐丝	豆腐丝 50 g（约 1 把）
		黄瓜 100 g（一小根）
	清炒白菜	大白菜 150 g（5～6 片白菜叶）
	植物油	10 g（约大半瓷勺）

一日食盐：5 g 以内（约一个啤酒瓶盖）。

（3）运动计划：该患者平时运动较少，心肺适能评估结果为较差。在设计运动计划时，需遵循从轻度到中强度的原则循序渐进。体力活动的强度范围可以由储备摄氧量、储备心率、摄氧量、心率或代谢当量的百分比表示，而代谢当量（MET）是一种有效、便捷、标准的描述多种体力活动强度的方法。其中低强度体力活动为 2.0～2.9 METs，中等强度体力活动为 3.0～5.9 METs，较大强度及以上体力活动≥6.0 METs。一个完整的运动过程包括：10～15 min 的热身活动、45～65 min 的有氧运动和（或）10～20 min 的抗阻运动、5～10 min 的整理恢复。有氧运动推荐的活动项目有快速健步走、走跑结合、快跑及游泳，任选其中一项进行，可分 2～3 次完成。具体内容见表 6-9。

表 6-9　运动计划

热身运动			可选择原地跑、后踢腿等，时间为 10～15min	
有氧运动	心率		合适有效心率范围：105～123 次 / 分 最大心率不要超过：175 次 / 分	
	正式运动	方案一	快速健步走（平地 107 m/min）至少 45 min	任选其中一项方案进行，可分 2～3 次完成
		方案二	走跑结合至少 35 min	
		方案三	慢跑至少 30 min	
		方案四	游泳（一般）至少 35 min	
抗阻运动	类型		靠墙静蹲（股四头肌）、仰卧挺髋（臀部肌群）	
	强度		靠墙静蹲每组力竭，做 3 组 仰卧挺髋每组 10～15 次，做 3 组	
			每周 2 天（同一肌群训练至少间隔 48 h）	

续表

整理恢复	四肢进行韧带拉伸伴深呼吸，恢复至平静状态，时间为 5 ~ 10 min
基本运动量	每日至少步行 80 000 步
基本注意事项	运动前后注意监测血压，运动中注意监测心率变化，如若出现明显头晕、头痛、心动过速或胸闷等不适，及时停止并注意休息
运动处方有效期	本运动处方需定期重新评估并调整

（4）效果评价：制订、实施和评估健康干预计划是三个连续性阶段，需不断往复。全科医生采用科学可行的方法，系统评估健康干预方案的计划内容、落实情况和实际效果，将客观情况与预期目标进行比较，为健康干预方案的完善提供依据，努力达到预期效果、完成设定目标。对于患者体检的异常结果，提醒受检者做到生活方式干预及定期随访复查。该患者目前诊断为 2 型糖尿病、右肾结石、体重超标，双侧颈动脉彩色超声提示双侧颈动脉内膜毛糙增厚。在后续健康管理过程中，需要监测患者的血糖、体重变化趋势，复查泌尿系统彩色超声及颈动脉超声，提醒其复查的时间、频次和注意事项，强调定期复查的重要性和必要性，并关注复查结果。如有重大阳性改变，则需及时告知患者并转诊至专科医生处进一步治疗。

1）血糖监测情况：患者从药物治疗联合生活方式干预方案开始执行后，空腹血糖、餐后 2 h、糖化血红蛋白指标开始走向逐渐好转的趋势，干预 6 个月后，指标处于正常范围内。具体内容见图 6–1、图 6–2。

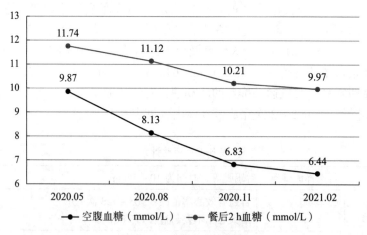

图 6-1　血糖变化趋势图

2）肾结石监测情况：1 年内共复查 2 次泌尿系统彩色超声，2020.08 提示右肾结石，大小约 0.44 cm；2021.02 提示右肾结石，大小约 0.42 cm，右肾结石未见明显改变，期间未发生疼痛或血尿。

3）体重监测情况：1 年内共测量体重 12 次，减重速度为缓慢阶梯式。1 年的减重效果由最初的 80.9 kg 到 64.1 kg，共计减了 17.9 kg。具体内容见图 6–3。

4）颈动脉超声监测情况：1 年内共复查颈动脉超声 2 次，颈动脉超声结果均未提示斑块形成。

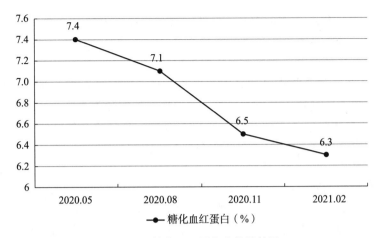

图 6-2　糖化血红蛋白变化趋势图

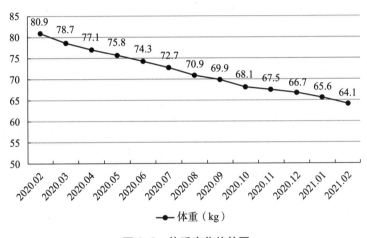

图 6-3　体重变化趋势图

5）营养、饮食计划落实情况：3 个月、6 个月、9 个月、12 个月后均需重新评估患者健康行为调查表、膳食营养调查表、心肺适能评估表。针对复评后的不良生活方式进行健康教育，帮助患者树立正确的健康理念，改变不健康行为、建立健康行为。

 思考题 --

对于超重 / 肥胖患者，全科医生如何对其进行健康管理？

（陈丽英　张　佳）

第三节　社区健康管理

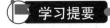 学习提要 --

1. 社区健康管理是基于管理理论和新健康理念，对社区中个体或群体的健康进行全

面分析和评估，提供健康咨询和指导，以及对健康危险因素进行全面监测、分析、评估、预测、预防、维护和发展个人和家庭技能的全过程，从被动的疾病治疗转变为主动的健康管理，有效利用有限的资源来达到最大的健康效果。

2. 社区慢性病管理是指由社区医院为实施主体，对社区人群开展慢性非传染性疾病及其风险因素的监测、评估、综合干预和随访管理的医学行为及过程。

3. 社区慢性病管理的主要流程为筛选社区人群、分级分层建立健康档案、制订个体化干预计划和定期开展效果评估。

社区健康管理作为我国医疗卫生事业发展的一个重要方向，它的进一步发展和完善是促进社区居民身心健康，提升居民生活质量，实现社区文明、健康发展的重要途径。随着现代社会的发展，慢性病对人类健康的威胁日益严重，社区卫生服务是慢性病防治的最佳途径。政府要进一步增强对社区健康管理的重视，加大资金和设备投入与建设，增加社区从事健康管理的专业人员数量，加强民众健康管理意识，建立全面的社区慢性病防治体系，提高社区服务能力。

一、社区健康管理概述

社区健康管理是基于管理理论和新健康理念，在限定地域内（社区），以居民的卫生服务需求为导向，以人的健康为目的，合理使用社区资源和适宜技术，以全科医生为核心，包括社区护士、健康管理师、营养师等，以居民健康档案和健康体检为基础，以健康评估及健康促进为手段，以健康教育为辅助，以持续性的诊疗服务为保障，以提高个体和群体的健康素养、维护健康和节省医疗费用为目的，对社区健康人群、疾病人群的健康危险因素进行全面监测、分析、评估、预测和预防，维护和发展个人和家庭技能的全过程，为社区居民提供连续性、有效、全方位的健康保健服务，是社区卫生服务机构的一项重要工作内容，包括健康教育、家庭计划、计划免疫、心理卫生、弱势人群的照顾等。

（一）社区健康管理的对象

1. 常见病、慢性病患者　常见病、慢性病占据了社区常见疾病谱的前几位，往往需要医生提供连续性、综合性的医疗保健服务。对此类患者开展健康管理，不仅是针对治疗疾病本身，如高血压患者的定期检测血压、降压药物治疗等，还应在如何预防疾病发生、发展，如何开展疾病相关健康教育，以及如何适应周边环境变化等方面开展工作。

2. 亚健康状态人群　亚健康是指人体处于健康和疾病之间的一种状态。处于亚健康状态者，不能达到健康的标准，表现为一定时间内的活力降低、功能和适应能力减退的症状，但不符合现代医学有关疾病的临床或亚临床诊断标准。对这类人群开展有效的健康管理，针对性地对亚健康状态进行干预，如对以躯体为主的亚健康状态进行平衡营养、运动减压、调节睡眠等，对以心理为主的亚健康状态开展心理疏导，对以社会适应性不良为主的亚健康状态开展目标和心态调整等。

3. 社区重点人群　包括妇幼人群、老年人群、职业人群等（详见第八章）。其中妇幼人群健康管理以孕产妇、0～6岁儿童为重点，维护妇女、儿童健康权益，保护儿童健康成长。老年人社区健康管理是适应社会老龄化而开展的管理服务，其服务对象是60岁以上的老年人群。职业人群健康工作旨在有效预防和控制职业病危害，保护劳动者职业健康权益，促进经济社会持续健康发展。

4. 社区中的特殊群体　特殊群体是指因意外、疾病等各种原因引起伤残、死亡，造成家庭成员及其本人在生活保障、养老照料、大病医疗、精神慰藉等方面有特殊困难的家庭，如无人赡养的老年人（无儿女无老伴、有儿女但无人赡养等）、留守儿童、困境儿童（父母离异、跟随一方、受到虐待等）、残疾人群、孤儿等。

5. 其他人群　现有社会保障体系和救助体系没有覆盖到或没有完全覆盖到，需要特别关注和特殊管理的人群。包括：处于非常规条件下需要得到社会服务与管理的青少年、暂住人口及进城务工人员（统称"新市民"）、社区矫正人员及刑释解除劳教人员、吸毒人员、需要心理援助及干预的人群、缺乏管护的智障人员及有暴力倾向或处于康复期的精神病患者、长期滞留街头路口的流浪乞讨人员等。

（二）社区常见健康问题

社区常见健康问题是指社区中的常见疾病、疾患（即不适的感觉或症状，指一个人的个人感觉和判断，这种情况可能同时存在疾病，也可能仅为心理或社会适应性的失调）、心理与行为问题、生活问题、家庭问题和社区卫生问题等。

社区常见健康问题的基本特征如下。

1. 大部分健康问题尚处于早期未分化阶段，该阶段患者很少主动就医，或者偶尔去社区全科医生处诊治，很少去大医院专科，同时很难在临床表现和疾病之间建立明确的逻辑关系，诊断较困难，但对处理来说是最好的时机，成本低、效果好、预后佳。

2. 常伴随大量的心理、社会问题。

3. 急性问题、一过性或自限性疾患出现的比例较高。

4. 慢性疾病多，且以稳定期为主，是全科服务的主要对象。

5. 健康问题具有很大的变异性和隐匿性，分科不明确。

6. 健康问题的原因和影响因素常是多维度的和错综复杂的。

（三）社区居民的健康管理方法

1. 个人健康信息管理　个人健康相关的文件资料，包括以问题为导向的病史记录和健康检查记录，以预防为导向的保健卡，以及个体、家庭和社区与健康相关的各种记录等。对以上健康信息建立档案，收集资料并归纳整理，社区统一管理和调用。

2. 个人健康与慢性病危险性评价　健康危险因素评价是研究危险因素和慢性病发病及死亡之间的数量依存关系及规律，一般分为以下几个步骤：①确定需要预测的慢性病。②发现并确定与慢性病发生有关的健康危险因素。③建立预测慢性病疾病风险模型。④验证并修正评估模型。⑤对目标个体或群体慢性病危险性进行评估。通过以上步骤，对个人健康信息进行分析，评价慢性病风险。

3. 个人健康计划及改善的指导　基于健康危险因素评价，制订健康计划，促进居民改变不良的行为和生活方式，提高生活质量、改善人群健康状况。

（四）社区健康管理的目的和意义

社区健康管理通过实施战略前移（以患者为中心转向健康/亚健康人群为中心）和重心下移（将健康管理的基地扎根社区、农村和家庭），从上游解决民众"看病难、看病贵"的问题，调动个体和群体及整个社会的积极性，有效地利用有限的资源来达到最大的健康效果，能最大力度解决民生问题。它将被动的疾病诊疗转化为主动的健康管理，帮助社区居民改善不健康的生活方式，减低危险因素，有效地预防疾病并改善健康，并进行反馈，做好健康保护，提高个体和群体的健康素养，全面提升社区居民健康水平。通过实施以健康促进为主要策略的干预活动，降低人群中慢性病的危险因素，控制慢性病率和死亡率的上升趋势，同时高危人群的早期发现、随访管理与规范化的治疗和干预，有助于控制病情稳定，预防和延缓并发症，提高生命质量，维护健康和节省医疗费用支出。发展社区健康管理是全面建设小康社会，坚持党的基本路线和改革开放的方针，坚持全心全意为人民服务宗旨的具体体现。

二、社区慢性病管理

慢性非传染性疾病（non-communicable disease，NCD）简称慢性病，是一类起病隐匿、病程长且病情迁延不愈，缺乏确切的传染性生物病因证据，病因复杂或病因尚未完全确认的疾病的概括性总称。随着我国工业化、城镇化、人口老龄化进程不断加快，居民生活方式、生态环境、食品安全状况等对健康的影响逐步显现，慢性病发病、患病和死亡人数不断增多，群众慢性病疾病负担日益沉重。2017年，国务院办公厅发布《中国防治慢性病中长期规划（2017—2025年）》提出，到2020年，慢性病防控环境显著改善，因慢性病导致的过早死亡率较2015年降低10%；到2025年，慢性病危险因素得到有效控制，实现全人群全生命周期健康管理，慢性病过早死亡率较2015年降低20%。

社区慢性病管理是指由社区医院为实施主体，对社区人群开展慢性病及其风险因素的定期检测、连续监测、评估与综合干预管理的医学行为及过程，主要内涵包括慢性病早期筛查，风险预测，预警干预，慢性病人群的综合管理和效果评估等。它有规范性、群体性、针对性和持续性等特点。

（一）社区慢性病管理流程

对社区人群运用健康评估和人群分类方法开展筛选，通过分级分层建立健康档案，对不同管理级别的人群制订个体化干预计划，在随访过程中还要注意为患者提供自我管理支持，定期开展效果评估，并及时调整管理计划（图6-4）。

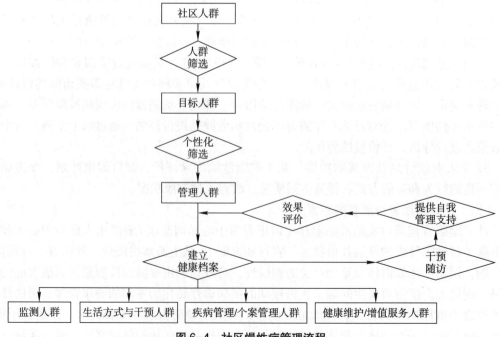

图6-4　社区慢性病管理流程

（二）慢性病管理的特点

1. 多病因的特点决定了慢性病管理的复杂性　慢性病病因复杂。现代医学认为，慢性病是由生物遗传因素、环境因素、生活方式及卫生服务等因素相互影响所导致的，这些因素之间存在着错综复杂的联系。从病因学出发系统地论述影响健康的各种因素，对其与疾病的发生发展之间的关系开展研究，并开展预防性指导，有利于预防和控制慢性病。

2. 不良生活方式致病的主导作用决定了慢性病管理的可能性　不良生活方式是导致慢性病的其中一个重要因素。它有一因多果、一果多因的特点，如吸烟和高盐饮食会增加高血压、冠心病、脑卒中的风险，也会增加肺癌、消化道肿瘤的发病率；而高血压除了吸烟和高盐饮食以外，还有如遗传、缺乏运动、肥胖、熬夜劳累等多个原因。同时，虽然民众几乎都知晓这些不良生活方式的危险，但改变它却很不容易。这个时候，通过加强社区的健康教育和健康促进，开展社区－家庭－个人综合性干预，才能有效地控制和减少这些不良致病因素。

3. 现代医学模式的发展决定了慢性病管理的社会性　慢性病的防治是一项社会性工程，需要通过生物－心理－社会这一现代医学模式的认识和应用，加大参与的积极性，全面提高每个人的自我健康意识和健康促进能力。这也是社区健康管理的工作重点。

（三）社区慢性病管理的可行性

1. 政策支持　实施慢性病综合防控战略已纳入《健康中国 2030 规划纲要》：到 2030 年，要基本实现高血压、糖尿病患者管理干预全覆盖，实现全人群、全生命周期的慢性病健康管理。2006 年 2 月，国务院印发《关于发展城市社区卫生服务的指导意见》，明确了社区卫生服务机构应承担 12 项公共卫生服务任务，其中包括健康教育、慢性病防治、计划免疫、妇幼保健、老年保健等。随着一系列卫生政策的出台，社区卫生服务中心作为基层的卫生医疗机构，应该尽快建立以健康为中心，家庭为单位，社区为范围，需求为导向，融预防、医疗、保健、康复、健康教育、计划生育为一体，开展有效、经济、方便、综合、连接的基层卫生服务，保证 80% 的居民能在社区内解决常见的健康问题。这些政策的出台，为慢性病防治纳入社区卫生服务领域提供了政策基础。

2. 慢性病防治的工作需要　慢性病已经成为我国严重危害居民健康的重要公共卫生问题。《中国居民营养与慢性病状况报告（2020 年）》显示，2019 年中国因慢性病导致的死亡占总死亡的 88.5%。其中，心脑血管病、癌症、慢性呼吸系统疾病死亡比例为 80.7%。国务院先后印发了《"健康中国 2030" 规划纲要》《中国防治慢性病中长期规划（2017—2025）》和《健康中国行动（2019—2030 年）》，进一步明确了新时代慢性病防控的主要目标、防控策略和措施，积极推进从以疾病为中心到以健康为中心，从重点投入三甲医院到加强基层等一系列转变。尽快建设社区卫生服务阵地，建立和完善服务机制，控制和降低这些疾病的发生率，提高慢性病患者的生命质量，是当前卫生领域的重要课题之一。

（四）慢性病管理和社区卫生服务的结合机制

1. 社区健康促进是预防和控制慢性病的有效措施　社区健康促进工作的主要内容是将健康管理思想引入社区慢性病综合防治工作中，通过健康管理手段、方式和理念，将社区卫生服务和健康管理协调、整合在一起，为居民的健康而服务，实现居民健康的目标。在实际过程中，社区健康促进工作通过充分利用社区的医疗服务资源，指导居民防范慢性病的相关危险因素，开展个体化健康教育，实施全程的健康信息管理，对慢性病或者处于慢性病风险的人群进行生活方式干预和健康指导，满足社区居民不同层次的健康需求。社区健康促进工作对慢性病防治有重要意义，它们之间是互补的关系。

2. 社区卫生服务是实施慢性病防治策略的重要保证

（1）慢性病患者的系统管理是社区卫生服务的重要内容：慢性病病程长，多难以治愈而终身患病，但通过有效地诊治可以达到病情稳定的状态，这类患者如果长期住院，对医疗卫生资源、家庭经济和人力照护都是重大的负担。因此，对于这些病情稳定的患者，可以通过社区卫生服务来提供良好的医疗照顾。通过家庭访视、家庭病床、健康教育等，对慢性病患者开展全程照护，是控制慢性病、减少并发症和提高生活质量的最好途径。例如，对高血压患者开展全面的评估，根据不同的危险分层，分层级地进行家庭随访，在监测血压的同时，还要监控其危险因素，如家庭的钠盐摄入、情绪和睡眠的情况等，对其进行个性化的监控指导，提高患者的自我管理能力。这些内容需要社区卫生服务来开展。

（2）社区是开展慢性病危险因素干预最适宜的场所：早在 1979 年，美国卫生总署关于"健康促进与疾病预防"的报告中提出，应更加关注日常生活中那些习以为常的行为和社区生活条件，这些因素导致了 50% 以上的过早死亡。对生活方式危险因素进行干预和管理是慢性病防治的重要内容。社区卫生服务在这方面有天然的优势。社区卫生服务中心作为健康教育的重要场所，可以开展多种形式的健康教育。同时社区医生和患者之间良好而紧密的医患关系，可以更加清楚地了解所管理的患者及其家庭的生活习惯，便于从饮食、运动、心理、社会适应性等多个方面进行观察、干预和管理。同时连续性服务使得每一次的医患接触都可以进行有效的健康教育和咨询，让患者掌握健康知识，更加了解慢性病的危害、影响因素和防治方法等，促进患者改进不良的生活方式，提高自我管理的能力，降低慢性病的发病率和死亡率。

（3）在社区中开展慢性病防治具有一定的条件和优势：社区良好的三级卫生保健网络是开展慢性病防治的重要保障，要积极利用这个网络，探索各种卫生机构的功能，赋予卫生保健新的内涵。慢性病是遗传、社会、心理、行为、环境和卫生服务等多因素、多步骤所致，涉及多学科、多部门，因此做好慢性病的防治工作，单靠卫生部门难以从根本上解决问题，需要全社会的参与。

思考题

1. 对老年人开展社区健康管理，应关注哪些方面？

2. 请以一个社区常见慢性病为例，谈谈如何开展社区慢性病管理？

（童钰铃）

第四节　健康管理中的临床预防服务

学习提要

1. 临床预防服务是指在临床场所对健康者和无症状"患者"的健康危险因素进行评价，然后实施个体的预防干预措施来预防疾病和促进健康。

2. 临床预防服务的内容包括对求医者的健康咨询、健康筛检、免疫接种、化学预防和预防性治疗。

3. 临床预防的基本步骤为收集健康信息、评估健康危险度、制订和实施个体化健康维护计划。

临床预防服务是预防医学和临床医学的连接点，是临床环境下一级预防和二级预防的结合。随着社会的发展，慢性病对社会、家庭及个人的负担日益增加，全科医生通过以社区卫生服务为载体，积极开展临床预防服务，促进临床与预防的融合，对预防慢性病的发生发展，降低死亡率，减轻社会、家庭负担，有着重要的意义。

一、临床预防服务的概念和内容

（一）临床预防服务概述

1. 临床预防服务的定义　临床预防服务（clinical preventive services）是指在临床场所（包括社区卫生服务工作者在家庭和社区场所）对健康者和无症状的"患者"病伤危险因素进行评价，然后实施个体的预防干预措施来预防疾病和促进健康，是在临床环境下一级预防和二级预防的结合，强调改善不良的生活方式，推行临床和预防一体化的卫生服务。

2. 临床预防服务的对象　包括无症状（asymptomatic）和"健康（healthy）"患者，但并非指患者目前没有任何不适，而是针对某些严重威胁生命的特定疾病而言，目前没有相应的症状和体征。这要求医生在处理患者目前的疾病同时，要着眼于患者将来的健康问题，做好一级和二级预防。

3. 临床预防服务的意义　通过临床预防服务，做好一级和二级预防，合理控制慢性病，降低医疗费用；对常见慢性病做到早发现、早诊断、早治疗，显著提高临床疗效；提高人群期望寿命和生活质量；解决卫生服务面临的矛盾和挑战。

（二）临床预防服务与健康管理的区别和联系

临床预防服务与健康管理之间呈现互补互助的关系，表现为如下方面。

1. 互相联系　临床预防服务是健康管理的一部分，它们的核心思想都是以健康为中心，对影响健康的各种相关危险因素进行评估、干预和控制，变疾病的被动治疗为主动的健康干预，最大限度地促进健康。

2. 各有区别　临床预防服务是在临床场所由医务人员来实施的，强调的是临床与预防的结合；而健康管理注重以管理学和经济学的思维理念、方法对健康危险因素进行检测、评估和干预的系统管理过程，并涉及疾病预防、保健、临床诊疗、康复等多个领域。从事健康管理工作的除了医务人员之外，还有健康管理师等。

（三）临床预防服务的内容

1. 对求医者的健康咨询（health counselling）　通过收集求医者的健康危险因素，与求医者共同制订改变不良健康行为的计划，随访求医者执行计划的情况等一系列的有组织、有计划的教育活动，促使他们自觉地采纳有益于健康的行为和生活方式，消除或减轻影响健康的危险因素，预防疾病、促进健康、提高生活质量。

临床医生所提供的询问、教育和纠正患者不良健康行为的服务比体格检查更能帮助他们预防将来的疾病。建议开展的健康教育内容有：①劝阻吸烟。②倡导有规律的身体活动。③增进健康饮食。④保持正常体重。⑤预防意外伤害和事故。⑥预防人类免疫缺陷病毒。

2. 健康筛检（screening）　筛检指运用快速、简便的测试、体格检查或实验室检查等手段，在健康人群中发现未被识别的可疑患者、缺陷者及高危个体的一项预防措施。

3. 免疫接种（immunization）　指通过接种各种疫苗等免疫原后，使机体自动产生特异性免疫力，从而提高人群免疫力以达到保护个体免于发病或构成人群免疫屏障而控制疾病流行，甚至消灭某些疾病。

4. 化学预防（chemoprophylaxis）　是指对无症状的人使用药物、营养素（包括矿物质）、生物制剂或其他天然物质作为第一级预防措施，提高人群抵抗疾病的能力以防止某些疾病。

常用的预防方法有：①对育龄或妊娠妇女和幼儿补充含铁物质来降低罹患缺铁性贫血的危险。②补充氟化物，降低龋齿患病率（高氟地区不可）。③孕期妇女补充叶酸，降低神经管缺陷婴儿出生的危险。④绝经后妇女使用雌激素，预防骨质疏松和心脏病。⑤阿司匹林预防心脏病、脑卒中，以及可能的肿瘤。

5. 预防性治疗（preventive treatment）　是指通过应用一些治疗的手段，预防某一疾病从一个阶段进展到更为严重阶段，或预防从某一较轻疾病发展为另一较为严重疾病的方法。例如早期糖尿病的血糖控制（包括饮食和身体活动等行为的干预以及药物治疗），以预防将来可能出现更为严重的并发症。

（四）临床预防服务的实施原则

1. 重视危险因素的收集。
2. 医患双方共同决策。
3. 注重综合性和连续性。
4. 以健康咨询和教育为先导。
5. 合理选择健康筛查的内容。
6. 根据不同年龄的特点开展临床预防服务。

二、临床预防服务的基本步骤和实施

（一）收集健康信息

健康危险因素是指机体内外存在的使疾病发生和死亡增加的诱发因素，包括不良的行为（如吸烟）、疾病家族史、暴露于不良的环境及有关的职业、血压和血清胆固醇过高、超重、心电图异常等。

危险因素的收集可采用以下方法。

1. 询问目的　确定哪些危险因素需要在应诊或者随访中进一步评价、干预。除了诊治危重或极端痛苦的患者外，应该为患者提供咨询。那么，如何用简短的时间进行有效的询问？

（1）首先要制订询问计划，每次仅询问几个问题，一般在应诊时先询问几个初筛问题，在体检或者其他预防性检查时再进一步系统询问。如果只有询问一个问题的时间，则应该对不同年龄层、性别等进行区分，如对于成年人会怎么样？对于青少年会怎么样？对于育龄期女性会怎么样？

（2）询问的时间可以放在问诊过程中或者将要结束时。例如一位患者因"感冒"就诊，我们可以采取以下询问方式："您由于受凉后咳嗽、咽痛 2 天，等一下我会进一步检查。现在我想询问一下您的一些生活方式的问题。您吸烟吗？"

（3）询问过程要注意婉转和舒适的转折。"您的胆囊问题需要转外科，可能需要进一步手术治疗。不过有时候，我们过于注重某个疾病，而忽略了其他与健康有关的问题。现在，我想询问一下与您健康有关的其他问题，好吗？"过程中注意患者的情绪反应、措辞、语调、非语言交流等，并对这些反应进一步识别及表示理解，同时避免判断性语句。

（4）询问内容一般包含以下几项：吸烟、体力活动、日常饮食、性生活、酒精及其他药物使用、职业与环境危险因素、旅游史、筛检和化学预防等。一般可采取初筛＋后继问题形式。如首先询问"您吸烟吗？"如果答案为"否"，那么这个问题就结束了；而如果答案为"是"，则进一步询问"您每天吸多少烟？吸了多少时间？您是否尝试过戒烟？"等。

（5）临床确定危险因素的优先顺序，包括危险因素导致的特定疾病的严重性，危险因素的普遍性、危险程度，危险因素能否被准确检测和有无有效的干预措施。

（二）健康危险度评估

健康危险度评估是一种用于描述和评估个体的健康危险因素所导致的某一特定疾病或因为某种特定疾病而死亡可能性的方法和工具。它将生活方式等因素转化为可测量的指标，预测个体在未来一定时间发生疾病或死亡的危险，同时估计个体降低危险的潜在可能，并将信息反馈给个体。健康危险因素评估步骤为：①收集患病率资料，通过疾病监测、流行病学调查、文献检索等途径获得某疾病同性别、同年龄别人群的平均患病率水平资料。②收集个体危险因素资料。③将危险因素转换成危险分数。④计算组合危险分数。⑤得出报告。

（三）个体化健康维护计划的制订

健康维护计划（health maintenance schedule）是指在明确个人健康危险因素的基础上，有针对性地制订将来一段时间内个体化的维护健康方案，并以此来实施个性化的健康指导。与一般健康教育和健康促进不同，临床预防服务中的健康干预是个性化的，即根据个体的健康危险因素评估结果，由医护人员进行个体指导，设定个体目标，具体内容包括健康咨询、健康筛检、免疫接种、化学预防和预防性治疗等，并动态追踪效果。在制订健康维护计划的过程中，应遵循以下原则：①健康为导向；②个性化原则；③综合利用原则；④动态原则；⑤个人积极参与原则。

（四）个体化健康维护计划的实施

1. 建立流程表。

2. 单个健康危险因素干预计划。与"患者"共同制订一份某项健康因素干预行动计划。

3. 提供健康教育资料。明确告知"患者"健康是他的责任，他所能做的几项重要活动：①不吸烟；②平衡膳食，少吃盐和含饱和脂肪酸的食品；③可适量饮酒，但禁止酒后驾车；④有规律地锻炼身体；⑤注意生活中的压力与紧张，减少不必要的压力等。

4. 健康维护随访。一般而言，所有"患者"在执行健康维护计划3个月后都需要进行随访，随访时间应根据具体情况确定。建议50岁以下健康成年人，2年随访1次；50岁以上成年人，每年随访1次。若出现某一健康问题，应根据该健康问题的管理要求来确定随访时间。

 思考题

请以一种常见慢性病为例，谈谈如何开展临床预防服务。

（童钰铃）

参考文献

［1］白书忠，武留信，丁立，等．我国健康服务业与健康管理的创新发展［J］．中华健康管理学杂志，2015，（2）：89-93.

［2］白书忠，田京发，吴非．我国健康管理学的发展现状与展望［J］．中华健康管理学杂志，2020，14（5）：409-413.

［3］郭娇，王培玉，孙金海．健康管理学［M］．北京：人民卫生出版社，2019.

［4］曾强．开启中华健康管理学科建设新征程［J］．中华健康管理学杂志，2018，12（6）：481-483.

［5］曹霞，武留信．发展健康管理服务健康中国［N］．中华医学信息导报，2020，35（20）：4-5.

［6］周光清，付晶，崔华欠，等．国内外高校健康管理学科建设给我国的启示［J］．中国卫生事业管理，2016，33（10）：771-773.

［7］吕一星，陈硕，张静波，等．国际健康管理医疗服务体系的发展现状及思考［J］．中华健康管理学杂志，2020，14（5）：464-467.

［8］赵瑞瑞，周光清．我国城市社区健康管理的现状与展望［J］．中国医药导报，2020，17（28）：194-197.

［9］陈丽，孙亚丽，李亚茹，等．运用全科理念管理医院健康中心的实践探索［J］．中华医院管理杂志，2020，36（07）：604-606.

［10］曾渝，王中男．社区健康服务与管理［M］．北京：人民卫生出版社，2020.

［11］祝墡珠，江孙芳，陈陶建．社区常见健康问题处理［M］．北京：人民卫生出版社，2017.

［12］Carey Timothy S，Bekemeier Betty，Campos-Outcalt Doug，et al. National Institutes of Health Pathways to Prevention Workshop：Achieving Health Equity in Preventive Services［J］. Annals of Internal Medicine，2020，172（4）：272-278.

［13］Song Suhang，Kucik James E. Trends in the Utilization of Recommended Clinical Preventive Services，2011—2019［J］. American Journal of Preventive Medicine，2021.

数字课程学习

Ⓟ 教学 PPT　　　🎞 视频

第七章 全科医学与安宁疗护

安宁疗护是跟随临床关怀的发生、发展而建立起来的一种针对老年人或者疾病终末期患者提供的支持性或者缓解性的医疗照护。安宁疗护在国内起步较晚，却在稳步发展，将来也势必成为医疗服务中的热点。安宁疗护是全科医学不可分割的重要组成部分，也是全科医生需要掌握的重要技能之一，组建以全科医生为主导的安宁疗护专业团队，采用住院、居家等模式开展安宁疗护工作是我国未来安宁疗护事业发展的趋势。

第一节 安宁疗护概述

学习提要 ....

1. 安宁疗护的定义是针对存在危及生命的疾病的患者及其家属，提供一种能够提高其生活质量和应对能力的方法。

2. 安宁疗护的照护内容包括：身体的照护、文化和持续照护、心理和精神照护、社会层面的照护、心灵和信仰层面的照护、临终患者的照护及道德、法律和宗教方面的照护。

3. 安宁疗护的照护模式主要包括三个方面：住院照护、日间照护和居家照护。

随着世界经济的不断发展，人们对生活水平的要求不断增高，伴随着人口老龄化进程的加快，安宁疗护不断被推广并且实现普及。我国的安宁疗护事业虽然起步较晚，但已经有了一定的发展，也取得了显著的效果。

一、概念

安宁疗护（palliative care）是跟随临床关怀的发生、发展而建立起来的一种新型的医疗护理行为，是一种针对老年人或者疾病终末期患者提供的支持性或者缓解性的医疗照护，因此又被称为缓和医疗。众所周知，死亡是所有人均不可避免的，越来越多人希望这一过程是舒适并且有尊严的。而安宁疗护正是因此而产生，是世界各国经过数十年的不断实践和探索，积累经验后形成的具有特色的成果，一方面能够减轻患者及其家属的身心痛苦，另一方面能够提高患者的生活质量并同时维护患者的尊严。

世界卫生组织（WHO）提出，安宁疗护的定义是针对存在危及生命疾病的患者及其家属，提供一种能够提高其生活质量和应对能力的方法。因此，安宁疗护是以患者及其家属为中心的，可以通过多学科协作而进行，其旨在帮助老年患者或者疾病终末期患者提高生活质量，控制痛苦，缓解不适症状，从而为其提供心理、精神、身体等全方位的照顾和关怀，让患者能够安详、舒适并且有尊严地离世。这需要医务工作者能早期识别患者的痛苦和症状，通过详细和严谨的评估，给予有效管理，最终满足患者及其家属的身心需求。

因此，我国将安宁疗护称为缓和医疗、舒缓疗护、姑息医学、安宁缓和医疗等。

二、原则和内涵

（一）原则

安宁疗护的实施并不是为了给予患者提供积极的救治，也不是为患者提供安乐死的服务，而是采用系统性的评估，制订方案，给患者及其家属提供服务，一方面提高其生活质量，另一方面协助患者及其家属安然地面对死亡。因此，安宁疗护的原则如下。

1. 正视生命，维持生命，主要为控制疼痛，解决心理、精神方面的问题。
2. 建立符合患者意愿和价值观的治疗目标。
3. 确保患者和参与医疗的人员持续、有效、一致的沟通。
4. 确保给予患者及其家属社会、心理、精神等层面的照护。
5. 提供支持系统，协助提供处理后事的服务并给予适当的安抚。

（二）主要内涵

1. 对生命形成正确认识，明确死亡是正常的生命过程，临终是必需的人生历程。
2. 死亡作为正常的生命过程，不采取任何措施去加速死亡的进程，也不延缓死亡的来临。
3. 尽可能缓解疾病带来的疼痛和不适症状。
4. 全方位地给予患者提供各方面的照护，包括心理、精神和社会层面。
5. 提供支持系统，协助患者积极生活，正确面对死亡。
6. 提供支持系统，协助患者家属积极面对患者的疾病过程、死亡过程，以及自身的哀伤历程。
7. 可采用多学科合作的模式，共同处理相关问题，从而满足患者及其家属的需求。
8. 尽可能地提高患者及其家属的生活质量。

三、起源和发展

安宁疗护起源于英国的临终关怀。1967 年，西西里·桑德丝在伦敦建立了世界第一座收治终末期患者的圣克里斯托弗临终关怀院，开创性地提出了整体疼痛的概念，并创建了多方位的临终关怀疗护方法。该院主要提供晚期癌症患者的照护，被认为是现代安宁疗护的先驱，也标志着安宁疗护事业的开始，让无法治愈的患者真正有尊严地走向死亡。美国的第一家安宁疗护院建立于 1974 年，但是关于安宁疗护的宣传早在 1965 年就开始了，1995 年便有了安宁疗护的学科。在亚洲，安宁疗护最早开始于日本，1991 年安宁缓和医疗协会在日本成立，并且开设了安宁疗护病房。随后，亚太安宁缓和医学学会成立，成为了全世界第一个安宁疗护国际组织。

安宁疗护首先在英国得到了迅猛的发展。1980 年，美国将安宁疗护纳入医疗保险法案，拥有了完善的安宁疗护相关的医疗保障，在美国的晚期癌症患者接受安宁疗护的比例明显增高，目前已经拥有独立的机构提供安宁疗护，并且对从事安宁疗护的人员进行资格认证。澳大利亚于 1994 年出版了《澳大利亚临终关怀标准》，随后相继出版了安宁疗护相关指南，现在澳大利亚已拥有独立的安宁疗护模式。截至 2015 年，已有 156 个国家和地区建立安宁疗护机构，其中 20 个国家和地区将安宁疗护纳入医疗保险体系，并且各国将安宁疗护的发展情况进行等级划分（表 7–1）。

表 7-1 安宁疗护发展等级划分

等级	含义
等级 1	无任何与安宁疗护相关的活动
等级 2	有能力开展，但未能开展与安宁疗护相关的活动
等级 3a	有散在的安宁疗护相关的活动开展
等级 3b	拥有普遍的安宁疗护相关的活动开展
等级 4a	安宁疗护初步成为主流的卫生服务体系
等级 4b	安宁疗护已成熟，并成为主流卫生服务体系

中国安宁疗护的理念可以追溯到唐、北宋、元、明、清，这些理念与西方国家的临终关怀相似，也是中国现代安宁疗护的先驱，为安宁疗护兴起奠定了基础。中国安宁疗护开展较早且较为成熟的是香港和台湾地区。早在 1982 年，香港九龙圣母医院率先成立机构，主要提供善终辅助，服务对象为晚期癌症患者及家属。1983 年，台湾建立了中国台湾地区安宁疗护居家服务，主要服务对象是晚期癌症患者。在大陆地区，中国现代安宁疗护源于 1988 年，当时在天津建立了临终关怀研究中心，这是中国首家安宁疗护的专门机构。随后，此中心建立了临终关怀病房，其成为安宁疗护在中国发展史上的里程碑。

继天津成立临终关怀研究中心以后，卫生部制定了相关的医疗机构标准，1999 年，卫生部制定的全科医生培训大纲中列入临终关怀的内容。1998 年，李嘉诚基金会捐资在汕头设立全国首家宁养院，截至 2017 年，全国已建立 30 多家宁养院。2006 年，中国生命关怀协会成立，这是中国首个关注生命晚期状态的临终关怀社会团体，由此也标志着安宁疗护事业在中国已经有了历史性的发展。2017 年，《安宁疗护实践指南（试行）》《安宁疗护中心基本标准（试行）》和《安宁疗护中心管理规范（试行）》三个安宁疗护相关的文件出台，安宁疗护试点工作研讨会同年在北京召开，安宁疗护试点工作启动会在上海召开，其中，北京、上海、吉林、河南、四川被选定成为全国首批安宁疗护工作试点，由此可见，中国安宁疗护事业已经进入蓬勃发展的春天。

四、安宁疗护的团队和照护内容

（一）安宁疗护团队

安宁疗护的团队并非单一的，而是多学科合作的团队。团队成员包括：医生、护士、心理治疗师和理疗师等。其中医生起了主导作用，主要负责患者疾病的评估，疾病的诊断，治疗方案的制订，在与患者及家属充分沟通的基础上，及时调整治疗方案，最大可能地减少患者的痛苦和不适感，给予患者舒适的体验，在患者生命的最后阶段给予最大的帮助。护士负责患者的基础护理，包括患者身体状态和精神状态的评估，最后发现患者病情变化的常常是护士，因此在患者基础评估中护士起着非常重要的作用。护士另一重要的作用是在基础护理中给予患者最大的精神支撑。心理咨询师的作用在于帮助患者疏导焦虑、抑郁、无助等负面的情绪，减少患者的心理压力，解决心理问题，给予患者足够的鼓励，推动患者以积极的态度对待生活，享受生活，从而提高生命终末阶段的价值。理疗师主要可以通过按摩、推拿等手段给予患者一定的治疗，通过理疗手段协助卧床的患者进行床上肢体活动，减轻疼痛和不适感，促进舒适的体验。多学科协作及多元化团队是成功开展安宁疗护的关键所在，团队的工作能力和水平极大程度影响了患者的治疗效果。无论是患者还是安宁疗护的工作者，尽早地进行多方面的充分有效的沟通，对于安宁疗护所取得的成效具有很大的价值。

（二）安宁疗护的照护内容

1. 身体的照护　舒适的身体体验感是照护的关键，也是具有同情心的核心内容。需要安宁疗护的患者常常存在疼痛和其他不适的症状，因此安宁疗护的基础即对于疼痛和其他不适症状的管理，由此可以提升患者及家属的生活质量，同时有利于社会、心理、精神等层面的提升。身体的照护首先需要一支具有丰富经验的多学科团队，该团队需要对患者的疾病状态、相关症状、疼痛程度、治疗方案和不良反应等进行充分的评估，同时需要连续性评估患者的现有状态，从而制订最合理的照护计划，包括心理干预、药物治疗、运动干预和行为治疗等。

2. 文化和持续照护　患者及其家属往往文化层次不同，也可能存在不同宗教信仰，因此在制订照护计划时，需要尊重患者及其家属的文化特点，从而更有利于社会、心理、精神等各层面的提升，改善生活质量。

3. 心理和精神照护　长年的疼痛和不适症状是造成患者身体状况下降，家属心理负担沉重的重要因素。多项研究表明，需要安宁疗护的患者往往存在焦虑或者抑郁等精神障碍，并且具有较大的心理压力，同样的，长年的照护造成看护的家属也存在一定的心理负担，因此心理和精神照护是安宁疗护中必不可少的关键内容。心理精神照护需要关注心理和精神两个方面，心理即心理的关怀，精神即精神状态的诊断，须两者相结合。心理精神照护运用于各个阶段，除了评估、诊断、制订治疗方案过程中需要与患者及其家属进行充分沟通以外，患者死亡以后的丧葬过程也需要与逝者家属进行充分的沟通交流，尊重患者及其家属的目标。

4. 社会层面的照护　安宁疗护中社会层面的照护同样重要，这主要通过多学科团队与患者及其家属来共同完成。其中多学科团队，除了参与照护的医疗工作者以外，还需要其他的社会工作者参与，一同给予社会支持。医疗工作者和社会工作者在安宁疗护中均发挥着重要的作用，两者缺一不可，而多学科团队合作更加有利于安宁疗护工作流畅地进行，保障患者及其家属在治疗过程中及患者去世后均能够得到多方面的支持。

5. 心灵和信仰层面的照护　心灵照护不同于心理照护，两者意义存在差异，心理往往指的是患者及其家属的情绪，即情绪上的安抚，心理压力的释放等。而心灵照护往往指的是存在感和归属感，需要对生命具有正确的认识，要对生命的完整具有全面的了解，让患者感受到生命意义的完整性，宗教的仪式感等。这同样需要多学科的团队在评估、诊断、方案的选择的过程中发挥作用。

6. 临终患者的照护　临终关怀是指对于预期寿命小于6个月的患者，采取减少痛苦和缓解症状的方式提供的医疗服务，因此安宁疗护涵盖临终关怀，其意义更为广泛。临床患者的照护更多地强调对于患者临终前征象的识别和评估，需要团队与患者及其家属或者照护者进行充分有效的沟通，及时了解患者的当前状态，及时发现患者的异常状态，调整治疗方案，尽可能减少患者的痛苦和不适感，给予患者足够的舒适体验，让患者能够安详地、有尊严地死亡。在此过程中，务必尊重患者及其家属的价值观、精神、文化、信仰、选择等，做好各方面的支持工作。

7. 道德、法律和宗教方面的照护　进行安宁疗护的患者往往存在制订遗嘱的问题，这也涉及法律和伦理等方面。因此，道德、法律和宗教方面的照护主要强调的就是生前遗嘱、法律和伦理三个方面所提供的照护，需要尊重患者本人的意愿，给予足够的支持。

（三）安宁疗护的照护模式

安宁疗护的照护模式主要包括三个方面：住院照护、日间照护和居家照护。

1. 住院照护　指医疗机构在姑息治疗病房或者临终关怀病房等为患者提供的安宁疗护。对该类患者主要照护目的是控制症状，缓解疼痛和不适症状，而与此同时需要进行生理、心理、精神和社会等多方面的照护，患者往往病情较重或者较急，或者较为复杂，因此需要住在医疗机构进行照护。住院照护的病房是专属独立的病房，具有健全的医疗设备和充足的人力资源，但是存在费用高、床位少的缺点。

2. 日间照护　指的是原来的诊疗团队和安宁疗护团队共同为终末期的患者提供照护。这种模式的优点在于打破场所的限制，可以缩短住院的天数，也可以降低医疗成本，但是缺陷在于医疗团队和安宁疗护团队常常会出现混淆，给患者及家属造成困扰。

3. 居家照护　指的是居住在家，需要疗护团队到家访视，经过访视评估病情，进行进一步方案制订、选择和调整，从而进行一般的诊疗和处置，给予临终状态的患者及其家属心理、精神、社会等层面的支持。居家照护存在节约往返时间的优点，能够满足患者在家"往生"的心愿，但是对于在旁照护的家属来说，存在较大的压力，有时会出现突发状况及危险，因此具有一定缺陷。

五、研究进展

（一）疼痛管理

疼痛是癌症患者或老年患者最为常见的临床症状，也是造成患者心理和精神层面发生异常的原因，造成负面情绪的产生，对生活无兴趣。因此对于疼痛进行有效的控制，能够真正提高临终患者的生命质量。虽然国际上不断出版指南，关注和重视如何控制疼痛，但是其效果并不理想。目前有关于安宁疗护的研究尚未明显深入，研究者曾经对临终患者及其家属进行了面对面的访谈，并在此基础上融入了服药记录、疼痛日记、疼痛药物记录等干预工具的使用。研究结果发现，患者及其家属的疼痛知识和照护能力明显提高，由此可见，在常规健康教育的基础上进行疼痛相关知识的教育和指导有利于疼痛症状的控制。研究者也采取了心理干预，如音乐疗法、正念减压疗法、催眠疗法等用于疼痛症状的控制，发现药物治疗结合心理干预不仅可有效控制疼痛，还能明显缓解由于疼痛引起的紧张、焦虑、抑郁等负面情绪。关于音乐疗法的对比研究发现，其对于疼痛症状的控制作用，老年人没有年轻人明显，因此认为需要对于音乐进行细分，应该根据临终患者的不同喜好、不同文化层次进行划分，可以有效提升音乐疗法的效果。

（二）心理支持

安宁疗护的重点是提高临终患者的尊严，但是往往人们比较忌讳谈论生死。我国在借鉴国外经验的基础上，结合我国的国情开展了安宁疗护，通过了解临终患者内心的真实感受，给予患者及其家属支持和帮助，让患者有尊严、有质量地度过生命的最后阶段。研究发现，老年人相对于年轻人更能够接受安宁疗护，并且更有接受临终医疗的需求和意愿。终末期的疾病，如晚期癌症等易给患者造成重大的心理打击，精神方面的伤害远远大于身体上的伤害，所以极易产生焦虑、恐惧、失望等负面情绪。调查显示，临终患者表示面对自身疾病造成的痛楚以外，同时还必须面对死亡恐惧、与亲人分离等失落、失望的心理痛苦，因此，安宁疗护对于患者及其家属的照护在于更好地诱导并且减轻患者焦虑、抑郁、失落、恐惧、沮丧等负性情绪，协助患者树立正面的态度。研究发现，对于临终患者进行安宁疗护能够取得良好的满意度并且同时能够改善患者的心理状态，应当推行。在安宁疗护的实行过程中，除了对于患者的照护，对于其家属的照护也是重要的环节，其目的在于减少家属的哀伤，给予精神上的支持。丧亲是重要的生活事件，其不可避免，也最易给患者家属造成巨大的心理打击，带来痛苦的内心感受。研究发现，在矛盾显著、缺少沟通的家庭中，家属产生哀伤延长的概率更大，因此对于这些特殊家庭必须密切关注，以减少其哀伤长度。研究者进一步对于特殊家庭，如缺乏沟通的家庭进行了针对性的心理干预，发现通过干预，哀伤延长的概率明显下降。目前我国此方面的研究较少，对于患者家属心理支持相关的关注度不足，也没有一定的组织或者机构参与患者家属的心理教育和辅导。因此，为了更好地发展安宁疗护事业，应当尽早进行相关知识的教育，从而给予患者家属一定的心理支持，减少哀伤的发生概率。

（三）促进决策

对于临终患者治疗决策的制订是非常重要的，这与患者后续的生活质量是密不可分的。针对临终患者的决策选择包括心肺复苏、气管插管等，在选择过程中也对患者及其家属造成一定的痛苦。研究者开展了一项调查研究，在安宁疗护过程中，将传统的健康教育转变为健康教育基础上结合视频教育，由此产生的效果进行对比，结果发现相比于传统的健康教育，后者更易被患者及其家属接受，并且，患者及其家属更容易选择舒适的照护方式，而放弃具有痛苦性的侵入性抢救方式。由此可见，通过多元化的教育方式，如视频教育、培训课程、图谱等，更容易让患者及其家属获得信息，更加容易理解并且能够正确选择临床上的操作，避免造成临时的更改，同时能够促使患者及其家属做出真正决策，既减少了痛苦，也避免了医疗资源的消耗。

由于种种原因，国内安宁疗护仍然存在一定的束缚，如实施者的态度消极，社会的支持力度小，安宁疗护相关的知识缺乏，患者及其家属的接受度有限等，未来的道路任重道远。我们应当在借鉴国内外经验的基础上，不断总结、积累、探索、创新，采取各种措施解决各类限制，积极寻求适合我国国情的安宁疗护模式，形成规模，促进发展。

思考题

1. 安宁疗护的原则是什么？
2. 安宁疗护的主要内涵是什么？

（晁冠群）

第二节　安宁疗护的准入和评估

学习提要

1. 安宁疗护准入指的是在详细评估的基础上，最终决定是否对于该患者启动安宁疗护的服务，同时患者是否能够进入安宁疗护机构的相关规定。
2. 安宁疗护实践的核心是对症状的控制。

3. 安宁疗护需要包含：安宁疗护的结构和过程，心理和精神照护，生理照护，照护的道德和伦理，社会照护，宗教及灵性相关的照护，文化照护，濒死患者的照护。

随着人口老龄化的进展，以及恶性肿瘤、慢性病等患者的不断增加，针对老年人和终末期疾病患者的医疗服务也逐渐增加，安宁疗护越来越受到关注。我国尚未形成关于安宁疗护准入标准的规定，因此，安宁疗护的资源无法合理利用，同时也影响了安宁疗护的服务质量，限制了安宁疗护的推广应用。

一、安宁疗护准入系统

安宁疗护准入指的是在详细评估的基础上，最终决定是否对于该患者启动安宁疗护的服务，同时患者是否能够进入安宁疗护机构的相关规定。目前国外已经逐渐建立起了安宁疗护准入系统，如美国国家安宁疗护协会编制了包括艾滋病、阿尔茨海默病、心血管疾病、慢性阻塞性肺疾病、肾疾病等在内的相关疾病的指南。

目前认为，准入系统主要涉及的人群包括患者群体、负责准入的专业人员、负责安宁疗护的专业人员，并且在此基础上，还包括患者家属及对于患者具有特殊意义的人群。这五者之间相互联系、相互制约，共同构成了准入系统。安宁疗护的准入标准根据适用的人群，可以分为两大类，一类适用于任何临终患者，是普遍适用的准入标准；另一类适用于特殊疾病，如晚期癌症、神经系统疾病等患者，是针对某些特殊疾病而制订的准入标准。

二、安宁疗护的准入标准

（一）中国的安宁疗护准入标准

在国内，从事安宁疗护的相关研究者对安宁疗护机构收治患者的准入标准进行了研究和探索，希望结合中国的国情，制定适合我国的安宁疗护准入标准，但是由于某些因素的限制，我国尚未形成统一的准入标准用于安宁疗护的相关机构收治患者。现阶段，国内安宁疗护机构均根据自身的医疗水平和发展状况来收治患者，也参照国外的经验，大部分机构所采用的准入标准为：①经过医疗机构诊断，并通过患者及其家属确认，不再进行治疗者。②患者所患的疾病被确定无治愈的希望，并且病情不断恶化，预期生命少于6个月者。③患者和家属同意接受安宁疗护者。

我国台湾省的安宁疗护事业发展较早，在亚洲排名靠前，目前已经制定了较为完善的法律法规来支持安宁疗护的开展。对于晚期癌症或者终末期疾病患者，医生会先对患者的疾病状况、行动能力、自理能力、智力情况，以及进食、进水、活动能力等进行评估，同时使用预后评估指标针对患者的饮食情况、水肿症状、呼吸困难症状等进行预后评估，当患者符合以下条件再纳入安宁疗护的服务：①患者和家属意愿接受安宁疗护，并且以书面形式签署接受安宁疗护的同意书。②对于各种治疗措施效果均不佳的晚期癌症患者；无法提供进一步居家照顾来改善症状的晚期癌症患者；病情急剧加重的晚期癌症患者，如出现急性疼痛、呼吸困难、肿瘤出血、溃疡、血钙增高、发热、疑似感染、癫痫发作、神志异常等。③神经系统疾病患者，不考虑接受呼吸机治疗，或者虽然使用呼吸机治疗，但是已经出现了濒死征象。④已进入疾病终末状态的患者：大脑病变、器质性精神疾病、心脏衰竭、慢性气道阻塞、急性肾衰竭、慢性肾衰竭、慢性肝病、肝硬化、肺部其他疾病等。

（二）英国的安宁疗护准入标准

英国作为全球安宁疗护的起源地，是目前提供最为完善安宁疗护服务的国家。在不断完善的过程中，英国安宁疗护相关的政策、流程、制度、管理等均已进入成熟状态，对于安宁疗护的准入也制定了严格的标准和流程。

1. 全科医生或者家庭医生明确患者目前所患的疾病在现有医疗技术水平上无法治愈。

2. 患者预期生存时间小于 6 个月。

3. 在告知患者目前病情状况及疾病所处阶段的基础上，建议接受安宁疗护。

4. 在启动安宁疗护之前，医生需要详细、清晰地告知安宁疗护相关的信息。

5. 在患者和家属接受安宁疗护的基础上，转入邻近的安宁疗护机构，并对患者进行疼痛症状的控制及相关的支持治疗。

6. 在接受安宁疗护期间，患者有权利选择出院或者转入其他安宁疗护机构。

（三）美国的安宁疗护准入标准

美国安宁疗护服务是在英国的影响下逐渐发展和完善的，由于文化背景的差异，在发展过程中，美国也逐渐形成了具有自身特色的安宁疗护服务。相比于英国，美国更加关注志愿者参与服务，并且注重患者及家属的思想精神服务。最早在美国开展安宁疗护的患者几乎都是晚期癌症患者，但是随着该服务的不断发展和完善，接受安宁疗护的患者不再局限于晚期癌症，逐渐扩展至心脏疾病、肺部疾病、肝疾病、艾滋病、脑卒中等。在美国，由于医保系统的限制，患者如果选择进行安宁疗护，则需要放弃一些治疗相关的医保服务，因此，患者需要提出书面申请，在此基础上，进入启动安宁疗护的流程。

1. 按照疾病发展进程，患者的预期生命小于 6 个月，此判断需要由 2 名临床医生共同确认，可以是给予患者治疗的临床医生和将要给予患者安宁疗护的医生共同完成。

2. 患者在接受安宁疗护服务期间，需要每 90 天给予生存期的评估，从而明确患者是否仍处于临终阶段，如果患者接受安宁疗护的时间超过了 6 个月，则需要再次确认其临终状态情况，是否可以使用医保服务系统，之后每 60 天进行生存期评估。

3. 患者选择安宁疗护服务，需要经过医生判断是否符合标准，患者需要签署有第三方主导的放弃常规治愈性治疗和临终抢救的相关法律文件。

4. 患者启动安宁疗护服务以后，仍然有权根据自身意愿停止安宁疗护，转至其他医疗机构，而此后，安宁疗护服务终止。

（四）国内安宁疗护准入标准研究现状

国内研究者针对预计生存小于 6 个月的癌症患者，以系统论为基础，确定了我国安宁疗护准入标准，同时研制了癌症患者生存期评估工具。也有研究者采用德尔菲法和问卷调查的方式，调研并且制订了适合我国的癌症患者安宁疗护准入标准，评估的内容包括：患者的生存期、症状控制、疾病诊断、抗癌治疗、社会支持和需求等，对于临床具有一定的指导意义，但是内容尚有待完善。针对神经科患者的安宁疗护标准制订，研究者综合现有研究结果，提出了适合神经科重症病房和门诊的准入标准。神经内科重症患者安定疗护准入标准包括：①在重症病房住院时间超过 10 天；②年龄超过 80 岁，且伴有 2 种或者 2 种以上危及生命的并发症；③脑出血，需要机械通气；④出现心搏骤停；⑤诊断为晚期癌症。该诊断标准的适用性已经在美国相关患者中得到证实，但是对于国内的适用性还需要进一步研究。神经外科重症患者安定疗护准入标准包括：①该疾病无法治愈或者治疗无效；②重症病房住院时间超过 1 个月；③多脏器功能衰竭；④具有家庭需求；⑤医疗团队和家庭存在意见分歧持续 7 天以上，或者患者立有生前遗嘱；⑥中位生存期小于 6 个月；⑦同期住院转入重症病房超过 3 次等。该准入标准采用德尔菲法获得，强调家庭协商的重要性。关于门诊患者，研究者采用相关指标，如感染情况、身体状态、吞咽情况、认知困难、吸入性肺炎、体重减轻和复杂症状 7 个指标进行评估，用于处于晚期的神经系统疾病患者。但是该标准主要参考了英国国民健康服务的推荐指标，其对于国内的适用性和有效性还有待进一步调查。

（五）国外安宁疗护准入标准研究现状

国外研究者采用文献回顾的方式，制订了针对急诊患者安宁疗护的筛查工具，主要分为两个层面，第一层面主要评估患者是否存在危及生命的疾病，如晚期癌症、终末期疾患等；第二层面主要评估患者安宁疗护服务的需求，如症状无法控制、入院频繁等，如果逐条满足则可转入安宁疗护机构。2013 年，意大利麻醉、镇痛、苏醒和重症监护协会发布了用于识别转入安宁疗护的急诊患者识别标准。通过对 60 名安宁疗护国际专家的咨询，也形成了门诊癌症患者转入安宁疗护的标准共识：①存在严重的症状；②存在严重的情绪异常；③存在精神危机或生存危机；④有加快死亡的期望；⑤有转诊的要求；⑥要求协助进行决策和计划；⑦存在精神错乱的情况；⑧神经受压的情况；⑨存在脑转移；⑩3 个月内诊断为生存期不大于 1 年，二线治疗范畴，但是病情迅速进展。该标准经过多次咨询形成，具有代表性，但是理想化，对于现实运用仍存在局限性，有待进一步完善。也有研究者提出恶性血液系统疾病患者的安宁疗护需求未被满足，因此也制订了标准：①存在难治性症状；②需要异基因干细胞移植；③存在严重的心理异常；④预期生存期小于 1 年；⑤家庭关系和社会需求复杂；⑥患者和家属对疾病的预后等存在误解。该标准推动了恶性血液系统疾病患者特殊需求服务的研究，但是由于缺乏验证，其实用性尚待考证。

三、安宁疗护症状群评估

（一）安宁疗护症状群

所谓症状群，是指两个或者两个以上的症状集合，这些症状与临床相关，其在特定时间内相互联系并各具特色。安宁疗护实践的核心是对症状的控制，这些症状可以由于疾病本身引起，也可以由于治疗后产生；可以是躯体的症状，如恶心、疼痛、便秘等，也可以是精神的症状，如焦虑、抑郁、狂躁等。这些症状常常可以合并出现，互相影响，表现多样。

国内外的研究表明，在安宁疗护患者中，晚期癌症患者最常见的前 5 位症状为乏力、记忆力下降、疼痛、睡眠障碍和食欲下降；而生命终末期患者常见的症状为乏力、疼痛和睡眠障碍。关于癌症患者的研究显示，肺癌患者症状群主要由乏力、疼痛、气短、苦恼、睡眠不安、健忘、悲伤、食欲下降、麻木感等组成，鼻咽癌患者症状群主要由发声困难、口腔咽喉不适、味觉异常等组成，宫颈癌患者症状群主要由乏力、急躁易怒、悲伤等组成。而针对化学治疗期消化道肿瘤患者的症状群主要分为 4 种。①消化道症状群，主要包括恶心和呕吐；②能量不足症状群，主要包括乏力、口干和食欲下降；③身心症状群，主要包括疼痛、苦恼、悲伤和睡眠障碍；④神经毒性症状群，主要包括麻木和健忘。

（二）安宁疗护中常用的症状群评估工具

1. 记忆症状评估量表（memorial symptom assessment scale，MSAS）　该量表是 1994 年

由美国 Memorial Sloan Kettering 癌症中心研制的多维度的疾病症状评估量表。其中包括 3 个亚量表，分别为身体症状、心理症状和总困扰指数，一共有 32 个条目，其中 24 条用于评估患者症状发生的频率、严重程度和困扰程度。总困扰指数是由紧张、焦虑、愤怒、悲伤的发生率与便秘、口干、嗜睡、疼痛、厌食、乏力的困扰度得分相加而得。该量表的优点是简单易懂、内容广泛、应用简便；缺点是内容过多，过程复杂，实用性稍差。

2. 安德森症状评估表（MD anderson symptom inventory，MDASI） 该量表是 2000 年由美国得克萨斯大学安德森癌症中心研制的患者自评量表。该量表包含两个维度，第一维度是症状体验，包括乏力、恶心、疼痛、睡眠障碍、气短、健忘、苦恼、悲伤、呕吐、麻木感、食欲下降、嗜睡、口干等症状，评估其过去 24 h 的症状严重程度；第二维度是评估上述症状对生活的影响，如对情绪、工作、活动、乐趣等的困扰程度。MDASI 被普遍适用于癌症患者相关症状的评估，也被世界各国翻译运用。中文版 MDASI 的优点为：量表成熟，信度和效度测评良好，可及性高，评估便捷，可操作性强。目前，中文版 MDASI 已经广泛用于评估中国癌症患者的症状，认为该测量工具可靠、准确、简便，适用于安宁疗护的工作和研究。

3. 埃德蒙顿症状评估系统（Edmonton symptom assessment system，ESAS） 是 1991 年由加拿大埃德蒙顿市姑息照护项目发展而成的症状自评量表，主要用于姑息护理对象的评估，其中内容包括 10 项，分别为：乏力、疼痛、恶心、食欲下降、嗜睡、呼吸困难、抑郁等。该量表适用于晚期癌症患者或进行姑息治疗的癌症患者，主要评估其躯体症状和心理症状的严重程度。其优点是评估过程简短，患者接受度高，依从性好；缺点在于精准度不高，评估不够全面，不能用于研究。

4. 肺癌症状量表（lung cancer symptom scale，LCSS） 该量表分为患者量表和调查者量表，患者量表包括乏力、咳嗽、气促、疼痛等 9 个条目，由患者填写；调查者量表包括呼吸困难、疼痛、咳嗽、食欲丧失等 6 个条目，由调查者填写。这样的组合的评估结果具有可比性，且增加了结果的信度。LCSS 主要用于身体和功能方面的评价，因此也被用于患者预后的评估、治疗方案的评价和筛选等，但是在研究工作中运用较少。

5. 痴呆患者临终关怀评价量表（scales for evaluation of end-of-life care in dementia，EOLD） 该量表主要用于临终的痴呆患者的评估，内容包括症状管理、舒适度、满意度 3 个亚量表。由于痴呆临终患者也是安宁疗护的对象，因此也可以用于安宁疗护的痴呆患者的症状群评估。但是由于中西文化的差异，该量表有待进一步完善，形成适合中国的评估量表。

四、安宁疗护的质量评价

（一）安宁疗护质量的内涵

安宁疗护质量受到了高度重视，被认为是评价安宁疗护结局的重要指标。目前我国正在大力推动安宁疗护的发展，并且出台了相应的政策，而研制符合我国国情的安宁疗护质量评价工具有助于控制和改进安宁疗护的质量。安宁疗护质量是一个多维度的概念，涉及多方面的要求，包括患者的结局和体验等。为了提高安宁疗护的质量，提出高质量的安宁疗护需要包含以下 8 方面的内容：①安宁疗护的结构和过程；②心理和精神照护；③生理照护；④照护的道德和伦理；⑤社会照护；⑥宗教、灵性相关的照护；⑦文化照护；⑧濒死患者的照护。安宁疗护质量评价不仅包括医疗工作和护理工作的评价，还包括社会工作者和灵性工作者等多方面、多维度的评价。

（二）安宁疗护质量评价指标

质量指标是用于描述、监督、评估医疗卫生服务质量的方法，具有代表性的是基于结构－过程－结果模型的安宁疗护质量评价指标体系，该模型是 20 世纪 60 年代末提出的，是国外质量指标体系构建的重要理论模型之一。

1. 结构指标　其评价是质量评估中的重要组成部分，内容包括安宁疗护的规模、管理制度、人力资源等方面，侧重于评价卫生保健系统的资源特征。英国学者曾经运用德尔菲法，研制了用于日间安宁疗护质量评估的指标体系，其中结构指标有 7 项，这些指标主要表现为对管理制度方面的评估。意大利学者制定了 7 个结构指标用于安宁疗护的质量评价，包括：床位数、向居民提供安宁疗护的机构的数量、符合国家要求的安宁疗护机构的数量、接受安宁疗护的人数、安宁疗护的区域比例、网络求助热线的使用率、评估的使用率和满意度的调查等，这些指标主要侧重于机构的规模和资源配置方面。加拿大学者也针对安宁疗护的可及性、教育资源、评价工具等设计了相关的结构指标。

2. 过程指标　主要评价的是服务工作的过程及与服务相关的工作。因此，安宁疗护质量评价的过程指标包括对于患者及其家属的照护、道德伦理相关问题等。意大利学者提出，安宁疗护质量评价的过程指标需要包括多学科对患者的照护时间，其理由在于照护的时间长短会影响照护的质量。通过总结和分析瑞典癌症照护的指南，得出安宁疗护的质量评价指标大部分涉及患者的治疗方式和疼痛的控制。研究发现，在构建安宁疗护质量指标过程中，各学者纳入和设计的过程指标不同，内涵也有差异，由此可见各地区对于安宁疗护的侧重点存在差异，然而研究者提出灵性照护及文化因素对临终患者尤其重要，因而在将来的研究和设计中需要关注这些方面的因素。

3. 结局指标　主要是评估所采取的行为对研究者造成的结局的影响，对于安宁疗护来说，其结局指标应当涵盖生活质量、死亡质量、满意度等。意大利学者提出，通过在家中去世的患者比例和在医院去世的患者比例 2 个指标来反映安宁疗护的质量。而相关的症状如疼痛、焦虑、抑郁等的处理结果也被列为结局指标的评估范围。国际卫生保健协会为此总结出用于评价濒死患者护理的指标，包括：在急诊去世、濒死前最后 1 个月接受心肺复苏、濒死前最后 1 个月进入重症监护接受治疗、濒死前 2 周是否接受化学治疗、至少 1 次住院经历、至少 1 次急诊经历。

我国安宁疗护正处于起步阶段，构建符合中国国情的高质量的安宁疗护质量评价体系尤为重要。安宁疗护的质量评价一方面可以为安宁疗护提供较为客观的判断，对于安宁疗护的质量进行控制；另一方面可以及时发现不足，并做到及时改进，为高质量的安宁疗护服务提供保障，也为安宁疗护的管理和评估提供依据。

思考题

1. 安宁疗护的评估工具有哪些？
2. 安宁疗护的质量评价指标有哪些？

（晁冠群）

第三节 老年人安宁疗护

学习提要

1. 国际上对老年人安宁疗护的准入评估主要分为临终期老者需求类和临终期老者预后类。

2. 老年人安宁疗护的评估需要包含：疼痛状况、需要控制的其他不适症状、精神上的烦恼和痛楚、家庭成员的焦虑情绪、安宁疗护的照护环境。

目前，相对于我国日趋严重的人口老龄化，我国安宁疗护事业的发展仍然较为滞后。习近平在全国卫生与健康大会上指出：要把人民健康放在优先发展战略地位。但是由于我国部分人思想传统，观念保守，尚未普遍存在终末期安宁疗护的意识，因此安宁疗护服务尚未形成规模，探索与完善老年人自身需求的安宁疗护事业任重而道远。

一、老年人安宁疗护的背景

按照 WHO 标准：当一个国家大于 60 岁的人数占总人数的 10% 或者大于 65 岁的人数占总人数的 7% 以上则表示这个国家已经步入老龄化社会。经过人口普查，中国进入人口老龄化社会的时间是 1999 年，且社会老龄化的速度明显超过了世界的平均水平。2010 年，第六次人口普查的数据显示中国已经进入了快速老龄化阶段。中国人口老龄化和老年人状况的蓝皮书提示，中国 13 亿人口中，老年人口数达到了 2 亿多，80 岁以上的高龄老年人达到了 1 400 多万，其中失能和半失能老年人占了 4 000 多万，而空巢老人占 49%。随着老年人人口数量的不断增加，对于安宁疗护的需求也在不断增强。

预计 2025 年，中国超过 60 岁的老年人将达到 35%，成为世界上老龄化最严重的国家。这些数据都预示着，安宁疗护在我国医疗服务系统的需求将会越来越大，而安宁疗护也将成为解决我国人口老龄化的主要途径。在当前的医疗水平下，部分疾病无法治愈，对于这些疾病终末期的患者，一方面承受着疾病带来的躯体和心理上的痛苦，另一方面承担着巨大的经济压力，也明显导致生活质量降低。而终末期患者更多见于老年人。因此，安宁疗护的发展能够为这类人群提供全面的照护和人文关怀，能够提高生命质量，终将被广大人民所接受和推崇。

二、老年人安宁疗护的准入标准

安宁疗护的准入人群为临终期患者，所患的疾病无法治愈，预期生存期少于 6 个月。目前，国际上对老年人安宁疗护的准入评估主要分为两大类：临终期老者需求类和临终期老者预后类。目前常用的评估工具包括：住院临终期老者姑息疗护分类表、汉密尔顿审计表、临终期患者或老者准入安宁疗护评估表、姑息疗护居民评估表、生命终末期老者抽象表、临终期患者生存期评估表等。

（一）生命终末期老者抽象表

该表共有 99 项指标，主要来评估临终期老者是否能够成为安宁疗护的对象。它能够动态反映出该老（患）者不同病程阶段的不同方面，普遍适用于安宁疗护机构操作。生命终末期老者抽象表能够详细描述老（患）者的现状，同时能够协助医疗工作者了解患者终末期所经历的过程。

（二）汉密尔顿审计表

该表根据医疗文书等相关记录，如从患者症状、患者及家属应对状况和患者需求三方面出发进行判断，评估患者是否适合纳入安宁疗护服务。但是由于医疗机构的相关记录很少涉及精神心理状态方面的需求，因此该表存在一定的局限性。

（三）居民临终期老者姑息疗护评估工具

该工具主要是涵盖目前具有的基础疾病、所患疾病的预期结果、疾病的进展情况、已经出现或者可能会出现的并发症、疼痛的现状、症状的控制情况、患者自身的营养状况、认知功能、情绪状态、社会支持及相关需求等方面，主要用于评估患者多方面的需求情况，来判断是否处于安宁疗护的准入状态。该表可以单独使用，也可以结合其他量表一起使用，但是由于题量大，耗时较长。

（四）住院临终期老者姑息疗护分类表

该表操作简单，主要作为安宁疗护患者是否转诊的参考，也可以作为一种辅助教育的工具。其内容包括：临终期患者生存期的判断、社会上的哀伤心理情绪的调整状况、身体不适症状的控制情况、临终期患者对于照护环境的需求，以及目前处于的疾病阶段等。

（五）临终期老者准入安宁疗护的评估工具

该表主要涵盖 5 个维度，包括：①疼痛状况；②需要控制的其他不适症状；③精神上的烦恼和痛楚；④家庭成员的焦虑情绪；⑤安宁疗护的照护环境。而其中需要控制的其他不适症状包含 3 个亚维度。该表的缺点在于较难统一，误判率较高。

（六）临终期患者生存期评估表

该表是由上海临汾社区医院结合文献回顾，并且根据自身收治患者的经验，采用德尔菲法研制的，是我国目前用于安宁疗护机构评估临终期患者准入标准的主要量表，其作用主要是能够判断患者的剩余生存期。该表操作简单，可以根据调查的量化结果给予患者分级诊治，符合条件的临终期患者可以进入安宁疗护机构，而不符合条件暂时建议门诊观察或者居家疗护。

三、老年人安宁疗护的需求与行为特征

（一）老年人生活行为内容

随着年龄的增长，人体的各项功能都将逐渐出现衰退的状况，特别是对于老年人，身体的各项功能均迅速下降，常常出现视力、听力衰退，运动能力下降，平衡能力减退等。通过研究老年人生活行为内容，将其概括如下。

1. 必需行为　满足生存基本需求的饮食、睡眠等。
2. 静养行为　发呆、休息等。
3. 休闲行为　听广播、看电视、看报纸、运动锻炼等。
4. 社交行为　与人交往。
5. 照料行为　接受个人照料护理和医疗护理、心理干预等。

（二）老年人临终阶段需求

处于临终阶段的老年人除了满足以上需求以外，存在着与普通老年人不同的地方，研究者曾提出临终阶段的老年人，其需求主要包括以下几个方面。

1. 要求延长寿命。

2. 要求减轻痛苦。

3. 要求尽力救治。

4. 要求提供多种方式的照护。

5. 希望有一个舒适的临终环境。

对于大多数临终阶段老年人来说，大部分时间都在房间里，都是卧床状态，因此房间或者病房的环境质量、空间设计、空间装饰显得尤为重要。

四、老年慢性病安宁疗护的国内现状

慢性病的特点是病情隐匿、病程长、迁延不愈、病情复杂等，常见的包括高血压、糖尿病、心血管疾病、恶性肿瘤、慢性呼吸系统疾病等。随着人口老龄化的不断加速，老年人的患病率也在不断增加。老年人由于身体各方面机能都处于衰退状态，成为了患慢性病的主力军。据测算，我国老年人中慢性病的患病率达到了90%。我国安宁疗护起步较晚，虽然研究对象主要是临终患者，但是就具体慢性病而言，患者的临终需求仍然未被重视。目前对于老年人慢性病的研究仍然集中于治疗，对于慢性病安宁疗护的研究甚少。对于老年人慢性病的安宁疗护不予重视的原因主要为以下几个方面。

（一）老年慢性病患者的生存期难以预测

是否启动安宁疗护的评估常根据患者的预期生存时间，但是慢性病患者安宁疗护的时间没有界定的标准，因此从政策层面执行较为困难。实质上，以患者和家庭为中心，提供生理、精神、心理和社会支持的安宁疗护服务对慢性病及进展期患者是有益的，但是由于慢性病患者不希望自己被认为是临终患者，就无法在这种安宁疗护的照护模式中获益，再加上一些迁延性的慢性病生存期难以预估，更加无法判断启动安宁疗护的准入标准。其次，目前患者及家属对于安宁疗护的认知程度不足，接受度不够。大多数的研究显示，慢性病老年患者都期望减轻痛苦，并且安静、舒适地走完最后的人生，实际是对安宁疗护的需求。

（二）传统对于死亡存在消极和恐惧态度

传统的生死观注重延长生命，害怕死亡，避免谈论与生死相关的话题。这种态度阻碍了安宁疗护事业在我国的发展，也是导致安宁疗护不被广泛接受的原因。通过调查发现，90%的大学生几乎不知道安宁疗护。同时，由于传统的孝道，子女认为将临终的老年人送去安宁疗护机构在情感上难以接受。因此面对临终阶段老年人，子女情愿斥巨资去保住患者生命，也不重视濒死患者的需求，结果是既无法提高患者的生命质量，又增加了家庭的经济负担。

（三）缺乏慢性病相关的安宁疗护政策和机构

慢性病的安宁疗护在国外发展较早，但在国内尚未形成适合中国国情的安宁疗护模式。一方面，安宁疗护未被纳入医疗保险范围，得到的社会资助较少。另一方面，政府没有专项资金投入安宁疗护服务，绝大部分安宁疗护机构均没有被纳入医疗保障系统，造成经济条件差或者希望公费医疗的患者拒绝安宁疗护服务。

（四）安宁疗护专业人员缺乏

我国慢性病患病率不断上升，人数已经超过3亿，成为了严重的公共卫生问题，巨大的疾病负担造成了严重的经济负担。据调查，我国每年有将近400多万慢性病患者需要安宁疗护服务，但是由于从事安宁疗护的医生和护士严重缺乏和不平衡，造成了老年慢性病患者无法得到安宁疗护。

五、研究进展

（一）疼痛控制的研究进展

首先要加强疼痛知识的指导。疼痛是老年临终患者最常见的症状之一，进行有效的疼痛管理对于老年人安宁疗护提高生命质量具有重大的意义。目前认为，导致患者疼痛不能良好控制的原因包括知识缺乏、疼痛评估不足、疼痛管理模式缺乏等。为此，研究者就这几方面进行了相关研究。研究者对于患者及家属不能有效控制疼痛症状的原因进行了筛查，并给予患者及家属进行了特定的教育反馈，发现患者及家属对于镇痛方面的担忧明显减少，患者疼痛减轻，其相关知识有所提高。另一项研究通过护士与患者进行面对面访谈，在评估疼痛相关知识和认知的基础上进行疼痛管理相关的教育和培训，结果显示，干预可以提高患者及家属的知识水平和照护能力，能够及时处理出现的疼痛症状。因此研究提示，医务工作者在给予常规健康教育的基础上，给予患者、家属照护及疼痛相关知识的培训，提供个性化服务，能够有效减轻患者疼痛症状，提高其生活质量。

其次要加强疼痛评估。护士是与患者接触最为紧密，接触时间最长的群体，研究者采用床头卡评估疼痛的方式，将其纳入了常规评估，根据规律的疼痛评估，及时调整方案，由此发现，干预组与对照组相比，疼痛明显减轻。因而加强疼痛评估，增加与医生的沟通，通过床头疼痛评估的方式能够有效促进医疗工作者对于患者疼痛症状的处理。再者要关注心理干预。老年人往往多种疾病共存，在疼痛的基础上，可伴随存在恶心、便秘、睡眠障碍等，由此产生焦虑、抑郁等负面情绪。研究发现，药物只能暂时缓解患者疼痛症状，药物的不良反应可能会引起更多负性症状和情绪。例如阿片类药物被研究认为可以加速患者的疾病进展，同时影响患者的免疫系统。因此鉴于以上原因，对于持续性疼痛的老年患者除了药物控制以外，增加了更多非药物治疗，如音乐疗法、心理干预和放松训练等。研究者曾采用音乐疗法进行研究，发现音乐干预能够有效减轻患者的疼痛症状，但是效果没有年轻人明显。因此对于老年人安宁疗护，更多的建议是组建多学科的团队，同时为患者提供心理干预治疗。

（二）心理和社会支持研究进展

心理支持的关键是要提高患者的尊严，并且降低家属过度哀伤反应。实质上，老年人比年轻人更加容易接受安宁疗护服务。研究者运用尊严疗法作为干预手段，应用于社区临终关怀患者，发现通过尊严疗法干预后，患者有关于个人信息、感悟、事业、成就、希望、梦想等相关的话题范围较之前明显变化，并且更愿意与医疗工作者谈论生命意愿。也有研究提示，尊严疗法和生命回顾疗法均获得较高的满意度。对于患者家属的心理支持也是安宁疗护的重要组成部分，研究发现，大部分家属都能顺利度过沮丧期，但仍有40%的家属存在延长哀伤障碍。国外学者通过研究提出了哀伤支持模型，其旨在对高风险人群进行评估，对其进行相应的心理干预和支持。家庭关系指数也被运用于安宁疗护患者家属的研究，研究者将预期生存时间少于1年的患者家属纳入了研究，由多学科团队给予家庭疗法，结果提示，沟通低和矛盾冲突大的家庭成员延长哀伤障碍的发生率降低。

安宁疗护单纯依靠医疗工作者是远远不够的，除此以外，还需要加强社会和政府的支持。研究者提出，志愿者服务是老年人安宁疗护的重要助力器，在志愿者项目的干预下，老年临终患者生活质量下降情况明显较对照组减少，孤独感降低。因此也有学者提出，针对目前安宁疗护专业人员缺乏的情况下，积极通过网络媒体招募志愿者，或者鼓励在校学生参与志愿者活动，为社会需求较高或独居的终末期老年患者提供志愿者服务，既能减少患者家属的负担，也能提高终末期患者的生命质量。与此同时，政府也需要在政策层面引导并且支持志愿者服务，鼓励参与安宁疗护的志愿者服务，并做好平台搭建工作。

（三）临终决策和临终路径的研究进展

患者的临终决策和死亡质量密切相关，临终抢救如气管插管等往往会增加患者的痛苦。研究者通过教育手册和鼓励患者思考临终愿望和价值的方式，明显改变了患者及其家属临终决策的选择。而形式单调的口头或者书面讲解，容易发生误解，使患者及家属在进行临终决策的选择时出现偏差。临终路径是为濒死患者提供高质量护理的保障。目前运用最多的是利物浦路径（Livepool care pathway，LCP），首先需要判断患者是否进入临终期：①患者是否卧床不起；②患者是否处于半昏迷状态；③患者的饮食状态是否只允许少量流质；④患者是否停止服用药物。一项老年卒中患者的研究发现，利物浦路径能够有效提升临终护理质量，减少无效药物的使用和干预措施，增加与患者家属的有效沟通。临终护理程序是对利物浦路径的质量改进，在利物浦路径的基础上包含了照护指南、实施指南等，研究发现，临终护理程序能够提高临终患者的舒适度。

六、老年人安宁疗护的启示

（一）健全和完善安宁疗护的政策

随着人口老龄化的加剧，慢性病患者的日益增加，普通的治疗方式已经无法满足需求。安宁疗护的发展需要政策和制度的支持，因此应当借鉴国外的经验，结合中国的国情，在政策的引导下，建立安宁疗护相关的制度和法律，逐步健全老年慢性病患者安宁疗护的保障机制，使安宁疗护事业逐渐成熟和完善。

（二）提供公众对安宁疗护的接受度

目前由于对于生死观的教育不足，造成对于安宁疗护的关注度不足，应当增加从出生到生命结束整体观的教育。普及相关知识，帮助公众证实死亡，承认死亡，提升公众对安宁疗护的接受度。一方面可以借助网络媒体的渠道向公众进行宣传；另一方面可以推行生前预嘱，提高民众对生命质量的认识，开展死亡教育。同时医院和社会服务机构可以开展培训班，向患者灌输安宁疗护的理念，形成正确认知。

（三）专业人员培训

大力发展安宁疗护事业的重要条件是加强安宁疗护教育，提高安宁疗护专业人员的素质。研究生教育中可以强化专业教育，培养专业人才，通过借鉴国外的相关课程和培训资料，结合我国的国情和文化，编制具有中国特色的安宁疗护系列教材。现阶段，已有部分高校将安宁疗护课程纳入教育课程系列，随着安宁疗护的需求不断增高，建议把安宁疗护纳入医学院等高校本科及硕士的教育课程，同时建议增加临床实践课程，让医学生体验安宁疗护工作，体会从事该事业的崇高和伟大。对于毕业后人员，也建议可以增加安宁疗护的继续教育，提供在职培训，并提供进修、轮岗等机会，增强专业人员从事安宁疗护的信心，也进一步提高安宁疗护专业人员的地位。

（四）推广统一的安宁疗护标准

近几年，我国安宁疗护正在不断发展中，有关于安宁疗护的相关文件和指南也相继出台，如疼痛控制等。但是关于恶心、呕吐、呼吸困难和心理方面的标准和指南尚未产生。因此，建议安宁疗护相关专业增加教学科研工作，积极参与实践工作，为安宁疗护的专业人员提供正规指导。

（五）探索具有中国特色的安宁疗护模式

目前有关于安宁疗护的发展在大部分地区仍然是起步阶段，大部分安宁病房的建设仍然是借鉴了国外的模式，尚未形成适合我国国情的中国模式。据测算，美国有将近 45 万的志愿者参与安宁疗护事业。因此也建议我国相关部门加强宣传，鼓励更多的志愿者参与安宁疗护，并且采取多学科合作的模式，为安宁疗护患者提供高质量的服务，在不断实践和探索中总结经验，建立具有中国特色的安宁疗护模式。

思考题

1. 老年人安宁疗护的准入标准是什么？
2. 目前老年人安宁疗护的研究热点是什么？

（晁冠群）

第四节 晚期癌症患者安宁疗护

学习提要

1. 安宁疗护是肿瘤护理的重要组成部分。
2. 癌症导致的疼痛问题是安宁疗护的重点，也是需要优先解决的重要问题。
3. 良好的姑息治疗模式能够有效缓解晚期癌症患者的症状，并且提高患者的生活质量。

"健康中国 2030"规划纲要提出，全民健康是建设健康中国的根本目的。恶性肿瘤是全球主要的公共卫生问题，也是造成死亡的首要原因。晚期癌症患者及家属常常存在焦虑、抑郁的情绪，并且需要承受不同程度的痛苦。安宁疗护能够为晚期癌症患者提供全新模式的护理和服务，是提高晚期癌症患者生命质量的重要措施。

一、晚期癌症安宁疗护的重要性

据统计，2012 年新增的全球肿瘤人数达到了 1 410 万，预计至 2030 年全球癌症将会增长 75%。2015 年统计结果显示，我国新增肿瘤人数达到了 429 万，居于世界的首位。目前，恶性肿瘤的住院患者逐年增加，而随着照护理念的更新，照护技能的提升，治疗方案的发展，晚期癌症患者安宁疗护也迎来了新的机遇。在国家医疗政策法规的推动下，在专家的支持下，我国安宁疗护在专业课程的设置、规范化治疗、多学科人员的培训、公众教育培训等方面取得了较好的成绩。因此为了完善医疗卫生服务体系，除了加强老年病、慢性病管理以外，也需要加强安宁疗护机构的建立。

安宁疗护是肿瘤护理的重要组成部分。由于晚期癌症患者的人数不断增加，其症状较为复杂，主要目的为疼痛等不适症状的控制，并且死亡是可以预期的，因而成为了目前安宁疗护的主要对象。2015 年，中华护理学会肿瘤专业委员会成立了安宁疗护学组，为国内最早。2017 年,《安宁疗护中心基本标准及管理规范》和《安宁疗护实践指南》发布,代表着安宁疗护发展在晚期癌症患者中的重要性。肿瘤患者是一个特殊的群体,他们承担着昂贵的医疗费用,承受着巨大的生理和心理压力,生活质量差,患者多选择姑息疗法进行治疗,由此也对安宁疗护提出了较高的要求。安宁疗护是从生理、心理、精神、社会等多层面进行照护,对于晚期癌症患者意义重大,可缓解患者疼痛,控制不适症状,从而提升其生命质量。

二、晚期癌症安宁疗护的现状

我国真正意义上的安宁疗护起步较晚,在李嘉诚先生的捐助下,汕头大学医学院附属第一医院于 1988 年成立了全国第一家宁养医院,该院为晚期癌症患者免费提供疼痛管理、心理辅导等,这代表着晚期癌症安宁疗护在我国的发展。2016 年,《关于加强肿瘤规范化诊疗管理工作的通知》正式出台,进一步推动了晚期癌症安宁疗护的开展。2017 年,设立于北京大学首钢医院的安宁疗护中心正式为晚期癌症患者提供更加完善的心理咨询、社会支持、宗教信仰、舒缓疗护等服务,标志着我国的安宁疗护迎来了春天。我国台湾省进入晚期癌症安宁疗护是在赵可式博士推广晚期癌症居家疗护方案开始的。1990 年,台北成立了第一家住院病房,创立了晚期癌症患者的住院疗护模式。目前,台湾地区的安宁疗护服务形式丰富,包括住院安宁、居家安宁、社区安宁、共同照护等,并且对晚期癌症患者安宁疗护的模式进行了一系列的探索和实践。2015 年全球死亡质量指数报告显示,台湾地区的安宁疗护排名亚洲第一,全球第六。

三、晚期癌症安宁疗护的筛查

根据指南要求,对于晚期癌症患者需要先进行初步筛查,筛查的项目如下。
1. 无法进行控制的症状。
2. 转移性的实体肿瘤。
3. 生存期限制的潜在性疾病。
4. 与肿瘤及其治疗相关的困扰症状。
5. 存在的严重生理、心理、精神等并发症。
6. 患者及家属对安宁疗护的需求。
7. 疾病进程及临床决策。

对于符合 1 项筛查条件者或强烈要求进行安宁疗护者,需要进一步进行完整的评估;而对于不符合筛查条件者,则需要在下一次就诊时再进行筛查。同时,安宁疗护专业团队需要对于患者预估安宁疗护需求、安宁疗护的照护计划和症状照护等进行详细讨论。

四、晚期癌症安宁疗护的评估

符合安宁疗护筛查条件的患者可进入下一步综合评估。

(一)癌症治疗的评估

接受癌症治疗的患者,能够通过治疗获得相关症状的缓解,但是仍需要关注患者抗癌治疗后的疗效和反应,治疗对于患者重要脏器和体力造成的不良反应,是否存在严重的并发症等,根据患者不同的生命预期给予不同的方案和建议。

（二）患者及其家属的预期目标、预期生命及价值观的评估

需要评估患者及其家属对于疾病的了解程度，对于疾病不可治愈的认知度，对于晚期癌症生存期限的认知度，对于晚期癌症幸存率的知晓度等。需要进一步向患者及其家属明确安宁疗护的目标，生活质量等对于患者及其家属的意义。

（三）生理状况的评估

晚期癌症患者除了自身癌症的症状以外，常合并其他疾病，特别是复杂的症状给患者带来了巨大的肉体和精神负担。因此，对于晚期癌症患者，必须详细评估其症状，明确症状对于患者的困扰程度，以利于方案和决策的选择。

（四）心理精神症状的评估

晚期癌症患者往往存在巨大的心理负担，几乎所有患者均存在焦虑、抑郁、死亡恐惧等心理状态，因此心理评估是晚期癌症患者评估的重要组成部分。关注的重点在于疾病相关的痛苦、心理需求、生存需求和精神需求等。

（五）社会支持的评估

对患者除了心理精神状况评估外，还需要了解患者的家庭环境、家庭关系、资金需求等。因此，社会支持和资源的评估也尤为重要。

（六）健康教育、信息需求等相关因素的评估

需要评估患者及其家属对于健康教育和信息的需求情况，同时也需要评估患者家属对于患者疾病的了解程度。

（七）需要进行安宁疗护咨询的患者条件

1. 传统治疗和管理方法无效的患者。

2. 生存期限制的肿瘤患者或者治疗方案有限的肿瘤患者。

3. 具有反复过敏史和不良反应的患者。

4. 反复数次急诊就诊或者住院治疗的患者。

5. 需要进入重症监护治疗的患者。

6. 高度抑郁的患者。

7. 认知损伤的患者。

8. 交流障碍的患者。

9. 具有姑息性治疗（支架、胃造口）的患者。

10. 疼痛控制不佳的患者。

11. 要求加速死亡的患者。

12. 周围社会环境较差的患者。

13. 对于照护计划不满意者。

14. 需要澄清照护目标者。

15. 易发生复杂悲伤反应者。

（八）晚期癌症安宁疗护的评估工具

1. 临终关怀态度量表（professional end of life care attitude scale，PEAS） 该量表包含31 个条目，其中包括个人临终关怀经历和忧虑态度的 13 个条目，以及专业化临终关怀态度的 18 个条目。

2. 姑息照护评价工具（palliative care assessment tool，PACA） 该表主要用于评估专业人员对晚期癌症患者干预治疗后的结局，包括相关症状的控制情况、患者安置的情况、患者及其家属对于疾病的理解程度等。该工具的优点在于评估简洁、主观，效度和敏感度好，既适用于晚期癌症的患者，也适用于安宁疗护的患者。

3. 姑息照护结局量表（palliative care outcome scale，POS） 该表主要用于评估晚期癌症患者安宁疗护的质量，包括心理或生活质量及照护质量两个方面。该表具有较好的信效度，可用于晚期癌症患者、艾滋病患者、慢性阻塞性肺疾病患者、痴呆患者、帕金森病患者、多发性硬化患者等。

4. 谢菲尔德评估和转诊护理量表（Sheffield profile for assessment and referral to care，SPARC） 该表主要用于评估晚期癌症患者的支持性照护和安宁疗护需求，是一项多维筛查工具，其内容包含：家庭和社会问题、个人问题、宗教信仰问题、沟通和信息、个人身体症状和心理症状等。该表适用于所有年龄段的患者，门诊、住院患者均可使用，通过对癌症患者进行综合性评估，从而有利于患者的跟踪和随访。

5. 癌症患者姑息照护的需求评估表（problems and needs in palliative care，PNPC） 该表用于评估癌症患者的姑息照护的需求问题，包括 6 个方面的内容：患者身体症状、日常生活和活动能力、社会问题、角色活动、经济问题、心理问题。该表有利于明确影响患者照护需求和生活质量的问题，具有良好的实用性和可靠性。

五、晚期癌症安宁疗护的症状干预

（一）疼痛

疼痛是最常见的晚期癌症患者的症状，据 WHO 统计，有 30%～50% 恶性肿瘤患者存在不同程度的疼痛。所以癌症导致的疼痛问题是安宁疗护的重点，也是需要优先解决的重要问题。如何克服癌痛对于晚期癌症患者是巨大的考验，为了提高晚期癌症患者的生命质量，专业团队需要详细了解晚期癌症患者疼痛的部位、疼痛发生的时间、疼痛出现的频率，及时采取有效的方法控制晚期癌症患者的疼痛症状，从而进一步提高患者的生活质量。根据疼痛程度，专业团队可根据指南按阶梯给予镇痛药物，制订个体化的方案。由于癌痛给晚期癌症患者造成了巨大的心理负担，因此患者的心理精神状态也是不容忽视的重要环节，在三阶梯镇痛法缓解患者疼痛的同时，应结合相关的改善情绪的药物和非药物治疗，如此更有利于癌痛的控制。

（二）癌症所致乏力

乏力也是晚期癌症患者常见的主要症状或者伴随症状，其原因可能与癌症本身相关，或者与药物的不良反应相关。很多情况下，癌症的治疗方案给患者带来持续性的过度疲劳状态。研究发现，这种疲劳状态的强度和时间因人而异，但是与个人的认知程度无明显相关性。癌症相关的乏力症状与普通的乏力不同，不能通过休息或者睡眠来缓解，且这种感受更容易使患者进入情绪低落的状态。对此，安宁疗护团队应当给予全面的评估，采用药物和非药物治疗相结合方式缓解患者的疲乏。常见的非药物治疗手段指的是慢步走、抗阻力、跳舞等活动，同时结合睡眠改善、加强营养、社会支持、家庭支持等。常见的药物治疗手段包括：中枢兴奋药物，可用于治疗阿片类药物引起的嗜睡；小剂量糖皮质激素，可以改善晚期癌症患者疼痛、抑郁、虚弱等症状。

（三）食欲下降

晚期癌症患者可能由于疼痛、乏力、疾病本身或治疗原因出现食欲下降的症状，主要为对食物缺乏兴趣，无进食需求，认为进食是一种负担，甚至在进食后出现恶心、呕吐等。这些症状多见于胃肠道原发肿瘤或转移性肿瘤患者，药物治疗后出现胃肠道反应，其他原因造成的情绪紧张、抑郁、忧虑，或者出现胃肠道炎症等。对于食欲下降的患者，需要专业团队给予详细的营养评估，根据评估的结果制订个性化的营养饮食方案，营养方案的选择建议以高热量、高蛋白质、高维生素、易消化的半流质或者流质饮食，同时也需要关注患者的饮食习惯，必要时采取鼻饲、静脉营养为主。

（四）情绪异常

晚期癌症患者由于受到长期的疾病折磨，产生了消极悲观的情绪，随着病情的日益加重，患者一方面具有强烈的求生愿望，另一方面又存在强烈的恐惧和自卑心理，多数患者表现出焦虑、抑郁、烦躁、愤怒、恐惧、委屈等情绪。研究者曾将晚期癌症患者临终时的心理反应分成 5 个阶段，分别为：否认、愤怒、协商、抑郁和接受。因此，专业团队应当详细评估晚期癌症患者的情绪状态，根据不同阶段给予药物和非药物的干预，及时给予心理干预指导，鼓励患者直面生死，树立正确的生命观和价值观。

六、晚期癌症安宁疗护的研究进展

（一）晚期癌症安宁疗护的研究热点

随着安宁疗护的不断发展，如何推动安宁疗护的完善，提高终末期患者的生活质量已经成为非常紧迫的任务。从科研角度出发，以发表文章的数量来分析，排名靠前的国家为美国、英国、加拿大、澳大利亚等国家，其中美国和澳大利亚非常注重机构之间的合作，发文量也较高。我国关于晚期癌症安宁疗护的研究与其他国家还存在一定的差距，除了发表论文数量少以外，国际合作也较少，仅与荷兰存在合作关系。就研究热点而言，目前我国关于晚期癌症安宁疗护的研究主要集中在乳腺癌和肺癌患者，其原因是乳腺癌在女性中发病率较高，肺癌也是我国发病率最高的恶性肿瘤之一，且都容易出现转移，更多被纳入安宁疗护，因而此两类肿瘤作为研究人群的概率更高。从发表的文章中可发现，主要的研究方式是随机对照试验，由此说明，关于晚期癌症安宁疗护的研究已经开展了高质量的原始研究，这将为将来的循证研究奠定基础。研究的内容主要集中于生活质量的改善和管理，由此可见，该领域的研究主要关注安宁疗护对生活质量的改善及如何做有效的管理。研究表明，良好的姑息治疗模式能够有效缓解晚期癌症患者的症状，并且提高患者的生活质量。而国外的研究内容主要集中于症状管理，如疼痛、恶心、呕吐、乏力等症状的缓解，从而进一步提高晚期癌症患者的生活质量。

分析近几年的研究发现，研究前沿集中于早期安宁疗护和支持性照护。目前癌症控制项目的主要组成部分是支持性照护和姑息治疗。研究者认为，在进行安宁疗护时需要充分考虑和评估患者及家属的需求，包括患者面对自身疾病的心理反应和接受程度，家庭关系和亲属支持，社会支持和资源等，从中挖掘安宁疗护的意义。同时随着人们生活水平和认知水平的提高，越来越多人开始接触并且尝试认可安宁疗护，而社会对于安宁疗护的需求也越来越强烈，让晚期癌症患者早期接受安宁疗护对患者及家属均有益。一方面可以让晚期癌症患者尽早认识自身的疾病，并且较好地树立正确的人生观，能够正确面对死亡，选择有尊严地离世；另一方面，安宁疗护能更好地减少患者的痛苦，提升患者生活质量，与此同时，又可以减轻家庭的心理负担和经济压力，更能减少社会和医疗资源的浪费。综合国际和国内的研究，安宁疗护的研究领域正在不断地壮大，更多学者认为，安宁疗护不仅适用于晚期癌症患者终末期的支持性照护，也同样适合于癌症患者早期的照护，既可减少患者痛苦，也能提升生命质量。

（二）循证医学和精准医学带来的挑战

2016 年，美国临床肿瘤学会提出应当将姑息治疗纳入抗肿瘤治疗，应当在癌症早期就接受姑息治疗，而抗肿瘤治疗可以同时进行，无论在癌症的早期还是晚期，癌症患者均应接受姑息治疗，由多学科团队给予全面的照护和管理。美国临床肿瘤学会还发布了《成人癌症生存者慢性疼痛管理指南》，推荐临床医生应当关注癌症患者的舒适度，以改善功能为主，同时减少不良事件的发生。2017 年姑息治疗的指南更新，重点指出，安宁疗护对于肿瘤患者的疾病进展和介入流程具有重要的指导意义。对于我国安宁疗护的启示是，应当积极引进相关指南，结合成熟的国际经验，结合我国的国情，加强指南的可操作性和本土化。

精准医学是通过基因组蛋白质组测序技术的运用，生物信息和大数据科学的交叉运用，从而形成的以个体化医疗为基础的新型医学概念和医疗模式。在精准医学领域中，肿瘤的发展最快，特别是采用个体基因差异诊断来选择个体化的药物，正是诠释精准医学内涵的关键。在精准医学的背景下，安宁疗护作为晚期癌症患者治疗的重要环节，需要寻求创新和突破，因此美国遗传学 / 基因组护理计划被发起。已有研究希望从基因水平来解释患者症状表现和生活质量差异的原因，发现基因多态性能够解释睡眠障碍的个体差异，能够通过精准医学预测睡眠障碍的类别，从而作为临床患者的评估指标之一。因此，精准医疗可以用于癌症诊断、治疗、预防、症状管理和舒缓治疗的信息支撑，可用于安宁疗护的研究。精准医学在晚期癌症安宁疗护中的作用还可以体现在安宁疗护的需求评估和干预，特别是目前以医疗大数据为前提的研究，形成了海量的原始数据库，通过数据挖掘技术，能够精准分类和预测患者及家属的需求，并且给患者制订个性化的安宁疗护方案。精准医学的特色就在于个体化，能够更加精准地分析晚期癌症患者的异质性，包括不同的照护需求、不同的症状缓解方式、不同的干预反应、不同的照护结局等，从基因信息的角度获得数据，从而预测患者的症状发展和安宁疗护的需求变化。因此，目前的挑战在于构建标准化的数据库，以个体为中心，采用高水平的数据挖掘手段，结合基因分析，进一步推动精准医学在安宁疗护中的发展。

思考题

1. 如何进行晚期癌症安宁疗护的筛查？
2. 晚期癌症安宁疗护的评估内容包括哪些？

（晁冠群）

第五节　安宁疗护与全科医学的融合

学习提要

1. 安宁疗护和全科医学的融合有助于落实全科医学"以人为中心"的理念。
2. 全科医生更加适合加入安宁疗护的团队，能够将生物医学提升到有情、有灵的仁爱层面。
3. 安宁疗护和全科医学的融合有助于建立良好的医患关系。

安宁疗护是全科医学不可分割的重要组成部分，也是全科医生需要掌握的重要技能之一。全科医学与安宁疗护有效融合是将全科医学的理念融入安宁疗护，并且把安宁疗护专业技能纳入全科医生的培养方案，以此形成并建立可持续的发展模式，弥补全科医生安宁疗护专业知识欠缺的问题，从而进一步提升全科医生的岗位胜任力，促进全科医生的全面发展。

一、安宁疗护的全科医学理念

安宁疗护，是向疾病终末期的临终患者提供包括生理、心理、社会等多方面全方位的照护，让患者体验到生命是被尊重的，并且症状被控制，疼痛等不适被缓解，使患者生命质量获得提升，同时能够给予患者家属信心，减少哀伤情绪，鼓励患者及家属都能树立正确的生死观，勇敢面对人生的终末阶段，让患者安然、舒适地度过生命的最后阶段。安宁疗护的服务理念主要包括以下 4 个方面。

（一）安宁疗护关注的是人，而不是疾病

全科医学基本理念之一即以患者为中心，全科医生必须从人的整体出发，将患者视为合作伙伴。患者具有生理属性的同时又存在社会属性，全科医生必将其视为完整的整体，以个性化、情感化的服务模式积极调动患者的参与性，让患者能够主动加入自身的疾病诊治和疾病管理中来。同样的，安宁疗护注重的不是疾病，是一种以患者为中心的照护服务，并非疾病为着眼点的医疗服务。由于患者疾病无法治愈，或者已经处于生命的最后阶段，似乎只能放弃常规的医疗，因而在某种程度而言，安宁疗护注重的是如何控制患者的症状，缓解患者的痛苦，提升患者的生活质量，减轻患者对死亡的恐惧，尽最大努力协助患者安详、舒适、有尊严地走完生命的最后一程。

（二）安宁疗护让患者生命价值和权利具有尊严

提供连续性照顾是全科医学的本质，也是全科医生处理医患关系的重要手段和特色。全科医学提供的连续性服务贯穿于整个生命周期，与专科医生只在住院期间或者就诊期间保持短暂的关系有本质的差异。因此，全科医生需要把人文关怀放在医疗的重心，在给予患者医疗服务时，要允许患者详细地陈述病情，认真倾听，并给予详细的解释和安慰，也要给予患者选择的权利，协助患者恢复信心。同样地，安宁疗护的宗旨是让患者得到尊重和爱护。无论在任何情况下，都应当给予安宁疗护患者做出选择的权利，并尊重患者的选择，需要向患者及其家属详细陈述采取的措施的利弊，并给予足够的思考和讨论的时间，最终得到共同决策，而不是医生的决定强加给患者及其家属。

（三）安宁疗护重视生命的质量，并非生命的延续

全科医学的理念是在满足疾病诊治需求的基础上，为患者提供整体性、负责性、长期的照顾。从生理层面，全科医生除了诊治患者疾病外，还需要照顾其全身，保护患者健康，而不是单纯地给予病史询问和辅助检查。从心理层面，全科医生需要了解患者的心理状态，其对于自身疾病的体会和感受，由此协助患者的疾病恢复。从社会层面，全科医生更需要了解和照顾患者家属，给患者提供更具有意义的健康教育和诊治建议。从心灵层面，全科医生需要在了解患者精神病史的基础上，进一步了解患者的信仰和信念，根据患者信仰调整方案，从而满足其心灵上的需求。安宁疗护同样是从多个层面和维度给予患者全面的照护，其主要目的是改善患者的生命质量，而不是盲目地延长患者的生存时间。安宁疗护除了生理层面，更加重视心理、社会和心灵层面，尽可能为患者创造舒适的环境，

让患者能够意识清晰，不存在诸多痛苦，并且能够有家属陪伴，得到无微不至的关怀，安然地度过生命的最后阶段。

（四）安宁疗护鼓励患者面对死亡

在全科医学的理念下，全科医生有义务让患者了解自身疾病的具体情况、选择现治疗方案的理由及疾病的预后等。因此全科医生更加重视患者的健康教育，给予更为全面的解释、指导和建议。在安宁疗护中，患者均处于疾病的终末期和临终阶段，因此更需要医生的照顾和关心，如何通过宣教的方式让患者能够正确地面对死亡、安详地接受死亡，与疾病的诊治一样重要。因此医生需要建立正确的死亡观，并通过对患者及其家属的死亡教育，鼓励患者及其家属共同建立正确的价值观和死亡观，减少对死亡的恐惧和哀伤。

二、安宁疗护与全科医学融合的必要性

目前我国70%人群处于亚健康状态，慢性病的人数明显增加，特别是随着人口老龄化的进展和恶性肿瘤的发生率增高，大部分处于疾病终末期的患者无药可治，无处可去，遭受着身体的痛苦，也承受心理的压力和巨大的经济负担。安宁疗护在我国发展以来，一定程度上满足了生命终末期患者及其家属的需求，一定程度上缓解了其痛苦，也提高了其生命质量。全科医生是既有专业素质又有人文素质的医生，能够为患者及其家庭提供医疗、保健、预防、康复为一体的全方位、全周期的综合服务，因此全科医生更加适合加入安宁疗护的团队，能够将生物医学提升到有情、有灵的仁爱层面，通过安宁疗护与全科医学融合，必将促进和加快健康中国的步伐。

（一）安宁疗护和全科医学的融合有助于落实全科医学"以人为中心"的理念

全科医学所推崇的理念是"以人为中心"，这便要求全科医生提供的服务应该是从全人的整体观念出发的个性化服务。全科医生的服务对象多以社区或者基层的患者、健康者和亚健康者为主，服务的目标是促进居民的全面健康。全科医生不仅要求掌握患者的生理、病理过程，更需要了解患者的家庭情况、生活背景、社会背景，以及精神心理层面的情况。因此，全科医生是能够走进患者内心世界的医生，更是伙伴，甚至是亲人。在全面了解患者综合情况的基础上，制订符合患者特质的个性化方案是全科医生的特长。安宁疗护和全科医学的理念存在相似性，两者融合更有助于全科医学的目标的实现，在全科医生参与下的安宁疗护更能够在安宁疗护服务中关注患者的主观感受和身心需求，为患者提供个性化的服务，提升患者的生命质量，进一步落实全科医学"以人为中心"的理念。

（二）安宁疗护和全科医学的融合有助于建立良好的医患关系

全科医学的特色是为服务对象提供全方位、全生命周期、有效的医疗保健服务，因此全科医生往往与服务对象之间保持着固定、稳定、长久、良好的医患关系。目前家庭医生的签约服务正在进行中，这样更需要全科医生通过治疗、随访、管理、宣教等多种方式与签约对象保持长期的固定关系，并为其提供精准的健康服务。通过这些服务，全科医生可以走进患者家庭，了解患者的生活习惯、家庭关系、精神状态等。正是这种紧密的医患关系，更加推崇全科医生加入安宁疗护的团队。患者对全科医生具有更多的信任感，也更愿意与全科医生共同讨论和决策，因此，全科医生更能在安宁疗护中与患者及其家属保持高度的信任感，保持更紧密的合作关系，也能从患者及其家属的交流中了解更多的信息，包括对于疾病的认识、对生命质量的需求、对于死亡的态度等，更能走进患者的内心，产生共情，深切感受到患者的痛苦，并且及时做出回应，加固患者的信任，提高患者的依从

性，最终促成稳定的医患关系的建立。

（三）安宁疗护和全科医学的融合有助于促进学科的发展

全科医生是为个人、家庭及社区提供一体化医疗保健服务的医生，能够进行全方位的有关于健康和疾病的管理。安宁疗护是通过对疾病终末期的患者早期识别和评估，进一步处理患者的生理、心理和社会等层面的问题，从而预防和缓解患者的疼痛等不适症状，改善和提升患者和家属的生命质量。所以，安宁疗护是全科医学不可分割的重要组成部分，全科医生需要掌握安宁疗护的主要内容。澳大利亚等发达国家提出，安宁疗护是一名全科医生必须掌握的临床知识和技能，并且全科医生需要在安宁疗护事业中扮演重要的角色。随着目前癌症、心脑血管疾病等发病率的不断增加，安宁疗护的重要性也被医学界所关注。相信通过加强安宁疗护与全科医学的融合，将安宁疗护内容纳入全科培训，能够提高全科职业素养，提升岗位胜任力，促进学科的发展。因此，安宁疗护是全科医生必须掌握的内容，全科医生只有掌握安宁疗护的知识和技能才能成为真正的健康守门人。

三、安宁疗护与全科医学相关性研究进展

WHO 提出了对全科医生的要求，包括：①为患者提供高质量的、持续性的、综合性的个性化服务。②为患者提供保健方案及经济效益好的措施。③以解释和劝告的方式提供健康教育。④倡导健康教育和健康促进。⑤满足健康需求，管理健康资源。安宁疗护的目标是尊重患者生命价值和人格尊严，提升患者的生命质量，通过镇痛和控制不适症状，减轻患者心理、精神和灵性痛苦，是一门医学与人文科学相结合的学科。随着人们生活水平和文化水平的提高，更多的老年人及疾病终末期患者均期望追求高质量的生活状态，由此安宁疗护的需求更为迫切，全科医生可以在安宁疗护中承担最为重要的任务。

现阶段，全世界已经有 156 个国家和地区开展安宁疗护相关的项目，其中美国、英国、德国、法国等欧美国家，菲律宾、新西兰、马来西亚及我国的香港和台湾地区等已经将安宁疗护纳入了临床医学的分支，并且开展了相关的教学培训课程。我国大陆地区有 12 所医学院校开展了安宁疗护相关的教学，但是设置为必修课的只有 7 所，无法达到安宁疗护学科发展的需求，因此对于我国来说，安宁疗护的教育普及问题亟待解决。目前，安宁疗护并没有完全纳入我国的住院医师规范化培训的内容，而国内大部分安宁疗护针对的是临终前患者，忽略了虚弱的慢性病患者。研究者提出，在慢性病患者中早期开展安宁疗护，更有利于患者生活质量的提高，使其能够获得存在感和尊重。认为将安宁疗护纳入全科医学培训，能够为基层医院提供高水平的优秀全科医生，同时又能提高慢性病及恶性肿瘤晚期患者的生活质量，延长其生存期，减少资源的浪费，弥补全科医生安宁疗护知识的缺陷。

全科医生需要具备多学科的知识，既要具备疾病诊治能力，也要具备处理心理、社会、精神等问题的能力，同时临终关怀的能力也是全科医学需要掌握的。有关于福建省全科医生的调查研究发现，50% 的全科医生对安宁疗护了解不足，其中 48.6% 只了解安宁疗护的基本概念，认为安宁疗护是加速死亡或者缓解死亡。有学者对广东省全科医生转岗培训的学员进行了调查，发现全科转岗培训学员对于安宁疗护内容的知晓准确率只有 5.3%，其中 85% 的学员认为安宁疗护的对象只是患者本人，不包括家属相关的支持。由此可见，我国全科转岗中对于安宁疗护的教学不足，学员对其内容并未深入了解。通过调查发现，全科转岗培训人员愿意为临终期患者提供安宁疗护服务，但是卫生主管部门和单位对安宁

疗护的重视度不足，而且基层医院的制度和设施并不完善，学员开展安宁疗护受到限制。学者也对广东省已经培训完成和正在培训的全科转岗学员进行了比较和分析，发现已经培训结束的学员对于安宁疗护的知晓率明显低于正在培训的学员，其原因是培训过程中安排了相关内容的理论教学，但是培训完成后缺少实践，以至于出现遗忘。由此可见，培训内容不足，缺乏实践，没有有效的评价机制和反馈机制，基层医院设施受限等，导致学员对于安宁疗护知识的了解深度不足，培训质量难以提高。

安宁疗护服务主要是以多学科协作的模式进行，其服务内容包括对疼痛和不适症状的控制，以及心理、精神、社会的支持等。上海市开展了安宁疗护项目，开设了安宁疗护病房，其安宁疗护跨学科专业团队由全科医生、心理咨询师、安宁护士、医务社工、临床药师、护理员及志愿者组成。全科医生的职责是负责患者的全程治疗，并进行疼痛和不适症状的管理，同时提供疾病咨询和团队的技术指导，因此全科医生在安宁疗护团队中发挥着主导作用。在长达 7 年的实践中，累计收住疾病终末期患者 877 人，其中 80% 为晚期癌症患者，并为 52 人提供了居家安宁疗护服务，患者满意率达到了 98%。由此可见，随着人口老龄化进展和家庭结构的变化，安宁疗护的需求正在不断提升。社区卫生服务是以人为中心，提供全生命周期的健康管理服务。世界家庭医生组织（WONCA）建议，以全科医生为主导，在社区范围内开展临终关怀服务是世界各国普及临终关怀服务的一项重要任务。在我国，社区卫生服务应该成为最可及、最方便的安宁疗护服务模式。在社区范围内建立安宁疗护中心，组建以全科医生为主导的安宁疗护专业团队，采用住院、居家等模式开展安宁疗护工作是我国未来安宁疗护事业发展的趋势。

四、总结与展望

中国在安宁疗护工作中（包括社区安宁疗护）已经取得一定的成就。但是目前无论从数量还是质量上，安宁疗护都无法满足需求，从事安宁疗护的医疗人员数量与因晚期癌症或者终末期疾病死亡的人数相比，差距仍然巨大。目前安宁疗护存在制度不完善，病床使用率低，人员不充足，专业能力不强等缺陷。国内尚缺乏有关于安宁疗护的法律制度，只对床位、人员、病房设置进行了规范，因此建立统一规范的法律法规是必需的。再者，相对于传统的医疗，安宁疗护需要介入更多的人文关怀和精神支持等，但是由于此类项目没有明确的费用标准，也未被纳入医疗保险系统，造成病房运转困难，收费存在障碍。因此，需要增加政府层面的支持，也需要医疗商业保险的参与，从而提高安宁疗护的社会需求。除此以外，专业人员的缺乏、团队能力参差不齐、服务质量不统一、大众接受度较低等也是现有的困扰。全科医生作为安宁疗护团队的主力军，应当积极参加安宁疗护临床知识和技能的培训，同时也应进一步培养相关的师资，鼓励安宁疗护知识的传播，让大众更多地接受安宁疗护。通过岗位胜任力的提升，让以全科医生为主导的安宁疗护事业成为具有中国特色的照护模式。

思考题

1. 全科医学与安宁疗护融合的必要性是什么？
2. 如何在安宁疗护中体现全科理念？

（晁冠群）

参考文献

［1］邸淑珍，张靖，张学茹，等．安宁疗护的起源、发展与展望［J］．医学研究与教育，2018，35（1）：7-12.

［2］朱蓝玉，李春映，周秀玲．中国老年安宁疗护研究进展［J］．中国老年学杂志，2020，12：2684-2687.

［3］吴玉苗，奉典旭，徐东浩，等．中国安宁疗护服务政策演变与发展［J］．医学与哲学，2020，41（14）：23-27.

［4］崔檬，王玉梅．老年安宁疗护准入标准的研究进展［J］．实用老年医学，2018，32（1）：23-25.

［5］许湘华，成琴琴，王英，等．国外安宁疗护质量评估的研究进展［J］．中华护理杂志，2019，5（40）：1578-1582.

［6］曾洁，金蕾，孙垚，等．国内外安宁疗护准入标准的研究进展［J］．中国全科医学，2020，23（6）：644-648.

［7］杨晶，陈双琴，秦志伟，等．中国老年安宁疗护的研究进展［J］．中国老年学杂志，2020，6（40）：2458-2463.

［8］徐永能，陈炎丽，赵雪琴，等．安宁疗护在高龄慢性疾病中的应用研究进展［J］．国际医药卫生导报，2019，25（23）：3967-3970，3978.

［9］孙丽欣，刘玉锦，姜旭，等．老龄化背景下安宁疗护在老年临终患者中应用的研究现况［J］．国际护理学杂志，2020，39（23）：4240-4243.

［10］高婕．国内晚期肿瘤患者安宁疗护的研究进展［J］．世界最新医学信息文摘，2019，19（35）：113-114.

［11］何君梅，代凤，苏迅．晚期癌症患者安宁疗护的 SWOT 分析［J］．西南国防医药，2019，29（10）：1051-1053.

［12］王婧婷，吴傅蕾，张颖婷，等．2017 版 NCCN 肿瘤患者安宁疗护临床实践指南要点解读［J］．上海护理，2017，17（5）：9-12.

［13］李冬莉，司秋菊，张学茹，等．社区安宁疗护服务发展［J］．医学研究与教育，2020，37（2）：70-75.

［14］黄文静．全科医生视角下肿瘤晚期居家临终关怀患者的医学叙事法应用研究［J］．中国全科医学，2020，23（1）：105-108.

［15］李晓京，乔爱春，李丽琪，等．将舒缓医学融入全科医学教育培训中的实践与探索［J］．中国全科医学，2019，22（28）：3479-3481.

数字课程学习

Ⓟ 教学 PPT　　　🎞 视频

第八章　重点人群的社区健康管理

重点人群是指公共卫生服务需要重点关注并为他们提供特定服务内容的人群。国家卫生和计划生育委员会于2017年颁布的《国家基本公共卫生服务规范（第三版）》（国卫基层发〔2017〕13号）中的重点人群主要指0~6岁儿童、孕产妇、老年人、慢性病患者、严重精神障碍患者和肺结核患者等。当然，重点人群目录可能各个地区会有一定差异，而且随着我国医疗卫生服务供给能力的提升也会有所调整。

重点人群的社区健康管理针对以上重点人群开展，每种重点人群的管理内容有明显差异。本章重点介绍0~6岁儿童、孕产妇和老年人健康管理，高血压、糖尿病和严重精神障碍患者社区健康管理在第四章中介绍，结核病患者社区健康管理在第五章中介绍。另外，家庭医生签约服务已经成为我国基层医疗机构的重点工作内容，在本章第四节对其进行简要介绍。

第一节　0~6岁儿童社区健康管理

学习提要

1. 0~6岁儿童包含新生儿期、婴儿期、幼儿期和学龄前期4个阶段，每个阶段的体格、神经和心理发育均具有显著特征，在健康管理时也需要区别对待。

2. 全科医生需要了解每个阶段儿童的健康管理要点，掌握常见健康问题的处理方法。

0~6岁儿童相当于儿科学中定义的新生儿期、婴儿期、幼儿期和学龄前期。此年龄段的儿童生长发育迅速，食谱有一定特殊性，每个阶段有不同的体格、神经和心理发育特征，抵抗力弱，而且易受到意外伤害。如果该年龄段儿童没有及时发现生长发育偏离及心理行为异常，容易导致延误诊断和治疗，甚至影响儿童终身的身心健康，所以我国将此年龄段儿童列入重点人群管理范围。本节将介绍该年龄段4个时间节点的健康管理内容，简要介绍工作指标，文末介绍常见健康问题的处理。

一、新生儿家庭访视

1. 服务对象　辖区内的新生儿。

2. 服务时间、地点和频率　普通新生儿家庭访视应该在出院后1周内完成，高危新生儿应在接到高危新生儿出院（或家庭分娩）报告后3日内进行。新生儿出生后容易面临喂养和新生儿高胆红素血症等问题，这些问题延迟发现会导致不良事件，所以访视宜早不宜迟。访视地点为新生儿家中。为了提高工作效率，新生儿访视一般与产后访视同时进行。正常足月儿访视1次，高危新生儿至少访视2次。

高危新生儿的定义见《新生儿访视技术规范》（卫办妇社发〔2012〕49号）。

3. 访视需要的器械和物品　访视前应该检查访视包中以下器械和物品是否齐全：母婴保健册、听诊器、体温计、体重秤、皮尺、手电筒、压舌板、75%乙醇、消毒棉签、笔等。有条件的地区尽量带上经皮黄疸仪，以便准确测定新生儿胆红素水平。

4. 访视内容　主要包括问诊和体格检查的内容。问诊内容主要包括父母情况、母亲妊娠期情况、新生儿出生时情况、疫苗接种情况（第一针乙肝疫苗和卡介苗）、疾病筛查情况及喂养情况等。体格检查内容与成人体检略有差异，如需要对新生儿仔细检查体重、皮肤、心脏听诊和脐带等情况。访视内容样表见表8-1。

表 8-1　新生儿家庭访视记录样表

姓名：　　　　　　　　　　　　　　　　　　　　　　编号□□□－□□□□□

性　别	1男　2女　9未说明的性别 0未知的性别　　　　□		出生日期	□□□□　□□　□□	
身份证号			家庭住址		
父　亲	姓名	职业	联系电话		出生日期
母　亲	姓名	职业	联系电话		出生日期
出生孕周	周		母亲妊娠期患病情况　1无　2糖尿病　3妊娠期高血压　4其他　□		
助产机构名称：			出生情况　1顺产　2胎头吸引　3产钳　4剖宫 　　　　　　5双多胎　6臀位　7其他　　□／□		
新生儿窒息　1无　2有 （Apgar评分：1 min　5 min　不详）　□			畸形　1无　2有　　　　　　　　　　　□		
新生儿听力筛查：1通过　2未通过　3未筛查　4不详　　　　　　　　　□					
新生儿疾病筛查：1未进行　2检查均阴性　3甲减　4苯丙酮尿症　5其他遗传代谢病　　□／□					
新生儿出生体重　　kg		目前体重　　kg		出生身长　　cm	
喂养方式　1纯母乳　2混合　3人工　□		吃奶量　　mL（每次）		吃奶次数　　次／日	
呕吐　1无　2有　□		大便　1糊状　2稀　3其他　□		大便次数　次／日	
体温　　℃		心率　　次／分		呼吸　　次／分	
面色　1红润　2黄染　3其他__　□		黄疸部位　1无　2面部　3躯干　4四肢　5手足 　　　　　　　　　　　　　　　□／□／□／□			
前囟__cm×__cm　1正常　2膨隆　3凹陷　4其他　　　　　　　　　　　　□					
眼睛　1未见异常　2异常　　　　　□		四肢活动度　1未见异常　2异常　　□			
耳外观　1未见异常　2异常　　　　□		颈部包块　1无　2有　　　　　　　□			
鼻　1未见异常　2异常　　　　　　□		皮肤　1未见异常　2湿疹　3糜烂　4其他　□			
口腔　1未见异常　2异常　　　　　□		肛门　1未见异常　2异常　　　　　□			
心肺听诊　1未见异常　2异常　　　□		胸部　1未见异常　2异常　　　　　□			
腹部触诊　1未见异常　2异常　　　□		脊柱　1未见异常　2异常　　　　　□			
外生殖器　1未见异常　2异常　　　□					
脐带　1未脱　2脱落　3脐部有渗出　4其他　　　　　　　　　　　　　　□					

续表

转诊建议　1无　2有　原因： 机构及科室：	□
指导　1喂养指导　2发育指导　3防病指导　4预防伤害指导　5口腔保健指导　6其他 　　　　　　　　　　　　　　　　　　　　　　　　　　　　　□ / □ / □ / □ / □	
本次访视日期　　年　月　日	下次随访地点
下次随访日期　　年　月　日	随访医生签名

注：本表引自《浙江省卫生计生委关于印发浙江省基本公共卫生服务规范（第4版）的通知》（浙卫发〔2017〕51号）附件一。

访视重点内容包括以下几个方面：①测定体重、身长和体质指数等情况，标准可参照《中国不同出生胎龄新生儿出生体重、身长和头围的生长参照标准及曲线》和《中国不同出生胎龄新生儿体重身长比、体质指数和重量指数的参照标准及生长曲线》。②喂养情况。③大便是否正常。④皮肤是否有显著黄染，判断是否存在新生儿高胆红素血症。⑤脐带情况，包括是否已经脱落，脐带残端是否有渗液等。⑥检查髋关节，初步判断是否存在发育性髋关节发育不良。⑦是否已经开始补充维生素D。⑧是否已经接种第一剂乙肝疫苗。⑨是否完成了新生儿疾病筛查等。

5. 健康教育内容　随访时需要重点宣教日常照护方法、哺乳方法、哺乳常见问题处理方法、拍嗝方法、乳母饮食、维生素D补充方法、传染病预防和意外伤害预防等，如果是混合喂养或人工喂养的新生儿，还需要对配方奶配制和奶瓶消毒等进行宣教。

6. 转诊指征　如果新生儿有以下情况需要及时转诊：①哺乳后频繁呕吐，经采用健康教育措施后无改善。②黄疸伴大便颜色呈白陶土色，怀疑有胆道闭锁。③皮肤黄染明显，经皮黄疸仪测定数值超过"新生儿小时胆红素列线图"第95百分位点或"光疗参考曲线"标准（见"六、常见健康问题处理"）。④呼吸频率>60次/分，或存在其他呼吸困难表现。⑤其他需要上级医院处理的疾病。

二、新生儿满月健康管理

1. 服务对象　辖区内出生后28～30天的新生儿。

2. 服务时间和地点　新生儿出生后28～30天时，结合接种乙肝疫苗第二针，在乡镇卫生院或社区卫生服务中心进行随访。

3. 健康管理内容　询问的主要内容包括：喂养、大小便、睡眠和黄疸等情况。体格检查和生长发育评估重点内容包括：①身长和体重测定值是否在合理范围，可以参考WHO制定的百分位标准曲线图进行判断（图8-1，图8-2）。②查看是否仍有皮肤黄染，如有，则按照"六、常见健康问题处理"中的方法进一步诊断治疗。③检查皮肤是否存在湿疹、新生儿痤疮和脂溢性皮炎等皮肤疾病。④检查是否存在髋关节发育不良可能性。⑤心脏听诊等检查。

4. 健康教育内容　重点宣教看护婴儿的注意事项、婴儿洗澡方法、安抚奶嘴使用方法、预防窒息及其他意外伤害的方法等。

5. 转诊指征　如果婴儿有以下情况需要及时转诊：①喂养不耐受，喂养后频繁呕吐，经采用健康教育措施后无改善。②黄疸伴大便颜色呈白陶土色，怀疑有胆道闭锁。③皮肤

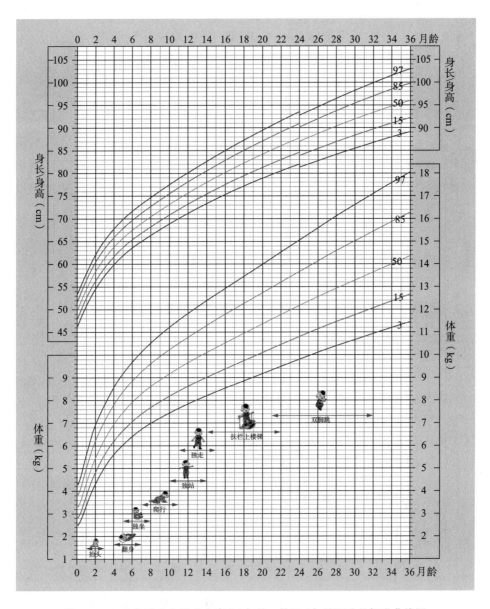

图 8-1　0~3 岁男童身长（身高）/ 年龄、体重 / 年龄百分位标准曲线图

黄染明显，经皮黄疸仪测定数值超过 257 μmol/L（15 mg/dL）。④体格发育指标在 2 个标准差或第 3 百分位点以下。⑤其他需要上级医院处理的疾病。

三、婴幼儿健康管理

1. 服务对象　辖区内满月后至 3 岁的儿童。

2. 服务时间和地点　此阶段需要完成 8 次随访，时间分别在 3、6、8、12、18、24、30、36 月龄时。随访一般在乡镇卫生院或社区卫生服务中心，尽量结合预防接种进行，以便提高服务效率。

3. 健康管理内容　询问的主要内容包括：喂养、患病、按时接种疫苗等情况。体格

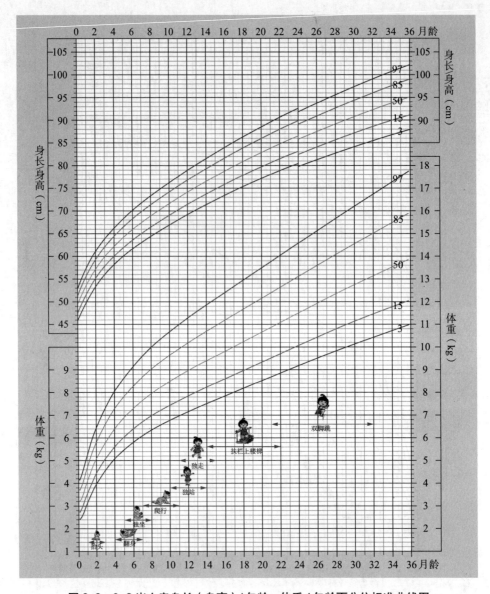

图 8-2　0~3 岁女童身长（身高）/ 年龄、体重 / 年龄百分位标准曲线图

检查、生长发育评估和辅助检查重点内容包括：①身长和体重测定值是否在合理范围，可以参考 WHO 制定的百分位标准曲线图进行判断（图 8-1，图 8-2，彩图版本见云资源）。②体格、神经和心理发育测评。③检查是否存在髋关节发育不良可能性。④心脏听诊检查。⑤3 次血常规检测：分别在 6 ~ 8、18、30 月龄时进行。⑥4 次听力筛查：分别在 6、12、24、36 月龄时进行。

4. 健康教育内容　重点宣教看护婴幼儿的注意事项、科学喂养、预防疾病及意外伤害的方法等。

5. 转诊指征　如果婴幼儿有以下情况需要及时转诊：①皮肤黄染明显，经皮黄疸仪测定数值超过 257 μmol/L（15 mg/dL）。②体格发育指标在 2 个标准差或第 3 百分位点以下。③体格、神经和心理发育测评发现显著异常。④心脏听诊有 2 级及以上杂音，或者虽然杂音轻微,但是疑似有动脉导管未闭等先天性心脏病可能性。⑤无法排除髋关节发育不良时。⑥听力筛查存在异常。⑦其他需要上级医院处理的疾病。

四、学龄前儿童健康管理

1. 服务对象　辖区内 4～6 岁儿童。

2. 服务时间和地点　每年一次健康管理服务,散居儿童在乡镇卫生院或社区卫生服务中心进行,上幼儿园儿童可在托幼机构进行。

3. 健康管理内容　询问的主要内容包括:喂养和患病等情况。体格检查、生长发育评估和辅助检查重点内容包括:①身长和体重测定值是否在合理范围,可以参照首都儿科研究所制定的《中国七岁以下儿童体重、身长/身高和头围的生长标准值及标准化生长曲线》和《中国七岁以下儿童身长/身高的体重和体块指数的生长标准值及标准化生长曲线》。②体格、神经和心理发育测评。③血常规检查。④视力筛查。

4. 健康教育内容　重点宣教合理膳食、生长发育监测方法、口腔保健、预防疾病及意外伤害的方法等。

5. 转诊指征　如果儿童有以下情况需要及时转诊:①体格发育指标在 2 个标准差或第 3 百分位点以下。②体格、神经和心理发育测评发现显著异常。③其他需要上级医院处理的疾病。

五、工作指标

1. 新生儿访视率　新生儿访视率 = 年度辖区内按照规范要求接受 1 次及以上访视的新生儿人数 / 年度辖区内活产数 × 100%。

2. 儿童健康管理率　儿童健康管理率 = 年度辖区内接受 1 次及以上随访的 0～6 岁儿童数 / 年度辖区内 0～6 岁儿童数 × 100%。

六、常见健康问题处理

(一)新生儿高胆红素血症

新生儿高胆红素血症主要是由未结合胆红素升高引起皮肤或其他器官黄染的常见临床问题。新生儿血清总胆红素超过 85.5 μmol/L(5 mg/dL)可出现肉眼可分辨的黄疸,成年人则 34.2 μmol/L(2 mg/dL)即可见黄疸。有显著结合胆红素升高的黄疸属于胆汁淤积性肝病范畴,本文仅介绍以未结合胆红素升高为主的新生儿高胆红素血症。

1. 病因与高危因素　导致新生儿高胆红素血症的病因分为三大类,包括胆红素生成过多、肝胆红素代谢障碍和胆汁排泄障碍,其中较多见的病因有 ABO 溶血病、感染和母乳性黄疸等。

新生儿高胆红素血症的高危因素有同族免疫性溶血、葡糖-6-磷酸脱氢酶缺乏症、窒息、显著嗜睡、体温不稳定、败血症、代谢性酸中毒和低蛋白血症。

2. 诊断　以前根据单一血清胆红素值来确定"生理性或病理性黄疸"的方法已较少使用,目前较公认的方法是根据小时龄(或日龄)来判断胆红素水平是否在安全范围(图 8-3),也可在此基础上结合胎龄及高危因素进行综合判断。对于胎龄≥35 周的新生儿,如果胆红素水平超过小时胆红素列线图 95 百分位点曲线,则判断为新生儿高胆红素血症;也可结合胎龄、日龄、高危因素及胆红素水平 4 类指标,达到光疗参考曲线的新生

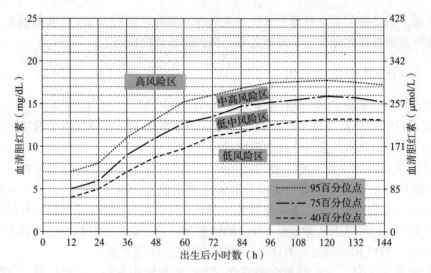

图 8-3 胎龄≥35 周新生儿小时胆红素列线

[Pediatrics, 2004, 114（1）: 297-316]

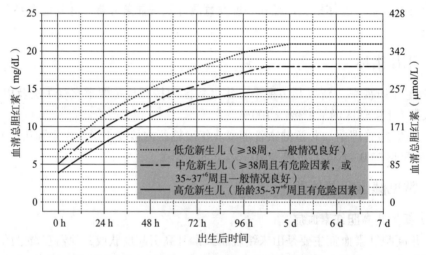

图 8-4 胎龄≥35 周新生儿光疗参考曲线

[Pediatrics, 2004, 114（1）: 297-316]

儿判断为新生儿高胆红素血症（图 8-4）。胎龄＜35 周新生儿高胆红素血症的诊断标准请参阅相关文献。

在随访过程中可以使用经皮胆红素测定仪进行胆红素水平的初步定量，必要时用血清胆红素测定进行准确定量。

3. 治疗方法 新生儿高胆红素血症的治疗措施以光疗为主，个别患儿需要进行换血，药物治疗的疗效很有限。

（1）光疗：是新生儿高胆红素血症的主要处理手段。当血清胆红素水平达到新生儿高胆红素血症的诊断标准时都需要进行光疗。尽管日光包含了能有效降低胆红素的蓝绿光，但它作用很弱，而且包含对人体有害的紫外线，因此一般不推荐用日光作为光疗的手段。

（2）换血疗法：适用于胆红素水平较高且光疗效果不佳等情况。

（3）药物治疗：静脉注射用丙种球蛋白和白蛋白可试用于特定情况下的新生儿高胆红素血症，但不作为常规使用药物。益生菌对新生儿高胆红素血症的疗效尚无充分数据支持，不推荐常规使用。肝酶诱导剂苯巴比妥仅适用于 Gilbert 综合征等特定疾病，不推荐常规使用。口服茵栀黄制剂的疗效和安全性有争议。

4. 转诊指征　对于出生 1 周内的新生儿，胆红素水平一旦达到光疗标准，需要立即转诊至上级医院处理。对于 1 周以上的新生儿，如果胆红素水平超过 257 μmol/L（15 mg/dL）也需要立即转诊。对于 2 周以上仍有肉眼可见黄疸的患儿建议进行黄疸原因的筛查，以免漏诊病理性高胆红素血症，如果基层单位没有筛查能力也建议转诊至上级医院诊疗。

（二）发热

1. 相关的定义　发热是指体温超出正常温度的波动上限，临床上一般采用肛温≥38℃或腋温≥37.5℃定义为发热。"一般情况良好"是指患儿无呼吸、心率、血压、毛细血管再充盈时间和经皮血氧饱和度等异常。

2. 体温测量方法　不推荐该年龄段儿童常规使用口腔或肛门测温的方法。对于新生儿，推荐用电子体温计测定腋温；4 周龄以上的儿童可以选择用电子体温计测定腋温或用红外线耳温仪测定体温。

3. 处理措施　体温升高是机体的一种保护性反应，发热患儿的处理关键在于针对原发病进行治疗。退热药物治疗仅限于肛温≥39.0℃（口温 38.5℃，腋温 38.2℃）或发热伴有显著不适和情绪低落。在英国 2019 年更新的发热评估和处理指南 *Fever in under 5s: assessment and initial management* 中已经去掉了使用固定体温界值来决定是否使用退热药的做法，将使用退热药的指征规定为"发热伴有情绪低落"。

目前仅有 2 种退热药可以用于儿童。对于≥2 个月的儿童仅可以使用对乙酰氨基酚口服，剂量为 15 mg/kg，每次用药需间隔 6 h。对于≥6 个月的儿童可以使用对乙酰氨基酚或布洛芬，后者的剂量为 10 mg/kg，每次用药需间隔 6～8 h。这 2 种药物的给药途径为口服或塞肛。

4. 常见误区和注意事项　近几年关于发热和发热相关疾病的指南不断在更新，以前有些治疗措施已经不再适用。发热处理过程中常见误区和注意事项列举如下。

（1）退热药不能预防热性惊厥的发生。有热性惊厥病史的儿童，使用退热药并不能降低惊厥发生的可能性。预防热性惊厥的发生应首选口服地西泮。

（2）不推荐不同退热药交替使用。

（3）除非特殊情况，不推荐用温水擦浴、乙醇擦浴的办法降温。

（4）不可把糖皮质激素作为退热药使用。

（5）部分复方感冒药中含有对乙酰氨基酚的成分，已经使用该类药物的患儿应注意退热药超量问题。

（三）普通感冒

普通感冒简称感冒，是最常见的急性上呼吸道感染类型之一，以流涕、鼻塞等鼻部症状为主要表现。

1. 病原学　鼻病毒是儿童和成年人普通感冒最常见病原菌，占普通感冒病因的 50%以上。其他常见的病原菌还包括呼吸道合胞病毒、人偏肺病毒、副流感病毒和腺病毒等。

2. 临床表现　普通感冒的症状因年龄和感染的病毒而异。婴儿常以发热和流涕为主要症状，而发热在较大儿童中并不常见。普通感冒初期通常表现为咽痛和咽痒，随之很快出现流涕和鼻塞症状。咽痛一般在发病 2~3 天后迅速缓解，但是鼻部症状可能会加重。咳嗽通常出现在鼻部症状之后，约累及 2/3 的感冒患儿。咳嗽症状可能会持续到鼻部症状消失后的 1~2 周。其他症状还包括头痛、声音嘶哑、易激惹、睡眠不安和食欲下降等。感冒的自然病程多为 1 周，约 10% 患儿可持续 2 周。

体检可发现鼻腔分泌物增多，其颜色的改变并不一定意味着细菌感染或并发了鼻窦炎。鼻甲可见红肿。但是这些检查结果特异性差，诊断价值有限。

3. 诊断与鉴别诊断　根据临床表现基本可确立诊断。在诊断感冒时进行鉴别诊断极其重要，以免出现误诊和漏诊的情况。感冒需要与流感、急性鼻窦炎、变应性鼻炎等疾病鉴别；婴幼儿因可能伴有消化系统症状，还需要与消化系统疾病进行鉴别。

4. 治疗　普通感冒是一种自限性疾病，对于没有并发症的患儿可不进行药物治疗。对于鼻塞症状严重的患儿，可以采用鼻腔吸引，用生理盐水滴鼻或冲洗鼻腔，多喝水等措施。考虑到潜在的不良反应和不确定的疗效，我国相关指南不推荐 2 岁以下儿童使用复方感冒制剂。

5. 常见误区和注意事项　在诊疗普通感冒过程中有一些误区，列举如下。

（1）2 岁以下儿童使用复方感冒制剂。感冒患儿对复方感冒制剂的治疗反应有一个显著特点，即年龄越小疗效越差，而且年龄越小越容易产生潜在的不良反应。根据我国相关指南的规定，2 岁以下儿童不宜使用复方感冒制剂；美国食品药品监督管理局（Food and Drug Administration，FDA）等机构及指南对儿童使用感冒药的指征更加严苛，它禁止 6 岁以下儿童使用任何复方感冒制剂，6~12 岁儿童也不推荐使用。

（2）含有退热药成分的复方感冒制剂与退热药一起使用。小儿氨酚黄那敏颗粒等药物中含有对乙酰氨基酚，此类复方感冒制剂有两个显著的缺点：①很多儿童患感冒时没有发热症状，如果使用了含退热药的复方感冒制剂是一个典型的用药错误。②复方感冒制剂与退热药一起使用不容易控制退热药的使用量。

（3）使用抗病毒药物。目前对于引起普通感冒的病毒并没有合适的抗病毒药，利巴韦林、阿昔洛韦等抗病毒药对引起普通感冒的病毒并无确切疗效，因此对于普通感冒患儿不推荐使用抗病毒药物。

（4）使用维生素 C 等预防感冒。部分患儿家长使用维生素 C、维生素 D 和益生菌等预防感冒，但是这些药物对感冒基本没有预防作用或作用十分有限，而长期摄入有一定不良反应风险，所以均不推荐使用。

（5）咽后壁滴流的分泌物性状对于鉴别普通感冒和鼻窦炎具有重要作用，注意在体格检查时仔细记录是否存在咽后壁分泌物及性状。

（四）急性肠炎

急性肠炎是儿科常见的消化道综合征，主要表现为排便次数增多，伴或不伴有呕吐、腹痛或发热。排便次数增多是指每日排出 ≥3 次的稀便，或者排稀便次数比日常大便次数增加每日 ≥2 次。急性肠炎的病程一般少于 1 周，最长不超过 2 周。习惯上将没有呕吐表现的消化道感染称为急性肠炎，当伴有呕吐表现时称为急性胃肠炎。为方便起见，以下统称为急性肠炎。

1. 病原学　急性肠炎由感染或非感染因素引起。在感染因素中，病毒感染是急性肠炎最常见的病原菌，如轮状病毒、诺如病毒和肠道腺病毒等。本小节主要讨论由病毒引起的急性肠炎。

2. 临床表现　根据症状出现的频率排序，病毒性急性肠炎的症状包括腹泻、呕吐、发热和腹痛。根据患儿年龄、所处病程阶段及病毒感染类型，临床表现有较大个体差异。例如轮状病毒感染性肠炎病初以呕吐为主，1~2天后呕吐症状迅速缓解，随之出现腹泻症状。

3. 并发症　急性肠炎常见的并发症有脱水、电解质紊乱和酸碱平衡失调。乳糖不耐受在低年龄段儿童常见，并且常导致腹泻症状迁延。

4. 辅助检查　根据情况可以选择以下辅助检查项目：粪便常规、血常规、血电解质和（或）血气分析等。粪便常规对于鉴别病毒和其他病原菌感染有很大价值，应作为优先检查的项目。

5. 诊断　根据临床表现和辅助检查结果确立诊断较容易。在确定诊断后还需要对脱水程度和类型进行判定。

6. 治疗　急性肠炎的治疗包括饮食管理、补液、益生菌、止泻药、锌制剂等。

（1）饮食管理：急性肠炎患儿在补液开始后应尽快恢复进食。与年龄匹配的大部分食物均可选用。对于较大儿童，水果并不是腹泻期间的禁忌食物，但摄入应适量。不建议进食糖含量高的食物，如碳酸饮料、果冻、罐装果汁等，也不建议进食高脂肪食物。儿童在腹泻期间可以进食母乳；对于人工喂养儿童，如果腹泻次数较多，建议将奶粉改成无乳糖或低乳糖奶粉。

（2）补液：是急性肠炎治疗的关键。轻、中度脱水患儿可以选择口服补液盐，儿童应该优先选择低渗透压配方的口服补液盐（口服补液盐Ⅲ号）。一般在每次腹泻后补充一定量的液体即可。静脉补液疗法请参阅相关文献。

（3）益生菌：部分益生菌可减少约 24 h 的腹泻病程，越早使用效果越好。在各种益生菌中，证据等级最高的是布拉酵母菌；最新的研究发现，鼠李糖乳杆菌的疗效不确定。

（4）止泻药：不是腹泻的重要治疗手段，部分止泻药甚至是有害的。蒙脱石散可平均减少约 24 h 的腹泻病程。部分国家指南认为，儿童可以使用消旋卡多曲作为止泻药物。不推荐使用除蒙脱石散和消旋卡多曲外的其他止泻药物。

（5）止吐药：原则上不推荐使用，对于≥6 个月的儿童可以慎用昂丹司琼单剂口服。不推荐儿童使用多潘立酮和甲氧氯普胺等止吐药。

（6）锌制剂：腹泻患儿可以考虑使用锌制剂，对于经济状况较差地区的儿童可能有益；由于经济状况较好地区儿童锌缺乏少见，对于这些儿童效果不明显。

（7）抗菌药物：对于病毒性腹泻患儿使用抗菌药物反而会延长病程，不建议使用。

（8）抗病毒药物：对病毒性腹泻无明显疗效，不推荐使用。

7. 常见误区和注意事项　在处理急性肠炎过程中经常存在的一些误区。

（1）使用蒙脱石散和益生菌作为主要治疗药物：病毒性腹泻的处理关键是补液治疗，蒙脱石散和益生菌只能作为次要的治疗手段。

（2）使用抗菌药物：对于急性肠炎儿童，在没有确定是细菌感染前不宜使用抗菌药物。即使是细菌感染性腹泻，也并非所有儿童都需要使用抗菌药物。

（3）禁止腹泻儿童摄入母乳：腹泻患儿完全可以进食母乳。

（4）过分限制饮食种类。

（5）将口服补液盐用于单纯呕吐的患儿：如果患儿仅有呕吐，单纯使用口服补液盐用于补液并不太恰当。呕吐儿童会出现代谢性碱中毒，而口服补液盐含有碳酸氢钠或枸橼酸钠的碱性成分，这种患儿使用口服补液盐后不利于代谢性碱中毒的纠正。

思考题

1. 0~6岁儿童社区健康管理主要在哪几个时间节点进行？简要说明每个时间节点的访视内容。

2. 新生儿高胆红素血症主要是由哪种胆红素升高引起的？如果出现肉眼可见的皮肤黄疸，则说明血清总胆红素已经超过多少？

3. 如何根据小时胆红素列线图和光疗参考曲线确定是否为新生儿高胆红素血症？

4. 新生儿高胆红素血症的主要治疗手段是什么？其他治疗手段有哪些？

5. 新生儿高胆红素血症的转诊指征是什么？

6. 儿童可以使用的退热药有哪两种？用法是什么？

7. 儿童发热处理中常见误区和注意事项有哪些？

8. 儿童普通感冒诊疗中常见误区和注意事项有哪些？

9. 急性肠炎患儿的饮食管理要点是什么？

10. 急性肠炎患儿的治疗关键是什么？口服补液应优选哪种补液盐？

11. 急性肠炎治疗过程中常见误区和注意事项有哪些？

（钱旭波）

第二节　孕产妇管理

学习提要

1. 孕产妇管理是专门针对孕产妇提供的保健管理服务，围绕分娩前后涵盖妊娠前、妊娠期、产时和产后各时期，为孕产妇、胎儿、婴儿提供医疗和保健服务。

2. 全科医生需要了解孕产妇保健的管理内容，在为孕产妇患者诊疗过程中，这些知识不仅可以提供诊疗思路，还有助于针对性地开展健康教育及指导，以便更好地为此类患者提供相关医疗服务。

孕产妇管理是指从妊娠开始到分娩后42天内，医疗保健机构对孕产妇和胎（婴）儿进行一系列保健管理，内容包括早孕建册、产前检查、产后访视、产后健康检查、营养保健、心理咨询、健康教育、遗传咨询等服务。管理对象为辖区内所有孕产妇和胎（婴）儿。本节将重点介绍5个时间节点的孕产妇管理内容，简要介绍工作指标和转诊指征。

一、管理内容

（一）妊娠早期管理

1. **管理对象和服务时间**　管理对象为妊娠13周前的孕妇。妊娠13周前由孕妇居住地的乡镇卫生院、社区卫生服务中心建立《母子健康手册》，并进行管理和服务。

2. **管理目的**　全面评价孕妇和胎儿的健康状况，筛查不宜妊娠者，提供妊娠早期保健指导，为每位孕妇建立母子健康手册。

3. 管理和服务内容

（1）进行第 1 次产前检查。

（2）进行妊娠早期健康教育和指导，包括妊娠期检查的意义，健康生活方式，心理、营养、运动指导，避免接触不良因素等，特别要强调避免致畸因素和疾病对胚胎的不良影响，同时告知和督促孕妇进行产前筛查和产前诊断。

（3）孕妇健康状况评估，询问既往史、家族史、个人史等，观察其体态、精神等，并进行一般体检、妇科检查、血常规、尿常规、血型、肝功能、肾功能、乙型肝炎检查，有条件的地区建议进行血糖、阴道分泌物、梅毒血清学试验、HIV 抗体检测等实验室检查。

（4）根据检查结果填写第 1 次产前检查服务记录表（表 8-2）。对具有妊娠危险因素和可能有妊娠禁忌证或严重并发症的孕妇，及时转诊到上级医疗卫生机构，并在 2 周内随访转诊结果。

表 8-2 第 1 次产前检查服务记录表

填表日期	年 月 日		孕周	周
孕妇年龄				
丈夫姓名		丈夫年龄	丈夫电话	
孕次		产次	阴道分娩____次 剖宫产____次	
末次月经	年 月 日或不详	预产期	年 月 日	
既往史	1 无 2 心脏病 3 肾疾病 4 肝疾病 5 高血压 6 贫血 7 糖尿病 8 其他 □ / □ / □ / □ / □ / □ / □			
家族史	1 无 2 遗传性疾病史 3 精神疾病 4 其他 □ / □ / □ / □			
个人史	1 无特殊 2 吸烟 3 饮酒 4 服用药物 5 接触有害物质 6 接触放射线 7 其他 □ / □ / □ / □ / □ / □ / □			
妇产科手术史	1 无 2 有□			
孕产史	1 自然流产____ 2 人工流产____ 3 死胎____ 4 死产____ 5 新生儿死亡____ 6 出生缺陷儿____			
身高	cm	体重	kg	
体质指数（BMI）	kg/m²	血压	mmHg	
听诊	心脏：1 未见异常 2 异常 □	肺部：1 未见异常 2 异常 □		
妇科检查	外阴：1 未见异常 2 异常 □	阴道：1 未见异常 2 异常 □		
	宫颈：1 未见异常 2 异常 □	子宫：1 未见异常 2 异常 □		
	附件：1 未见异常 2 异常 □			
辅助检查	血常规	血红蛋白值__g/L 白细胞计数值__×10⁹/L 血小板计数值__×10⁹/L 其他_____		
	尿常规	尿蛋白____ 尿糖____ 尿酮体____ 尿隐血____ 其他____		
	血型	ABO_____ Rh*_____		
	血糖 *	mmol/L		

续表

肝功能	血清谷丙转氨酶____U/L　血清谷草转氨酶____U/L　白蛋白____g/L 总胆红素____μmol/L　结合胆红素____μmol/L	
肾功能	血清肌酐____μmol/L　血尿素____mmol/L	
阴道分泌物 *	1 未见异常　2 滴虫　3 假丝酵母菌　4 其他____	□ / □ / □
	阴道清洁度：1 Ⅰ度　2 Ⅱ度　3 Ⅲ度　4 Ⅳ度	□
乙型肝炎	乙型肝炎表面抗原____　乙型肝炎表面抗体 *____　乙型肝炎 e 抗原 *____　乙型肝炎 e 抗体 *____　乙型肝炎核心抗体 *____	
梅毒 *	梅毒血清学试验：1　阴性　2 阳性	□
HIV*	HIV 抗体检测：1　阴性　2 阳性	□
B 超 *		
总体评估	1 未见异常　2 异常	□
保健指导	1 生活方式　2 心理　3 营养　4 避免致畸因素和疾病对胚胎的不良影响 5 产前筛查宣传告知　6 其他	□ / □ / □ / □ / □

转诊：1 无　2 有　　　　　　　　　　　　　　　　　　　　　　　　　　□

原因：　　　　　　　　　　　　　　　　　机构及科室：

下次随访日期	年　　月　　日	随访医生签名	

填表说明：

1. 本表由医生在第一次接诊孕妇（尽量在妊娠 13 周前）时填写。若未建立居民健康档案，需同时建立。随访时填写各项目对应情况的数字。

2. 产次：此次怀孕前，妊娠期超过 28 周的分娩次数。

3. 妇产科手术史：孕妇曾经接受过的妇科手术和剖宫产手术。

4. 体格检查、妇科检查及辅助检查：进行相应检查，并填写检查结果。标有 * 的项目尚未纳入国家基本公共卫生服务项目，其中梅毒血清学试验、HIV 抗体检测检查为重大公共卫生服务免费测查项目。

5. 总体评估：根据孕妇总体情况进行评估，若发现异常，具体描述异常情况。

（二）妊娠中期管理

1. 管理对象和服务时间　管理对象是妊娠 14～27 周末的孕妇，妊娠 16～20 周、21～24 周各 1 次。

2. 管理目的　监测胎儿的生长发育状况，进行产前筛查和产前诊断，筛查孕妇的妊娠并发症及合并症（妊娠期高血压、贫血、糖尿病、胎儿宫内生长受限等），提供保健指导。

3. 管理内容

（1）进行妊娠中期健康教育和指导。

（2）孕妇健康状况评估：通过询问、观察、一般体格检查、产科检查、实验室检查对孕妇健康和胎儿的生长发育状况进行评估。在妊娠 16～20 周进行唐氏综合征筛查；在妊娠 16～24 周进行超声检查，筛查胎儿是否有异常或畸形。在妊娠 24～28 周对有糖尿病危险因素的孕妇需进行妊娠期糖尿病筛查。对未发现异常的孕妇，除了进行妊娠期的生活方式、心理、运动和营养指导外，还应告知和督促孕妇进行预防出生缺陷的产前筛查和产前诊断。

（3）识别以下需要做产前诊断的孕妇：妊娠早期接触过可能导致胎儿先天缺陷的物质，有遗传病家族史，曾经分娩过先天性缺陷儿，产妇年龄超过 35 周岁，有不明原因的反复流产或有死胎、死产等情况。

（4）对发现异常的孕妇，要及时转至上级医疗卫生机构。出现危急征象的孕妇，要立即转上级医疗卫生机构，并在 2 周内随访转诊结果。

（三）妊娠晚期管理

1. 管理对象和服务时间　管理对象为妊娠 28 周及其后的孕妇，妊娠 28～36 周、37～40 周各 1 次。

2. 管理目的　监测与评估胎儿生长发育及宫内健康状况，筛查与治疗妊娠并发症及合并症，确定分娩地点并进行保健指导。

3. 管理和服务内容

（1）进行妊娠晚期健康教育和指导。

（2）开展孕产妇自我监护方法、促进自然分娩、母乳喂养、妊娠期并发症及合并症防治指导。其中自我监护包括对自身体重的管理，胎动的自我监测，以及识别一些异常症状，如阴道出血及流液、腹痛、胸闷气喘、血压 > 140/90 mmHg、胎动异常，以及孕周 > 41 周等。

（3）对随访中发现的高危孕妇应根据就诊医疗卫生机构的建议督促其酌情增加随访次数。随访中若发现有高危情况，建议其及时转诊。根据检查结果填写第 2～5 次产前检查服务记录表（表 8-3）。

表 8-3　第 2～5 次产前随访服务记录表

姓名　　　　　　　　　　　　　　　　　　　　　　　　编号□□□—□□□□□

项目		第 2 次	第 3 次	第 4 次	第 5 次
（随访 / 督促）日期					
孕周					
主诉					
体重（kg）					
产科检查	宫底高度（cm）				
	腹围（cm）				
	胎位				
	胎心率（次 / 分）				
血压（mmHg）		/	/	/	/
血红蛋白（g/L）					
尿蛋白					
其他辅助检查					
分类		1 未见异常 2 异常 □	1 未见异常 2 异常 □	1 未见异常 2 异常 □	1 未见异常 2 异常 □

项目	第2次	第3次	第4次	第5次
指导	1 生活方式 2 营养 3 心理 4 运动 5 其他	1 生活方式 2 营养 3 心理 4 运动 5 自我监护 6 母乳喂养 7 其他	1 生活方式 2 营养 3 心理 4 运动 5 自我监测 6 分娩准备 7 母乳喂养 8 其他	1 生活方式 2 营养 3 心理 4 运动 5 自我监测 6 分娩准备 7 母乳喂养 8 其他
转诊	1 无　2 有　□ 原因： 机构及科室：	1 无　2 有　□ 原因： 机构及科室：	1 无　2 有　□ 原因： 机构及科室：	1 无　2 有　□ 原因： 机构及科室：
下次随访日期				
随访医生签名				

（四）产后访视管理

1. 管理时间及地点　乡镇卫生院、村卫生室和社区卫生服务中心（站）在收到分娩医院转来的产妇分娩信息后应于产妇出院后1周内到产妇家中进行产后访视。

2. 管理目的　进行产褥期健康管理，了解产妇和新生儿的健康情况，加强母乳喂养和新生儿照护指导，同时进行新生儿访视。

3. 管理内容

（1）通过观察、询问和检查，了解产妇一般情况，乳房、子宫、恶露、会阴或腹部伤口恢复等情况。

（2）对产妇进行产褥期保健指导，对母乳喂养困难、产后便秘、痔疮、会阴或腹部伤口等问题进行处理。

（3）发现有产褥感染、产后出血、子宫复旧不佳、妊娠合并症未恢复及产后抑郁等问题的产妇，应及时转至上级医疗卫生机构进一步检查、诊断和治疗。

（4）通过观察、询问和检查了解新生儿的基本情况。根据访视结果填写产后访视记录表（表8-4）。

表8-4　产后访视记录表

姓名　　　　　　　　　　　　　　　　　　　　　　　　编号□□□—□□□□□

随访日期	年　月　日		
分娩日期	年　月　日	出院日期	年　月　日
体温（℃）			
一般健康情况			
一般心理状况			
血压（mmHg）			

续表

乳房	1 未见异常　2 异常	☐
恶露	1 未见异常　2 异常	☐
子宫	1 未见异常　2 异常	☐
伤口	1 未见异常　2 异常	☐
其他		
分类	1 未见异常　2 异常	☐
指导	1 个人卫生 2 心理 3 营养 4 母乳喂养 5 新生儿护理与喂养 6 其他＿＿＿＿＿＿＿	☐/☐/☐/☐
转诊	1 无　2 有 原因： 机构及科室：	☐
下次随访日期		
随访医生签名		

填表说明：

1. 本表为产妇出院后 1 周内由医务人员到产妇家中进行产后检查时填写。

2. 一般心理状况：评估产妇是否有产后抑郁的症状。

3. 分类：根据此次随访情况对产妇进行分类，若为其他异常，具体写明情况。

4. 随访医生签名：随访完毕，核查无误后随访医生签名。

（五）产后 42 天管理

1. 管理目的　评估产妇身体是否已恢复至未孕状态。

2. 管理内容　乡镇卫生院、社区卫生服务中心为正常产妇做产后健康检查，异常产妇到原分娩医疗卫生机构检查。

（1）通过询问、观察、一般体检和妇科检查，必要时进行辅助检查对产妇恢复情况进行评估。

（2）对产妇应进行心理保健、性保健与避孕、预防生殖道感染、纯母乳喂养 6 个月、产妇和婴儿营养等方面的指导。根据检查结果填写产后 42 天健康检查记录表（表 8-5）。

表 8-5　产后 42 天健康检查记录表

姓名　　　　　　　　　　　　　　　　　　　　　　　编号☐☐☐—☐☐☐☐☐

随访日期	年　月　日		
分娩日期	年　月　日	出院日期	年　月　日
一般健康情况			
一般心理状况			

续表

血压（mmHg）		
乳房	1 未见异常　2 异常	□
恶露	1 未见异常　2 异常	□
子宫	1 未见异常　2 异常	□
伤口	1 未见异常　2 异常	□
其他		
分类	1 已恢复　2 未恢复□	
指导	1 心理保健　2 性保健与避孕　3 婴儿喂养　4 产妇营养　5 其他 □ / □ / □ / □ / □	
处理	1 结案 2 转诊原因：　　　　　　　　　　　　　机构及科室：	□
随访医生签名		

填表说明：

1. 一般健康状况：对产妇一般情况进行检查，具体描述并填写。

2. 一般心理状况：评估是否有产后抑郁的症状。

3. 分类：根据此次随访情况，对产妇进行分类，若为未恢复，具体写明情况。

4. 处理：若产妇已恢复正常，则结案。若有需转诊的情况，具体填写。

5. 若失访，在随访日期处写明失访原因；若死亡，写明死亡日期和死亡原因。

二、工作指标

工作指标包括早孕建册率和产后访视率。

早孕建册率 = 辖区内孕 13 周之前建册并进行第 1 次产前检查的产妇人数 / 该地该时间段内活产数 ×100%。

产后访视率 = 辖区内产妇出院后 28 天内接受过产后访视的产妇人数 / 该地该时间内活产数 ×100%。

三、转诊指征

常见孕产妇转诊指征有：早产，胎膜早破，严重妊娠期高血压或其他高血压并发症，产前出血，妊娠合并症如糖尿病、肾病、肝病，多胎妊娠，宫内生长发育迟缓，胎儿畸形，产程进展不良，胎位不正，母体创伤。

思考题

1. 孕产妇健康管理的时间节点分别是哪几个？这几个时间节点管理的大致内容是什么？

2. 在孕产妇健康管理过程中，发现哪些问题需要将孕产妇转诊至上级医院进一步诊疗？

（季忠良）

第三节　老年人管理

学习提要

1. 我国 60 岁以上人口数占 18.3%，已经进入老龄化社会。与之相适应，老年人健康管理水平也需同步提高。

2. 全科医生需要掌握老龄化社会、老年人等概念，熟悉老年人生理和心理特点，了解生活方式评估、健康评估、健康体检及健康指导的内容和方法。

随着社会经济的高速发展，我国已提前进入老龄化社会。在老年人口比例增加的同时，与之相关的健康问题逐步凸显，满足老年人健康需求、提高老年人生命质量正成为社会关注的焦点。与之相适应，老年人健康管理水平也亟待同步提高。

老龄化是指由于人口生育率降低和人均寿命延长，导致总人口中年轻人口数量减少、年长人口数量增加，表现为老年人口比例增加的人口结构状态。国际上通用标准是，当一个国家或地区 60 岁以上人口占人口总数 10%，或 65 岁以上人口占人口总数的 7%，即意味着这个国家或地区进入老龄化社会。2021 年 5 月公布的我国第七次人口普查数据显示，我国 60 岁以上人口数占 18.3%，65 岁以上人口数占 13.5%，人口老龄化进程进一步加深，医疗保健问题日渐凸显。

我国的老年人概念是指 65 岁以上的人群。为了能够解决老龄化带来的医疗保健问题，提高老年人的生活质量，老年人管理需要从生活方式评估、健康评估、健康体检及健康指导几个方面进行管理。

一、老年人生活方式评估和健康评估

（一）生活方式评估

1. 体育锻炼　了解锻炼的方式、每次锻炼时间、锻炼频率、坚持锻炼时间等情况。

2. 饮食习惯　了解老年人的饮食喜好，包括嗜盐、偏荤、偏素、嗜油、嗜糖等情况。

3. 吸烟情况　了解吸烟状况、日吸烟量、开始吸烟的年龄、烟龄、戒烟年龄等情况。

4. 饮酒情况　了解饮酒频率、日饮酒量、是否戒酒、开始饮酒的年龄、饮酒种类、近 1 年内是否曾醉酒及戒酒时间等情况。

5. 职业病危害因素　有无职业暴露史。

6. 既往史　了解既往所患疾病、手术史、外伤史、食物药物过敏史、服药情况。

7. 家族史　了解患者直系亲属的健康状况、患病情况，有无遗传性疾病，有无传染病史。

8. 现存主要健康问题　关注有无脑血管、肾、心脏、血管、眼部、神经等系统相关并存疾病情况。

9. 住院及用药情况　了解老年人近期有无住院、住院原因、住院单位等相关情况；还需要关注近期药物使用情况，如药物名称、用法、用量、用药时间及服药依从性等相关内容。

（二）健康评估

1. 老年人健康标准　根据 2013 年中华医学会老年医学专业分会颁布的标准，健康老年人必须满足：①重要脏器的增龄性改变未能导致功能异常，无重大疾病，相关高危因素控制在与其年龄相适应的达标范围内；具有一定的抗病能力。②认知功能基本正常，能适应环境，处事积极乐观，自我满意或自我评价良好。③能恰当处理家庭和社会人际关系，积极参与家庭和社会活动。④日常生活活动正常，生活自理或基本自理。⑤营养状况良好，体重适中，保持良好的生活方式。

2. 健康评估内容及方法　老年人健康评估主要包含躯体功能评估、精神心理评估、社会评估、环境评估和生活质量评估五大方面。

（1）躯体功能评估：主要包括日常生活活动能力、平衡与步态、关节活动度、营养状况、视力和听力、吞咽功能和失能等的评估。

日常生活活动能力评估可分为基本生活能力、工具性生活能力及高级生活活动能力评估三种。基本生活能力评估内容包括生活自理活动和开展功能性活动能力，如平地走动、移位（从床上坐到椅子上）、洗漱、穿衣、如厕、尿便控制、上下楼梯、沐浴和进餐等，这些内容可通过直接观察或间接询问的方式进行评估；工具性生活能力评估比较复杂，包括患者独立服药、处理财物、操持家务、购物、使用公共交通工具和使用电话等能力评估；高级生活活动能力评估是评估主动社会交往、娱乐、职业工作方面。

基本生活能力是维持老年人基本生活所需要的自我照顾能力和基本自理能力，可用日常生活功能指数评价表（表 8-6）、老年人生活自理能力评估表（表 8-7）进行测定。老年人通常最早丧失的功能是洗澡，最后丧失的是进食，恢复则反之。通过基本生活能力的评估，有利于明确功能缺失的程度，便于制订治疗目标和治疗计划，尽早进行补救，最大限度地保持老年人的自理能力。

工具性生活能力评估能反映出老年人在家中或寓所内进行自我护理活动的能力，也反映出老年人能否独立生活，是否需要提供日常生活照料服务，可以通过 Lawton-Brody 工具性日常生活活动功能评估量表（表 8-8）测定。

表 8-6　日常生活功能指数评价表

	评定		
	自理（1分）	依赖（0）	得分
洗澡			
穿衣			
如厕			
床椅转移			
大小便控制			
进食			

注：评定标准：6 分表示完全独立；3~5 分表示部分功能缺损；2 分以下表示严重功能缺损。

表 8-7 老年人生活自理能力评估表

评估事项、内容与评分	程度等级				判断评分
	可自理	轻度依赖	中度依赖	不能自理	
进餐：使用餐具将饭菜送入口，咀嚼、吞咽等活动	独立完成	—	需要协助，如切碎、搅拌食物等	完全需要帮助	
评分	0	0	3	5	
梳洗：梳头、洗脸、刷牙、剃须、洗澡等活动	独立完成	能独立地洗头、梳头、洗脸、刷牙、剃须等，洗澡需要协助	在协助下和适当的时间内，能完成部分梳洗活动	完全需要帮助	
评分	0	1	3	7	
穿衣：穿衣裤、袜子、鞋子等活动	独立完成	—	需要协助，在适当的时间内完成部分穿衣	完全需要帮助	
评分	0	0	3	5	
如厕：小便、大便等活动及自控	不需协助，可自控	偶尔失禁，但基本上能如厕或使用便具	经常失禁，在很多提示和协助下尚能如厕或使用便具	完全失禁，完全需要帮助	
评分	0	1	5	10	
活动：站立、室内行走、上下楼梯、户外活动	独立完成所有活动	借助较小的外力或辅助装置能完成站立、行走、上下楼梯等	借助较大的外力才能完成站立、行走，不能上下楼梯	卧床不起，活动完全需要帮助	
评分	0	1	5	10	
总得分					

注：0~3分者为可自理，4~8分者为轻度依赖，9~18分者为中度依赖，≥19分者为不能自理。

表 8-8 Lawton-Brody 工具性日常生活活动功能评估量表

项目	活动功能	24分评分	8分评分	得分
购物	独立完成所有采购需求	3	1	
	独立购买日常生活物品	2	1	
	每一次上街购物都需要人陪伴	1	0	
	完全不上街购物	0	0	
家务	能做比较繁重的家务或需偶尔帮助，如搬动沙发、擦地板	4	1	
	能做比较简单的家务，如洗碗、铺床、叠被	3	1	
	能做家务，但不能达到可被接受的整洁程度	2	1	
	所有家务都需要别人协助	1	0	
	完全不能做家务	0	0	
理财	可独立处理财务	2	1	
	可以处理日常购物，但需别人协助与银行的往来或大宗买卖	1	1	
	不能处理财务	0	0	

续表

项目	活动功能	24 分评分	8 分评分	得分
食物 储备	能独立计划、烹煮和摆设一顿适当的饭菜	3	1	
	会将已做好的饭菜加热	2	1	
	如果准备好一切的佐料，会做一顿适当的饭菜	1	1	
	需要别人把饭菜做好、摆好	0	0	
交通	能够自己搭乘大众交通工具或自己开车、骑车	4	1	
	可搭计程车或大众交通工具	3	1	
	能够自己搭乘计程车，但不会搭乘大众交通工具	2	1	
	当有人陪伴可搭乘计程车或大众交通工具	1	0	
	完全不能出门	0	0	
使用 电话	独立使用电话，含查电话簿、拨号等	3	1	
	仅可拨熟悉的电话号码	2	1	
	仅会接电话，不会拨电话	1	0	
	完全不会使用电话或不适用	0	0	
洗衣	自己清洗所有衣物	2	1	
	只清洗小件衣物	1	1	
	完全依赖他人洗衣服	0	0	
服药	能自己负责在正确时间用正确的药物	3	1	
	需要提醒或少许协助	2	1	
	如果事先准备好服用的药物分量，可自行服用	1	0	
	不能自己服药	0	0	
总分				

注：评分越低，失能程度越大。如购物、交通、食物储备、家务、洗衣 5 项中有 3 项以上需要协助即为轻度功能失能。

（2）精神心理评估：是老年人健康评估的重要组成部分，它主要评估老年人个体的精神状态和心理过程，用于判断是否患有精神或心理障碍，主要包括认知功能评估、谵妄评估、情绪及情感等评估。筛查认知功能障碍的工具包括老年人简易精神状态检查表（表 8-9）、简易智能评估量表等。情绪和情感的评估可以通过抑郁自评量表（表 8-10）和焦虑自评量表评估。

表 8-9　简易精神状态检查表（MMSE）

检查项目	序号	评估项目	评估方法	得分
时间定向力 （5 分）	1	今年是哪一年？	答对 1 分，答错或拒答 0 分（回答属相年也给分）	
	2	现在是什么季节？	同上（季节交替时回答一个就可给分）	
	3	现在是几月份？	同上（回答对阴历或阳历均得分）	
	4	今天是几号？	同上（回答对阴历或阳历均得分）	
	5	今天是星期几？	同上	

续表

检查项目	序号	评估项目	评估方法	得分
地点定向力 （5分）	6	这是什么城市？	同上	
	7	这是什么区？	同上	
	8	这是什么医院（医院名或胡同名）？	同上	
	9	这是第几层楼？	同上	
	10	这是什么地方？	同上	
记忆力 （3分）	11	复述：皮球	同上	
	12	复述：国旗	同上	
	13	复述：树木	同上	
注意力和计算力 （5分）	14	计算100−7=？	答93给1分，否则为0分	
	15	再−7=？	答对给1分，否则0分	
	16	再−7=？	答对给1分，否则0分	
	17	再−7=？	答对给1分，否则0分	
	18	再−7=？	答对给1分，否则0分	
回忆力 （3分）	19	回忆：皮球	答对给1分，答错或拒答0分	
	20	回忆：国旗	同上	
	21	回忆：树木	同上	
语言能力 （9分）	22	检查者出示手表问受试者这个是什么？	同上	
	23	检查者出示铅笔问受试者这是什么？	同上	
	24	请您跟我说"四十四只石狮子"	能正确说出的1分，否则0分	
	25	检查者提供卡片，上面写着"请闭上您的眼睛"	能正确说出并能做到1分，不能正确说出，也不能做到得0分	
	26	用右手拿着这张纸	正确给1分，错误给0分	
	27	用两只手将纸对折	能对折1分，不能为0分	
	28	将纸放在左腿上	放对给1分，否则为0分	
	29	请您写一个完整的句子	能正确写出1分，否则0分	
	30	请您按照图案样子把它画出来	正确为1分，错误为0分	

注：总分范围0~30分，正常与不正常的分界值与受教育程度有关：文盲（未受教育）组17分；小学（受教育年限≤6年）组20分；中学或以上（受教育年限>6年）组24分。分界值以下为有认知功能缺陷，以上为正常。

表8-10 抑郁自评量表

项目	从无或偶尔	有时	经常	总是
1. 我感到情绪沮丧，郁闷				
2. 我感到早晨心情最好 *				
3. 我要哭或想哭				

续表

项目	从无或偶尔	有时	经常	总是
4. 我夜间睡眠不好				
5. 我吃饭像平常一样多 *				
6. 我的性功能正常 *				
7. 我感到体重减轻				
8. 我为便秘烦恼				
9. 我的心跳比平时快				
10. 我无故感到疲乏				
11. 我的头脑像平常一样清楚 *				
12. 我做事情像平常一样不感到困难 *				
13. 我坐卧难安，难以保持平静				
14. 我对未来感到有希望 *				
15. 我比平时更容易激怒				
16. 我觉得决定什么事很容易 *				
17. 我感到自己是有用的和不可缺少的人 *				
18. 我的生活很有意思				
19. 假若我死了，别人会过得更好				
20. 我仍旧喜欢自己平时喜欢的东西 *				

注：评分说明：SDS 按症状出现频度评定，分 4 个等级，从无或偶尔、有时、经常、总是。若为正向评分题，依次评分：1、2、3、4；文中带 * 号者为逆向评分题，则依次评分：4、3、2、1。总分 20~80 分。

中国老年医学会提出的老年人心理健康的标准是：①认知方面：有良好的感知觉，视力、听力、触觉均正常；记忆力良好，思维敏捷，想象力丰富，解决问题能力强，目标明确。②情感方面：情绪稳定，不易怒，心态平和。③能坚持学习 1 种以上新知识和技能。④个性方面：能很好地展示自己的个性。⑤人际关系方面：与人交往和谐，宽以待人，互助互爱，能够融入社会。

（3）社会评估：通过鉴定老年人的医疗、社会、心理、自理能力丧失等问题，更好地评价老年人的社会功能，找出应对措施，使老年人能够积极参与社会活动。

（4）环境评估：老年人的健康状态与所处的环境有着密切的关系，通过环境评估去除妨碍生活行为的因素，可以减少影响老年人生活环境的不良物理因素和社会因素，让老年人有一个安全、方便、舒适、美观的生活环境。

（5）生活质量评估：老年人群对自己的身体、精神、家庭和社会生活美满的程度和对老年生活的全面评价。它主要通过访谈法、观察法、主观报告法、症状定式检查法和标准化的量表评定法进行评估。

二、老年人健康体检

（一）症状评估

主要评估老年人有无头痛、头晕、心悸、胸闷、胸痛、慢性咳嗽、咳痰、呼吸困难、多饮、多尿、体重下降、乏力、关节肿痛、视物模糊、手脚麻木、尿急、尿痛、便秘、腹泻、恶心、呕吐、眼花、耳鸣、乳房胀痛等相关症状。

（二）体格检查

1. 全身状态

（1）营养状态：评估老年人每日活动量、饮食状况及有无饮食限制，测身高、体重、腰围，计算体重指数。体重指数正常范围 $18.5 \sim 24.9 \ kg/m^2$，$< 18.5 \ kg/m^2$ 为消瘦，$25 \sim 27.9 \ kg/m^2$ 为超重，$> 28 \ kg/m^2$ 为肥胖。

（2）生命体征：检查体温、脉搏、呼吸、双侧血压、疼痛情况。

（3）意识状态：主要了解老年人对周围环境的认识和自身所处状况的识别能力，有助于判断有无颅内病变及代谢性疾病。

（4）体位及步态：步态的类型对疾病诊断有一定帮助，老年人常见步态有慌张步态、共济失调步态、舞蹈步态等。

2. 皮肤情况 主要评估皮肤的颜色、温度、湿度，皮肤完整性与特殊感觉，有无癌前期病变或癌变情况。

3. 头面部

（1）头发：了解头发有无脱落、稀疏。

（2）眼睛及视力：了解有无白内障、眼压增高或青光眼等情况。

（3）耳：了解老年患者的听力，有无耳鸣等情况。

（4）鼻腔：检查鼻腔有无肿块或赘生物。

（5）口腔：观察口唇颜色，评估口腔有无出血、牙龈肿胀、牙齿松动、断牙，长久不愈的黏膜白斑，咽部有无充血等。

4. 颈部 了解颈部结构，有无肿块、有无脑膜刺激征。

5. 胸部

（1）乳房：了解乳房的外观，乳头有无溢液，局部有无肿块，腋下淋巴结有无肿大。

（2）胸及肺部：检查胸廓有无畸形，双肺呼吸音强度、叩诊情况及有无啰音。

（3）心前区：了解心搏的位置，听诊有无杂音。

6. 腹部 观察腹部的外形，有无肝脾大，有无肿块，有无压痛，有无腹膜刺激征，肠鸣音有无亢进、减弱，有无移动性浊音。

7. 泌尿生殖器 对老年人进行排尿评估，注意排尿次数、尿量、尿液性状，有无尿潴留，有无尿失禁。

8. 脊柱及四肢 了解脊柱有无畸形，四肢活动有无受限，关节活动情况、双下肢血液循环情况，有无水肿，足背动脉触诊情况。

9. 神经系统 了解记忆力有无减退、注意力不易集中，以及睡眠情况。

（三）辅助检查

1. 实验室检查项目

（1）血常规：了解血液中白细胞、红细胞、血红蛋白、血小板的数量，早期发现贫血及血液系统疾病。

（2）尿常规：了解尿中有无白细胞、尿蛋白、尿糖等情况，评估有无泌尿系炎症及肾排糖阈值情况。

（3）肝功能：重点检查血清谷草转氨酶、谷丙转氨酶和总胆红素等指标，了解肝功能状况，为老年人药物使用提供参考。

（4）肾功能：重点检查血清肌酐和血尿素等指标，了解肾功能的状态，为老年人药物使用提供依据。

（5）血脂：重点检查总胆固醇、三酰甘油、低密度脂蛋白胆固醇、高密度脂蛋白胆固醇等指标，及时可以发现血脂异常，以利于早期干预。

（6）血糖：监测空腹血糖情况，可以早期发现糖耐量异常及糖尿病患者。

（7）甲胎蛋白测定：可以早期发现肝癌。

2. 心电图检查　有利于发现老年人无症状的心肌缺血、心律失常、起搏器心律等方面的问题。

3. 影像学检查

（1）超声影像检查：重点检查肝胆胰脾、双肾形态，有无结石及囊肿。

（2）X线胸片检查：重点检查肺部有无肿块、肺结核情况。

4. 个性化体检　各个社区卫生服务中心可以根据自身的诊疗特色增加一些个性化体检项目，如骨密度检查或肺功能检查，从而提升健康检查的内涵。

5. 健康评价　针对本次体检结果进行分析评价，为下一步健康指导提供依据。

三、老年人健康指导

根据体检结果开展相应的健康指导。

1. 对发现已确诊的 2 型糖尿病、原发性高血压患者纳入慢性病健康管理。

2. 对体检发现的异常结果建议老年人定期复查。

3. 进行健康生活方式宣教，如每天锻炼不少于 30 min、清淡饮食、戒烟限酒、控制体重，建议接种疫苗等。

4. 加强骨质疏松预防、防跌倒措施、意外伤害预防、自救等方面的健康宣教。

5. 告知或预约下一次健康管理服务的时间。

四、考核指标

老年人健康管理率、健康体检表完整率纳入社区卫生服务中心年度考核。

1. 老年人健康管理率 = 接受健康管理的 60 岁及以上常住居民人数 / 年内辖区内 60 岁及以上常住居民数 × 100%。

2. 健康体检表完整率 = 抽查填写完整的健康体检表数 / 抽查的健康体检表总数 × 100%。

思考题

1. 健康老年人必须满足哪五个标准？

2. 老年人健康评估主要包括哪五大方面的内容？

（叶小红　钱旭波）

第四节 家庭医生签约服务

学习提要

1. 家庭医生签约服务是基层全科医生的重要工作内容，该制度的实施有利于推动医疗卫生工作重心下移和资源下沉，加快实现基层首诊和分级诊疗，让群众拥有自己的健康守门人。

2. 全科医生需要了解家庭医生签约服务的概念，签约服务的基本内容和签约服务绩效考核办法，为走上工作岗位进行"热身"。

当前，我国医药卫生事业面临人口老龄化、城镇化和慢性病高发等诸多挑战，以医院和疾病为中心的医疗卫生服务模式难以满足群众对长期、连续健康照顾的需求。同时，居民看病就医集中到大医院，也不利于改善就医环境、均衡医疗资源及合理控制医疗费用。国际经验和国内实践证明，在基层推进家庭医生签约服务是新形势下保障和维护群众健康的重要途径。家庭医生签约服务的实施有利于转变医疗卫生服务模式，推动医疗卫生工作重心下移和资源下沉，让群众拥有健康守门人，增强群众对改革的获得感，为实现基层首诊、分级诊疗奠定基础。

一、家庭医生签约服务的基本概念

家庭医生签约服务是以辖区居民为服务对象，以家庭医生团队为服务小组，通过与居民签订服务协议的方式，为居民提供安全、方便、有效、连续、经济的基本医疗服务和公共卫生服务，以便对签约对象的健康进行全过程的维护和管理。

现阶段我国的家庭医生主要为在基层医疗卫生机构注册的全科医生（含助理全科医生和中医类别全科医生），以及具备全科医学服务能力的乡镇卫生院医师和乡村医生等。

签约服务原则上以团队的方式为居民提供服务。家庭医生团队成员由家庭医生、社区护士、公共卫生医师等组成，二级以上医院医师提供技术支持和业务指导。

二、家庭医生签约服务内容

（一）基本医疗服务

1. 预约服务 通过互联网信息平台、诊室预约、电话预约等方式为签约居民提供分时段预约服务。预约内容包括门诊、住院、检验检查、健康咨询、预防接种、居家健康服务等。

2. 就诊服务 为就诊的签约居民做好问诊、检查、诊断、治疗、会诊、转诊、病情告知和健康管理服务，为评估后符合条件的签约慢性病患者提供长期处方服务，开展个性化健康教育和生活方式指导。

3. 转诊服务 为符合上转标准的签约居民提供预约上级医院门诊、检查检验、住院等转诊服务。牵头医院为符合下转标准的签约居民提供下转服务，并告知家庭医生团队为其提供后续治疗与康复指导。

4. 住院延伸服务 家庭医生团队可参与签约居民住院查房、病案讨论、治疗方案修订及出院后的针对性健康宣教、用药指导、营养指导、康复指导、预约复诊服务，实施连续性健康管理。

5. 全–专科联合门诊服务　县域医共体、城市医联体在基层成员单位设立全–专科联合门诊，为有专科诊疗需求的签约居民提供便捷的一站式门诊服务。联合门诊由家庭医生与上级专科医生根据签约居民的健康状况协商制订科学、合理、规范的治疗和管理方案。

6. 慢性病医防融合服务　目前以高血压和糖尿病等为主要服务内容，医生根据相关防治管理指南，在县域医共体、城市医联体内制订标准化的诊疗方案和服务流程，由家庭医生团队提供健康教育、筛查、诊断、治疗及长期随访管理等医防融合的一体化管理服务，促进慢性病患者在基层首诊。

7. 慢性病长期处方服务　在保证用药安全的前提下，为病情稳定、依从性较好的签约慢性病患者提供长期处方服务。原则上家庭医生可开具 4~12 周的长期处方。

8. 药事咨询服务　基层医疗卫生机构开设临床用药咨询服务窗口，提供面对面或电话咨询服务，并定期开展合理用药讲座，普及合理用药知识。必要时为有居家服务需求的签约居民提供上门药事咨询服务。

（二）基本公共卫生服务

家庭医生团队应根据国家基本公共卫生服务规范的内容和要求，为签约居民提供相应的基本公共卫生服务，按照全方位全过程健康服务的要求，对签约居民健康状况进行了解、干预、评估、管理。

（三）个性化签约服务

基层医疗卫生机构及其家庭医生团队，在执业登记和工作区域范围内可根据签约居民的健康需求，依法依约为其提供有偿的个性化签约服务，如居家健康服务、残疾人精准康复服务、药品配送服务、安宁疗护服务、儿童生长发育监测和评估服务、中医药"治未病"服务等。

（四）互联网＋签约互动服务

通过互联网信息平台、移动客户端、社交软件等，由基层医疗卫生机构和家庭医生团队为签约居民提供在线预约、咨询、签约、转诊、会诊、查询、远程监测、健康宣教等综合性健康管理服务。

三、签约服务绩效考核

（一）考核管理

市、县（区）卫生健康行政部门负责签约服务的政策制定、监督和经费分配，按年度对县域医共体、城市医联体牵头医院、社区卫生服务中心、社会办全科诊所的签约服务开展绩效考核。县级层面可使用第三方考核机制。县域医共体负责对其基层成员单位进行绩效考核，基层成员单位负责对其内部的家庭医生团队进行绩效考核。

（二）考核方式

采取查阅资料、现场核查、问卷调查、电话访谈、入户访谈等形式，核实签约的真实性和规范性。卫生行政部门将加大信息化手段在绩效考核上的应用力度，实现考核指标的客观、动态评价。签约服务绩效考核可与基本公共卫生服务项目考核、医疗服务质量检查和其他日常检查等相结合，提高绩效考核效率。

（三）考核指标

签约服务考核以签约数量、服务质量、履约率、续约率、签约居民满意度和团队成员满意度等为核心指标。通过建立有效的激励机制，引导家庭医生提供规范化、多样化、优质化的签约服务，做到精准服务与精准考核相衔接。县（市、区）可根据当地工作进度或目标，确定具体考核指标和指标值。

1. 数量指标

（1）签约率：签约人数/辖区常住人口数×100%。签约人数指与家庭医生签订有效协议且协议在有效期内的人数。

（2）10类重点人群签约覆盖率：已纳入签约服务管理的10类重点人群数/应纳入签约服务管理的10类重点人群总数×100%。重点人群是指老年人、孕产妇、儿童、残疾人、计划生育特殊家庭、困难人群、高血压、糖尿病、结核病等慢性病和严重精神障碍患者共10类。

2. 质量指标

（1）规范签约指标：规范签约率：规范签约人数/签约人数×100%。规范签约人数指签约居民知晓家庭医生和签约内容，对签约服务感到基本满意及以上的签约人数。

（2）健康管理指标

1）电子健康档案建档率：签约居民电子档案份数/当年签约居民人数×100%。

2）慢性病规范管理率：按照规范要求进行管理的高血压（糖尿病）签约患者数/签约的高血压（糖尿病）患者总数×100%。

3）慢性病控制率：最近一次随访血压（空腹血糖）达标的高血压（糖尿病）签约患者数/签约的高血压（糖尿病）患者总数×100%。

4）健康知识知晓率：抽查的签约居民答对题目数/抽查题目总数×100%。

（3）基层诊疗指标

1）签约机构就诊率：一段时期中签约居民在签约的基层医疗卫生机构（包括下辖村卫生室、社区卫生服务站、社会办全科诊所）就诊次数/同时期签约居民总就诊次数×100%。

2）签约医生就诊率：一段时期中签约居民至签约医生就诊次数/同时期签约居民总就诊次数×100%。

3）预约门诊率：一段时期中签约居民在签约基层医疗卫生机构（含社会办全科诊所）的预约门诊人次数/同时期签约居民在签约基层医疗卫生机构（含社会办全科诊所）的总诊疗人次数×100%。

4）预约到诊率：一段时期中签约居民在签约基层医疗卫生机构（含社会办全科诊所）的预约门诊到诊次数/同时期签约居民在签约基层医疗卫生机构（含社会办全科诊所）的预约门诊人次数×100%。

5）签约居民上转转诊率：一段时间内签约居民经基层医疗卫生机构（含社会办全科诊所）预约转诊到县域医共体内医院或其他医院的人次数/同时期签约居民在签约基层医疗卫生机构（含社会办全科诊所）的就诊人次数×100%。

6）签约居民下转转诊率：一段时间内签约居民经县域医共体内医院或其他医院下转至基层医疗卫生机构（含社会办全科诊所）的人次数/同时期签约居民在县域医共体内医院或其他医院的就诊人次数×100%。

7）签约居民出院回访率：签约团队1周内实际完成签约居民出院回访人数/同期内签约居民出院总人数×100%。

8）机构续签率：本签约周期内到机构续签人数/上一签约周期到期的该机构总签约人数×100%。

9）签约医生续签率：本签约周期内到签约医生处续签人数/上一签约周期到期的该签约医生总签约人数×100%。

（4）满意度指标

1）居民签约服务知晓率：抽查居民对签约医生和服务内容知晓的人数/抽查居民的总人数×100%。

2）签约居民满意率：调查基本满意及以上的签约居民数/签约居民总数×100%。

3）慢性病长期处方知晓率：抽查签约慢性病居民对慢性病长期处方内容知晓的人数/抽查签约慢性病居民的总人数×100%。

（5）费用管理指标

1）签约居民服务年度机构人均门诊费用：签约年度所有签约居民在签约机构门诊费用总额/年度在签约机构就诊的签约居民总人数。

2）签约居民服务年度机构人均住院费用：签约年度所有签约居民在签约机构发生的住院费用总额/年度在签约机构住院的签约居民总人数。

3）签约居民医疗费用增长率：（签约年度所有签约居民发生的医疗总费用 – 所有签约居民上一年度发生的医疗总费用）/所有签约居民上一年度发生的医疗总费用。

（四）考核结果应用

家庭医生签约服务考核纳入卫生健康行政部门对县域医共体、城市医联体牵头医院、社区卫生服务中心、社会办全科诊所的综合考核和监管内容，考核结果作为签约服务经费分配的主要依据，对签约服务考核不合格单位建立退出机制。医共体内部建立奖罚分明的绩效考核制度，考核结果作为各基层成员单位经费分配的主要依据，与基层成员单位班子成员的绩效奖励总额相挂钩。基层成员单位严格开展对家庭医生团队的考核，考核结果同家庭医生团队和个人绩效分配挂钩，可作为家庭医生团队成员的职称聘任、评先评优的依据。

思考题

1. 家庭医生签约服务的概念是什么？这项工作主要由哪些机构承担？
2. 家庭医生签约服务内容主要有哪四大类？每个大类中含有哪些具体服务内容？

（吕邵霞　钱旭波）

参考文献

[1] 首都儿科研究所，九市儿童体格发育调查协作组.中国不同出生胎龄新生儿出生体重、身长和头围的生长参照标准及曲线 [J].中华儿科杂志，2020，58（09）：738–746.

[2] 宗心南，李辉，张亚钦，等.中国不同出生胎龄新生儿体重身长比、体质指数和重量指数的参照标准及生长曲线 [J].中华儿科杂志，2021，59（3）：181–188.

[3] 中华医学会儿科学分会新生儿学组，《中华儿科杂志》编辑委员会.新生儿高胆红素血症诊断和治疗专

家共识〔J〕. 中华儿科杂志，2014，52（10）：745-748.

〔4〕American Academy of Pediatrics Subcommittee on Hyperbilirubinemia. Management of hyperbilirubinemia in the newborn infant 35 or more weeks of gestation〔J〕. Pediatrics，2004，114（1）：297-316.

〔5〕Aisels MJ，Bhutani VK，Bogen D，et al. Hyperbilirubinemia in the newborn infant > or =35 weeks' gestation：an update with clarifications〔J〕. Pediatrics，2009，124（4）：1193-1198.

〔6〕中华人民共和国国家卫生健康委员会，国家中医药局. 儿童社区获得性肺炎诊疗规范（2019年版）〔J〕. 中华临床感染病杂志，2019，12（1）：6-13.

〔7〕熊菲，毛萌. 早产儿生后体格生长评价〔J〕. 中华儿科杂志，2019，57（4）：318-320.

〔8〕NICE Guideline Updates Team（UK）. Fever in under 5s：assessment and initial management〔M〕. London：National Institute for Health and Care Excellence（UK），2019.

〔9〕中国0至5岁儿童病因不明急性发热诊断和处理若干问题循证指南制定工作组. 中国0至5岁儿童病因不明急性发热诊断和处理若干问题循证指南（简化版）〔J〕. 中国循证儿科杂志，2016，11（2）：97-98.

〔10〕中华医学会儿科学分会神经学组. 热性惊厥诊断治疗与管理专家共识（2016）〔J〕. 中华儿科杂志，2016，54（10）：723-727.

〔11〕Smith DK，Sadler KP，Benedum M. Febrile seizures：risks，evaluation，and prognosis〔J〕. Am Fam Physician，2019，99（7）：445-450.

〔12〕OTC cough and cold products：not for infants and children under 2 years of age〔EB/OL〕.（2008-1-17）〔2021-7-10〕.

〔13〕中国医师协会呼吸医师分会，中国医师协会急诊医师分会. 普通感冒规范诊治的专家共识〔J〕. 中华内科杂志，2012，51（4）：330-333.

〔14〕Hemilä H，Chalker E. Vitamin C for preventing and treating the common cold〔J〕. Cochrane Database Syst Rev，2013，31（1）：CD000980.

〔15〕Aglipay M，Birken CS，Parkin PC，et al. Effect of high-dose vs standard-dose wintertime vitamin D supplementation on viral upper respiratory tract infections in young healthy children〔J〕. JAMA，2017，318（3）：245-254.

〔16〕Hao Q，Dong BR，Wu T. Probiotics for preventing acute upper respiratory tract infections〔J〕. Cochrane Database Syst Rev，2015，3（2）：CD006895.

〔17〕中华医学会儿科学分会消化学组，《中华儿科杂志》编辑委员会. 中国儿童急性感染性腹泻病临床实践指南〔J〕. 中华儿科杂志，2016，54（7）：483-488.

〔18〕Freedman SB，Williamson-Urquhart S，Farion KJ，et al. Multicenter Trial of a Combination Probiotic for Children with Gastroenteritis〔J〕. N Engl J Med，2018，379（21）：2015-2026.

〔19〕Freedman SB，Xie J，Nettel-Aguirre A，et al. A randomized trial evaluating virus-specific effects of a combination probiotic in children with acute gastroenteritis〔J〕. Nat Commun，2020，11（1）：2533.

〔20〕浙江省卫生和计划生育委员会. 浙江省卫生计生委关于印发浙江省基本公共卫生服务规范（第四版）的通知〔EB/OL〕.（2017-6-29）〔2021-7-10〕.

〔21〕国务院医改办，国家卫生计生委，国家发展改革委，等. 关于印发推进家庭医生签约服务指导意见的通知〔EB/OL〕.（2016-5-25）〔2021-7-10〕.

〔22〕浙江省卫生健康委员会. 浙江省卫生健康委员会关于印发《浙江省家庭医生签约服务工作规范（2019版）》的通知〔EB/OL〕.（2019-9-19）〔2021-7-10〕.

[23] 浙江省卫生健康委员会.《浙江省家庭医生签约服务工作规范（2019版）》政策解读[EB/OL].
（2019-9-30）[2021-7-10].

[24] 浙江省基层卫生协会.关于印发《浙江省家庭医生签约服务技术规范》的通知[EB/OL].（2019-12-26）[2021-7-10].

数字课程学习

Ⓟ 教学PPT　　🎞 视频